T0200165

NMS
Cirugía

SÉPTIMA EDICIÓN

NMS
Cirugía

SÉPTIMA EDICIÓN

Bruce E. Jarrell, MD
President
University of Maryland, Baltimore
Baltimore, Maryland

Eric D. Strauch, MD
Associate Professor of Surgery
Clerkship Director, Medical Student
Rotation in Surgery
University of Maryland School
 of Medicine
Baltimore, Maryland

Stephen M. Kavic, MD
Professor of Surgery
Program Director, Residency in Surgery
University of Maryland School of Medicine
Av. Carrilet, 3, 9.ª planta, Edificio D

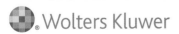. Wolters Kluwer

Philadelphia • Baltimore • New York • London
Buenos Aires • Hong Kong • Sydney • Tokyo

Av. Carrilet, 3, 9.ª planta, Edificio D
Ciutat de la Justícia
08902 L'Hospitalet de Llobregat
Barcelona (España)
Tel.: 93 344 47 18
Fax: 93 344 47 16
Correo electrónico: consultas@wolterskluwer.com

Revisión Científica:
Dra. María Magdalena Cavazos Quero
Médico Especialista en Cirugía General y Laparoscopia
Hospital General Regional 1 Dr. Carlos MacGregor Sánchez Navarro, IMSS, México
Miembro de la Asociación Mexicana de Cirugía General

Dr. Bardo Andrés Lira Mendoza
Especialista en Medicina de Urgencias
Diplomado en Medicina de Aviación
Adscrito al Servicio de Urgencias del Hospital General de Zona 32, IMSS, México

Dirección editorial: Carlos Mendoza
Traducción: Wolters Kluwer
Editora de desarrollo: Cristina Segura Flores
Gerente de mercadotecnia: Simon Kears
Cuidado de la edición: M&N Medical Solutrad, S.A. de C.V.
Maquetación: M&N Medical Solutrad, S.A. de C.V.
Adaptación de portada: ZasaDesign / Alberto Sandoval
Imagen de portada: Adobe Stock | #332342563 | por Georgiy
Impresión: C&C Offset-China / Impreso en China

Agradecemos a los numerosos mentores que nos han aconsejado a cada uno de nosotros a lo largo de nuestras carreras. Estamos siempre en deuda con ellos.

Deseo agradecer a mi esposa, Leslie, y a mis maravillosos hijos todo su apoyo durante mi carrera, y su comprensión durante la redacción de las numerosas ediciones de NMS. Cirugía.

–BEJ

Quiero dar las gracias a mi mujer, Cecilia, a mis fantásticos hijos, Jacob, Julia, Jessica y Jenna, y a mis padres por todo su amor y apoyo.

–ES

Dedicado a mi amada esposa, Jennifer, y a mi encantadora hija, Emily

–SMK

Prólogo

Es un gran honor para mí presentar la séptima edición de NMS. Cirugía.

Hace poco que acepté la Cátedra de Cirugía de la University of Maryland School of Medicine, y me ha impresionado la profundidad y amplitud del trabajo clínico y académico de este Departamento. Este libro, escrito casi en su totalidad por sus residentes y profesores, desempeña un rol esencial y único en la educación de los estudiantes de medicina y en la actualización de los conocimientos de los residentes sobre los procesos de las enfermedades quirúrgicas. El formato de esquema de los capítulos permite un fácil acceso para la comprensión de los principios básicos de la cirugía.

Esta edición tiene un significado especial para mí, ya que es la primera vez que se me pide que escriba un prólogo. Durante el último año, he tenido la suerte de conocer a los profesores y residentes que han contribuido con capítulos a esta edición. Hemos tenido la suerte de que nuestro anterior Chair of Surgery, el Dr. Bruce E. Jarrell, asumiera el papel de Presidente de la University of Maryland, Baltimore. Ha continuado brindando su orientación y apoyo al Departamento de Cirugía y a esta importante obra. El Dr. Eric D. Strauch es nuestro director de prácticas de cirugía para los estudiantes de medicina de la University of Maryland, y continúa desempeñando su labor en nuestra institución. El Dr. Stephen M. Kavic, como director del programa de la University of Maryland, aún encabeza la redacción y edición de los capítulos de este libro educativo.

Como verá, los colaboradores de esta edición ofrecen una visión única de las enfermedades quirúrgicas y de las pautas de práctica. Los capítulos se presentan de forma concisa y se complementan con recordatorios y puntos clave. Este libro de fácil lectura y comprensión tiene un tamaño que le permite llevarlo en el bolsillo de su bata de laboratorio, de modo que es posible consultarlo durante las rondas.

Estoy muy agradecido por la oportunidad de dirigir un grupo de cirujanos con tanto talento en la University of Maryland. Estoy muy orgulloso de formar parte de NMS. Cirugía y estoy seguro de que el equipo ha hecho un excelente trabajo una vez más con esta edición.

—Christine Lau, MD, MBA
Dr. Robert W. Buxton Professor and Chair
Department of Surgery, University of Maryland School of Medicine
Surgeon-in-Chief, University of Maryland Medical Center

Prefacio

Bienvenido a la séptima edición de *NMS. Cirugía.*

Este libro fue escrito principalmente para estudiantes y residentes de cirugía general. Tiene el objetivo de servir de introducción al campo de la cirugía, más que conformar una revisión exhaustiva.

En esta edición, hemos reorganizado la estructura general. En primer lugar, se ha reducido su tamaño para que quepa en el bolsillo de una bata de laboratorio, de modo que el médico lo lleve consigo y pueda consultarlo con prontitud. En consecuencia, hemos resumido parte del texto para centrarnos en la información esencial.

Entre las novedades de esta edición se encuentran las "Fuentes confiables", que son enlaces a sitios en línea no comerciales y otras fuentes de información actualizada y directrices prácticas sobre temas relevantes. También hemos intentado crear una mayor alineación con el libro de NMS. Cirugía. Casos clínicos. Para lograrlo, se modificó el orden de los capítulos de la edición anterior y se han añadido referencias cruzadas "Referencia a *NMS. Cirugía. Casos clínicos*", a fin de facilitar la búsqueda de los casos adecuados para complementar el libro de texto.

También hemos revisado el esquema de cada capítulo para que cada tema inicie considerando los aspectos más destacados, llamados "Puntos clave del capítulo", los cuales van seguidos inmediatamente de los recuadros de "Asociaciones de cirugía crítica", que proporcionan un rápido recordatorio para que los estudiantes de medicina tengan en mente las conexiones importantes que deben hacerse en el proceso de pensamiento quirúrgico.

Agradecemos a cada uno de los colaboradores el enorme trabajo realizado en esta edición. Sus contribuciones, de gran calidad y a menudo puntuales, han hecho agradable nuestro trabajo como editores. También agradecemos al equipo editorial de Wolters Kluwer su orientación y apoyo durante todo el proceso.

—Bruce E. Jarrell, MD
—Eric D. Strauch, MD
—Stephen M. Kavic, MD

Colaboradores

Hossam Abdou, MD
Resident in Surgery
University of Maryland Medical Center
Baltimore, Maryland

Brittany Aicher, MD
Resident in Surgery
University of Maryland Medical Center
Baltimore, Maryland

H. Richard Alexander, MD
Chief Surgical Officer
Robert Wood Johnson Medical School
Rutgers University
New Brunswick, New Jersey

Andrea Bafford, MD
Assistant Professor of Surgery
University of Maryland School of
    Medicine
Baltimore, Maryland

Emily Bellavance, MD
Surgical Oncologist
Virginia Cancer Institute

Richmond, Virginia
Megan Birkhold, MD
Resident in Surgery
University of Maryland Medical Center
Baltimore, Maryland

Hugo Bonatti, MD
Surgeon
Meritus Surgical Specialists
Hagerstown, Maryland

Cherif Boutros, MB, ChB
Associate Professor of Surgery
University of Maryland School of
    Medicine
Baltimore, Maryland

Jonathan Bromberg, MD, PhD
Professor of Surgery
University of Maryland School of
Medicine
Baltimore, MD

Brandon Bruns, MD
Associate Professor of Surgery
University of Maryland School of
Medicine
Baltimore, Maryland

Laura S. Buchanan, MD
Assistant Professor of Surgery
University of Maryland School of
    Medicine
Baltimore, Maryland

Whitney Burrows, MD
Assistant Professor of Surgery
University of Maryland School of
    Medicine
Baltimore, Maryland

Clint D. Cappiello, MD
Assistant Professor of Surgery
Johns Hopkins University School of
    Medicine
Baltimore, Maryland

Ilaria Caturegli, MD
Resident in Surgery
Brigham and Women's Hospital
Boston, Massachusetts

Ifeanyi Chinedozi, MD
Resident in Surgery
University of Maryland Medical Center
Baltimore, Maryland

Amanda M. Chipman, MD
Resident in Surgery
University of Maryland Medical Center
Baltimore, Maryland

Arielle Cimeno, MD
Chief Resident in Surgery
University of Maryland Medical Center
Baltimore, Maryland

R. Gregory Conway, MD
Resident in Surgery
University of Maryland Medical Center
Baltimore, Maryland

Kenneth M. Crandall, MD
Clinical Assistant Professor of Neurosurgery
University of Maryland School of Medicine
Baltimore, Maryland

Helena Crowley, MD
Assistant Professor of Surgery
University of Maryland School of Medicine
Baltimore, Maryland

Peter Darwin, MD
Professor of Medicine
University of Maryland School of Medicine
Baltimore, Maryland

Jose J. Diaz, MD
Chief, Division of Acute Care Surgery
University of Maryland School of Medicine
Baltimore, Maryland

Laura DiChiacchio, MD, PhD
Resident in Surgery
University of Maryland Medical Center
Baltimore, Maryland

Meagan Dunne, MD
Resident in Urology
University of Maryland Medical Center
Baltimore, Maryland

Steven Feigenberg, MD
Professor of Radiation Oncology
University of Pennsylvania
Philadelphia, Pennsylvania

Jessica Felton, MD, MS
Resident in Surgery
University of Maryland Medical Center
Baltimore, Maryland

Alison O. Flentje, MD
Resident in Surgery
University of Maryland Medical Center
Baltimore, Maryland

James S. Gammie, MD
Chief, Division of Cardiac Surgery
University of Maryland School of Medicine
Baltimore, Maryland

Bryce Haac, MD
Resident in Surgery
University of Maryland Medical Center
Baltimore, Maryland

R. Frank Henn III, MD
Program Director, Residency in Orthopaedics
University of Maryland School of Medicine
Baltimore, Maryland

Ajay Jain, MD
Chief, Division of Surgical Oncology
Oklahoma University College of Medicine
Oklahoma City, Oklahoma

Stephen M. Kavic, MD
Program Director, Residency in Surgery
Professor of Surgery
University of Maryland School of Medicine
Baltimore, Maryland

Alexander J. Kish, MD
Resident in Orthopaedic Surgery
University of Maryland Medical Center
Baltimore, Maryland

Mark D. Kligman, MD
Associate Professor of Surgery
University of Maryland School of Medicine
Baltimore, Maryland

Andrew Kramer, MD, MBA
Urologist
Chesapeake Urology
Baltimore, Maryland

Natalia S. Kubicki, MD
Assistant Professor of Surgery
University of Maryland School of Medicine
Baltimore, Maryland

Chris T. Laird, MD
Chief Resident in Surgery
University of Maryland Medical Center
Baltimore, Maryland

John C. LaMattina, MD
Associate Professor of Surgery
University of Maryland School of Medicine
Baltimore, Maryland

Shannon M. Larabee, MD
Resident in Surgery
University of Maryland Medical Center
Baltimore, Maryland

Megan Lerner, MD
Resident in Urology
Tulane University School of Medicine
New Orleans, Louisiana

Matthew Lissauer, MD
Associate Professor of Surgery
Robert Wood Johnson Medical School
Rutgers University
New Brunswick, New Jersey

Kerri Lopez, MD
Resident in Surgery
University of Maryland Medical Center
Baltimore, Maryland

Kimberly Lumpkins, MD
Assistant Professor of Surgery
University of Maryland School of Medicine
Baltimore, Maryland

Olivia A. Martin, MD
Resident in Surgery
University of Maryland Medical Center
Baltimore, Maryland

Marco Dal Molin, MD
Resident in Surgery
University of Maryland Medical Center
Baltimore, Maryland

Khanjan H. Nagarsheth, MD
Assistant Professor of Surgery
University of Maryland School of Medicine
Baltimore, Maryland

Ledibabari M. Ngaage, MB, BCh
Postdoctoral Fellow in Plastic Surgery
University of Maryland School of Medicine
Baltimore, Maryland

Silke V. Niederhaus, MD
Clinical Assistant Professor of Surgery
University of Maryland School of Medicine
Baltimore, Maryland

Suliat Nurudeen, MD
Assistant Professor of Surgery
University of Maryland School of Medicine
Baltimore, Maryland

John A. Olson, Jr., MD, PhD
Chief, Division of General and Oncologic
     Surgery
University of Maryland School of Medicine
Baltimore, Maryland

Natalie A. O'Neill, MD
Chief Resident in Surgery
University of Maryland Medical Center
Baltimore, Maryland

Christina Paluskievicz, MD
Resident in Surgery
University of Maryland Medical Center
Baltimore, Maryland

Jonathan P. Pearl, MD
Associate Professor of Surgery
University of Maryland School of Medicine
Baltimore, Maryland

Yvonne M. Rasko, MD
Associate Professor of Surgery
University of Maryland School of Medicine
Baltimore, Maryland

Ace St. John, MD
Resident in Surgery
University of Maryland Medical Center
Baltimore, Maryland

Charles A. Sansur, MD
Assistant Professor of Neurosurgery
University of Maryland School of Medicine
Baltimore, Maryland

Rajabrata Sarkar, MD, PhD
Chief, Division of Vascular Surgery
University of Maryland School of Medicine
Baltimore, Maryland

Joseph R. Scalea, MD
Assistant Professor of Surgery
University of Maryland School of Medicine
Baltimore, Maryland

Thomas Scalea, MD
Physician-in-Chief
R. Adams Cowley Shock Trauma Center
University of Maryland School of Medicine
Baltimore, Maryland

Christine Schad, MD
Fellow in Colorectal Surgery
Washington University in St. Louis
St. Louis, Missouri

Max Seaton, MD
Fellow in Surgical Oncology
University of Miami
Miami, Florida

Nicole Shockcor, MD
Resident in Surgery
University of Maryland Medical Center
Baltimore, Maryland

Eric D. Strauch, MD
Professor of Surgery
University of Maryland School of Medicine
Baltimore, Maryland

Tara Talaie, MD
Resident in Surgery
University of Maryland Medical Center
Baltimore, Maryland

Julia Terhune, MD
Assistant Professor of Surgery
University of Maryland School of
Medicine
Baltimore, Maryland

Douglas Turner, MD
Associate Professor of Surgery
University of Maryland School of
Medicine
Baltimore, Maryland

A. Claire Watkins, MD
Clinical Assistant Professor, Cardiothoracic
Surgery
Stanford University School of Medicine
Stanford, California

Richelle Williams, MD
Assistant Professor of Surgery
University of Maryland School of
Medicine
Baltimore, Maryland

Jeffrey S. Wolf, MD
Professor of Otolaryngology—Head and
Neck Surgery
University of Maryland School of
Medicine
Baltimore, Maryland

Yvonne M. Rasko, MD
Assistant Professor of Surgery
University of Maryland School of Medicine

Ace St. John, MD
Resident in Surgery
University of Maryland Medical Center
Baltimore, Maryland

Charles A. Cansue, MD
Assistant Professor of Neurosurgery
University of Maryland School of Medicine
Baltimore, Maryland

Rajabrata Sarkar, MD, PhD
Barbara... Division of Vascular Surgery
University of Maryland School of Medicine
Baltimore, Maryland

Joseph R. Scalea, MD
Assistant Professor of Surgery
University of Maryland School of Medicine
Baltimore, Maryland

Thomas Scalea, MD
Physician in Chief
R Adams Cowley Shock Trauma Center
University of Maryland School of Medicine
Baltimore, Maryland

Christine Schad, MD
Fellow in Colorectal Surgery
Washington University in St. Louis
St. Louis, Missouri

Max Sarton, MD
Fellow in Surgical Oncology
University of Miami
Miami, Florida

Nicole Shockcor, MD
Resident in Surgery
University of Maryland Medical Center
Baltimore, Maryland

Eric D. Strauch, MD
Professor of Surgery
University of Maryland School of Medicine

Tara Talaie, MD
Resident in Surgery
University of Maryland Medical Center
Baltimore, Maryland

Juita Temune, MD
Assistant Professor of Surgery
University of Maryland School of Medicine
Baltimore, Maryland

Douglas Turner, MD
Associate Professor of Surgery
University of Maryland School of Medicine
Baltimore, Maryland

A. Claire Watkins, MD
Clinical Assistant Professor Cardiothoracic Surgery
Stanford University School of Medicine
Stanford, California

Richelle Williams, MD
Assistant Professor of Surgery
University of Maryland School of Medicine
Baltimore, Maryland

Jeffrey S. Wolf, MD
Professor of Otolaryngology—Head and Neck Surgery
University of Maryland School of Medicine
Baltimore, Maryland

Contenido

Parte I: Fundamentos

Parte II: Trastornos torácicos

Parte III: Trastornos vasculares

Parte IV: Trastornos gastrointestinales

Parte V: Trastornos mamarios y endocrinos

16   Trastornos mamarios 319
Christina Paluskievicz, Steven Feigenberg y Emily Bellavance

17   Trastornos de la tiroides, la paratiroides y las glándulas suprarrenales 335
Shannon M. Larabee y John A. Olson, Jr.

Parte VI: Temas especiales

18   Urgencias quirúrgicas abdominales agudas 381
Megan Birkhold, Laura S. Buchanan y Jose J. Diaz

19   Traumatismos y quemaduras 395
Amanda M. Chipman, Brandon Bruns y Thomas Scalea

Parte VII: Subespecialidades quirúrgicas

Principios de fisiología quirúrgica

Ace St. John • *Matthew Lissauer* • *Helena Crowley*

Puntos clave del capítulo

◆ No hay una fórmula que determine mejor el manejo de líquidos y electrolitos.

◆ Se producen grandes pérdidas insensibles durante y después de las intervenciones quirúrgicas.

◆ La hiperpotasemia es un trastorno electrolítico frecuente y potencialmente mortal que provoca disritmias cardiacas. Se trata trasladando el potasio a las células (insulina/glucosa), estabilizando las células cardiacas (calcio) y aumentando la excreción de potasio (captores de potasio).

◆ La anemia en un paciente quirúrgico es una hemorragia quirúrgica hasta que se demuestre lo contrario.

◆ Se prefiere la nutrición enteral para la mayoría de los pacientes.

◆ La perfusión adecuada se refleja en la presión arterial, el pulso, la diuresis (función de los órganos finales), el pH y el aspecto general.

◆ Los pacientes con una oxigenación inadecuada o un aumento del trabajo respiratorio deben ser intubados para recibir ventilación mecánica.

◆ El choque es el estado de descompensación fisiológica que da lugar a una demanda de oxígeno superior al suministro de oxígeno y a una perfusión tisular inadecuada.

Asociaciones de cirugía crítica

Si escucha/ve	Piense en
Una producción de orina adecuada	½ mL/kg/h, o 250 mL durante 8 horas
Líquido de mantenimiento	½ solución salina normal + 20 mEq de KCl
Tasa de mantenimiento	60 mL/h + 1 mL/kg/h si el peso supera 20 kg
Sustitución de potasio	10 mEq de KCL intravenoso aumentan la concentración sérica en 0.1 mEq/L
Tiempo de protrombina	Refleja la vía extrínseca

(continúa)

Si escucha/ve	Piense en
Tiempo de tromboplastina parcial activada	Refleja la vía intrínseca
Hemorragia espontánea	Disfunción plaquetaria o trombocitopenia
Suplementos nutricionales	Utilice primero el intestino
Aumento del trabajo respiratorio	Intubación temprana
Choque	Suministro inadecuado de oxígeno en relación con la demanda
Choque séptico	Norepinefrina
Nitroprusiato	Toxicidad del cianuro

LÍQUIDOS Y ELECTROLITOS

Composición corporal normal

I. **Agua corporal.** El agua representa entre 50 y 70% del peso corporal total (fig. 1-1) y es mayor en los jóvenes, las personas delgadas y los hombres.

A. **Regla de los dos tercios:** el agua corporal total comprende aproximadamente dos tercios del peso corporal.

B. **Volumen plasmático:** ~5% del peso corporal es el volumen plasmático (p. ej., 3.5 L de plasma para un varón de 70 kg). El plasma es ~60% del volumen sanguíneo si el hematocrito es de 40% (p. ej., 5.8 L de sangre para un varón de 70 kg).

II. **Composición de los electrolitos.** Las concentraciones de electrolitos difieren entre los compartimientos intracelulares y extracelulares debido a las bombas de iones, principalmente la Na^+/K^+ ATPasa (tabla 1-1). Los cambios de presión osmótica entre los compartimientos provocan la redistribución del agua.

A. **Compartimiento intracelular:** el principal catión osmótico es el potasio. La concentración de partículas osmóticas y oncóticas (proteínas) es mayor que la del compartimiento extracelular, lo que permite que el agua fluya hacia la célula y genere turgencia.

B. **Compartimiento extracelular:** el principal catión osmótico es el sodio. La composición intersticial y plasmática es casi igual.

Mantenimiento del agua y los electrolitos

I. **Agua.** La cantidad necesaria depende del peso, la edad, el sexo y la salud de la persona.

A. **Métodos de cálculo del agua:**

1. Cantidad de agua corporal excretada.

a. La mayor parte del agua que se pierde del cuerpo es a través de la producción de orina.

En general, 0.5 mL/kg/h es el mínimo necesario para excretar la carga diaria de solutos.

b. La siguiente pérdida diaria de agua más importante es la de las pérdidas insensibles (es decir, sudor, respiración, heces). Se calcula que son 600-900 mL/24 horas.

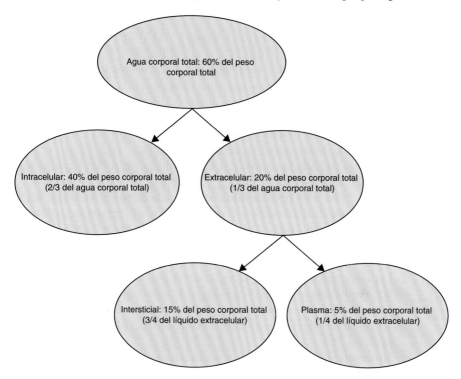

Figura 1-1. Compartimientos de agua.

Tabla 1-1. **Composición de electrolitos por compartimientos de agua**

Electrolitos	Compartimiento intracelular	Compartimiento extracelular
Aniones/cationes		
Sodio (Na^+)	10 mEq/L	142 mEq/L
Potasio (K^+)	140 mEq/L	4 mEq/L
Cloruro (Cl^-)	4 mEq/L	103 mEq/L
Bicarbonato (HCO_3^-)	10 mEq/L	28 mEq/L
Fosfato (PO_4^{3-})	75 mEq/L	4 mEq/L
Sulfato (SO_4^{2-})	2 mEq/L	1 mEq/L
Calcio (Ca^{++})	< 1 mEq/L	5 mEq/L
Magnesio (Mg^{++})	18 mEq/L	2 mEq/L
Ácidos orgánicos	–	5 mEq/L
Proteínas diversas	40 mEq/L	1 mEq/L

2. Mantenimiento del agua.
    a. Pacientes adultos: (70 kg × 0.5 mL/kg/h × 24 h) + (750 mL/24 h) = 1 590 mL/24 h.
    b. Pacientes pediátricos: 4 mL/kg/h para los primeros 10 kg de peso corporal, 2 mL/kg/h para los segundos 10 kg de peso corporal, y 1 mL/kg/h para cada kilogramo adicional de peso corporal.
  B. **Evaluación de las tasas de mantenimiento:**
    1. **Vigilar la producción de orina:** si la producción de orina es baja (es decir, < 0.5 mL/kg/hora), puede ser necesaria más agua.
    2. **Vigilar la frecuencia cardiaca:** la taquicardia puede ser un signo de bajo volumen intravascular.
  C. Ajustar las tasas y los tipos de líquidos para cada paciente: en primer lugar, calcular la tasa de mantenimiento del paciente y, a continuación, ajustar la cantidad hacia arriba o hacia abajo en función de la necesidad de reanimación y de la reposición de las pérdidas gastrointestinales (GI). Ajustar el tipo de líquido en función del tipo de pérdidas (tabla 1-2).
    1. **Lesiones, enfermedades y cirugías:** éstas pueden provocar pérdidas de líquidos debido a la pérdida de sangre, al espaciamiento del tercio, a las pérdidas insensibles por diarrea, a la fiebre, etc. Puede ser necesario proporcionar más líquido de mantenimiento que el calculado para reponer las pérdidas.
    2. **Hipervolemia y diuresis:** los pacientes que requieren diuresis suelen estar sobrecargados de líquido. En estos casos, las soluciones intravenosas (IV) deben ser limitadas.
II. **Sodio.** En condiciones normales se consumen entre 150 y 200 mEq/día de sodio; la mayor parte se elimina por la orina.
  A. Si el cuerpo necesita conservar sodio, entonces puede reducir la excreción renal a menos de 1 mEq/día.
  B. La homeostasis diaria se mantiene fácilmente con 1-2 mEq/kg/día.
III. **Potasio.** La ingesta diaria normal de potasio es de ~40-120 mEq/día. El 10-15% se excreta en la orina, y 0.5-1 mEq/kg/día es adecuado para mantener la homeostasis.

Tabla 1-2. Composición electrolítica de las secreciones gastrointestinales

Órgano	Volumen/ día	Na$^+$ (mEq/L)	K$^+$ (mEq/L)	Cl$^-$ (mEq/L)	HCO$_3^-$ (mEq/L)
Estómago	1-5 L	20-150	10-20	120-140	Nulo
Duodeno	0.1-2 L	100-120	10-20	110	10-20
Íleon	1-3 L	80-140	5-10	60-90	30-50
Colon	0.1-2 L	100-120	10-30	90	30-50
Vías biliares	0.5-1 L	140	5	100	25
Páncreas	0.5-1 L	140	5	30 (más alto cuando no se estimula)	115 (más bajo cuando no se estimula)

IV. Mantenimiento IV. La tabla 1-3 muestra las concentraciones de electrolitos de varios líquidos IV.

A. El mantenimiento mínimo de sodio requeriría 70-140 mEq/día.

B. Las necesidades mínimas de potasio serían de 35-70 mEq/día.

Déficit y exceso de agua y electrolitos

I. Agua

A. Hipovolemia

1. **Signos y síntomas de pérdida aguda de volumen:** taquicardia, hipotensión y disminución de la diuresis.

2. **Signos y síntomas de pérdida gradual de volumen:** pérdida de turgencia de la piel, sed, alteraciones de la temperatura corporal y cambios en el estado mental.

3. **Tratamiento:** los déficits agudos deben ser reemplazados con rapidez, mientras que los déficits crónicos deben ser reemplazados lentamente, con la mitad del déficit reemplazado en las primeras 8 horas y el resto en 24-48 horas.

B. Hipervolemia: bien tolerada en pacientes sanos.

1. **Signos y síntomas de hipervolemia aguda:** dificultad respiratoria aguda, taquicardia.

2. **Signos y síntomas de hipervolemia crónica:** edema periférico, edema pulmonar.

3. **Tratamiento:** con riñones normales, restricción de volumen o diuréticos, o ambos. En caso de riñones no funcionales, terapia de sustitución renal (diálisis peritoneal o hemodiálisis).

II. Sodio. Estrecha relación con el estado de volumen.

A. Hiponatremia ($Na^+ < 130$ mEq/L): figura 1-2.

1. **Causas**

   a. Hiperosmolar: hiperglucemia, infusión de manitol o presencia de otras partículas osmóticamente activas que arrastran agua.

   b. Normoosmolar (seudohiponatremia): hipertrigliceridemia, hiperlipidemia e hiperproteinemia; las moléculas grandes, mínimamente osmóticas, *desplazan* el agua e interfieren con la medición de laboratorio.

   c. Hipoosmolar:

   1) Hipovolémico: pérdidas renales, acidosis tubular renal, pérdida cerebral de sal, pérdidas GI, "síndrome del té y la tostada", pérdidas transcutáneas (quemaduras, traumatismos).

   2) Hipervolémico: relacionado con un bajo gasto cardiaco (los riñones tienen menos flujo sanguíneo y se conserva el agua libre) o hipoalbuminemia (p. ej., cirrosis) u otros estados edematosos en los que la sal y el agua libre no pueden ser excretados por los riñones (p. ej., insuficiencia renal).

   3) Euvolemia: síndrome de secreción inapropiada de hormona antidiurética (SIADH, *syndrome of inappropriate antidiuretic hormone*) u otros trastornos (p. ej., deficiencia de glucocorticoides, hipotiroidismo, intoxicación hídrica por polidipsia psicógena).

Tabla 1-3. Concentración de electrolitos en líquidos intravenosos diversos

Fluido	Na$^+$ (mEq/L)	K$^+$ (mEq/L)	Mg^{++} (mEq/L)	Ca^{++} (mEq/L)	Cl$^-$ (mEq/L)	Lactato (mEq/L)	Osmolaridad (mOsm/L)
Solución salina normal (0.9% de NaCl)	154	0	0	0	154	0	308
1/2 solución salina normal (0.5% de NaCl)	77	0	0	0	77	0	154
Solución salina hipertónica (3% de solución salina)	513	0	0	0	513	0	1027
Lactato de Ringer	130	4	0	2.7	98	28	525
Plasmalyte*	140	5	3	0	98	0	294

*Plasmalyte también contiene 27 mEq/L de acetato y 23 mEq/L de gluconato.

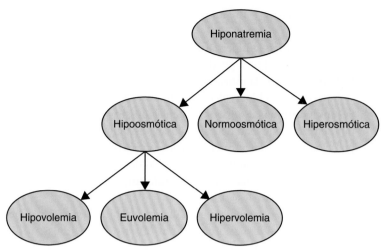

Figura 1-2. Hiponatremia.

2. **Signos y síntomas**
   a. **Hiponatremia aguda:** edema cerebral agudo, convulsiones y coma.
   b. **Hiponatremia crónica:** se tolera hasta concentraciones de Na^+ de 110 mEq/L; los signos y síntomas incluyen confusión, irritabilidad y disminución de los reflejos tendinosos profundos.
3. **Diagnóstico y categorización:** el examen clínico y la determinación del estado osmolar en el laboratorio suelen ser suficientes para el diagnóstico; en caso de duda, comprobar la osmolaridad y el sodio en orina.
   a. **Hiponatremia hipovolémica e hipoosmolar:** Na^+ en orina superior a 20 mEq/L = pérdidas renales; Na^+ en orina a 10 mEq/L = pérdidas extrarrenales.
   b. **Hiponatremia hipervolémica, hipoosmolar:** Na^+ en orina superior a 20 mEq/L = insuficiencia renal; Na^+ a 10 mEq/L = cirrosis, insuficiencia cardiaca.
   c. **Hiponatremia euvolémica, hipoosmolar:** la osmolaridad de la orina suele ser alta; el Na^+ de la orina suele ser mayor de 20 mEq/L, excepto en la intoxicación por agua.
4. **Tratamiento (si es mínimamente sintomático)**
   a. **Hiperosmolar:** corregir la hiperglucemia u otras partículas osmóticas activas.
   b. **Normoosmolar:** tratar el proceso de la enfermedad subyacente.
   c. **Hipoosmolar:**
      1) Hipovolémico: tratar con infusión de líquido isotónico para restaurar los déficits.
      2) Hipervolemia: tratar primero la causa médica subyacente y luego iniciar las restricciones de sal y agua libre.
      3) Euvolemia: si hay SIADH, la restricción de agua libre suele ser suficiente.

B. Hipernatremia (Na⁺ > 150 mEq/L).

  1. Categorías:

    a. Hipovolemia: la hipernatremia representa un déficit de agua libre; el sodio corporal total puede ser bajo.

    b. Hipervolemia: la infusión iatrógena de demasiado sodio llega a causar hipernatremia hipervolémica, pero esto es poco frecuente.

  2. Signos y síntomas: similares a la depleción de volumen (p. ej., taquicardia, hipotensión, sequedad de las mucosas, disminución de la turgencia de la piel); los desplazamientos de agua del compartimiento intracelular pueden producir signos y síntomas neurológicos (letargo, confusión y coma).

  3. Diagnóstico/etiología (por lo general, simple): sodio sérico elevado con pérdidas evidentes de agua libre.

    a. Pérdidas extrarrenales: pérdidas insensibles debidas a la fiebre, la ventilación mecánica, quemaduras, diarrea o a pérdidas medidas del tracto gastrointestinal.

    b. Pérdidas renales: excreción excesiva de agua libre.

      1) Diuresis osmótica por hiperglucemia o administración de manitol.

      2) Alta producción de orina diluida por necrosis tubular aguda (NTA).

  4. Tratamiento

    a. Hipovolemia: es necesario reponer volumen; calcular primero el déficit de agua libre:

      1) Déficit hídrico = $0.6 \times$ peso corporal (kg) $\times$ (Na⁺ sérico/140−1).

      2) Reponer la mitad del déficit en las primeras 8 horas; el resto en las siguientes 16 horas.

      3) Si el estado hipovolémico es grave (es decir, choque), la reanimación inicial puede ser con líquidos isotónicos. Si el déficit es menos grave, utilizar dextrosa al 5% en agua (D5W) para completar la reposición de agua libre.

    b. Hipervolemia:

      1) Si el agua corporal total aumenta, entonces disminuir la cantidad de sodio administrada.

      2) Si no es posible disminuir la ingesta de sodio (p. ej., antibióticos, nutrición parenteral total [NPT]), se puede infundir agua libre para reducir la concentración sérica de sodio.

      3) Es posible utilizar diuréticos, pero el sodio podría aumentar.

      4) Considerar la natriuresis.

III. Potasio

A. Hipopotasemia (K⁺ < 3.5 mEq/L): la hipopotasemia *grave* es un nivel de potasio sérico de 3.0 mEq/L o menos; en algunos pacientes (p. ej., cardiacos), es deseable un K⁺ mayor a 4.0.

  1. Signos y síntomas: íleo, debilidad y disritmias cardiacas. Tal vez se produzcan cambios en el electrocardiograma (ECG) por debajo de un K⁺ de 3.0 mEq/L e incluyen, en orden creciente de gravedad, aplanamiento o inversión de la onda T, segmentos ST deprimidos, desarrollo de ondas U, intervalo QT prolongado y taquicardia ventricular.

   2. Diagnóstico/etiología: rara vez se encuentra en humanos sanos con dieta y riñones normales.

     a. Renal: diuréticos, vómito (excreción renal de K^+ para conservar el Na^+), acidosis tubular renal.

     b. Extrarrenal: diarrea, quemaduras.

     c. Desplazamiento intracelular: insulina, estado de alcalosis.

     d. Enfermedad médica: hiperaldosteronismo, síndrome de Cushing.

   3. Tratamiento

     a. Si los síntomas son graves, administrar potasio por catéter central en un entorno monitorizado.

     b. Si los síntomas son leves, infundir 20 mEq/h como máximo en el paciente no monitorizado y 40 mEq/h en el paciente monitorizado.

     c. La administración para condiciones más crónicas puede ser por vía enteral.

B. Hiperpotasemia ($K^+ \geq 6$ mEq/L).

   1. Signos y síntomas: diarrea, calambres, nerviosismo, debilidad y parálisis flácida; con mayor frecuencia, las disritmias cardiacas aparecen antes que otros síntomas. (Los cambios en el ECG incluyen **ondas T acuminadas** y QRS ensanchados, y fibrilación ventricular).

   2. Diagnóstico/etiología (numerosos): los más frecuentes son los siguientes:

     a. Insuficiencia renal: con un consumo y administración inadecuados de K^+.

     b. Desplazamiento extracelular: rabdomiólisis, necrosis tisular masiva, acidosis metabólica, hiperglucemia.

     c. Enfermedad médica: enfermedad de Addison, quemaduras importantes, diabetes no controlada.

   3. Tratamiento

     a. Paciente sintomático agudo:

       1) El calcio IV estabiliza las membranas de los miocitos cardiacos y puede prevenir las disritmias (1 g de gluconato de Ca^{++} IV es una dosis habitual).

       2) La glucosa/insulina desplaza el K^+ al interior de la célula de manera inmediata. (Una ampolla de D50 con 10 unidades de insulina normal suele ser suficiente).

       3) El **bicarbonato** desplaza el K^+ al interior de la célula.

     b. Eliminar de forma definitiva el potasio almacenado en el cuerpo:

       1) Resina de intercambio iónico: oral o rectal, fija el K^+, lo cual facilita la excreción.

       2) Furosemida: utilizar sólo si los riñones son funcionales; controlar los electrolitos y el equilibrio de líquidos.

       3) Diálisis.

IV. Cloruro

A. Hipocloremia ($Cl^- < 90$ mEq/L)

   1. Signos y síntomas: asociado a la deshidratación o a la hipopotasemia por pérdidas gastrointestinales.

   2. Diagnóstico/etiología

     a. El ácido clorhídrico (HCl) gástrico se pierde por el vómito, lo que provoca disminución de cloruro y acumulación de bicarbonato, que produce una **alcalosis metabólica**.

     b. La hipocloremia se asocia a menudo con **aciduria paradójica**. A medida que la deshidratación se agrava, predomina el impulso de los riñones para retener el sodio, y los riñones excretan tanto K^+ como H^+ para conservar el sodio.

3. **Tratamiento:** reponer el déficit de cloruro y de volumen con soluciones de cloruro de sodio, y reponer K^+ según sea necesario.

B. **Hipercloremia (Cl^- > 110 mEq/L)**

1. **Signos y síntomas:** debilidad muscular, fatiga, sed, hipertensión.
2. **Causa:** administración iatrógena de cloruro en las soluciones intravenosas. (El contenido de cloruro en la solución salina normal [154 mEq/L] es significativamente mayor que el del plasma [90-110 mEq/L]).
3. **Diagnóstico/etiología:** el exceso de cloruro hace que se disocie más agua y haya más iones H^+, lo que provoca una acidosis metabólica.
4. **Tratamiento:** disminuir la cantidad de cloruro que se infunde.

V. **Calcio**

A. **Hipocalcemia (Ca^{++} < 8 mg/dL)**

1. **Signos y síntomas:** irritabilidad neuromuscular con adormecimiento perioral y de las extremidades que puede progresar a espasmo carpopedal y tetania; contracciones ventriculares prematuras.
2. **Diagnóstico/etiología (numerosos)**
   a. **Pacientes quirúrgicos:** extirpación de glándulas paratiroides adenomatosas o hiperplásicas y lesión paratiroidea durante la cirugía de tiroides.
   b. **Pacientes en estado crítico:** lactato, citrato de transfusiones de sangre y medicamentos.
   c. **Otros:** deficiencia de vitamina D, insuficiencia renal crónica, malabsorción intestinal, exceso de magnesio dietético o terapéutico (laxante), exposición al mercurio, terapia de quelación.
3. **Tratamiento**
   a. **Pacientes externos asintomáticos:** suministrar suplemento oral.
   b. **Pacientes sintomáticos:** vigilar y tratar.
      1) Si los síntomas son leves, el calcio oral suele ser suficiente.
      2) Los pacientes gravemente sintomáticos deben ser reabastecidos con calcio IV hasta que los síntomas se resuelvan y se tolere un régimen oral adecuado.

B. **Hipercalcemia (Ca^{++} ≥ 10.5 mg/dL)**

1. **Signos y síntomas:** son frecuentes la fatiga, confusión, náusea, vómito, diarrea, deshidratación y anorexia; cuando son secundarios al hiperparatiroidismo, son más frecuentes los cálculos renales y la enfermedad ulcerosa.
2. **Diagnóstico/etiología (numerosos)**
   a. **Endocrino:** hiperparatiroidismo primario (el más frecuente), tirotoxicosis.
   b. **Neoplasias:** la más común (hasta 20-30% de los pacientes con cáncer), a menudo por lesiones osteolíticas o secretoras de proteína relacionada con la hormona paratiroidea (PTHrP, *parathyroid hormone-related protein*).
   c. **Enfermedad granulomatosa:** sarcoidosis, tuberculosis.
   d. **Medicamentos:** ingesta excesiva de calcio, toxicidad por vitamina D, diuréticos tiazídicos.
   e. **Otros:** enfermedad renal, síndrome del álcali de la leche, hipocalcemia hipocalciúrica familiar.

3. **Tratamiento**
   a. **Terapia de primera línea:** reanimación isotónica agresiva, que provoque diuresis y excreción de calcio; si no se tiene éxito, añadir furosemida.
   b. **Terapia médica:** los medicamentos para detener la actividad osteoclástica son el pilar del tratamiento (es decir, bifosfonatos, calcitonina y esteroides).

 ### Recordatorios

- Regla de los dos tercios: agua corporal total = 2/3 del peso corporal total.
- La diuresis adecuada es de ½ mL/kg/h o 250 mL por turno de 8 horas.
- Estimación de líquidos de mantenimiento: 60 mL/h + 1 mL/kg/h por cada kg que supere los 20 kg.
- La hiperpotasemia es una amenaza para la vida: tratar de forma agresiva para desplazar el potasio al interior de las células, y luego trabajar en su excreción.
- La hipocalcemia grave y sintomática pone en peligro la vida y debe tratarse con suplementos de calcio.

ALTERACIONES ACIDOBÁSICAS

Sistemas de regulación

I. **Dióxido de carbono:** la producción de CO_2 puede superar los 15 000 mmol/día a partir de los procesos metabólicos (p. ej., la excreción pulmonar). Si el P_{CO_2} aumenta, entonces el agua se disocia en HCO_3^- y H^+ según la **ecuación de Henderson-Hasselbalch**, disminuyendo así el pH. Tanto la pérdida de bicarbonato como la ganancia de protones suelen causar acidosis.

II. **Iones fuertes:** iones que se disocian completamente en el agua (p. ej., Na^+, Cl^-, Ca^{++}, Mg^{++}, K^+). En una solución salina pura, las concentraciones de iones son iguales y el pH es neutro. En el plasma, los cationes superan a los aniones. Para mantener la neutralidad eléctrica el agua se disocia, el H^+ se excreta y la concentración de HCO_3^- aumenta, creando un pH de 7.4, no de 7.0.

III. **Ácidos débiles:** los ácidos débiles pueden existir como moléculas con carga negativa o aceptar H^+ y existir sin carga. Estos **sistemas amortiguadores** incluyen las proteínas y los fosfatos.

Acidosis

El pH del organismo disminuye cuando aumenta el P_{CO_2}, disminuye la concentración de HCO_3^-, aumenta la concentración de aniones fuertes o aumenta la concentración de ácidos débiles. Un pH inferior a 7.35 se considera patológico.

I. **Acidosis respiratoria**
   A. **Causas**
      1. **Disminución de la ventilación:** causa aumento de la concentración de CO_2.
      2. **Aumento de la producción de CO_2:** la administración excesiva de carbohidratos por vía enteral o parenteral aumenta el cociente respiratorio y la producción de CO_2.
   B. **Tratamiento:** aumentar la ventilación alveolar. La mayor parte de la hipoventilación alveolar requiere intubación con ventilación mecánica.

II. Acidosis metabólica: resulta de la pérdida de HCO_3^- o de la acumulación de aniones fuertes (medidos o no medidos) o de ácidos débiles.

A. Causas

1. Acumulación de ácido débil (brecha aniónica): pérdida de HCO_3^-.

a. La acumulación de ácido puede producirse debido a **insuficiencia renal** y a la incapacidad de eliminar los subproductos ácidos del metabolismo.

b. Acidosis láctica: perfusión tisular inadecuada y metabolismo anaeróbico.

c. Cetoacidosis diabética: el acetoacetato y el β-hidroxibutirato son ácidos débiles.

d. Toxinas (polietilenglicol, metanol): el metanol se metaboliza en formaldehído y luego en ácido fórmico.

2. Fuerte acumulación de aniones: brecha aniónica normal; en la **acidosis hiperclorémica**, el exceso de cloruro induce la disociación del agua y la caída del pH.

3. Pérdida de bicarbonato: brecha aniónica normal.

a. Exceso de excreción renal de bicarbonato.

b. Diarrea.

B. Tratamiento: corregir el trastorno metabólico subyacente. La administración de bicarbonato debe utilizarse *rara vez*, a menos que el pH sea peligrosamente bajo (< 7.2).

Alcalosis

I. Alcalosis respiratoria

A. Causas

1. Paciente con respiración espontánea: provocada por el aumento de la ventilación alveolar y la consecuente reducción de la concentración sérica de CO_2 (ansiedad, dolor, choque, sepsis, sustancias tóxicas [intoxicación por salicilatos] o disfunción del SNC).

2. Paciente con ventilación mecánica: la sobreventilación iatrógena es frecuente.

B. Tratamiento: disminuir la ventilación minuto. La mayoría de los casos son autolimitados.

II. Alcalosis metabólica: el pH aumenta a > 7.45 y la HCO_3^- es > 26 mEq/L.

A. Causas

1. La causa no iatrógena más frecuente es la pérdida del contenido gástrico (se pierde HCl y grandes volúmenes de agua).

2. Fármacos que limitan la excreción renal de HCO_3^- (p. ej., esteroides y diuréticos).

3. La administración excesiva de álcalis (p. ej., en la terapia de úlceras), el acetato en la NPT que se utiliza para reemplazar otros aniones, y el citrato en la sangre transfundida que se convierte en CO_2 y agua y luego en HCO_3^- por los riñones.

B. Tratamiento: detener la pérdida de cloruro y reemplazar el agua y el cloruro con cloruro de sodio isotónico y suplementos de potasio. Para otras causas, detener el agente agresor suele ser suficiente.

Diagnóstico de los trastornos acidobásicos (tabla 1-4)

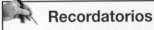

Recordatorios

- La acidosis es un proceso de disminución del pH; la acidemia es un pH sanguíneo bajo.
- Aciduria paradójica: el riñón intercambia H por Na, por lo que la orina puede ser acidótica cuando el paciente presenta alcalosis.

Tabla 1-4. **Trastornos acidobásicos**

Desorden	Fase	PCO_2	HCO_3^-	pH	Compensación prevista
Acidosis respiratoria	Aguda	↑	Normal	< 7.35	1-4 mEq/L de HCO_3^- por cada 10 mm Hg de aumento de P_{CO_2}
	Compensada	↑	↑	7.35-7.40	
Alcalosis respiratoria	Aguda	↓	Normal	> 7.45	2-5 mEq/L de HCO_3^- por cada 10 mm Hg de caída de P_{CO_2}
	Compensada	↓	↓	7.40-7.45	
Acidosis metabólica	Aguda	Normal	↓	< 7.35	P_{CO_2} esperada = $1.5(HCO_3^-) + 8$
	Compensada	↓	↓	7.35-7.40	
Alcalosis metabólica	Aguda	Normal	↑	> 7.45	P_{CO_2} esperada = $0.7(HCO_3^-) + 20$
	Compensada	↑	↑	7.40-7.45	

COAGULACIÓN

Fases del mecanismo de la hemostasia

I. **Hemostasia primaria**
   A. **Adherencia plaquetaria:** el primer paso en el control de la hemorragia es la adherencia de las plaquetas a través del receptor Ib de la glucoproteína (Gp) en conjunción con el factor de von Willebrand.
   B. **Activación de las plaquetas:** las plaquetas activadas producen tromboxano A_2 y otros vasoconstrictores, que reducen el flujo sanguíneo. La expresión de la Gp IIb/IIIa favorece la adherencia plaquetaria (requiere fibrinógeno) y la formación de **tapones plaquetarios**.

II. **Formación de coágulos:** el factor tisular expuesto debido a una lesión vascular o en respuesta a una inflamación inicia la **cascada de coagulación** (tradicionalmente se enseña que hay una vía intrínseca y otra extrínseca; sin embargo, *in vivo*, ambas vías actúan de forma concertada).
   A. **Vía extrínseca:** el factor tisular se une al factor VII y lo activa (VIIa). Después, el VIIa activa el factor X. El Xa convierte entonces la protrombina en trombina.

B. Vía intrínseca: el factor XIIa activa al XI, y luego el XIa activa al IX. A continuación, el IX converge con la vía extrínseca y activa el factor X. Esta vía puede iniciarse por la exposición a una superficie con carga negativa (colágeno expuesto de un vaso dañado) o la propia trombina activa el factor IX.

C. Ambas vías convergen en el factor X: el factor Xa media entonces la conversión de protrombina en trombina con el factor Va como cofactor. La trombina interviene en la conversión del fibrinógeno en fibrina. Por último, el factor XIIIa interviene en la reticulación de la fibrina.

III. Regulación y fibrinólisis:

A. El sistema de coagulación es una *cascada*; es decir, cada factor activado es capaz de activar muchos de los factores en los siguientes pasos.

B. La propia trombina actúa como un bucle de retroalimentación positiva al activar el factor IX. El inhibidor de la vía del factor tisular (TFPI, *tissue factor pathway inhibitor*) puede inhibir los complejos TF-VIIa.

    1. La proteína C y la proteína S degradan los factores V y VIII.

    2. La antitrombina III inhibe los complejos trombina-Xa.

    3. Fibrinólisis: el activador del plasminógeno de tipo t (t-PA) y el activador del plasminógeno de tipo urocinasa (uPA) median la conversión del plasminógeno en plasmina.

Coagulopatía

I. Historial: los estudios de laboratorio no deben pedirse sistemáticamente antes de la operación.

A. Identificar cualquier coagulopatía percibida por el paciente: hematomas, petequias, sangrado fácil/sangrado nasal, antecedentes de hemorragia por otros procedimientos (dentales/quirúrgicos).

B. Antecedentes familiares

C. Condiciones médicas/factores de riesgo: enfermedad hepática (cirrosis), insuficiencia renal (uremia).

II. Exploración física: evidencia de hematomas o petequias.

III. Evaluación de laboratorio.

A. Recuento plaquetario: lo normal es 150 000-400 000/mL de sangre.

B. Tiempo de sangrado (TS): mide la función plaquetaria. Los trastornos de las plaquetas incluyen uremia, fármacos (ácido acetilsalicílico, clopidogrel, inhibidores de la Gp II B/III A) y la enfermedad de von Willebrand.

C. Tiempo de protrombina (PT, *prothrombin time*): dado que los factores II (trombina), VII y X son producidos por el hígado, el PT representa una buena medida de los factores de coagulación dependientes de la vitamina K y, por tanto, se utiliza para vigilar el tratamiento con warfarina. El **cociente internacional normalizado (INR, *international normalized ratio*)** es un factor de normalización para equiparar los valores de los laboratorios.

D. Tiempo de tromboplastina parcial activado (aPTT, *activated partial thromboplastin time*): mide la cascada intrínseca y es útil para el seguimiento de pacientes en tratamiento con heparina no fraccionada IV.

E. Tiempo de trombina (TT): comprueba la conversión del fibrinógeno en fibrina a través de la trombina; se eleva cuando el fibrinógeno está agotado y en presencia de heparina.

F. **Tromboelastografía (TEG):** mide la fuerza y estabilidad del coágulo.

G. **Tiempo de coagulación activado (ACT,** *activated clotting time***):** determina con rapidez el efecto de las altas dosis de heparina; se utiliza en cirugía cardiaca.

H. **Actividad antifactor Xa:** se utiliza para controlar la actividad de la heparina de bajo peso molecular.

Estados hipocoagulopáticos específicos

I. **En primer lugar, debe asegurarse que la hemorragia no es una complicación quirúrgica:** no se debe atribuir la hemorragia posoperatoria a una coagulopatía hasta que se descarte una hemorragia quirúrgica.

II. **Enfermedad hepática:** en las enfermedades hepáticas graves, los hepatocitos no son capaces de fabricar factores de coagulación. El PT/INR es elevado. El tratamiento incluye la sustitución de los factores por **plasma fresco congelado** (PFC). Crónicamente, la vitamina K puede mejorar la función sintética hepática.

III. **Enfermedad renal:** la uremia provoca una disfunción plaquetaria. El tratamiento puede ser con desmopresina (DDAVP), que provoca la liberación del factor von Willebrand o PFC.

IV. **Coagulopatía intravascular diseminada (CID):** la coagulación microvascular debida a inflamación por sepsis, traumatismos y otras agresiones graves conduce a un consumo y deficiencia de factores, lo que provoca una coagulopatía. Tratar la causa subyacente. La sustitución de los factores puede agravar la condición; paradójicamente, los anticoagulantes suelen ser beneficiosos.

V. **Consumo/dilución**

A. Debido a un traumatismo grave, sepsis, cirugía mayor y la reanimación de líquidos que conlleva; el tratamiento consiste en corregir la causa subyacente y sustituir los factores con PFC.

B. Los estados de hipofibrinógeno requieren crioprecipitado.

C. La hipotermia y la acidosis inhiben los mecanismos de coagulación adecuados.

VI. **Inducido médicamente**

A. **Ácido acetilsalicílico:** se une *permanentemente* a la ciclooxigenasa (COX), lo que impide la agregación plaquetaria.

B. **Clopidogrel:** bloquea la agregación plaquetaria mediada por el difosfato de adenosina (ADP, *adenosine diphosphate*).

C. **Inhibidores de la Gp IIb/IIIA:** inhiben la agregación plaquetaria.

D. **Warfarina:** bloquea la síntesis hepática dependiente de la vitamina K de los factores II, VII, IX y X.

E. **Heparina y heparinoides:** aumentan la función de la antitrombina-III.

F. **Heparina de bajo peso molecular:** inhibe el factor Xa.

G. **Inhibidores directos de la trombina:** argatrobán, dabigatrán.

H. **Inhibidores del factor Xa:** apixabán, rivaroxaban.

I. **Fibrinolíticos:** el activador tisular del plasminógeno (tPA, *tissue plasminogen activator*), la urocinasa, etc., median la fibrinólisis.

VII. **Hemofilia**

A. **Hemofilia A:** deficiencia congénita del factor VIII; el tratamiento es la sustitución del factor. Puede utilizarse PFC en situaciones de emergencia.

B. Hemofilia B: deficiencia congénita del factor IX; el tratamiento es la sustitución del factor. Puede utilizarse PFC en situaciones de emergencia.

VIII. Enfermedad de von Willebrand: la coagulopatía congénita más frecuente (1% de los adultos) es la deficiencia del factor de von Willebrand. El tratamiento consiste en DDAVP intranasal en los casos leves, DDAVP intravenoso antes de los procedimientos quirúrgicos, y crioprecipitado o PFC en casos de emergencia.

IX. Otros: enfermedades autoinmunes, cáncer, veneno de serpiente.

Estados de hipercoagulabilidad específicos

I. Pacientes quirúrgicos: la cirugía, los traumatismos y la sepsis provocan estados proinflamatorios que conducen a un estado de hipercoagulabilidad; por tanto, los pacientes quirúrgicos corren el riesgo de sufrir una **trombosis venosa profunda (TVP)**.

A. Principales factores de riesgo: incluyen cirugía abdominal o pélvica, cirugía ortopédica —sobre todo de las extremidades inferiores—, traumatismos —especialmente fracturas de columna, pelvis y extremidades inferiores—, inmovilización prolongada, cáncer, tabaquismo, obesidad, edad, vías centrales.

B. Profilaxis: 5 000 unidades de heparina por vía subcutánea cada 8 horas o heparina de bajo peso molecular por vía subcutánea diariamente o dos veces al día. En los pacientes que tienen contraindicaciones para la profilaxis (p. ej., hemorragia intracraneal) debe considerarse la posibilidad de utilizar filtros de vena cava inferior.

II. Factores de riesgo congénitos: Sospechar si los pacientes tienen trombosis venosa profunda (TVP) múltiple o TVP sin otro factor de riesgo conocido; el tratamiento suele ser la anticoagulación.

A. Deficiencia de proteína S.

B. Deficiencia de proteína C.

C. Mutación del factor V de Leiden.

D. Mutaciones de la antitrombina III.

E. Otras mutaciones de la cascada de coagulación.

 Recordatorios

- El tiempo de protrombina refleja la vía intrínseca. El PTT refleja la vía extrínseca.
- La trombocitopenia grave (< 10 000/mL) conduce a una hemorragia espontánea.

TERAPIA DE TRANSFUSIÓN DE ERITROCITOS

Riesgos de la transfusión

I. Reacciones febriles/alérgicas: la reacción inmunológica más frecuente

A. En general, está relacionado con citocinas, leucocitos del donante, contaminantes o una leve respuesta de anticuerpos; habitualmente autolimitado.

B. Cuanto más tiempo se almacene la sangre, peor será su rendimiento. Con el tiempo, las células se lisan y los niveles de 2,3-difosfoglicerato (2,3-DPG) disminuyen, lo que hace que el oxígeno se fije con mayor avidez.

C. Se puede prevenir con leucodepleción y antipiréticos pretransfusionales.

II. Alteraciones electrolíticas
   A. **Hiperpotasemia:** puede ser causada por las células lisadas.
   B. **Hipocalcemia:** el citrato en la sangre almacenada es capaz de fijar el calcio.
III. Coagulopatía: los concentrados eritrocitarios no contienen factores de coagulación ni plaquetas.
IV. Incompatibilidad ABO
   A. **Etiología:** reacción inmunológica intravascular que conduce a la aglutinación y lisis de los glóbulos rojos con la sangre mal emparejada.
   B. **Signos y síntomas:** hemoglobinuria, fiebre, coagulopatía, insuficiencia renal y choque.
V. Reacción hemolítica retardada: suele tardar entre 3 y 7 días en manifestarse.
   A. **Signos y síntomas:** fiebre, malestar, hiperbilirrubinemia y disminución del hematocrito, generalmente relacionados con sistemas de anticuerpos menores (p. ej., el sistema Rh).
   B. Por lo regular, pero no siempre, es posible prevenirla con la detección de anticuerpos en el receptor.
   C. **Tratamiento:** hidratación y cuidados de apoyo.
VI. Transmisión de enfermedades: muchos virus se transmiten por la sangre.
   A. **VIH:** el riesgo de transmisión se estima en 1:2 000 000.
   B. **Hepatitis C:** el riesgo de transmisión se estima en 1:2 000 000.
   C. **Hepatitis B:** el riesgo de transmisión se estima en 1:2 000 000.
   D. **Otros:** riesgos menos conocidos pero descritos, como el virus t-linfotrópico humano (HTLV) 1 y 2, el virus del Nilo occidental y la enfermedad de Creutzfeldt-Jakob; el riesgo global de transmisión viral puede ser de 1:50 000.
VII. Inmunosupresión:
   A. Aumento de las complicaciones infecciosas, incluida la neumonía asociada con la ventilación.
   B. Posible aumento de la recidiva del cáncer tras una cirugía potencialmente curativa.
   C. Aumento de la mortalidad en los pacientes de la unidad de cuidados intensivos (UCI).

Indicaciones de transfusión
   I. **Enfermedad coronaria aguda:** el detonante habitual es de 8 g/dL.
   II. **Pacientes traumatizados:** los pacientes desangrados deben recibir sangre como parte de la reanimación.
   A. Es posible que la medición de la Hgb siga siendo alta de forma aguda, pero están perdiendo sangre y su consiguiente capacidad de transporte de oxígeno.
   B. En la actualidad se estudian las proporciones de sangre/PFC, pero hay que reanimar con sangre/PFC/plaquetas en una proporción de 1:1:1.
   III. **Pacientes de la UCI:** la administración y extracción de oxígeno puede ayudar a guiar la terapia de transfusión.
   IV. **Pacientes que no están en la UCI:** si son sintomáticos (p. ej., taquicardia, taquipnea, confusión, letargo y acidosis), entonces transfundir.

Alternativas a la transfusión

I. Cirugía electiva (si se conoce el momento de la pérdida de sangre)

A Sangre autóloga de banco

B. **Epoetina α:** aumenta el Hct en el preoperatorio para ayudar a evitar la transfusión; útil en pacientes con insuficiencia renal y con anemia crónica.

C. **Autotransfusión:** reciclar la sangre perdida durante la cirugía.

D. **Hemodilución normovolémica aguda**

1. Una vez anestesiado el paciente, la sangre puede extraerse, almacenarse y sustituirse por cristaloides o coloides para mantener la euvolemia.

2. **Beneficios**

a. La sangre perdida durante la cirugía tiene un Hct más bajo; por tanto, se desprenden menos eritrocitos.

b. Los que se desprenden pueden ser sustituidos por sangre autóloga fresca (no almacenada) que se acaba de extraer.

E. **Donante dirigido:** el riesgo de transmisión del virus es menor, pero existen riesgos similares de inmunomodulación y otras reacciones.

F. **Agentes hemostáticos:** previenen la pérdida de sangre en primer lugar.

1. **PFC/crioprecipitado:** para pacientes con coagulopatía.

2. **Desmopresina:** para la disfunción plaquetaria, sobre todo la insuficiencia renal.

3. **Ácido tranexámico:** inhibe las proteasas de serina, incluida la plasmina, y por tanto es antifibrinolítico; se utiliza cada vez más en traumatismos.

4. **Análogos de la lisina:** Ácido ε-aminocaproico.

5. **Hemostáticos tópicos:** cola de fibrina.

II. Pérdida aguda e inesperada de sangre

A. **Autotransfusión:** es una opción, si está disponible con facilidad.

1. **Rotura aórtica emergente.**

2. **Laparotomía traumática.**

3. **Hemotórax:** autotransfusión de sangre desde el tubo torácico.

B. Prevenir la posterior pérdida de sangre.

Recordatorios

- Cuanto más tiempo se almacene la sangre, peor será su rendimiento.
- La sangre es un inmunosupresor.
- Un factor desencadenante de la transfusión es 7 g/dL o menos.

LA NUTRICIÓN Y EL PACIENTE QUIRÚRGICO

Fuentes de energía: proteínas, glucosa y grasas

I. Proteína

A. Requiere la conversión en glucosa a través de la gluconeogénesis hepática.

B. Una ingesta adecuada es importante para el mantenimiento de la masa muscular y otros procesos dependientes de las proteínas que no producen energía.

II. **Glucosa:** puede almacenarse como glucógeno y utilizarse como reserva de energía a corto plazo.

III. **Grasa:** la mayor parte de la energía se almacena en forma de grasa y, en menor medida, de proteínas (músculo esquelético).

Necesidades calóricas y proteínicas

I. Necesidades calóricas

A. **Tasa metabólica basal (TMB):** cantidad de energía utilizada por un individuo no estresado y en ayuno en reposo.

B. **Gasto energético en reposo (GER):** cantidad de energía utilizada por un individuo no estresado y en reposo. El GER es de aproximadamente 25 kcal/kg/día.

C. **Gasto energético total (GET):** cantidad real de energía que utiliza un individuo.

1. El GET puede aumentar de manera significativa por encima del GER por condiciones hipermetabólicas (p. ej., cirugía, trauma, sepsis y quemaduras).

2. El GET puede aumentar mediante el trabajo voluntario (p. ej., el ejercicio), mientras que durante la inanición, la TMB disminuye a medida que el cuerpo se ajusta para conservar la masa corporal. Las necesidades calóricas pueden determinarse mediante calorimetría indirecta o la **ecuación de Fick**.

II. Necesidades de proteínas

A. **Normal**

1. En general, las necesidades diarias de proteínas son bajas porque cada molécula de proteína tiene una finalidad específica y, por tanto, no está disponible como fuente de energía.

2. Las necesidades de proteínas son de 0.8-1.0 g/kg/día.

B. **Hambre**

1. El cuerpo hace todo lo posible por conservar las proteínas. Como las reservas de glucógeno se metabolizan en las primeras 24 horas de inanición, las proteínas se descomponen y se convierten en glucosa en el hígado mediante la **gluconeogénesis**.

2. En la inanición sin estrés, el catabolismo de las proteínas puede evitarse mediante la administración de glucosa. El cerebro se adapta a utilizar **cetonas**, que se producen cuando se metaboliza la grasa. Una vez metabolizada toda la grasa, la proteína se degrada hasta que las reservas totales de proteína del cuerpo son ~½ de la línea de base, momento en el que se produce la muerte.

C. **Enfermedad grave**

1. El cuerpo no es capaz de conservar las reservas de energía y proteínas.

2. El **entorno hormonal** aumenta la TMB, disminuye la capacidad de utilizar las grasas y las cetonas y, por tanto, aumenta la dependencia de la glucosa como fuente de energía.

3. A medida que aumenta el grado de la enfermedad o la lesión, la **tasa catabólica** se incrementa, lo que lleva a una ruptura de las reservas de proteínas y a una disfunción multiorgánica.

4. **Tratamiento primario:** eliminar la causa subyacente de la respuesta al estrés y proporcionar suficientes calorías y proteínas para reponer las pérdidas metabólicas y catabólicas.

5. A medida que la enfermedad comienza a remitir, el entorno hormonal cambia, lo que conduce a una menor retención de sal y agua y a un cambio de un entorno proteínico catabólico a un **entorno anabólico**. El balance de nitrógeno es positivo, es decir, se pierde menos nitrógeno del que se administra al paciente.

Evaluación del estado de nutrición

I. **Paciente delgado y en estado de caquexia:** los hallazgos de la exploración física incluyen mejillas ahuecadas, ausencia de grasa corporal y muy poca musculatura; los pacientes que han perdido de manera aguda 10% de su peso corporal se consideran con desnutrición.

II. **Paciente con obesidad y pacientes en buen estado:** pueden necesitar tanto apoyo nutricional como el paciente en mal estado nutricional, dependiendo del proceso de la enfermedad subyacente.

III. **Paciente previamente bien alimentado:** por lo general es capaz de soportar una operación mayor y 5-10 días de inanición sin un aumento de la morbilidad o la mortalidad.

IV. **Pacientes con enfermedad grave:** considerar el apoyo nutricional temprano.

Terapia

I. **Objetivos:** el paciente hospitalizado promedio requiere ~2 000 cal diarias y ~60 g de proteína.

A. **Energía:** determinar las necesidades calóricas para proporcionar sustratos energéticos adecuados (es decir, carbohidratos, grasas) y evitar el exceso de calorías de una de las siguientes cuatro maneras:

1. **Calorimetría indirecta:** mide la cantidad de oxígeno inhalado menos la cantidad de oxígeno exhalado para determinar la cantidad de oxígeno consumido, ya que el consumo de oxígeno (VO_2) medido en mL O_2/min está directamente correlacionado con las kcal/día (1 mL O_2/min = ~7 kcal/día).

2. **Ecuación de Fick:** la cantidad de oxígeno consumido se determina multiplicando el gasto cardiaco por la diferencia de contenido de oxígeno arteriovenoso.

3. **Ecuaciones de Harris-Benedict:** los requerimientos calóricos diarios se determinan calculando el GER a partir de ecuaciones basadas en el género, utilizando la variable sexo, altura, peso y edad, y multiplicando luego por un factor de estrés estimado.

4. **Estimación del GER (25 kcal/kg/día):** multiplicado por un factor de estrés estimado.

B. **Proteínas:** determinar las necesidades de proteínas de una de las siguientes cuatro maneras:

1. **Equilibrio de nitrógeno:** la mayor parte de la proteína catabolizada se pierde como nitrógeno urinario, con ~2-4 g de nitrógeno perdido en las heces. Los gramos de proteína divididos por 6.25 equivalen a los gramos de nitrógeno. La cantidad de ingesta de nitrógeno menos la salida de nitrógeno debe ser positiva si se dan las proteínas adecuadas.

2. **Medición de proteínas viscerales (p. ej., albúmina, transferrina, prealbúmina)**

a. Debido a la larga vida media de la albúmina (21 días), sólo debe utilizarse para evaluar la desnutrición en pacientes ambulatorios y de cirugía electiva.

    b. La prealbúmina tiene una vida media más corta y refleja mejor el estado actual.

    c. Debe comprobarse la proteína C reactiva (PCR) porque los niveles elevados de inflamación (traumatismos/sepsis/quemaduras) alterarán la producción de proteínas viscerales en detrimento de la síntesis de prealbúmina.

C. Aumento de peso (mal método): como la mayoría de los pacientes hospitalizados están estresados, tienden a retener agua y se vuelven edematosos. Además, serán catabólicos y perderán peso corporal magro a pesar del aumento de su peso corporal real por el líquido.

D. Observar el estado general del paciente (mejor método general): obtener equilibrio de nitrógeno (máximo dos veces por semana), seguir las proteínas viscerales (prealbúmina/PCR dos veces por semana) y aumentar la administración de proteínas.

II. Nutrición enteral: la nutrición enteral mantiene la integridad de la mucosa intestinal y reduce las complicaciones. Si no se utiliza, incluso durante breves periodos, la mucosa intestinal comienza a atrofiarse y a perder su función de barrera, lo que provoca la translocación bacteriana y el empeoramiento de la inflamación sistémica. Además de la translocación, la mucosa atrofiada es incapaz de digerir los alimentos.

A. Composiciones de fórmulas: siempre que sea posible, los pacientes deben ser alimentados por vía oral; sin embargo, en caso de enfermedad crítica, riesgo de aspiración, estado mental deprimido o incapacidad para ingerir las calorías o proteínas adecuadas por vía oral, suele ser necesaria la administración de fórmulas de alimentación enteral. Las fórmulas nutricionales pueden ser universales o especializadas para atender las necesidades de poblaciones de pacientes únicas.

    1. Fórmulas universales: proveen una proporción equilibrada de calorías/proteínas con ~50-65% de calorías procedentes de hidratos de carbono, 10-20% de proteínas y el resto, de grasas. La densidad calórica es de ~1.0-1.2 kcal/mL; incluyen las grasas esenciales, los minerales y los oligoelementos.

    2. Fórmulas elementales: a base de aminoácidos para facilitar la digestión y reducir los residuos en pacientes con síndrome de intestino corto o fístulas enterocutáneas distales.

    3. Fórmulas densas en calorías: contienen más calorías por mililitro que las fórmulas universales (por lo regular, 1.5-2.0 kcal/mL) para pacientes que necesitan restricción de líquidos o necesidades calóricas muy elevadas.

    4. Fórmulas densas en proteínas: aportan un mayor número de proteínas (20-25% de las calorías) para los pacientes con necesidades proteínicas muy elevadas.

    5. Fórmulas a base de grasa: reducen la producción de CO_2 en pacientes con ventilación minuto comprometida (p. ej., pacientes con enfermedad pulmonar obstructiva crónica [EPOC] grave y síndrome de dificultad respiratoria aguda [SDRA]).

    6. Fórmulas inmunomoduladoras: aportan glutamina y ácidos grasos omega-3 para mejorar la función inmunológica con eficacia mixta.

B. Vía de administración

    1. Las fórmulas de nutrición enteral pueden administrarse mediante sondas colocadas directamente en el tracto gastrointestinal (gastrostomía, yeyunostomía de alimentación) o a través de la nariz (nasogástrica, nasoduodenal o nasoyeyunal).

2. Obtener una radiografía abdominal para determinar la colocación adecuada de la sonda antes de iniciar la alimentación por sonda en el caso de que ésta sea colocada a pie de cama.

3. La colocación postpilórica (yeyunostomía, nasoduodenal, nasoyeyunal) se asocia con una tolerancia más temprana.

4. El inicio temprano de la nutrición enteral (< 48 h) se asocia a menos complicaciones y debe utilizarse incluso en el posoperatorio inmediato de una cirugía o traumatismo abdominal.

C. **Ritmo de administración:** la nutrición enteral debe iniciarse en infusión continua.

1. Empezar con 20 mL/h y aumentar 20 mL/h cada 6-12 horas.

2. La tasa objetivo se determina por las necesidades calóricas y la densidad calórica de las fórmulas.

3. Los volúmenes residuales gástricos de las alimentaciones por sonda pueden comprobarse cada 4 horas para detectar volúmenes residuales excesivos (> 500 mL), incluso si las alimentaciones son pospilóricas.

   a. Si los volúmenes residuales son elevados, la infusión debe detenerse y reanudarse después de 4 horas.

   b. Si los residuos siguen siendo elevados, debe considerarse la posibilidad de una obstrucción.

D. **Complicaciones**

1. La aspiración del contenido gástrico es la complicación más frecuente de la nutrición enteral.

2. La alimentación por sonda puede provocar distensión abdominal, isquemia mesentérica (poco frecuente) y diarrea.

3. Las frecuentes interrupciones en la alimentación no son la causa de un inadecuado suplemento nutricional.

FUENTE CONFIABLE

American Society for Parenteral and Enteral Nutrition: recursos de nutrición enteral. Disponible en: https://www.nutritioncare.org/Guidelines_and_Clinical_Resources/Enteral_Nutrition_Resources/

III. **Nutrición parenteral total (NPT):** la NPT permite proporcionar una nutrición adecuada cuando el tracto gastrointestinal no es utilizable debido a malabsorción, obstrucción, fístulas o cambios anatómicos. La administración enteral y parenteral combinada suele ser beneficiosa.

A. **Composición de la fórmula:** las soluciones de NPT deben contener componentes de las necesidades nutricionales porque puede que no haya otras fuentes disponibles.

1. **Carbohidratos:** a menudo como solución de glucosa proporcionan ~50% de las calorías totales y proveen una alta osmolalidad a la NPT; la nutrición parenteral periférica (NPP) contiene una menor concentración de glucosa y no es significativamente hiperosmolar.

2. **Aminoácidos:** proporcionan ~10% de las calorías totales y, sobre todo, aportan aminoácidos esenciales para el metabolismo.

3. **Grasas:** se administran de manera continua o intermitente en forma de emulsión lipídica y son necesarias para evitar la deficiencia de ácidos grasos esenciales.

   a. Proveen la mayor cantidad de calorías en el menor volumen, lo que puede ser importante en pacientes con restricción de volumen; producen menos CO_2.

   b. Suelen conducir a la hipertrigliceridemia; los niveles deben ser vigilados de forma sistemática.

4. **Electrolitos:** incluyen cationes monovalentes, sodio y potasio; cationes divalentes, calcio y magnesio, y aniones, cloruro y acetato (que es convertido en bicarbonato en el hígado), que pueden ajustarse según las necesidades.

5. **Vitaminas y oligoelementos:** proporcionar para evitar las deficiencias adquiridas; en específico, la administración exógena de vitaminas B, vitamina E/selenio (peroxidación de lípidos y eliminación de radicales libres), zinc (cicatrización de heridas, inmunidad) y cromo (sensibilidad a la insulina) debe ser considerada en pacientes que reciben NPT.

6. **Medicamentos:** pueden incorporarse a la NPT; p. ej., profilaxis de úlceras e insulina.

B. **Vía de administración:** por lo general, a través de una vía venosa colocada de manera percutánea con la punta situada en la vena cava.

C. **Tasa de administración:** la NPT se suele suministrar de forma continua.

   1. Los pacientes se inician con la mitad de la tasa objetivo durante 12 horas para evitar una hiperglucemia grave.

   2. Disminuir la frecuencia de la NPT a la mitad antes de suspenderla ayudará a evitar la hipoglucemia.

   3. Se puede conseguir que los pacientes se desconecten durante el día, pero sólo debe prescribirse así en pacientes seleccionados.

D. **Complicaciones**

   1. Incluyen las relacionadas con la colocación de la vía (hemotórax, neumotórax); infecciones (sepsis de la vía, neumonía, colecistitis acalculosa); hiperglucemia (asociada con un mayor riesgo de infección y muerte); disfunción hepática, y anomalías en los electrolitos, vitaminas, ácidos grasos y oligoelementos.

   2. La NPT se asocia con una mayor morbilidad y mortalidad que la nutrición enteral.

FUENTE CONFIABLE

American Society for Parenteral and Enteral Nutrition: recursos de nutrición parenteral. Disponible en: https://www.nutritioncare.org/PNResources/

REFERENCIA A NMS. CIRUGÍA. CASOS CLÍNICOS

Véase *NMS. Cirugía. Casos clínicos*, 3.ª edición, Caso 12.24: Nutrición parenteral total.

Recordatorios

- Si el intestino funciona, úselo.
- La alimentación pospilórica no disminuye el riesgo de aspiración.
- La NPT tiene complicaciones mecánicas (colocación de la vía central), infecciosas y metabólicas (desequilibrios electrolíticos y de oligoelementos).

UNIDAD DE CUIDADOS INTENSIVOS

Cuidados y monitorización especializados de la Unidad de Cuidados Intensivos

I. **Gestión específica de la UCI:** proporciona a los pacientes en estado crítico cuidados y monitorización específicos que no suelen estar disponibles en otras unidades del hospital.

FUENTE CONFIABLE

Directrices de la Society of Critical Care Medicine. Disponible en: sccm.org/Clinical-Resources/Guidelines/Guidelines

---

A. **Control de la vía aérea (intubación endotraqueal):** colocación de una vía aérea artificial para evitar la obstrucción de la vía aérea o para proporcionar ventilación mecánica.

1. **Colocación:** las vías aéreas artificiales pueden colocarse por vía orotraqueal, nasotraqueal o directamente en la tráquea mediante una incisión en la parte inferior anterior del cuello (**traqueostomía**).

2. **Cricotiroidotomía:** acceso emergente a la vía aérea.

3. **Evaluación para la intubación:** la decisión de intubar a un paciente por cualquier vía es crítica y tiene consecuencias graves si se realiza demasiado tarde.

   a. **Frecuencia respiratoria (FR):** es la más sencilla de evaluar.

      1) La frecuencia respiratoria normal es de 12-16 respiraciones por minuto (rpm).

      2) Si la frecuencia respiratoria del paciente es superior a 40 rpm, se debe intubar.

      3) Si un paciente respira a 30-40 rpm, iniciar tratamiento para conseguir que la FR sea inferior a 30 rpm, o el paciente se cansará y entrará en insuficiencia respiratoria.

      4) La **FR** baja casi siempre es provocada por un trastorno neurológico (p. ej., alcohol, drogas, lesión craneal).

   b. **Esfuerzo respiratorio:** representa el **trabajo de la respiración.**

      1) Los pacientes que realizan un esfuerzo importante (es decir, que utilizan músculos respiratorios accesorios, tienen dificultad para hablar con frases completas, exhalan de forma forzada o inhalan de forma incómoda) suelen necesitar intubación.

      2) Si se deja progresar sin intervención, estos pacientes se cansan en exceso con hipoventilación progresiva y posible paro respiratorio.

   c. **Hipoxia:** puede ser una indicación para la intubación, pero también es posible manejarla mediante el aumento no invasivo de las concentraciones de oxígeno. La intubación facilita tanto el aumento de la **fracción de oxígeno inspirado (FiO$_2$)** como el suministro de presión en la vía aérea para reducir la derivación intrapulmonar y mejorar la oxigenación.

    d. Obstrucción inminente de la vía aérea: indicación de intubación para evitar la obstrucción completa y la pérdida de la vía aérea.

        1) Cambios anatómicos (p. ej., a causa de traumatismo, tumores, edema o anomalías de las cuerdas vocales) y funcionales (p. ej., a causa de un estado neurológico deprimido, fármacos, anestesia o ictus).

        2) Si hay sospecha, entonces intubar cuanto antes en condiciones controladas.

B. Soporte ventilatorio: es la razón más frecuente para ingresar en una UCI. El soporte ventilatorio debe abordar la **ventilación** y la **oxigenación**.

    1. Ventilación: determina la eliminación de CO_2 y depende de la ventilación minuto alveolar.

        a. Ventilación minuto alveolar: ventilación minuto total–ventilación del espacio muerto.

        b. Ventilación minuto total: producto de FR × volumen corriente, expresado en L/min.

    2. Oxigenación (o PO$_2$): determinada por la presión parcial de oxígeno alveolar y la derivación intrapulmonar. El aumento de la FiO$_2$ aumentará el oxígeno alveolar, mientras que el aumento de la presión media de las vías aéreas (p. ej., mediante el aumento de la **presión positiva al final de la espiración PPFE**) disminuirá la derivación y aumentará la PO$_2$.

    3. Modo de ventilación: determina la forma como el ventilador proporcionará una respiración mecánica al paciente, basada en la presión o el volumen.

        a. Ventilación obligatoria intermitente sincronizada VOIS: proporciona una frecuencia y un volumen corriente preestablecidos.

            1) La respiración espontánea del paciente proporciona una ventilación minuto adicional (volumen corriente × frecuencia) que depende de la capacidad de trabajo respiratorio del paciente.

            2) El trabajo respiratorio se reparte entre la ventilación minuto de la máquina y la ventilación minuto espontánea del paciente.

            3) Modo habitual de ventilación al destetar a un paciente: al bajar la frecuencia del ventilador, el paciente asume más trabajo respiratorio hasta que el ventilador deja de ser necesario.

            4) Es posible añadir presión de soporte (PS) para facilitar las respiraciones espontáneas.

        b. Asistencia controlada o control por volumen (AC/CV): proporciona una frecuencia y un volumen corriente preestablecidos, y todas las respiraciones adicionales del paciente son totalmente asistidas por el ventilador hasta el volumen corriente preestablecido.

            1) La ventilación minuto se convierte en el resultado del volumen corriente preestablecido × (las tasas preestablecidas del ventilador + las tasas del paciente).

            2) Esto permite que el paciente reciba un apoyo ventilatorio completo sin gastar energía adicional en el trabajo de la respiración.

    c. PS: este modo presuriza el circuito del ventilador a un nivel preestablecido cuando el paciente inicia una respiración y mantiene ese nivel hasta que el paciente deja de inhalar.

      1) Volumen corriente inspirado: determinado por la cantidad de PS y el trabajo intrínseco de la capacidad respiratoria del paciente.

      2) El aumento de la PS reduce el trabajo respiratorio para el mismo volumen corriente.

      3) El PS facilita el retiro del ventilador.

      4) Punto de partida habitual: 5-10 mm Hg por encima de la presión de base (presión positiva continua en la vía aérea PPCVA/PPFE) y puede utilizarse solo o en combinación con la VOIS.

    d. PPCVA y PPFE: hacen que el circuito del ventilador esté presurizado a un nivel específico por encima de la atmósfera en todo momento, durante la inspiración y la espiración.

      1) Este medio principal de aumentar la oxigenación incrementa la presión media de las vías aéreas y el número de alvéolos insuflados, lo que aumenta la superficie pulmonar disponible para el intercambio de gases y disminuye el cortocircuito intrapulmonar.

      2) Por lo regular, se utiliza una PPCVA/PPFE de 5 mm Hg por encima de la presión atmosférica y se aumenta según sea necesario para mejorar la oxigenación.

      3) Dado que estos modos aumentan la presión intratorácica a niveles más altos, pueden disminuir el retorno venoso al corazón y, por ende, el gasto cardiaco.

      4) La PPFE se utiliza con VOIS y AC, mientras que la PPCVA se utiliza con PS.

4. Frecuencia: después del modo, el siguiente parámetro a ajustar es la frecuencia (10-12 rpm).

    a. Tal vez serán necesarias frecuencias más altas para disminuir la P_{CO_2} si se requiere una mayor ventilación minuto o volúmenes corriente menores.

    b. No se necesita ninguna tasa para el PS.

5. Volumen corriente: el volumen corriente normal es de 5 mL/kg, pero en pacientes ventilados se suele fijar en 6-8 mL/kg.

    a. Volúmenes más altos para superar el espacio muerto y asegurar la insuflación alveolar.

    b. Con la disminución de la distensibilidad pulmonar (p. ej., con el SDRA), se ha demostrado que los volúmenes corriente menores a 4-6 mL/kg reducen la mortalidad.

    c. En ocasiones, la hipercapnia permisiva es beneficiosa para evitar el barotrauma.

6. Punto de partida del soporte ventilatorio sistemático

    a. Modo: VOIS; sin embargo, si no se desea trabajar la respiración, utilizar el modo AC.

    b. Frecuencia: 10-12 rpm.

    c. Volumen corriente: 6-8 mL/kg (4-6 mL/kg si el paciente tiene insuficiencia respiratoria aguda [IRA] o SDRA).

    d. PS: 5-10 mm Hg (no se utiliza en AC/CV).

    e. PPFE/PPCVA: 5-10 mm Hg.

    f. FiO_2: 0.4.

    g. Modificar los ajustes para el estado del paciente.

7. **Retirada y extubación:** la retirada del ventilador es la transferencia progresiva del trabajo respiratorio del ventilador al paciente estable con el objetivo final de la extubación.

   a. **Atrofia muscular:** los pacientes ventilados suelen estar en un estado catabólico, por lo que descomponen las proteínas musculares como combustible. Los músculos respiratorios se atrofian con rapidez.

   b. **Paciente estable:** ajustar la cantidad de soporte ventilatorio para permitir que el paciente realice algún trabajo de respiración para mantener los músculos respiratorios intactos.

   c. **Prueba de ventilación espontánea (PVE):** se ha demostrado que abrevia la duración de la ventilación mecánica. Un paciente despierto que controla su vía aérea pasa la PVE con los parámetros adecuados (descritos en la siguiente sección) y tiene un equilibrio acidobásico aceptable, por lo que puede estar listo para la extubación. La PVE puede consistir en disminuir la frecuencia en modo PPCVA y presión de soporte (5 mm Hg para cada una) o, con mayor frecuencia, en una prueba de flujo por oxígeno fuera del ventilador.

      1) Índice de respiración rápida y superficial (RR rpm ÷ volumen corriente en L) inferior a 100.

      2) Capacidad vital: superior a 15-20 mm Hg.

      3) Fuerza inspiratoria negativa superior a 20 cm H_2O.

      4) Gases sanguíneos arteriales: el paciente debe tener una gasometría aceptable, así como valores de espirometría.

         (a) La saturación de oxígeno debe ser superior a 90%.

         (b) La PCO_2 debe ser de 35-45 mm Hg con un pH de 7.35-7.45.

C. **Monitorización hemodinámica y otros dispositivos invasivos:** los dispositivos de monitorización de la UCI incluyen líneas arteriales para la presión arterial; catéteres de la arteria pulmonar y catéteres intracraneales para la monitorización de la presión intracraneal (PIC); sin embargo, los catéteres de la arteria pulmonar se utilizan ahora mucho menos. El rendimiento cardiaco se vigila con tecnologías no invasivas como la bioimpedancia y la ecocardiografía.

   1. **Catéter arterial:** por lo general, se coloca en las arterias radiales; otros sitios son las arterias femorales, axilares y braquiales.

      a. La línea arterial proporciona una monitorización continua de la presión arterial y es una fuente sencilla y no dolorosa para la toma de muestras de sangre.

      b. Obtención de tres medidas de presión: sistólica, diastólica y media.

         1) Sistólica: presión más alta del ciclo cardiaco registrada.

         2) Diastólica: presión más baja del ciclo cardiaco registrada.

         3) Media: se mide integrando el área bajo la curva de la onda de presión cardiaca. La presión media puede determinarse de manera indirecta como (PAsistólica + 2 × PAdiastólica)/3 y representa la presión de perfusión.

   2. **Catéter de la arteria pulmonar (Swan-Ganz):** catéter dirigido por el flujo que se inserta en una vena central con un globo inflable en su punta para que recorra las cavidades cardiacas y llegue a la arteria pulmonar (fig. 1-3).

      a. **Presión de cuña capilar pulmonar (PCAP)/presión de oclusión (PO):** cuando el catéter está en posición en una arteria pulmonar distal, el globo se infla y ocluye el flujo sanguíneo anterógrado, permitiendo así

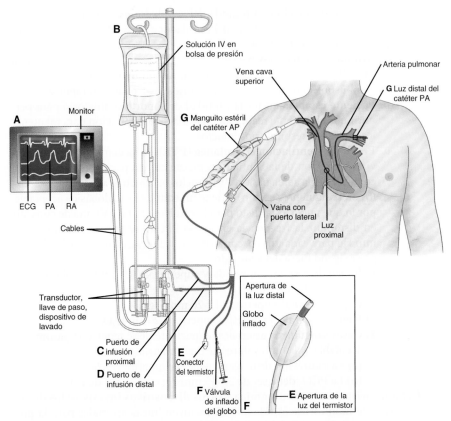

Figura 1-3. Catéter de la arteria pulmonar (*AP*) y sistemas de monitorización de la presión. **(A)** Monitor de cabecera que se conecta con cables a **(B)**, los sistemas de monitorización de la presión (incluye solución intravenosa [IV] en una bolsa de presión, tubos intravenosos y dos transductores con llaves de paso y dispositivos de lavado). Este sistema se conecta a **(C)**, el puerto de infusión proximal que se abre en la aurícula derecha y se utiliza para infundir líquidos o medicamentos y monitorizar las presiones venosas centrales, y **(D)**, el puerto de infusión distal. Este puerto se abre en la AP y se utiliza para monitorizar las presiones de la AP. **(E)** El conector del termistor se conecta al monitor cardiaco de cabecera para obtener el GC. **(F)** Una jeringa llena de aire se conecta a la válvula de inflado del balón durante la inserción del catéter y la medición de la presión de cuña de la AP. **(G)** Catéter de AP colocado en la arteria pulmonar. Observe el manguito estéril sobre el catéter de AP. Éste se enrosca a través de la vaina hasta alcanzar la posición deseada en la AP. El puerto lateral de la vaina se utiliza para infundir medicamentos o líquidos. ECG, electrocardiograma; AD, aurícula derecha (*AD*). (De Farrell M. *Smeltzer and Bare's Textbook of Medical-Surgical Nursing*, 4th ed. Madrid. Wolters Kluwer Health, 2016, fig. 21-12).

que el puerto distal mida la presión retrógrada de la aurícula izquierda, una medida indirecta de la precarga ventricular izquierda.

   b. Metodología de termodilución: el catéter es capaz de determinar el gasto cardiaco (GC) midiendo con precisión los cambios en la temperatura de la sangre (termodilución) tras la introducción de una sobrecarga térmica conocida.

c. Saturación venosa mixta de oxígeno (SvO$_2$): puede evaluarse mediante la aspiración de sangre del puerto distal o por oximetría.

   1) La SvO$_2$ proporciona un medio para determinar si la cantidad de oxígeno que bombea el corazón (suministro de oxígeno) es adecuada para la cantidad de oxígeno que necesita el cuerpo (consumo de oxígeno).

   2) SvO$_2$ normal: ~70%.

   3) Si la SvO$_2$ es persistentemente baja (60% o menos), el aporte de oxígeno es insuficiente y se producirá una disfunción orgánica.

   4) Como alternativa, la SvO$_2$ puede obtenerse del extremo de un catéter venoso central, una técnica menos invasiva pero no tan precisa.

REFERENCIA A NMS. CIRUGÍA. CASOS CLÍNICOS

Véase NMS. *Cirugía. Casos clínicos,* 3.ª edición, Caso 12.17: Problemas posoperatorios en pacientes traumatizados.

---

d. Resistencia vascular sistémica (RVS)/resistencia vascular pulmonar (RVP): si se conocen el GC, la presión arterial media (PAM) y la presión venosa central (PVC), se pueden calcular la RVS y la RVP (presión media de la arteria pulmonar [PMAP]; 80, un factor de conversión).

   1) RVS = [(PAM − PVC)/GC] × 80; normal: 800-1200 dinas × segundo/cm^5.

   2) RVP = [(PMAP − PCAP)/GC] × 80; normal: 20-1200 dinas × segundo/cm^5.

   3) Una RVS baja indica inflamación sistémica o sepsis.

   4) Una RVS elevada indica otros estados de choque con un GC inadecuado.

e. Otros: como se ha señalado, casi todos los datos pueden obtenerse ahora de forma no invasiva.

   1) Presiones de la arteria pulmonar: estimadas por ecocardiografía.

   2) GC/RVS: medido con trazado de línea A.

   3) El sistema FloTrac/Vigileo utiliza el análisis de las formas de onda de la presión arterial para el volumen sistólico (VS) y el GC.

D. Medicamentos vasoactivos y antiarrítmicos por goteo: aumentan la presión arterial (vasoconstrictores) o el gasto cardiaco (inótropos), o ambos.

   1. Medicamentos vasoactivos comunes por vía intravenosa:

   a. Dopamina: el efecto depende de la concentración.

   1) Dosis bajas (1-3 µg/kg/min): afecta a los receptores de dopamina en los riñones y el intestino, lo que provoca un aumento del flujo sanguíneo.

   2) Dosis intermedia (3-10 µg/kg/min): principalmente, un agonista de los β-receptores, que aumenta la contractilidad cardiaca con el consecuente aumento del GC.

   3) Dosis altas (> 10 µg/kg/min): principalmente, un α-agonista y vasoconstrictor; el efecto limitante es la taquicardia; útil en el choque.

   b. Dobutamina: afecta principalmente a los receptores β-1 y β-2, y aumenta el GC y la vasodilatación; beneficiosa en el choque cardiógeno, donde se busca un aumento del GC y una disminución de la RVS.
   c. Norepinefrina: fuerte α-agonista que provoca vasoconstricción con leve actividad β-agonista que aumenta la contractilidad del corazón; la taquicardia es su principal efecto limitante.
   d. Epinefrina: principalmente, un α-agonista con algún efecto β-agonista; útil para la vasoconstricción y el aumento del GC; causa más taquicardia que la norepinefrina.
   e. Fenilefrina: α-agonista que provoca una constricción arterial pura; no es un vasoconstrictor muy potente.
   f. Vasopresina: actúa sobre el receptor V1 en el músculo liso vascular. Se añade a la norepinefrina como segundo agente cuando es necesario.
2. **Vasodilatadores comunes:** se utilizan en caso de hipertensión no controlada o de RVS excesivamente alta. En el choque cardiógeno, la reducción de la poscarga mediante la disminución de la RVS aumentará el GC y sacará al paciente del choque.
   a. Nitroprusiato: es un vasodilatador arterial; puede provocar taquicardia refleja; el cianuro es un metabolito.
   b. Nitroglicerina: principalmente, un venodilatador y un dilatador de las arterias coronarias que disminuye la precarga venosa para reducir la tensión de la pared diastólica y permitir una mejor contracción del corazón, si se ha elongado en exceso.
      1) Permite un mejor flujo sanguíneo diastólico al propio corazón y puede aumentar el GC.
      2) Se utiliza principalmente en casos de isquemia coronaria.
   c. Labetalol: actúa como un bloqueador mixto α y β en forma intravenosa.
   d. Esmolol: betabloqueador puro.
   e. Nicardipina: potente bloqueador de los canales de calcio.

Recordatorios
- En caso de duda sobre la oxigenación o el aumento del trabajo respiratorio, ¡intubar!

CHOQUE

Definición
El **choque** es el síndrome clínico resultante de una perfusión tisular inadecuada para mantener el metabolismo celular normal. Esencialmente, se trata de un suministro inadecuado de oxígeno para satisfacer la demanda de oxígeno.
   I. **Ecuación de suministro de oxígeno:** $DO_2 = [1.39 \times Hgb \text{ (gramos)} \times SaO_2 + (0.003 \times PaO_2)] \times GC$.
   A. La PaO_2 contribuye muy poco a la entrega de oxígeno.
   B. $Hgb \times SaO_2$ representa la capacidad de transporte de oxígeno de la sangre.
   C. El GC está determinado por FC × SV, y la SV está determinada por la precarga, la contractilidad y la poscarga cardiacas.

II. Tipos de choque: se resumen en la tabla 1-5.

A. **Choque hipovolémico:** es el tipo más común; la hemorragia es la razón más frecuente de hipovolemia. La pérdida de volumen plasmático (p. ej., por quemaduras importantes, tercer espacio o pérdidas gastrointestinales) también puede provocar hipovolemia. La disminución de la **precarga** reduce el GC y el aporte de oxígeno a las células.

1. **Presentación clínica:** el aumento de la producción de lactato ocurre a medida que el metabolismo celular aeróbico normal progresa hacia un metabolismo anaeróbico menos eficiente desde el punto de vista energético, lo que da lugar a daños celulares y a la muerte.

2. **Tratamiento (restauración de la precarga):** volumen sanguíneo y plasmático.
   a. Se necesita una administración agresiva de volumen, a través de dos vías intravenosas de gran calibre.
   b. Detener la pérdida de sangre en curso y transfundir sangre según sea necesario.
   c. Considerar el acceso venoso central para la monitorización y la administración de alto flujo de líquido.

B. **Choque cardiógeno:** causado por isquemia miocárdica, insuficiencia cardiaca congestiva y valvulopatías.

1. **Presentación clínica:** el volumen sanguíneo permanece normal, pero la pérdida de **contractilidad** provoca una disminución de la perfusión.

2. **Tratamiento:** restaurar la función de la bomba, ya sea aumentando la **contractilidad** o disminuyendo la **poscarga**. La nitroglicerina puede ayudar a revertir la isquemia cardiaca.

C. **Choque neurógeno:** causado por una respuesta vasovagal, una lesión medular cervicotorácica o anestesia espinal.

1. **Presentación clínica:** pérdida del tono simpático que conduce a la vasodilatación periférica.

2. **Tratamiento:** primero, aumentar la **precarga**, luego aumentar la **poscarga** con fenilefrina.

D. **Choque séptico:** las toxinas liberadas por los microbios dan lugar a profundos desórdenes fisiológicos hiperinflamatorios, entre los que se encuentran el tercer espacio de líquido (disminución de la **precarga**), la disfunción cardiaca (mala **contractilidad**) y la reducción de la RVS (disminución de **la poscarga**).

1. **Presentación clínica:** hipoperfusión. La respuesta hiperinflamatoria se caracteriza por un aumento del metabolismo y de la demanda de oxígeno. La hipoperfusión celular y el metabolismo anaeróbico conducen a la disfunción de los órganos y a la muerte.

2. **Tratamiento:** aumentar la precarga y controlar la infección.

E. **Choque obstructivo:**

1. **Presentación clínica:** GC con PVC elevada que resulta en hipoperfusión por una obstrucción física (p. ej., neumotórax a tensión, taponamiento cardiaco, embolia pulmonar masiva, embolia respiratoria venosa y estenosis valvular cardiaca grave).

2. **Tratamiento:** reanimación con líquidos (**precarga**) seguida de un rápido alivio de la obstrucción.
   a. **Neumotórax a tensión:** un pulmón lesionado desarrolla una válvula unidireccional que permite que el aire entre pero no salga del espacio pleural.
      1) Aumento de la presión pleural que desplaza el corazón y las estructuras mediastínicas (p. ej., la vena cava, la aorta) y las comprime hacia el lado contralateral con disminución del retorno venoso al corazón.

Tabla 1-5. Tipos de choque con base en el análisis del perfil hemodinámico

Tipo de choque	Frecuencia cardiaca	Cambios en la presión arterial	Presiones de llenado del hemi-cardio izquierdo (PVC/POAP)	Resistencia vascular sistémica	Gasto/índice cardiaco	Saturación venosa mixta de oxígeno (SvO$_2$)
Hipovolémico	Elevada	Primero: ninguno Segundo: presión de pulso estrecha/diastólica elevada Tercero: hipotensión sistólica	Baja	Alta	Bajo	Baja
Cardiógeno	Por lo general, aumentada	Por lo general, disminuida	Alta*	Alta	Bajo	Baja
Neurógeno	Normal o disminuida	Disminuida	Baja	Baja	Disminuido (pérdida de compensación cardiaca)	Baja
Obstructivo	Suele aumentar, pero puede disminuir	Disminuida	Generalmente alta*	Alta	Bajo	Baja
Séptico						
Temprano	Elevada	Por lo general, baja	Normal o baja	Baja	Bajo, normal o alto	Normal o alta
Después de la reanimación con líquidos (tardía)	Elevada o normal	Normal o baja	Elevada	Baja	Normal o alta	A menudo es alta

* La insuficiencia ventricular derecha puede provocar un aumento de la presión venosa central (PVC), pero la disminución de la presión de cuña capilar, el émbolo pulmonar y el neumotórax a tensión también suelen provocar una PVC elevada pero presiones de oclusión de la arteria pulmonar (POAP) bajas o normales. En el taponamiento, todas las presiones de llenado están elevadas.

2) Una sonda torácica colocada en el lado afectado alivia el problema.

b. Taponamiento cardiaco: el líquido se acumula alrededor del corazón en el pericardio.

1) El aumento de la presión en el saco pericárdico dificulta el retorno venoso a la aurícula derecha, lo que disminuye el GC.

2) Tratamiento: drenar el pericardio para permitir el retorno venoso.

c. Embolia pulmonar: bloquea el flujo sanguíneo a través de la arteria pulmonar, provocando una disminución del GC e hipoxia. El tratamiento va desde la anticoagulación hasta la trombectomía pulmonar quirúrgica.

d. Síndrome compartimental abdominal: aumento de la presión en el abdomen que comprime la vena cava inferior y disminuye la precarga.

e. Ventilación mecánica con PPFE excesiva: el aumento de la presión intratorácica puede provocar un choque obstructivo.

F. Choques diversos: a menudo de naturaleza distributiva (**poscarga** reducida) (p. ej., anafilaxia, insuficiencia suprarrenal).

1. La toxicidad del cianuro perjudica directamente el uso de oxígeno.

2. En algunos pacientes (p. ej., los Testigos de Jehová, que no aceptan transfusiones de sangre por razones religiosas), el nivel de **Hgb** es tan bajo que provoca choque y un mal suministro de oxígeno.

3. La hipoxia grave por insuficiencia respiratoria, o LPA/SDR también puede conducir a choque (**saturación de oxígeno**).

 ## Recordatorios

- La SvO_2 es uno de los mejores parámetros para evaluar el choque.
- Los vasopresores suelen administrarse sólo en la UCI.
- La norepinefrina es la primera opción en el choque séptico.
- Seis variables para mejorar el suministro de oxígeno son la hemoglobina, la SaO_2, la frecuencia cardiaca, la precarga, la contractilidad y la poscarga.
- Los pacientes hipovolémicos que sangran deben recibir sangre.
- Reanimar a los pacientes con hemorragia con relación 1:1:1 de sangre:PFC:plaquetas.

Consideraciones preoperatorias

Silke V. Niederhaus

Puntos clave del capítulo

◆ La evaluación del riesgo médico para los procedimientos quirúrgicos siempre implica una historia clínica y exploración física exhaustivas. Las pruebas de laboratorio e invasivas son más selectivas.

◆ Los pacientes con factores de riesgo cardiaco tienen un mayor riesgo de sufrir complicaciones cardiacas tras una intervención quirúrgica de cualquier tipo. Los sistemas de clasificación normalizados ayudan a estratificar el riesgo.

◆ El estado funcional permite predecir los resultados posoperatorios.

◆ Todos los pacientes deben ser evaluados por el riesgo de eventos tromboembólicos venosos.

Asociaciones de cirugía crítica

Si escucha/ve	Piense en
TVP/EP	La mejor estrategia es la prevención
Enfermedad vascular	Probable cardiopatía
Angina inestable	Angiografía coronaria
Prueba de esfuerzo positiva	Cateterismo cardiaco/endoprótesis (*stenting*)
Insuficiencia renal aguda (IRA)	Necrosis tubular aguda (NTA)
Hemorragia con anticoagulación	Filtro vena cava inferior (VCI)
Anemia posoperatoria	Hemorragia quirúrgica
Ondas T acuminadas en ECG	Hiperpotasemia, disritmia
MELD > 15	Candidato a trasplante de hígado

Tabla 2-1. Componentes de la historia clínica y la exploración física para procedimientos electivos no cardiacos

Componente	Historia clínica	Exploración física
Antecedentes de anestesia	• Problemas personales con la anestesia • Problemas familiares con la anestesia	• Boca, cuello, dientes, corazón, pulmón • Clasificación ASA
Operaciones anteriores	• Preguntar detalles de la zona a operar	• Área de interés quirúrgico • Buscar incisiones, hernias, infecciones
Riesgo cardiaco	• Diabetes, hipertensión, infarto de miocardio, accidente vascular cerebral, enfermedad carotídea, válvulas cardiacas, DAI, endoprótesis, arritmias, prueba de esfuerzo previa, capacidad funcional	• Frecuencia cardiaca, presión arterial, regular/irregular, soplo, edema, DVY, examen del pulso en 4 extremidades • Los pacientes con enfermedad vascular en cualquier lugar probablemente también tengan enfermedad coronaria
Riesgo de infección	• Tipo de operación Nutrición • Diabetes • Anemia Uso/abuso de sustancias • Función pulmonar	• Pérdida de peso/descondicionamiento (IMC) • Lecturas de HbA1c o glucosa, IMC • Examen ocular para detectar anemia/palidez • Marcas de huellas/olor de tabaco/dientes/examen neurológico • Examen pulmonar (antecedentes de EPOC), uso de músculos accesorios
Riesgo de hemorragia Riesgo de TVP/ EP	• Hematomas/sangrado fácil, uso de anticoagulantes • Antecedentes de TVP/EP y factor de riesgo	• Examen de la piel: hematomas, petequias • Ojo: buscar anemia • Hinchazón de las extremidades/ de la cabeza (antecedentes de TVP)
Insuficiencia orgánica	• Riñón • Hígado • Corazón • Pulmón	• Anemia/edema • Ictericia/ascitis/hepatomegalia/ cirrosis/telangiectasias/cabeza de medusa • Edema/S3/DVY/disnea/ crepitaciones • Disnea, uso de músculos accesorios, cianosis

ASA, American Society of Anesthesiologists; DAI, desfibrilador automático implantable; DVY, distensión venosa yugular; EPOC, enfermedad pulmonar obstructiva crónica; IM/EAC: infarto de miocardio/enfermedad arterial coronaria; TVP/EP; trombosis venosa profunda/embolismo pulmonar.

PRINCIPIOS GENERALES PARA LA EVALUACIÓN Y EL MANEJO DEL PACIENTE QUIRÚRGICO

I. Los procedimientos electivos no cardiacos requieren pruebas mínimas en pacientes sanos:

A. El riesgo a corto plazo es < 48 h posoperatorio.

B. El riesgo a largo plazo es < 30 días posoperatorio.

II. Historia clínica y exploración física: todos los pacientes necesitan un historial y examen físico exhaustivos que se centren en las enfermedades que pueden perjudicar los resultados quirúrgicos (tabla 2-1).

III. Recomendaciones para las pruebas preoperatorias

    A. Cirugía electiva: las pruebas preoperatorias sistemáticas deben realizarse de forma selectiva; no se asocian con una disminución de las complicaciones quirúrgicas.

    B. Cirugía de urgencia

        1. El objetivo de las pruebas es identificar las condiciones médicas preexistentes y la disfunción aguda de los órganos que pueden afectar al resultado quirúrgico.

        2. A la mayoría de los pacientes se les hará una biometría hemática completa (BHC) panel médico completo, perfil de coagulación, ECG y radiografía de tórax.

        3. La morbilidad y la mortalidad operatoria aumentan en la cirugía de urgencia. Si el tiempo lo permite, deben corregirse las anomalías electrolíticas, la hipovolemia, los trastornos acidobásicos y la coagulopatía.

    C. Tipo de cirugía: los pacientes sometidos a procedimientos quirúrgicos más complicados requerirán una evaluación más exhaustiva.

    D. Clasificación de la American Society of Anesthesiologists (ASA): la clasificación del estado físico ASA se utiliza para evaluar el grado de enfermedad sistémica de los pacientes antes de la cirugía.

        1. El aumento de la puntuación ASA se correlaciona con la morbilidad y la mortalidad posoperatorias, mayor duración de la cirugía, mayor pérdida de sangre intraoperatoria, mayor necesidad de soporte ventilatorio posoperatorio y hospitalización más prolongada.

        2. Sólo la clasificación ASA y el tipo de procedimiento quirúrgico son predictores independientes de complicaciones posoperatorias.

FUENTE CONFIABLE

American Society of Anesthesiologists Standards and Guidelines, ASA Physical Status Classification System. Disponible en: https://www.asahq.org/standardsand-guidelines/asa-physical-status-classification-system.

REFERENCIA A NMS. CIRUGÍA. CASOS CLÍNICOS

Véase *NMS. Cirugía. Casos clínicos*, 3.ª edición, Caso 1.1: Cirugía de rutina en un paciente sano.

IV. Pautas generales para las pruebas preoperatorias en el paciente quirúrgico (tabla 2-2).

Recordatorios

- Las pruebas preoperatorias sistemáticas para cirugía electiva no se asocian con una disminución de las complicaciones.
- La clasificación ASA es un predictor independiente de complicaciones.

Tabla 2-2. Directrices generales para las pruebas preoperatorias en pacientes quirúrgicos

Prueba	Indicaciones
Biometría hemática completa	• Antecedentes de enfermedad renal crónica, enfermedad hepática, enfermedad cardiovascular, trastornos hematológicos • Antecedentes de anemia o trastornos hemorrágicos • Pacientes sometidos a cirugía cardiovascular u otros procedimientos quirúrgicos de alto riesgo • Antecedentes de malignidad • Pacientes embarazadas • Edades extremas
Panel metabólico básico (electrolitos, creatinina, glucosa)	• Antecedentes de enfermedad renal crónica, enfermedad hepática, trastornos endocrinos y diabetes • Uso de fármacos asociados con anomalías electrolíticas • Pacientes sometidos a cirugías cardiovasculares u otras de alto riesgo • Pacientes sometidos a procedimientos quirúrgicos intermedios con enfermedades comórbidas
Parámetros de coagulación	• Antecedentes de enfermedad renal crónica, enfermedad hepática, enfermedad cardiovascular y enfermedad pulmonar • Antecedentes de un trastorno hemorrágico • Pacientes que toman anticoagulantes • Pacientes sometidos a procedimientos quirúrgicos de alto riesgo
Pruebas de la función hepática	• Antecedentes de enfermedad hepática • Antecedentes de malignidad
Electrocardiograma	• Pacientes con antecedentes de enfermedad cardiovascular sometidos a procedimientos quirúrgicos intermedios • Pacientes sin factores de riesgo sometidos a cirugía de alto riesgo
Radiografía de tórax	• Antecedentes de enfermedad pulmonar obstructiva crónica, asma o cardiopatía • Infección respiratoria superior reciente • Historial y hallazgos anormales en la exploración física • Pacientes sometidos a cirugía cardiovascular o torácica • Paciente mayor de 50 años de edad que se somete a una cirugía de abdomen superior • Considerar para los pacientes que son fumadores
Análisis de orina	• Nuevos síntomas urinarios • Procedimientos urológicos • Implantación de material extraño

PREVENCIÓN DE COMPLICACIONES CARDIACAS

I. **Clasificación:** la mortalidad cardiaca perioperatoria es aún la principal causa de muerte tras la anestesia y la cirugía.

II. **Etiología:** en general es subyacente, posiblemente no reconocida.

A. **Angina:** el sistema de clasificación de la angina de la Canadian Cardiovascular Society se basa en el grado de los síntomas con la actividad física:

1. La clase I no se acompaña de limitación.

2. La angina de clase II presenta una ligera limitación de la actividad física.

3. La clase III es una marcada limitación de la actividad normal. Aumento del riesgo de complicaciones cardiacas durante la cirugía.

4. La clase IV es la incapacidad de realizar cualquier actividad física sin molestias. Mayor riesgo de complicaciones cardiacas durante la cirugía.

B. **Cardiopatía valvular:** la estenosis aórtica crítica tiene un mayor riesgo de complicaciones cardiacas perioperatorias; estos pacientes no pueden aumentar el gasto cardiaco.

C. **Regurgitación aórtica o mitral:** el riesgo operatorio está relacionado con la función del ventrículo izquierdo (VI).

D. **Válvulas cardiacas protésicas:** en riesgo de trombosis valvular y complicaciones tromboembólicas.

E. **Insuficiencia cardiaca congestiva (ICC):** aumenta el riesgo de edema pulmonar.

F. **Marcapasos y desfibrilador automático implantable (DAI):** pueden verse afectados por los dispositivos de electrocauterización.

III. **Historia y presentación clínicas**

A. Historia clínica anterior para evaluar los antecedentes de cardiopatías (dolor torácico/opresión/dolor de hombros/dolor de mandíbula/molestias con el ejercicio/en reposo), intervenciones cardiacas, factores de riesgo de cardiopatías:

1. Diabetes mellitus.

2. Hipertensión.

3. Enfermedad pulmonar.

4. Enfermedad renal.

5. Evaluación del estado functional.

IV. **Exploración física:** Incluye los ignos vitales en ambos brazos, frecuencia cardiaca, ritmo, soplos, hábito corporal, distensión venosa yugular (DVY), edema de extremidades inferiores, cianosis, cicatrices quirúrgicas, desfibriladores/DAI y pulsos periféricos.

V. **Diagnóstico:** si el paciente parece tener un mayor riesgo de cardiopatía, considerar la urgencia de la cirugía y la realización de pruebas preoperatorias.

A. El ECG está disponible. Un ECG anormal puede requerir más pruebas si el tiempo lo permite.

1. El dolor torácico, los antecedentes de enfermedad arterial coronaria (EAC), la insuficiencia cardiaca congestiva (ICC), la diabetes mellitus (DM), la hipertensión arterial sistémica (HAS), la enfermedad vascular periférica (EVP), la obesidad mórbida, la valvulopatía, la intolerancia al ejercicio, requieren un ECG.

a. En condiciones normales, en el plazo de 1 año.

b. Dentro de los 30 días o después del último evento cardiaco en la EAC.

2. No suele ser necesario en procedimientos de mínimo riesgo y en pacientes < 65 años.

B. **Ecocardiograma:** considerar en ECG anormal, historia de EAC/ICC, disnea y para evaluar la fracción de eyección del ventrículo izquierdo (FEVI).

C. Los pacientes con angina inestable se someten a una angiografía coronaria. Si alguna prueba de esfuerzo es positiva, el paciente necesita cateterismo cardiaco.

D. Prueba de esfuerzo

1. Mide la capacidad funcional, puede provocar arritmias o isquemia.
2. Estima el riesgo cardiaco perioperatorio y el pronóstico a largo plazo.

E. Prueba de esfuerzo no invasiva

1. Imágenes miocárdicas con radionúclidos.
2. Ecocardiografía de estrés.
3. Ecocardiografía con dobutamina.
4. Todos predicen eventos cardiacos perioperatorios en cirugía no cardiaca.

F. Evaluación no invasiva de la perfusión miocárdica: menos de cuatro equivalentes metabólicos de tareas (MET, *metabolic equivalent of tasks*) (no puede subir un tramo de escaleras), o capacidad funcional moderada con cirugía de alto riesgo.

VI. Riesgo: es posible que los pacientes con cardiopatías necesiten una cirugía urgente. Es esencial explicar el riesgo cardiaco al paciente/familia y documentarlo.

A. Herramientas de estratificación del riesgo cardiaco: múltiples herramientas predicen el riesgo cardiaco perioperatorio. Se basan en factores de riesgo clínicos, capacidad funcional y factores específicos del procedimiento.

FUENTE CONFIABLE

El American College of Cardiology y la American Heart Association ofrecen una excelente visión general de la evaluación del riesgo cardiaco: *2014 ACC/AHA Guideline on Perioperative Cardiovascular Evaluation and Management of Patients Undergoing Noncardiac Surgery.* Disponible en: https://www.ahajournals.org/doi/full/10.1161/CIR.0000000000000106

B. American College of Cardiology/American Heart Association: los pacientes sometidos a procedimientos no cardiacos se estadifican en tres grupos: riesgo bajo (< 1%), riesgo intermedio (1-5%) y riesgo alto (> 5%) de complicaciones cardiacas.

C. Índice de riesgo de Goldman (índice de riesgo cardiaco original): divide a los pacientes en cuatro clases de riesgo en función de la historia clínica, exploración física, pruebas preoperatorias y tipo de cirugía.

D. Índice de riesgo cardiaco revisado (modificado a partir del índice de riesgo cardiaco original): asigna predictores de complicaciones cardiacas a partir de la historia clínica y el tipo de cirugía.

E. New York Heart Association (NYHA): clasificación funcional (CHF):

1. **Clase I:** sin limitaciones.
2. **Clase II:** síntomas leves (disnea/angina) durante la actividad normal.
3. **Clase III:** síntomas marcados durante la actividad normal.
4. **Clase IV:** limitaciones graves; síntomas en reposo.

F. Las operaciones se clasifican en riesgo bajo, intermedio y alto: las operaciones de riesgo intermedio y alto tienen una morbilidad cardiaca similar.

REFERENCIA A NMS. CIRUGÍA. CASOS CLÍNICOS

Véase *NMS. Cirugía. Casos clínicos*, 3.ª edición, Caso 1.9: Cirugía en un paciente con valvulopatía cardiaca.

VII. Tratamiento médico y prevención de las complicaciones cardiacas perioperatorias

A. Optimizar los factores del estilo de vida y la salud general.

B. **HAS:** la **HAS** leve/moderada tal vez no necesite tratamiento (presión arterial sistólica (PAS) < 180, presión arterial diastólica (PAD) < 110).

1. Sólo la HAS en estadio 3 (> 180/110) es un factor de riesgo de complicaciones cardiacas.

2. **Algunos pacientes con hipertensión aún necesitan cirugía.** Sólo que es más arriesgada.

C. Optimizar el control de la presión arterial, el colesterol y la glucosa, y considerar agentes antiplaquetarios o anticoagulación (si está indicado).

1. Las estatinas deben iniciarse en caso de enfermedad vascular conocida, elevación de las lipoproteínas de baja densidad (LDL, *low density lipoprotein*) o isquemia, y pueden iniciarse en caso de operaciones vasculares o de riesgo intermedio.

2. Fomentar el ejercicio aeróbico > 150 min/semana, dejar de fumar, perder peso o modificar la dieta.

D. Los betabloqueadores perioperatorios pueden prevenir la fluctuación de la PA y reducir los episodios isquémicos coronarios perioperatorios.

1. Pacientes que ya están tomando betabloqueadores (antecedente de arritmia o de infarto de miocardio [IM] con cirugía de riesgo intermedio).

2. Empezar al menos 2 semanas antes de la operación. Objetivo FC 60-80, PA normal.

E. Agonistas α-adrenérgicos perioperatorios:

1. Pueden reducir la necesidad de anestesia y disminuir el IM y la mortalidad perioperatoria en pacientes de cirugía vascular.

2. Ayudan como coadyuvantes sedantes/ansiolíticos/analgésicos:

   a. Clonidina: antihipertensivo; la abstinencia puede causar HAS. Tratar la abstinencia con labetalol.

   b. Dexmedetomidina:

      1) Aumenta la sedación, la analgesia y la amnesia.

      2) Disminuye la FC, el gasto cardiaco y las catecolaminas.

      3) Minimiza la necesidad de narcóticos en pacientes con apnea obstructiva del sueño (AOS).

F. **Indicación de profilaxis de la endocarditis bacteriana**

1. Válvula cardiaca protésica, antecedentes de endocarditis infecciosa, cardiopatía congénita, receptores de trasplante cardiaco (valvulopatía cardiaca):

   a. Usar amoxicilina VO o ampicilina, cefazolina o ceftriaxona IV.

   b. Clindamicina o azitromicina en la alergia a la penicilina.

2. Es poco probable que se produzca bacteriemia por un procedimiento menor, como un trabajo dental. No se recomienda la profilaxis antibiótica tan sólo para prevenir la endocarditis infecciosa (EI) en los procedimientos del tracto genitourinario o gastrointestinal.

VIII. Tratamiento quirúrgico: revascularización de la arteria coronaria

A. Indicaciones

1. Angina estable con enfermedad del tronco izquierdo o de tres vasos.

2. Angina inestable de alto riesgo.

3. Infarto del miocardio sin elevación del segmento ST (IMSEST), elevación aguda del ST.

4. No se recomienda la cirugía electiva no cardiaca en un plazo de 4 semanas.

5. No se recomienda la revascularización coronaria profiláctica de rutina en la EAC estable antes de la cirugía no cardiaca (excepción: trasplante de páncreas).

B. Angioplastia coronaria/endoprótesis
   1. Posponer los casos electivos 4-6 semanas después de la colocación de una endoprótesis metálica.
   2. Posponer los casos electivos 12 meses después de la endoprótesis liberadora de fármacos.
      a. Continuar con ácido acetilsalicílico, si es posible.
      b. Reanudar los antiplaquetarios lo antes posible para prevenir la trombosis de la endoprótesis.
   3. Posponer los casos con alto riesgo de hemorragia, si es posible, hasta que se complete el tratamiento antiplaquetario doble.
C. Injerto de derivación de la arteria coronaria (IDAC)
   1. En pacientes con enfermedad coronaria conocida, considere la posibilidad de realizar una monitorización intraoperatoria.
   2. Línea arterial.
   3. Catéter de la arteria pulmonar (no se recomienda de forma sistemática).
   4. Ecocardiografía transesofágica (útil en enfermos críticos).
IX. Complicaciones y pronóstico
   A. Infarto de miocardio posoperatorio
   1. Se asocia con tasas de mortalidad hospitalaria de 15 a 25%.
   2. La mayoría de las veces ocurre en los días 3-5 del posoperatorio durante la autodiuresis (cambios de líquido).
   3. Los riesgos más elevados son los antecedentes de IM, ondas Q patológicas e IM reciente (< 30 días).
   4. Se presenta como una nueva ICC una nueva arritmia o un cambio en el estado mental; el dolor torácico puede estar enmascarado por el uso de narcóticos.
   5. Mayor riesgo en la cirugía de urgencia.
   B. Edema pulmonar en pacientes con antecedentes de ICC por sobrecarga de volumen y HAS.
   C. Eventos tromboembólicos: en el caso de las válvulas cardiacas protésicas sin anticoagulación, reanudar la anticoagulación con prontitud.
   D. Arritmias
   1. La mayoría de los pacientes quirúrgicos presentan anomalías en la frecuencia o el ritmo cardiacos; sin embargo, sólo ~5% de son clínicamente significativas.
   2. Causada por una anormalidad metabólica, isquemia, hipoxia o IM.

Recordatorios

- La mortalidad cardiaca perioperatoria es la principal causa de muerte tras la anestesia o la cirugía.
- La tasa de mortalidad hospitalaria de los pacientes con IM posoperatorio es de 20%.
- Múltiples herramientas predicen el riesgo cardiaco perioperatorio y ayudan a guiar las pruebas preoperatorias.
- Aplazar las operaciones electivas después de los eventos cardiacos.

PREVENCIÓN DE LA INFECCIÓN PERIOPERATORIA

   I. Las infecciones del sitio quirúrgico son frecuentes, pero los antibióticos preoperatorios disminuyen la incidencia.
   II. Etiología: las causas de las infecciones son la colonización de la piel, la contaminación, comorbilidades subyacentes (diabetes; mala nutrición; causa infecciosa de la operación; posiblemente anemia; consumo de sustancias, que puede ralentizar la cicatrización de la herida; o comorbilidad médica subyacente como la enfermedad pulmonar obstructiva crónica [EPOC]/neumonía).

III. Historia y presentación clínicas: los factores de riesgo infeccioso varían.

A. Diabetes: puede estar bajo tratamiento o tener diabetes tipo 2 sin diagnosticar.

B. Mala nutrición: a menudo no se reconoce en personas con obesidad. Pérdida de peso reciente, desgaste temporal, desgaste muscular.

C. Tipo de operación: la reparación de la hernia está limpia, el pus o las heces están sucias.

D. Anemia: tal vez sea señal de otro problema de nutrición o enfermedad crónica.

E. Uso/abuso de sustancias.

F. Obesidad.

G. Enfermedad médica subyacente: por ejemplo, los fumadores corren el riesgo de padecer neumonía.

IV. Factores de riesgo: la infección puede diagnosticarse clínicamente mediante exploración física y, si está indicado, mediante pruebas de laboratorio.

A. Diabetes: registro de glucosa o de hemoglobina glucosilada, o ambas, en los últimos 3 meses.

B. Nutrición: albúmina/prealbúmina.

C. Anemia: hemograma completo.

D. Uso/abuso de sustancias: historia clínica, examen, análisis de drogas.

E. Obesidad: exploración física, talla, peso, índice de masa corporal (IMC).

F. Enfermedad médica subyacente: historia clínica, exploración física.

V. Diagnóstico

A. La exploración física es clave para el diagnóstico.

1. El eritema es el sello distintivo de la celulitis.

2. La fluctuación sugiere purulencia.

3. La sensibilidad extrema puede ser un signo preocupante.

B. Las imágenes (ecografía o tomografía) podrían revelar una infección del espacio profundo.

VI. Tratamiento médico

A. Tratar de forma óptima cuanto sea posible en el tiempo disponible, según la enfermedad y la urgencia de la cirugía.

1. Tratamiento óptimo de la diabetes.

2. Optimizar la nutrición y el peso.

3. Corregir la anemia si es posible.

4. Abandono del uso/abuso de sustancias.

B. Antibióticos preoperatorios: una dosis dentro de los 60 min anteriores a la incisión, excepto vancomicina (60-120 min antes). Antibiótico para dirigirse a probables patógenos del sitio quirúrgico.

1. Duración máxima < 24 horas perioperatorias.

2. La redistribución intraoperatoria se basa en la vida media del antibiótico.

C. Cuidados posoperatorios: deambulación temprana, tos/respiración profunda, espirometría estimulada.

VII. Prevención quirúrgica de la infección

A. Procedimiento estéril de preparación y cobertura, técnica estéril.

B. Lavado de manos y equipo de protección personal (EPP) adecuado (bata/mascarilla/gafas/guantes).

C. Consideraciones sobre el edificio: flujo de aire, filtro de partículas de alta eficiencia (HEPA, *high-efficiency particulate air*), limpieza, etcétera.

D. Cambiar los guantes después de la contaminación.

E. Irrigación de la herida/campo contaminado (con/sin antibióticos).

F. Elección del cierre de la herida (abierto/vacío/interrumpido/envasado/cerrado).

VIII. Pronóstico: muchas infecciones se pueden prevenir, pero es probable que siempre se produzcan algunas infecciones debido a la naturaleza de la enfermedad.

Recordatorios

- Muchas infecciones del sitio quirúrgico están relacionadas con la flora de la piel.
- La mayoría de las infecciones están relacionadas con una patología subyacente o con la ruptura de la técnica de esterilización

---

PREVENCIÓN DE COMPLICACIONES HEMORRÁGICAS

I. Clasificación

II. Etiología: congénita, adquirida o iatrógena.

III. Historia y presentación clínicas
   A. Preguntar por los hematomas frecuentes o las hemorragias fáciles o prolongadas.
   B. Preguntar por cualquier medicamento anticoagulante.
   C. Examinar al paciente en busca de hematomas, hemorragias, petequias, esplenomegalia o linfadenopatía.

IV. Diagnóstico y exploración física
   A. Tiempo de protrombina (TP) o cociente internacional normalizado (INR, *international normalized ratio*), tiempo de tromboplastina parcial (TTP) y BHC.
   B. Si hay preocupación por la deficiencia de factor hereditario o enfermedad congénita (p. ej., enfermedad de von Willebrand y hemofilia).
   C. Si las plaquetas son bajas, puede ser inducido por la medicación o tener origen patológico. Se debe descartar cualquier enfermedad; la esplenomegalia, la hipertensión portal, la púrpura trombocitopénica inmune (PTI) e incluso la trombocitopenia inducida por la heparina (TIH) son causas posibles.
   D. Si el paciente toma anticoagulantes, diseñar un plan seguro para la transición a un agente reversible (p. ej., de warfarina a enoxaparina) o una ventana segura para dejar estos agentes (p. ej., 5 días para clopidogrel) antes de la operación.
   E. El paciente podría no mostrar signos o presentar un cuadro de choque.

V. Tratamiento médico: transfundir el hemoderivado adecuado y estar preparado para la transfusión.

VI. Tratamiento quirúrgico
   A. Si la hemorragia es grave y no se controla, puede requerirse una reexploración.
   B. Un hematoma grande tal vez requiera lavado, dependiendo de la situación.
   C. Complicaciones: las reoperaciones por hemorragia tienen mayor riesgo de infección de la herida, prolongación de la estancia, anemia e hipoperfusión.

VII. Pronóstico
   A. La hemorragia se trata mejor si se reconoce a tiempo.
   B. La hipotensión y la hipoperfusión causa disfunción de otros órganos y, probablemente, a la prolongación de la estancia y a otras complicaciones.
   C. En raras ocasiones, la hemorragia no puede ser controlada y conduce a la muerte.

Recordatorios

- La historia clínica es clave para el diagnóstico de los trastornos hemorrágicos.
- Los anticoagulantes deben mantenerse de forma adecuada en el periodo perioperatorio. Existe un equilibrio entre la hemorragia y la coagulación.

PREVENCIÓN DE LA ENFERMEDAD TROMBOEMBÓLICA

I. **Tromboembolismo venoso:** es muy frecuente después de la cirugía; de hecho, la EP es la causa más común de muerte prevenible posterior a una cirugía.

II. **Las etiologías son múltiples:** predisposición genética, factores de riesgo y, a veces, consideraciones técnicas (obstrucción venosa por retractores/pinzamiento).

III. **Historia y presentación clínicas:** en el preoperatorio, la mayoría de los pacientes son asintomáticos, por lo que la historia clínica es lo más relevante.

IV. **Diagnóstico:** depende de la evaluación de los factores de riesgo (edad avanzada, inmovilidad prolongada, neoplasia, antecedentes de trombosis venosa profunda (TVP)/embolia pulmonar (EP), fracturas de pelvis, cadera, pierna, traumatismos importantes, obesidad, ictus, IM y tipo de cirugía).

V. **Tratamiento médico:** profilaxis preoperatoria.

FUENTE CONFIABLE

Una visión general de la profilaxis del tromboembolismo venoso: Gould MK, Garcia DA, Wren SM, Karanicolas PJ, Arcelus JI, Heit JA, Samama CM. *Prevention of VTE in Nonorthopedic Surgical Patients: Antithrombotic Therapy and Prevention of Thrombosis*, 9th ed. American College of Chest Physicians Evidence-Based Clinical Practice Guidelines. 2012. https://journal.chestnet.org/article/S0012-3692(12)60125-1/pdf.

A. **Todos los pacientes:** medias de compresión graduada o de compresión neumática intermitente (o ambas): empezar en el preoperatorio. Disminuyen la estasis, mejoran la velocidad del flujo sanguíneo y aumentan la actividad fibrinolítica.

B. **Pacientes de alto riesgo:** añadir dosis bajas de heparina no fraccionada o de bajo peso molecular en el preoperatorio, si es posible; si no, hacerlo lo antes posible en el posoperatorio.

VI. **Tratamiento quirúrgico:** profilaxis preoperatoria.

A. **Pacientes con evento tromboembólico venoso (TEV) reciente:** en caso de interrupción prolongada de la anticoagulación, considerar la colocación de un filtro de vena cava inferior (VCI). Indicaciones para el filtro VCI:

1. Refractario a la anticoagulación médica.
2. Complicaciones de la anticoagulación (p. ej., hemorragias).
3. Contraindicación a la anticoagulación (p. ej., lesión cerebral traumática reciente).
4. Trombo flotante en la región iliofemoral.

B. **Operaciones:** colocación de filtro VCI temporal o permanente.

VII. **Complicaciones y pronóstico**

A. Trombosis de la VCI por debajo del filtro: edema masivo de las extremidades inferiores.

B. Fallo en el filtrado de émbolos pequeños que provoca hipertensión pulmonar.

C. Colocación incorrecta del filtro en posición suprarrenal (trombosis de la vena renal).

D. El pronóstico es bueno si se maneja de manera adecuada. Si se debe elegir entre hemorragia o trombosis, la hemorragia suele ser más fácil de manejar.

Recordatorios

- La EP es la causa prevenible de muerte más frecuente tras una cirugía mayor.
- Es posible estratificar el riesgo de los pacientes para la profilaxis mecánica o química de la TEV.
- Los filtros de VCI pueden utilizarse en pacientes que no pueden o no deben ser anticoagulados.

PREVENCIÓN DE COMPLICACIONES PULMONARES

I. Clasificación: las complicaciones pulmonares incluyen atelectasia, neumonía, exacerbación de la enfermedad pulmonar crónica e insuficiencia respiratoria. Todas se asocian con una mayor morbilidad y mortalidad.

   A. Atelectasia: es la complicación pulmonar posoperatoria más frecuente.

     1. La hipoxemia suele comenzar el día 2 después de la operación.

     2. La hipoxemia temprana suele ser una anestesia residual, un edema de las vías aéreas o una obstrucción.

   B. Neumonía: por lo general dentro de los 5 días después de la cirugía.

     1. A menudo es causada por bacterias gramnegativas o *Staphylococcus aureus*.

     2. Por lo general se debe a la aspiración.

     3. Cultivos respiratorios y antibióticos.

   C. Broncoespasmo: agonistas β-2 inhalados de acción corta.

   D. Edema pulmonar: de acuerdo con la gravedad puede requerir intubación/ventilación o diuresis, o ambas.

   E. Neumotórax: poco frecuente, puede requerir radiografías en serie o tubo torácico.

   F. Embolia pulmonar: véase Prevención de la enfermedad tromboembólica.

   G. Síndrome de dificultad respiratoria del adulto (SDRA): suele requerir intubación/ventilación y manejo en UCI.

   H. Insuficiencia respiratoria: requiere intubación/ventilación, estudio de la causa de la insuficiencia.

     1. Puede ser una parálisis residual o una sobresedación.

     2. Tal vez se deba a eventos graves, como sobrecarga de líquidos en la enfermedad renal, IM reciente con edema pulmonar y causas infecciosas.

II. Etiología: a menudo es la enfermedad subyacente, pero existen ciertos factores de riesgo.

III. Historia y presentación clínicas

   A. La edad superior a 50 años es un factor de riesgo independiente para las complicaciones pulmonares.

   B. Síntomas: tos crónica, producción de esputo, sibilancias, disnea.

   C. Historia social: consumo de tabaco.

   D. PMH: EPOC, AOS, hipertensión pulmonar, asma, enfisema, cirugía pulmonar previa, trastornos neuromusculares, ICC, bronquitis o neumonía recurrente.

IV. Exploración física: escoliosis, deformación de la pared torácica, hallazgos anormales en la auscultación, espiración prolongada, cianosis, dedos hipocráticos, IVY, cicatrices de cirugías anteriores.

V. Diagnóstico

   A. Historia clínica y exploración física como se indicó.

   B. Algunos pacientes de alto riesgo pueden necesitar más estudios.

C. Radiografía de tórax:
   1. No se necesita de forma sistemática.
   2. Pacientes con enfermedad cardiopulmonar conocida o > 50 años de edad con cirugía abdominal o torácica prevista.
D. ABG: puede evaluar la adecuación de la ventilación/oxigenación.
E. Clasificación de riesgo de la ASA: mayor a clase II cuadruplica las complicaciones.
F. Pruebas de función pulmonar (PFP): no predicen las complicaciones pulmonares en otra enfermedad que no sea EPOC/asma.
G. Espirometría preoperatoria y gasometría arterial (GA): considerar en casos torácicos planificados, tos productiva/disnea, radiografía de tórax anormal, obesidad mórbida o historial de tabaquismo de más de 20 paquetes de cigarrillos anuales durante más de 20 años.
H. Las PFP que no mejoran con broncodilatadores pueden indicar un alto riesgo pulmonar.
I. Para la cirugía torácica planificada (resección pulmonar), se establecen criterios específicos de reserva funcional pulmonar mínima necesaria para tolerar la resección.

VI. Prevención médica de las complicaciones pulmonares
   A. Dejar de fumar 6-8 semanas antes de la cirugía electiva.
   B. Los pacientes con EPOC con bronquitis aguda, tos productiva o esputo purulento deben retrasar la cirugía electiva hasta que se complete el tratamiento y se resuelvan los síntomas.
   C. Asma: manejo preoperatorio con antibióticos, broncodilatadores, agonistas β-2 y esteroides.
   D. Debe fomentarse la deambulación temprana y la espirometría estimulada.
      1. La tos/respiración profunda, la presión positiva continua en las vías aéreas (CPAP, *continuous positive airway pressure*), el drenaje postural, la fisioterapia (FT) torácica y la respiración con presión positiva intermitente pueden complementar la recuperación.
      2. **Control del dolor:**
         a. Reducir al mínimo los narcóticos y las benzodiacepinas debido a la sobresedación.
         b. La epidural puede ser útil.
   E. Obesidad: se fomenta la pérdida de peso, que conduce a una menor atelectasia posoperatoria.

VII. Prevención intraoperatoria de las complicaciones pulmonares
   A. Riesgos de la anestesia
      1. **Bloqueo neuromuscular:** deterioro de la función ciliar y diafragmática.
      2. **Intubación y anestésicos inhalados:** riesgo de broncoespasmo.
      3. **Ventilación mecánica:** riesgos de neumotórax por barotrauma.
      4. **Bloqueo neuroaxial (espinal/epidural):** menor tasa de complicaciones que el general.
   B. Riesgos quirúrgicos
      1. **Ubicación:** los procedimientos torácicos y abdominales superiores tienen mayor riesgo.
      2. **Casos de invasión mínima:** pueden reducir las complicaciones pulmonares.
         a. Menos dolor y mejora de los volúmenes pulmonares.
         b. Aumento de CO_2 intraoperatorio previsto.
      3. **Tipo de incisión:** las incisiones horizontales tienen una menor incidencia de complicaciones respiratorias que las incisiones verticales.
         a. Menos hipoxemia.
         b. Menos atelectasia.

4. Duración de la cirugía: el riesgo aumenta a partir de las 3 horas o con la cirugía de urgencia.

VIII. Complicaciones y pronóstico: el pronóstico varía según las comorbilidades y el tipo de complicación.

> ## Recordatorios
>
> - Ninguna prueba de función pulmonar es una contraindicación absoluta para la cirugía.
> - En el preoperatorio, repasar con los pacientes la importancia de la deambulación y la espirometría estimulada.
> - Las incisiones abdominales más altas tienen un mayor riesgo de complicaciones pulmonares.

PREVENCIÓN DE COMPLICACIONES RENALES

I. Clasificación

  A. Complicaciones renales: incluyen la lesión renal aguda (LRA), hiperpotasemia, hemorragias, arritmias, anemia, pérdida de acceso vascular, empeoramiento de la función renal en la insuficiencia renal crónica (IRC). La causa más frecuente de LRA es la necrosis tubular aguda (NTA).

  B. La enfermedad cardiovascular es la causa más común de mortalidad en la IRC.

  C. La IRC se define como la disminución de la función renal durante al menos 3 meses. Tiene cinco estadios basados en la tasa de filtración glomerular (FG).

II. Etiología

  A. Enfermedad renal subyacente

  B. Hipotensión

  C. Cambios de líquidos y electrolitos

  D. La mortalidad quirúrgica en pacientes con enfermedad renal terminal (ERT) es de 1 a 4%.

III. Historia y presentación clínicas: factores de riesgo para el desarrollo de la enfermedad renal

  A. Hipotensión intraoperatoria/perfusión renal deficiente.

  B. Aumento de la edad.

  C. Enfermedad renal crónica conocida o antecedentes familiares de enfermedad renal crónica/trasplante.

  D. Episodios previos de LRA.

  E. Procedimientos anteriores en las vías urinarias o el riñón.

  F. Fármacos nefrotóxicos.

  G. Los pacientes con DM/HAS/obesidad/aterosclerosis, enfermedad autoinmune, enfermedad vascular del colágeno suelen tener una enfermedad renal temprana no reconocida.

  H. Función cardiaca deprimida (FEVI baja).

  I. Enfermedad vascular periférica o enfermedad coronaria.

  J. Cirugía de urgencia (quintuplica la mortalidad).

IV. Exploración física: los hallazgos incluyen lo siguiente:

  A. Sobrecarga de volumen: estertores, IVY, edema.

  B. Cardiopatía: soplos, disminución de pulsos, IVY, edema, pericarditis urémica.

    1. Coagulopatía: petequias y equimosis.

    2. Cambios neurológicos: letargo, alteración del estado mental.

    3. Enfermedad pulmonar: rozaduras pericárdica o pleural, disminución de los ruidos respiratorios bibasales: posibles derrames pleurales.

V. Diagnóstico: la enfermedad renal se identifica con facilidad en el perfil metabólico básico (PMB).

A. La proteinuria puede indicar una enfermedad renal leve no diagnosticada.

B. Los pacientes pequeños con poca masa muscular pueden tener una disfunción renal importante, incluso si su creatinina es normal.

C. Los cálculos de filtración glomerular son más útiles que la creatinina sola.

    1. La fórmula de Cockroft-Gault se utiliza rara vez.

    2. La ecuación del estudio *Modification of diet in renal disease* (MDRD) es más recomendable.

    3. El cálculo de la enfermedad renal crónica (IRC-EPI) es el más frecuente.

    4. La BHC evalúa la anemia y el recuento plaquetario (a menudo bajo debido a los medicamentos).

    5. Los parámetros de coagulación (TP/TTP/INR) suelen ser normales; el tiempo de sangrado quizá sea elevado debido a la disfunción plaquetaria urémica.

VI. Prevención médica de las complicaciones renales

A. Los pacientes necesitan una radiografía de tórax y un ECG (con comparación) antes de la cirugía.

B. Manejo de líquidos y electrolitos.

    1. La retención de sodio y agua exacerba la ICC y el edema.

    2. Se debe normalizar la hiperpotasemia.

        a. El bicarbonato de sodio, la combinación insulina/glucosa o los β-agonistas son temporales pero pueden complementar las elevaciones agudas de potasio.

        b. En pacientes con diuresis, la furosemida es eficaz.

        c. Las resinas de intercambio (p. ej., Kayexalate) pueden administrarse por vía oral (VO) o rectal (VR).

        d. Es factible recurrir a la diálisis.

        e. Acidosis metabólica: tratar con bicarbonato oral/IV o diálisis.

C. Las funciones hematológicas están alteradas y pueden ser optimizadas.

    1. La anemia es el resultado de la disminución de la producción de eritropoyetina, pero puede administrarse un reemplazo de ésta si hay tiempo.

    2. Deben evitarse las transfusiones en los posibles candidatos a trasplante para minimizar la formación de anticuerpos y prevenir la hiperpotasemia.

    3. La coagulopatía urémica se debe a la alteración de la adhesión y agregación plaquetarias; puede tratarse con desmopresina, estrógenos conjugados y crioprecipitado.

D. Anomalías cardiacas y vasculares: aterosclerosis concomitante, pericarditis o derrames pericárdicos.

E. Estado de nutrición: a menudo es deficiente debido a la pérdida de proteínas y a la disminución de las reservas de proteínas/nitrógeno, lo que conduce a una mala cicatrización de las heridas.

F. Diálisis.

    1. La hemodiálisis se continúa de forma sistemática hasta el día de la cirugía para prevenir la sobrecarga de volumen, la acidosis metabólica y la hiperpotasemia.

    2. La hemodiálisis temporal es a veces necesaria después de la cirugía para una nueva LRA o para cirugías abdominales en pacientes en diálisis peritoneal.

    3. La diálisis peritoneal debe continuar hasta el momento de la cirugía.

G. La dosificación de los fármacos debe ajustarse a la gravedad de la insuficiencia renal sobre la base del filtrado glomerular (FG).

    1. Antibióticos preoperatorios.

    2. Los agentes anestésicos pueden afectar a la función renal.

        a. Los agentes inhalables disminuyen la FG y la excreción urinaria de sodio; algunos acumulan iones de flúor, lo que provoca toxicidad renal.

   b. Relajantes musculares: debe tenerse en cuenta que la succinilcolina aumenta el potasio sérico.
   c. Benzodiacepinas: sedación prolongada debido a la disminución de la unión a las proteínas en la enfermedad renal; así aumentan las benzodiacepinas activas.
   d. Opioides.
      1) Morfina: efectos sedantes prolongados; utilizar con precaución.
      2) Propoxifeno y meperidina: evitar debido a la acumulación de metabolitos tóxicos.
H. **Acceso vascular:** asegurar la permeabilidad y la ausencia de estenosis en el preoperatorio de fístulas e injertos.
   1. Debe sospecharse estenosis en los accesos pulsátiles o en las hemorragias prolongadas tras la descanulación.
   2. La estenosis disminuye el flujo y la trombosis se vuelve más probable.
   3. Colocar el brazo con cuidado: si no hay extracción de sangre, verificar la PA en el brazo de acceso.
   4. Evitar los catéteres/líneas centrales en el lado del acceso y, si es posible, utilizar la vena yugular interna para evitar la estenosis subclavia.

REFERENCIA A NMS. CIRUGÍA. CASOS CLÍNICOS

Véase *NMS. Cirugía. Casos clínicos*, 3.ª edición, Caso 1.8: Cirugía en un paciente con problemas renales crónicos.

VII. Complicaciones y pronóstico
A. La LRA suele recuperarse; quizá se requiera diálisis temporal.
B. La hiperpotasemia puede ser tratada médicamente si no es grave.
C. Anemia.
   1. Minimizar la pérdida de sangre intraoperatoria y evitar la hemorragia posoperatoria. La hemorragia suele reconocerse de forma intraoperatoria y se trata como se indicó.
   2. Mayor riesgo de reoperación por hemorragia.
   3. Una Hb/hematocrito (Htc) más baja aumenta el riesgo de requerir transfusión.
D. Arritmias.
   1. La hiperpotasemia puede provocar picos de ondas T y fibrilación ventricular en entorchado (*torsades de pointes*).
   2. Es más frecuente la fibrilación auricular debido a los desplazamientos de grandes volúmenes de líquidos.
E. Pérdida de acceso vascular.
   1. Debido a la estenosis y a la hipotensión que provoca un flujo bajo.
   2. Puede ser exacerbado por los procoagulantes necesarios.
   3. Si se reconoce inmediatamente después de la operación, a menudo es posible descoagular y reabrir.
   4. Puede ser perjudicial si fue el último sitio de acceso del paciente.

Recordatorios

- La enfermedad cardiovascular es la causa más frecuente de mortalidad en pacientes con IRC.
- Las fórmulas estándar estiman la función renal y permiten la dosificación adecuada de medicamentos.
- Debe evitarse la colocación de una vía central subclavia para prevenir la estenosis subclavia.

PREVENCIÓN DE COMPLICACIONES HEPÁTICAS

I. **Clasificación**
   A. Hepatitis aguda.
      1. Aumento de la morbilidad y mortalidad quirúrgicas.
      2. Evitar la cirugía a menos que sea una emergencia.
   B. Hepatitis crónica.
      1. Aumento de la morbilidad y la mortalidad.
      2. Los pacientes bien compensados suelen tolerar las cirugías electivas.
   C. **Cirrosis:** los resultados dependen del grado de disfunción hepática y del tipo de operación.
   D. La insuficiencia hepática fulminante es una contraindicación para la cirugía, excepto el trasplante.
   E. **Ictericia obstructiva:** los pacientes con obstrucción biliar distal que no se han sometido a resección hepática no tienen una disminución significativa de la morbilidad perioperatoria con el drenaje biliar. Para la obstrucción biliar proximal con resección hepática planificada el drenaje es más importante, 8-28% de mortalidad.

II. **La etiología** de la enfermedad hepática es variable.
   A. Alcohol.
   B. Hepatitis B y C.
   C. Enfermedad del hígado graso que conduce a esteatohepatitis no alcohólica.
   D. Enfermedad hepática autoinmunitaria.
   E. Otras causas menos frecuentes.

III. **Historia y presentación clínicas**
   A. Antecedentes de enfermedad hepática y complicaciones de ésta: hemorragia digestiva alta que requiere paracentesis.
   B. Trastornos hepáticos hereditarios.
   C. Antecedentes de transfusiones o tatuajes (riesgo de hepatitis B y C).
   D. Antecedentes de consumo de alcohol o de drogas.
   E. Reacción previa a los anestésicos inhalados.

IV. **Exploración física**
   A. **Signos de disfunción hepática:** ictericia, ascitis, edema periférico, atrofia muscular, atrofia testicular, eritema palmar, angiomas aracniformes, ginecomastia, hepatoesplenomegalia, nodularidad hepática, hidrotórax hepático.
   B. **Signos de hipertensión portal:** cabeza de medusa (*caput medusae*; vasos periumbilicales dilatados), hemorroides sangrantes, hemorragia digestiva oculta (melena), esplenomegalia.
   C. **Signos de encefalopatía hepática:** asterixis, nistagmo, alteración del estado mental.

V. **Diagnóstico**
   A. Biometría hemática completa: puede mostrar una baja concentración de plaquetas debido al secuestro esplénico.
   B. Química sanguínea (QS) integral (biometría hemática).
      1. La elevación de la aspartato aminotransferasa (AST)/alanina aminotransferasa (ALT) muestra daño hepatocelular.
      2. La bilirrubina, el INR, la creatinina pueden calcular una puntuación MELD (*model for end-stage liver disease*) y estimar la probabilidad de supervivencia a 3 meses; MELD > 15 puede ser un candidato a trasplante y debe evaluarse antes de la cirugía en caso de descompensación.
      3. **Serologías de hepatitis:** útiles cuando se espera que el paciente tenga antecedentes de posible exposición.

C. **Ecografía hepática:** evalúa la dirección del flujo portal y la hipertensión portal, que puede resultar traicionera para las operaciones abdominales.

D. El fibroscan permite evaluar el grado de fibrosis/cirrosis.

E. La biopsia hepática puede evaluar el grado de fibrosis/cirrosis.

F. La tomografía computarizada del abdomen y la pelvis (con contraste intravenoso) ayuda a evaluar la extensión y ubicación de las varices y guiar el enfoque quirúrgico.

VI. Prevención de las complicaciones hepáticas

A. A menudo se aconseja evitar la cirugía en un entorno ajeno al trasplante.

B. El empeoramiento de la disfunción hepática es el problema posoperatorio más frecuente en los pacientes con enfermedad hepática.

1. Tratamiento de la encefalopatía con restricción de proteínas y lactulosa, minimización de narcóticos y sedantes.

2. **Ictericia:** descartar obstrucción biliar.

3. **Ascitis:** se trata con diuréticos, restricción de líquidos/sodio y paracentesis.

4. Coagulopatía.

   a. Tiempo de protrombina/INR elevado:

   1) Debe corregirse la deficiencia de vitamina K.

   2) El fracaso de la función sintética (falta de factores II, VII, IX, X) puede requerir la transfusión de plasma fresco congelado (PFC).

   b. La trombocitopenia < 50 000 puede requerir una transfusión de plaquetas intraoperatoria o posoperatoria (o ambas) o acetato de desmopresina (DDAVP), o una combinación de estas medidas.

   c. **Hipoglucemia:** suele ser un signo muy malo debido a la pérdida de la gluconeogénesis en el hígado: infusión de glucosa IV.

C. **Tipo de operación:** la morbilidad y la mortalidad son mayores con los procedimientos abdominales o cardiacos abiertos y las intervenciones de urgencia.

VII. Prevención intraoperatoria de las complicaciones hepáticas

A. La disminución de la perfusión provoca hipoxemia e hipoperfusión hepática, lo que empeora cualquier disfunción hepática existente.

B. La disfunción hepática disminuye el metabolismo de los medicamentos y prolonga sus efectos.

1. El isoflurano es el agente inhalatorio de elección.

2. Evitar los agentes inhalatorios halogenados.

3. El bloqueo neuromuscular puede prolongarse con relajantes no despolarizantes; el atracurio y el cisatracurio no son metabolizados por el hígado.

4. Narcóticos/benzodiacepinas: acción prolongada del fármaco.

   a. El fentanilo no se ve afectado por la disfunción hepática.

   b. El oxazepam y el temazepam no se metabolizan en el hígado.

C. Líquidos y electrolitos.

1. La hipomagnesemia debe ser corregida.

2. El metabolismo del lactato está alterado y puede provocar alteraciones acidobásicas que requieran reanimación, diálisis o ambas.

VIII. Complicaciones y pronóstico

A. La gravedad de la disfunción hepática y la naturaleza de la operación se correlacionan con el riesgo operatorio.

B. La insuficiencia hepática aumenta el riesgo de complicaciones y muerte perioperatoria.

C. Fórmula MELD original y correlación con la mortalidad global:

1. La mortalidad es de 5% si la puntuación es < 8.
2. La mortalidad es superior a 50% si el valor MELD es > 20.

D. Puntuación de Child-Turcotte-Pugh: también predice la mortalidad operatoria en las operaciones electivas.

E. La mortalidad aumenta en las enfermedades hepáticas descompensadas y en las operaciones de urgencia.

 Recordatorios

- La gravedad de la disfunción hepática se correlaciona con el riesgo operatorio y la mortalidad.
- Los estudios de laboratorio pueden ser normales a pesar de la presencia de una enfermedad hepática significativa.
- La MELD ha sustituido a la clasificación de Child: por cada aumento de 1 punto en la MELD, hay un aumento de 1% en la mortalidad quirúrgica.
- La PT es un marcador sensible de la función sintética del hígado.

REFERENCIA A NMS. CIRUGÍA. CASOS CLÍNICOS

Véase *NMS. Cirugía. Casos clínicos*, 3.ª edición, Caso 1.7: Cirugía en un paciente con insuficiencia hepática.

Consideraciones posoperatorias

Kerri Lopez • Kimberly Lumpkins

Puntos clave del capítulo

◆ Las sondas entéricas pueden utilizarse para la descompresión o la alimentación, y su función y manejo dependen en gran medida de su ubicación a lo largo del tracto gastrointestinal (GI).

◆ Existen muchos tipos de drenajes quirúrgicos; éstos deben ser utilizados de forma apropiada para optimizar la función y prevenir complicaciones.

◆ En el posoperatorio, los pacientes pueden desarrollar complicaciones, como infecciones, arritmias, fístulas, infarto del miocardio (IM) y coágulos de sangre.

◆ Un seguimiento posoperatorio cuidadoso de los pacientes quirúrgicos es esencial para identificar con rapidez las complicaciones y prevenir la morbilidad y la mortalidad.

Asociaciones de cirugía crítica

Si escucha/ve	Piense en
No hay salida de drenaje	Drenaje obstruido
Desplazamiento temprano de la sonda G	Sustitución quirúrgica
Desprendimiento tardío de la sonda G	Sustitución a pie de cama
Fuga de aire del tubo torácico	Necesidad continua de tubo torácico
Celulitis que no responde a los antibióticos	Infección o absceso del espacio profundo
Fiebre, drenaje temprano de la herida	Fascitis necrosante

DRENAJES Y SONDAS
Drenajes quirúrgicos

I. Tipos de drenajes

    A. Drenajes cerrados: las sondas de drenaje se conectan a la cavidad del cuerpo en un sistema cerrado.

        1. Drenajes por gravedad (p. ej., Foley): las sondas están unidas a un depósito a una altura inferior.

        2. Sistema de drenaje con sello de agua (p. ej., sondas torácicas): evita que el aire y el líquido vuelvan a entrar en el cuerpo.

        3. Drenaje de succión (p. ej., Jackson-Pratt): aplica la succión para evacuar mayores volúmenes de líquido y eliminar el espacio muerto.

    B. Drenajes abiertos (p. ej., Penrose): están abiertos por ambos extremos para permitir el drenaje de la infección (funcionan como una mecha). Por lo general, aumentan las posibilidades de infección; sólo deben utilizarse en heridas ya infectadas o con alto riesgo de infección.

    C. Drenajes de sumidero (p. ej., sondas nasogástricas [NG]): sondas de doble luz que permiten la entrada de aire y líquido de irrigación a través de una luz mientras en la otra se aplica succión.

II. Complicaciones: los drenajes deben ser retirados una vez cumplida su finalidad, para minimizar las complicaciones. Ningún drenaje es eficaz para controlar la hemorragia activa.

    A. Colonización: los microorganismos que colonizan el drenaje aumentan el riesgo de infección.

    B. Erosión: los drenajes rígidos pueden erosionar los órganos y vasos cercanos.

    C. Necrosis: una succión excesiva puede provocar necrosis tisular.

Sondas entéricas

I. Sondas de gastrostomía (sondas G)

    A. Finalidad: se inserta con fines de alimentación o de descompresión gástrica prolongada.

    B. Colocación: es posible colocarlas mediante cirugía abierta, laparoscopia, endoscopia (gastrostomía endoscópica percutánea [GEP]) o, en ocasiones, mediante radiología intervencionista. Las sondas abiertas se mantienen en su sitio por medio de sutura, y las sondas GEP mediante la tensión entre el tope interno y el refuerzo externo. Se forma un tracto epitelizado después de varias semanas en su lugar, y por lo general se cierra uno o dos días después de retirar la sonda.

FUENTE CONFIABLE

American Society for Gastrointestinal Endoscopy: The Role of Endoscopy in Enteral Feeding. Disponible en: https://www.asge.org/docs/default-source/education/practice_guidelines/doc-therole-of-endoscopy-in-enteral-feeding-2011.pdf?sfvrsn=a-6fc4951

    C. Principios de manejo: se debe anotar y monitorizar la localización del botón (*bumper*) en la piel. En condiciones normales se puede utilizar para la medicación y alimentación en 24 horas. El lugar debe mantenerse limpio y no deben colocarse apósitos entre el botón y la piel.

D. Complicaciones.

1. **Desplazamiento:** si la sonda se desprende en las primeras semanas de su colocación podría constituir una urgencia quirúrgica. Si se desprende después de 6-8 semanas, en condiciones normales es posible sustituirla con facilidad a pie de cama. La posición puede confirmarse con una radiografía tras la administración de contraste a través de la propia sonda, si es necesario.

2. **Sonda obstruida:** las sondas deben lavarse después de la alimentación y la medicación. Si el tubo está obstruido, debe intentarse lavarlo suavemente con agua tibia o con una solución de enzimas pancreáticas.

3. **Lesión intestinal:** si el paciente presenta taquicardia, hipotensión, leucocitosis o aumento del dolor abdominal, debe considerarse una lesión intestinal.

4. **Infección:** eritema y drenaje en el lugar de inserción de la sonda. Tratar con cuidados de la herida y antibióticos, aflojar la almohadilla.

5. **Botón incrustado:** las sondas de GEP sometidas a una tracción excesiva pueden retraerse despacio, lo que suele provocar dolor e infección.

II. Sondas de yeyunostomía (sondas Y): proporcionan nutrición a pacientes que no toleran la alimentación gástrica. El manejo y las complicaciones de desprendimiento o infección son similares a los de las sondas de gastrostomía. Las sondas Y tienen un diámetro menor y se obstruyen con mayor facilidad. No se debe alimentar con bolos a una sonda Y.

III. Sondas de gastroyeyunostomía (sondas GY): sonda G con una luz adicional que atraviesa el píloro y el duodeno y llega al yeyuno. Puede alimentar la sonda Y y ventilar la sonda G en casos de obstrucción gástrica. Si la sonda Y retrocede hacia el estómago es necesario reposicionarla, por lo regular mediante fluoroscopia.

IV. Sondas nasales

A. Finalidad: drenar el aire y el líquido del estómago para aliviar la obstrucción intestinal o el íleo.

B. Colocación: se coloca a través de una fosa nasal hasta el estómago. Utilizar una sonda de 14-16 Fr para la descompresión y una sonda blanda de menor diámetro para la alimentación.

C. Principios de manejo: obtener una radiografía para confirmar la colocación en el estómago. Puede colocarse a succión baja, continua o intermitente. El aire se aspira a través del conector abierto para que la sonda funcione de manera correcta. No se debe tapar ni pinzar del conector.

D. Complicaciones: si las secreciones obstruyen el puerto azul, es necesario lavar el tubo (azul con aire, enjuagar con agua o solución salina). Si la sonda se extrae parcialmente, se puede intentar reintroducirla o reemplazarla.

V. Sondas nasoyeyunales (NY)/Corpak/Dobhoff/Keofeed: tubo largo, blando y estrecho que se coloca a través de las narinas, destinado exclusivamente a la alimentación por sonda y a la medicación. A menudo se colocan más allá del píloro. La posición debe confirmarse antes de su uso debido al riesgo de introducción de alimentos o medicamentos en el pulmón.

Sondas torácicas

I. Sondas torácicas: estándar (28-40 Fr) o *pigtail* (8-14 Fr).

A. Finalidad: drenar líquidos (p. ej., empiema, sangre, derrame) o facilitar la reexpansión del pulmón después de una cirugía o neumotórax.

B. Colocación: se coloca en el espacio pleural; en posición anterior cerca del ápice para el neumotórax, o posterior cerca de la base para el líquido. Es posible colocarla en el quirófano, a pie de cama o mediante radiología intervencionista.

C. Principios de manejo: puede ajustarse a succión o a sello de agua solamente (sin succión). Por lo general, se comienza con la succión y luego con el sello de agua a medida que se resuelve el problema.

1. **Movimiento "de marea":** el nivel de agua debe subir durante la inspiración y bajar durante la espiración (lo contrario es cierto si se ventila mecánicamente). Si no se produce dicho movimiento, es posible que haya un coágulo o un pliegue en la sonda, o que el pulmón esté completamente reexpandido.

2. **Terapia fibrinolítica:** en caso de colecciones complejas de líquido, puede instilarse un activador tisular del plasminógeno (tPA) o dornasa (o ambos) para romper las loculaciones.

3. **Extracción:** detener la succión, pedir al paciente que contenga la respiración y realice la maniobra de Valsalva, y tirar rápido mientras se aplica el vendaje oclusivo. Controlar si hay neumotórax.

D. Complicaciones:

1. **Fuga de aire:** se observan burbujas en la cámara de sellado de agua. Comprobar que no hay agujeros de drenaje fuera de la piel del paciente y que todas las conexiones están apretadas. Cerciorarse de que el apósito es oclusivo. Puede ocluirse el tubo de succión de manera manual y pedir al paciente que tosa; si el burbujeo aumenta, es más probable que sea desde el lado del paciente.

2. **Sonda obstruida:** desaparece la oscilación y se detiene el drenaje. A menudo se debe a un coágulo de sangre o a residuos. Se puede intentar ordeñar el tubo con cuidado o hacer un lavado cuidadoso con solución salina estéril o fibrinolíticos para aliviar la obstrucción.

3. **Sonda desalojada:** evaluar la localización del primer orificio en la radiografía (hueco radiolúcido en la sonda torácica). Si el orificio se encuentra fuera de la cavidad pleural, puede ser necesario sustituir la sonda. No se debe reintroducir una sonda retirada.

 Recordatorios

- Las sondas y drenajes permiten la salida de los fluidos corporales excesivos o anormales.
- Los drenajes no sustituyen a la hemostasia.
- Los drenajes quirúrgicos deben retirarse con rapidez para minimizar las complicaciones.
- Las sondas nasogástricas descomprimen el intestino en casos de íleo u obstrucción.
- Una sonda o drenaje desalojado nunca debe volver a introducirse en el cuerpo.

COMPLICACIONES POSOPERATORIAS

Fiebre posoperatoria

I. **"Las 5 A":** nemotecnia útil para las causas frecuentes de fiebre posoperatoria.

A. **Aire:** las complicaciones pulmonares pueden ocurrir en los días 1-3 del posoperatorio, por lo general debido al dolor incisional, la respiración superficial, la tos deprimida por los narcóticos o por todo ello. **Neumonía:** se presenta como fiebre, tos, leucocitosis e infiltrado pulmonar en la radiografía de tórax.

B. **Agua:** las infecciones de la vía urinaria pueden ocurrir en los días 3-5 del posoperatorio debido a la cateterización urinaria; se previene con la remoción posoperatoria temprana de los catéteres.

C. **Abscesos (infecciones):** suelen causar fiebre durante los días 3-7 del posoperatorio. Las formas más virulentas (infecciones por estreptococos o *Clostridium*) causan infección necrosante antes.

D. **Andar:** la trombosis venosa profunda (TVP) suele producirse en las extremidades inferiores y puede causar fiebre en cualquier punto. La inmovilización y el estado de hipercoagulabilidad asociados con la cirugía aumentan el riesgo de trombosis. Las complicaciones de la TVP quizá incluyan émbolos pulmonares con taquicardia, taquipnea e hipoxemia.

E. **Antibióticos (o fármacos que producen fiebre):** cualquier fármaco es capaz de causar "fiebre por medicamentos", especialmente los antibióticos.

II. **Otras causas de fiebre posoperatoria:** entre las causas menos frecuentes se encuentran la fuga anastomótica tras la cirugía intestinal, pancreatitis, infección de la vía, colitis seudomembranosa y el síndrome pospericardiotomía (5-7 días del posoperatorio).

REFERENCIA A NMS. CIRUGÍA. CASOS CLÍNICOS

Véase *NMS. Cirugía. Casos clínicos,* 3.ª edición, Caso 2.3: Fiebre posoperatoria

---

Infarto del miocardio y arritmia

I. **IM perioperatorio:** a menudo, IM sin elevación del segmento ST (IMSEST).

A. **Signos y síntomas:** se presenta con dificultad respiratoria, dolor torácico, arritmias o hipotensión que no responde a los líquidos.

B. **Tratamiento:** la mortalidad por IM perioperatorio es de 30%; por tanto, la sospecha requiere electrocardiografía (ECG), troponinas, telemetría y manejo temprano.

II. **Anomalías del estado de los líquidos**

A. **Hipovolemia:** frecuente; ocurre de forma temprana después de la cirugía debido al secuestro de líquido en el tercer espacio.

1. **Signos y síntomas:** se presenta como taquicardia, hipotensión y oliguria.

2. **Tratamiento:** hidratación.

B. **Sobrehidratación:** en los días 3 y 4 del posoperatorio, el organismo comienza a movilizar este exceso de líquido por vía intravascular, lo que puede provocar una insuficiencia cardiaca congestiva o una congestión pulmonar con deterioro de la oxigenación que requiera más diuresis.

Infecciones quirúrgicas

I. **Infección del sitio quirúrgico**

A. **Definición:** infección presente en cualquier localización a lo largo del tracto quirúrgico. Ocurre dentro de los 30 días posteriores a la intervención (o dentro de 1 año si hay un implante).

B. **Organismos frecuentes:**

1. *Staphylococcus aureus:* en general, es la infección más frecuente.

2. *Escherichia coli:* es el bacilo gramnegativo más común.

3. *Bacteroides fragilis:* el anaerobio más frecuente.

C. Características clínicas: fiebre en los días 5-8 posoperatorios con sensibilidad local, celulitis, drenaje y dehiscencia de la herida.

D. Clasificación

    1. **Incisional superficial:** se produce en la piel y el tejido subcutáneo. Puede tener drenaje purulento.

    2. **Incisional profunda:** se produce por debajo de la incisión y afecta a capas profundas de tejido como la fascia y el músculo. Incluye abscesos dentro del espacio de los tejidos blandos.

    3. **Órgano/espacio:** incluye cualquier estructura implicada en la cirugía que no sea la piel, los tejidos blandos y los músculos. Puede no ser visible en el lugar de la herida.

E. Tratamiento: la celulitis no complicada se trata inicialmente con antibióticos orales. Las infecciones superficiales podrían requerir incisión y drenaje y taponamiento abierto; las infecciones incisionales profundas y de órganos/espacios necesitan desbridamiento quirúrgico y antibióticos.

II. Fascitis necrosante

A. Definición: infección rara y de progreso rápido de una incisión quirúrgica que tiene alta tasa de mortalidad. En sentido patológico, invade a través de planos fasciales, causando trombosis vascular y necrosis tisular.

B. Organismos frecuentes: organismos múltiples; estreptococos β-hemolíticos microaerófilos, estafilococos o aerobios y anaerobios; *Clostridium*.

C. Características clínicas: fiebre alta y taquicardia, típicamente entre 1 y 3 días después de la operación. La piel suprayacente puede tener un aspecto normal o presentar bullas hemorrágicas con edema y crepitación. La secreción es maloliente si está presente.

D. Estudios: la radiografía simple o la tomografía computarizada (TC) revelan la presencia de aire en los tejidos blandos.

E. Tratamiento: desbridamiento quirúrgico agresivo de todo el tejido desvitalizado y antibióticos.

FUENTE CONFIABLE

Centros para el Control y la Prevención de Enfermedades: *Necrotizing Fasciitis: All You Need to Know*. Disponible en https://www.cdc.gov/groupastrep/diseases-public/necrotizing-fasciitis.html

---

Fístula gastrointestinal

I. Fístula gastrointestinal

A. Definición: conexión anormal epitelizada entre dos o más órganos huecos o entre un órgano hueco y la superficie corporal. Se denomina según los sitios que conecta (p. ej., la fístula enterocutánea conecta el intestino delgado y la piel).

B. Causas: puede ser el resultado de traumatismo o cirugía, inflamación, neoplasia o radiación.

C. Las fístulas no pueden cerrarse en presencia de cuerpos extraños, epitelización, radiación, inflamación, neoplasias, obstrucción distal o sepsis (nemotecnia: CERINOS).

D. Evaluación y tratamiento: determinar la causa y el volumen del drenaje (con escaso drenaje, el cierre de la herida es más temprano) y examinar para determinar la localización. Las fístulas del tracto gastrointestinal superior suelen producir un mayor flujo que las del tracto GI inferior.

1. **Alteraciones de líquidos y electrolitos:** corregir de forma adecuada las pérdidas de electrolitos.

2. **Desnutrición:** las elevadas necesidades calóricas durante la infección y la pérdida de nutrición o la mala absorción requieren el inicio temprano de la nutrición parental total (NPT).

3. **Inhibir la secreción de los órganos:** utilizar bloqueadores H2 para el estómago y octreótido para el páncreas.

4. **Cuidado de la piel:** la salida puede causar excoriación de la piel; son necesarios los drenajes, las bolsas de recolección o la derivación quirúrgica para proteger la piel.

5. **Tratamiento no quirúrgico:** el reposo intestinal, la NPT y la minimización del drenaje tal vez permitan que algunas fístulas se curen en 1-2 meses.

6. **Reparación quirúrgica:** si no cicatriza, puede realizarse en un paciente bien nutrido.

   a. **Fistulograma:** primero, determinar la anatomía y excluir la obstrucción distal con la administración de contraste por la boca, el recto o la fístula.

   b. **Resección:** con el manejo actual, el tracto fistuloso y el intestino afectado se resecan con anastomosis para restaurar la continuidad intestinal.

7. **Mortalidad:** el manejo actual ha reducido la tasa de mortalidad a 5-15%.

REFERENCIA A NMS. CIRUGÍA. CASOS CLÍNICOS

Véase *NMS. Cirugía. Casos clínicos*, 3.ª edición, Caso 2.6: Tratamiento de una fístula del intestino delgado.

 Recordatorios

- Para la fiebre posoperatoria, recuerde las "5 A": aire, agua, abscesos, andar y antibióticos (NPT).
- Las disritmias, especialmente la fibrilación auricular, son frecuentes después de la cirugía debido a los cambios en los electrolitos o el estado de volumen.
- Tratar la celulitis de la herida con antibióticos; el absceso o la infección del espacio profundo requieren drenaje.
- Las infecciones necrosantes requieren un desbridamiento urgente y agresivo.
- Para recordar las causas de las fístulas que no cicatrizan, utilice la nemotecnia CERINOS.
- El mantenimiento de la nutrición y la hidratación son fundamentales para el tratamiento de la fístula gastrointestinal.

Parte I. Preguntas de repaso

Instrucciones: cada uno de los puntos numerados de esta sección va seguido de varias respuestas posibles. Seleccione la MEJOR respuesta en cada caso.

1. Un adulto sano se presenta para una exploración física previa a su ingreso a un nuevo empleo. ¿Cuál será el mayor componente de su cuerpo por masa?

   A. Proteína
   B. Agua
   C. Calcio
   D. Sodio
   E. Potasio

2. Un hombre de 80 años de edad con antecedentes de miocardiopatía isquémica presenta hipotensión y oliguria tras una cirugía abdominal mayor. La reanimación inicial con líquidos sólo produce mejoras transitorias. Se le traslada a la unidad de cuidados intensivos para su tratamiento. Un catéter de la arteria pulmonar podría utilizarse para medir todo lo siguiente *excepto*:

   A. Presión de llenado de la aurícula izquierda
   B. Gasto cardiaco
   C. Fracción de eyección
   D. Saturación venosa mixta de oxígeno
   E. Resistencia vascular sistémica

3. Un hombre de 25 años de edad es herido en el brazo con un cuchillo. ¿Cuál es el primer mecanismo responsable de la hemostasia?

   A. Sistema de coagulación extrínseco
   B. Constricción de los vasos sanguíneos
   C. Sistema intrínseco de coagulación
   D. Activación de las plaquetas
   E. Sistema fibrinolítico

4. Una mujer de 27 años de edad experimenta adormecimiento perioral y de las extremidades a la mañana siguiente de una operación de cuello. ¿Cuál es la causa más probable de sus síntomas?

   A. Hipopotasemia
   B. Hipercalcemia
   C. Hipocalcemia
   D. Hipocloremia
   E. Hiperpotasemia

5. Una mujer de 55 años de edad se somete a una laparotomía por obstrucción del intestino delgado. Durante la lisis de las adherencias, se realiza una enterotomía en el intestino obstruido, pero viable, y se vierte una gran cantidad de contenido intestinal de aspecto fecal en el abdomen. ¿Qué tipo de herida se considera ahora la incisión?

   A. Limpia contaminada
   B. Secundaria
   C. Infectada
   D. Contaminada
   E. Limpia

6. Un hombre de 55 años de edad en estado crítico se encuentra en choque séptico en la unidad de cuidados intensivos tras la extirpación de intestino delgado no viable. ¿Cuál es la medida más fiable de la presión arterial?

   A. Línea arterial diastólica
   B. Sistólica no invasiva
   C. Media de la línea arterial
   D. Línea arterial sistólica
   E. Media no invasiva

7. E. cierre primario retardado sería la técnica de cierre de heridas más adecuada para cuál de los siguientes procedimientos:

   A. Extirpación del apéndice perforado
   B. Reparación de la dehiscencia de la herida 1 semana después de la colectomía electiva izquierda
   C. Drenaje de emergencia de un absceso diverticular con resección sigmoidea y colostomía final
   D. Vagotomía y piloroplastia para la úlcera duodenal sangrante
   E. Reparación de una hernia incisional 12 semanas después de una colectomía electiva izquierda complicada por infección de la herida y una hernia incisional resultante

8. Un hombre de 55 años de edad con diabetes dependiente de insulina acude al servicio de urgencias con dolor abdominal agudo. Su frecuencia cardiaca es de 130 latidos por minuto, su presión arterial de 90/60 mm Hg, y su temperatura oral de 38.8 °C (101.8 °F). Su frecuencia respiratoria es de 28 respiraciones por minuto lpm. La exploración abdominal muestra peritonitis difusa. ¿Cuál debería ser el primer paso en la evaluación y el tratamiento de este paciente?

   A. Reanimación por volumen
   B. Radiografía de abdomen
   C. Antibióticos intravenosos
   D. Tomografía computarizada (TC)
   E. Laparotomía inmediata

9. Un hombre de 57 años de edad fue sometido a esplenectomía laparoscópica por púrpura trombocitopénica idiopática (PTI). Posteriormente desarrolla una salida persistente de 100 mL diarios de líquido rico en amilasa de un drenaje colocado en el momento de la cirugía. Se espera que todo lo siguiente impida la resolución espontánea de este problema, *excepto*:

   A. Administración de octreótida
   B. Estenosis del conducto pancreático
   C. Infección
   D. Sutura no absorbible en el conducto pancreático distal
   E. Epitelización del tracto

10. Para los procedimientos apropiados, debe administrarse profilaxis antibiótica para la endocarditis bacteriana en pacientes con antecedentes de cuál de las siguientes situaciones:

    A. Prolapso de la válvula mitral sin regurgitación
    B. Colocación de un desfibrilador cardiaco automático implantable
    C. Sustitución de la válvula aórtica
    D. Injerto de derivación de la arteria coronaria
    E. Defecto del tabique ventricular reparado por vía quirúrgica

11. ¿Cuál de los siguientes procedimientos se espera que tenga un mayor impacto en la función pulmonar posoperatoria?

    A. Resección anterior baja
    B. Derivación femoropoplítea
    C. Gastrectomía subtotal
    D. Colecistectomía abierta
    E. Histerectomía abdominal total

12. ¿Cuál de los siguientes es un criterio para la diálisis preoperatoria urgente?

    A. Potasio (K^+) 5.0, sin arritmia
    B. pH arterial 7.30, brecha aniónica 8
    C. Fricción pericárdica
    D. Nitrógeno ureico en sangre 105
    E. Creatinina 5.5

13. ¿En cuál de los siguientes pacientes deben realizarse estudios de coagulación preoperatorios?

    A. Una mujer de 35 años de edad que toma ácido acetilsalicílico, antes de una cirugía de varices
    B. Un hombre con diabetes de 65 años de edad, antes de la reparación de una hernia inguinal
    C. Una mujer de 70 años de edad con ictericia, antes de la coledocoyeyunostomía
    D. Una mujer de 45 años de edad antes de la mastectomía profiláctica bilateral con reconstrucciones con colgajo miocutáneo del recto abdominal transverso
    E. Un hombre de 50 años de edad con angina estable, antes de derivación coronaria

Instrucciones: el grupo de elementos de esta sección consta de opciones con elementos seguidos de un conjunto de elementos numerados. Para cada elemento, seleccione la(s) opción(es) con el elemento que esté(n) más estrechamente relacionado(s) con ella(s). Cada opción puede ser seleccionada una o más veces, o ninguna.

Preguntas 14-17. *Relacione la situación clínica con el tipo de drenaje adecuado.*

    A. Drenaje cerrado Jackson-Pratt
    B. No hay drenaje
    C. Drenaje de sellos de agua
    D. Drenaje del sumidero

14. Descompresión nasogástrica

15. Neumotórax espontáneo

16. Peritonitis difusa por úlcera duodenal perforada

17. Esplenectomía por rotura de bazo

18. Una mujer de 50 años de edad con enfermedad pulmonar obstructiva crónica es hospitalizada por una obstrucción del intestino delgado. En la tarde de su segundo día, está muy ansiosa y respira a una frecuencia de 24 lpm. Tras tomar analgésicos y tranquilizarla, su saturación de oxígeno es de 92% con 2 L de oxígeno, y su taquipnea aumenta a 30 lpm. En la exploración, respira con dificultad, pero no hay otros hallazgos agudos. ¿Cuál es el mejor curso de acción?

    A. Aumentar el oxígeno por sonda nasal a 3 L
    B. Intubación electiva
    C. Diuresis con furosemida
    D. Narcóticos adicionales para suprimir la frecuencia respiratoria
    E. TC de abdomen para evaluar la obstrucción intestinal

19. Un hombre de 24 años de edad se presenta con una herida traumática en la extremidad izquierda. Se había lesionado en una caída 4 días antes. En casa, el paciente notó un aumento del enrojecimiento, el dolor y la hinchazón, con la descarga de un poco de pus maloliente. En el servicio de urgencias, tiene temperatura de 39 °C (102 °F), frecuencia cardiaca de 132 latidos por minuto y presión arterial sistólica de 85 mm Hg. La pierna está distendida, extremadamente sensible, y hay drenaje purulento alrededor de una región de piel necrótica. El tratamiento más adecuado para este paciente es:

    A. Antibióticos orales
    B. Líquidos isotónicos intravenosos
    C. Fenilefrina

D. Dosis bajas de dopamina

E. Intubación y drenaje del absceso

20. Una mujer de 52 años de edad se somete a colectomía parcial sin incidentes por un gran pólipo en el colon sigmoide. Durante el procedimiento, la colocación de una sonda Foley demuestra adecuada producción de orina. Cuatro días después, presenta fiebre. ¿Cuál de las siguientes es la causa MENOS probable de la fiebre?

A. Neumonía

B. Infección de la herida

C. Infecciones de la vía urinaria (IVU)

D. Absceso perirrectal

E. Trombosis venosa profunda (TVP)

21. Una mujer de 60 años de edad tiene diabetes y enfermedad renal terminal en hemodiálisis. Es operada de urgencia por una úlcera péptica perforada, sin problemas. En el día 2 del posoperatorio, presenta dolor torácico y su ECG muestra ondas T acuminadas. La mejor maniobra inicial es:

A. Calcio IV

B. Insulina IV

C. Potasio oral

D. Calcio oral

E. Morfina IV

22. Un hombre de 50 años de edad ingresa con hemorragia rectal masiva de color rojo brillante. Recientemente se le realizó un enema de bario que no ha demostrado lesión diverticular u ocupante de espacio alguna. La aspiración nasogástrica no revela sangre pero produce bilis amarilla. El paciente sigue sangrando. ¿Cuál es el siguiente paso diagnóstico?

A. Repetir el enema de bario

B. Colonoscopia

C. Serie gastrointestinal superior

D. Angiografía mesentérica

E. Seguimiento del intestino delgado con bario

23. Un hombre de 55 años de edad, por lo demás sano, presenta hemorragia masiva en el tracto gastrointestinal inferior. Tras una hemorragia continuada equivalente a una unidad de sangre, ¿cuál debe ser el tratamiento inicial?

A. Laparotomía de urgencia y colectomía total e ileoproctostomía

B. Laparotomía de urgencia y colostomía con endoscopia operatoria

C. Arteriografía para identificar el lugar de la hemorragia después de que la anoscopia y la sigmoidoscopia hayan descartado un sitio distal

D. Infusión de vitamina K y plasma fresco congelado

E. Irrigación colónica con solución salina helada

Un hombre de 45 años de edad acude al servicio de urgencias después de vomitar sangre de color rojo intenso. No tiene síntomas previos. Bebe una bebida alcohólica al día.

24. ¿Cuál es el método más fiable para localizar la lesión responsable de la hemorragia?

A. Serie gastrointestinal superior

B. Laparotomía exploratoria

C. Endoscopia superior

D. Arteriografía

E. Exploración con radionúclidos

25. Después de varias horas en el hospital, comienza a tener hemorragias recurrentes. Se le traslada a una cama de cuidados intensivos y está persistentemente hipotenso a pesar de la transfusión de 9 unidades de concentrados de hematíes. ¿Cuál es el siguiente paso más apropiado en el tratamiento de este paciente?

A. Endoscopia superior con intento de cauterización de la hemorragia

B. Transporte a la unidad de radiología intervencionista para identificar y embolizar la fuente de la hemorragia

C. Colocación de una sonda Blakemore para taponar temporalmente la hemorragia y permitir la estabilización de la presión arterial

D. Laparotomía para controlar la hemorragia

E. Infusión de vasopresina y unidades adicionales de sangre

26. Usted ayuda a colocar una sonda GEP en un hombre de 25 años de edad que ha sufrido una grave lesión facial. Vuelve a la planta general tras la operación. Tres días después, la enfermera le llama para informarle de que el paciente tiene hipotensión y taquicardia y se queja de fuerte dolor abdominal. Usted evalúa al paciente y observa que está recibiendo alimentación continua por sonda. La sonda GEP está 2 cm más apretada que cuando usted completó el caso, y el paciente presenta contractura abdominal involuntaria y sensibilidad difusa en todo el abdomen. ¿Cuál es el siguiente paso en el tratamiento?

A. Administrar líquidos intravenosos y fármacos para el dolor, y reevaluar en 4 horas

B. Volver al quirófano para evaluar la sonda desprendida

C. Realizar una radiografía a pie de cama para evaluar la colocación de la sonda

D. Administrar empíricamente 2 unidades de concentrado eritrocítico

E. Enjuagar la sonda con 10 cc de solución salina estéril e intentar retirar el líquido de Vuelta

27. ¿Cuál de las siguientes opciones describe una forma correcta de retirar una sonda torácica?

A. Mantener la succión, tirar con rapidez durante la inspiración final y aplicar el pegamento de la piel

B. Mantener la succión y tirar con rapidez durante la mitad de la espiración, mientras se aplica el vendaje oclusivo

C. Sujetar la sonda, tirar lentamente durante la mitad de la inspiración y aplicar el pegamento para la piel

D. Sujetar la sonda y tirar con rapidez durante la insuflación final mientras se aplica el vendaje oclusivo

E. Mantener el sello de agua y tirar lentamente durante la mitad de la espiración mientras se aplica el vendaje oclusivo

28. Tres días después de practicarle una hemicolectomía a una mujer con obesidad e inmóvil de 72 años de edad, la enfermera le llama para informarle de que la paciente ha tenido que empezar a recibir oxígeno suplementario por cánula nasal recientemente. En su examen, la paciente necesita 4 L de O_2 para mantener una SpO_2 de 90%, parece algo confundida y está taquicárdica. Las bases pulmonares suenan claras a la auscultación. ¿Cuál es el siguiente paso en el tratamiento?

A. Incentivar la espirometría, aumentar la dosis de narcóticos y reevaluar en 24 horas

B. Retirar la sonda de Foley y enviar cultivos de sangre y orina para comprobar la existencia de una ITU

C. Pedir una TAC de tórax para evaluar la presencia de embolias pulmonares

D. Obtener cultivos de la herida para comprobar si hay infección posoperatoria

E. Intubar a la paciente de inmediato y realizar una broncoscopia para evaluar si hay neumonía

29. Doce horas después de efectuar una amputación por encima de la rodilla a un hombre de 80 años de edad por isquemia crítica de las extremidades, éste presenta dificultad para respirar y dolor en el pecho. Pide más narcóticos o medicación para la ansiedad para poder "relajarse". ¿Cuál es el siguiente paso en el tratamiento?

A. Administrar oxígeno suplementario, ECG, troponinas y morfina

B. Añadir ibuprofeno y paracetamol a su régimen narcótico existente

C. Suministrar una dosis única de alprazolam con monitorización por telemetría

D. Administrar oxígeno suplementario y monitorización telemétrica con reevaluación en 4 horas

E. Pedir consulta de cardiología por la mañana

30. Cinco días después de una reparación de hernia incisional, un hombre de 42 años de edad presenta un eritema creciente alrededor de la línea media de la herida. Sus signos vitales son normales, y la incisión es mínimamente sensible. La herida está cerrada con grapas y tiene un apósito de gasa suelto. La piel parece desprenderse por debajo de varias suturas. ¿Cuál es el mejor tratamiento inicial?

A. Devolver de inmediato al paciente al quirófano para desbridar el tejido afectado

B. Iniciar los antibióticos orales y cubrir la herida con un vendaje oclusivo

C. Realizar cultivo de la herida con hisopo, dejar las grapas intactas y retrasar los antibióticos hasta la tinción de Gram inicial

D. Iniciar los antibióticos, retirar las grapas en la zona eritematosa y utilizar un empaquetamiento abierto

E. Realizar TC de abdomen para descartar la formación de abscesos

Respuestas y explicaciones

1. **La respuesta es B.** El cuerpo humano adulto normal está compuesto por 50-70% de agua, la cual está contenida en tres compartimientos principales del cuerpo: intracelular, extracelular e intravascular. Por término medio, dos tercios del cuerpo están formados por agua; en sentido hipotético, en un hombre de 70 kg esto supone 46 L; de éstos, dos tercios (30 L) son intracelulares, y un tercio (16 L) es extracelular. De la parte extracelular, tres cuartas partes (12 L) son intersticiales y una cuarta parte (4 L) es intravascular. Esta aproximación ofrece un buen punto de partida para empezar a calcular la reanimación, la reposición y el mantenimiento de líquidos.

2. **La respuesta es C.** Un catéter en la arteria pulmonar puede ser útil para distinguir la disfunción cardiaca de otras causas de choque en determinados pacientes. Permitirá al médico tratante medir la presión de llenado de la aurícula izquierda desde el puerto de la punta a través de la contrapresión de los pulmones. El gasto cardiaco se mide a través de la dilución térmica. La saturación venosa mixta de oxígeno puede medirse extrayendo una muestra del catéter. La resistencia vascular sistémica puede calcularse a partir del gasto cardiaco, la presión arterial media y la presión venosa central.

3. **La respuesta es B.** El primer mecanismo que se activa cuando se produce un daño en un vaso es la constricción, que es un esfuerzo por detener el flujo sanguíneo. A esto le sigue la activación de las plaquetas, que produce un tapón plaquetario. A continuación se activan las vías intrínseca y extrínseca para formar un coágulo de fibrina. El sistema fibrinolítico es el mecanismo del organismo para disolver los coágulos formados.

4. **La respuesta es C.** La hipocalcemia puede inducir irritabilidad neuromuscular, que incluye entumecimiento perioral y de las extremidades. Esto llega a progresar hasta el espasmo carpopedal y tetania. La causa más frecuente de hipocalcemia es la cirugía paratiroidea para tratar la hipercalcemia, lo que provoca una hipocalcemia de rebote.

5. **La respuesta es D.** La herida descrita es una herida contaminada debido al derrame de material contaminado. Una herida limpia es la que se realiza a través de la piel normal, preparada con antisépticos, y no encuentra zonas infectadas o colonizadas. Una herida limpia-contaminada es similar a una herida limpia, salvo que se ha abierto una zona contaminada o potencialmente contaminada (p. ej., el intestino, los bronquios, las vías urinarias), que se ha preparado lo mejor posible y presenta una contaminación mínima. Una herida infectada es aquella que presenta una infección establecida. La secundaria es un tipo de cierre de la herida y no una clasificación de ésta.

6. **La respuesta es C.** La presión media de la línea arterial es la más precisa y, en sentido fisiológico, es la medida más útil de la presión arterial. Puede ser muy precisa, pero a menudo tiene una utilidad clínica limitada y debe usarse con precaución. Las presiones arteriales no invasivas no son muy precisas en los pacientes críticos. Las mediciones de la presión arterial no invasiva son notoriamente altas en pacientes hipotensos y bajas en pacientes con hipertensión.

7. **La respuesta es A.** La intención primaria retardada es apropiada para heridas contaminadas, como una rotura de apéndice sin formación de absceso. Las dehiscencias de la herida se cierran con suturas de retención que comprenden todas las capas, incluida la piel, porque la resistencia de la fascia se ha visto comprometida. Las heridas infectadas se abren para que cicatricen por segunda intención, como ocurre con el drenaje de un absceso diverticular. Las heridas limpias y limpias contaminadas pueden cerrarse por primera vez, como en el caso de la reparación de una hernia incisional (limpia) y la vagotomía/piloroplastia (limpia contaminada).

8. **La respuesta es A.** La sepsis intraabdominal en un paciente con diabetes puede complicarse con el desarrollo de cetoacidosis y deshidratación. El paciente presenta una condición que probablemente requerirá una intervención quirúrgica urgente. El tratamiento inicial debe dirigirse a restaurar el volumen sanguíneo circulante del paciente y optimizar su estado fisiológico antes de una posible laparotomía. Se debe determinar la glucosa, los electrolitos y el pH séricos y corregir las anomalías. La medición de la diuresis horaria permitirá evaluar la adecuación de la reanimación. Deben obtenerse radiografías abdominales para buscar aire libre intraperitoneal, y deben administrarse antibióticos intravenosos de amplio espectro, pero la reanimación con líquidos tiene la máxima prioridad. La TC podría no estar indicada en el paciente que, de acuerdo con la exploración física y la historia clínica, claramente tiene una peritonitis.

9. **La respuesta es A.** Las fístulas enterocutáneas suelen responder al tratamiento conservador y se cierran de manera espontánea cuando las condiciones son favorables. Se ha demostrado que la octreótida disminuye la salida de la fístula pancreática y queda claro que no inhibe la resolución. La obstrucción distal (estenosis del conducto pancreático), la infección, los cuerpos extraños (sutura no absorbible) y la epitelización inhiben la resolución.

10. **La respuesta es C.** En 2017, la American Heart Association actualizó sus directrices para aclarar las recomendaciones de profilaxis antibiótica para la prevención de la endocarditis bacteriana (véase https://www.heart.org/-/media/dataimport/downloadables/c/b/3/pe-pdf-chd-infectiveendocarditiswalletcarducm_307644.pdf?la=en). En general, debe administrarse una profilaxis adecuada a los pacientes con defectos cardiacos estructurales subyacentes (p. ej., válvulas cardiacas protésicas, valvulopatía significativa, miocardiopatía hipertrófica, cardiopatía congénita compleja, derivaciones sistémico-pulmonares construidas por vía quirúrgica) que se someten a procedimientos que conducen a la bacteriemia con organismos susceptibles de causar endocarditis (p. ej., trabajos dentales importantes o procedimientos invasivos de las vías aéreas, GI o genitourinarias).

11. **La respuesta es C.** Se espera que la cirugía abdominal superior realizada a través de una incisión vertical en la línea media tenga el mayor impacto en la función pulmonar posoperatoria. Otros factores operatorios serían la toracotomía, sepsis intraperitoneal residual, edad mayor de 59 años, hospitalización preoperatoria prolongada, cirugía colorrectal o gastroduodenal, un procedimiento de más de 3.5 horas y el mayor índice de masa corporal. La cirugía abdominal inferior y de las extremidades se asocia con menos complicaciones pulmonares en comparación con la cirugía torácica y abdominal superior.

12. La respuesta es C. Las indicaciones para la diálisis de urgencia incluyen la hiperpotasemia potencialmente mortal, acidosis metabólica grave secundaria a los ácidos orgánicos retenidos, pericarditis urémica y sobrecarga de volumen. Las concentraciones séricas de creatinina y nitrógeno ureico en sangre reflejan la disfunción renal subyacente, pero no obligan necesariamente a una diálisis preoperatoria urgente.

13. La respuesta es C. La evaluación preoperatoria con estudios sistemáticos de coagulación no es rentable ni está indicada de forma rutinaria. Los pacientes con antecedentes de hemorragia posquirúrgica o hemorragia aguda en curso, aquéllos con anticoagulación oral, los que presentan enfermedad hepática u obstrucción hepatobiliar, los individuos desnutridos y los que no pueden dar una historia clínica adecuada deben tener el tiempo de protrombina, el tiempo parcial de tromboplastina y recuentos plaquetarios comprobados antes de la cirugía.

14-17. Las respuestas son: 14, D; 15, C; 16, B; y 17, A. Los drenajes de sumidero son necesarios para descomprimir de forma adecuada el estómago. Cuando el espacio pleural requiere un drenaje, se coloca una sonda torácica y se conecta a un sello de agua para que el aire y el líquido no puedan regresar hacia el tórax; esto es necesario debido a la presión intratorácica negativa que se genera con cada inspiración. La peritonitis difusa no puede ser drenada, ya que el contenido peritoneal "tapa" con rapidez los cuerpos extraños, como los drenajes; las acumulaciones intraperitoneales discretas pueden ser drenadas. La esplenectomía pone en peligro la cola del páncreas, que está muy cerca del hilio esplénico. Cuando la zona está oculta, como ocurre con el hematoma que acompaña a la rotura esplénica, no se puede asegurar la integridad del páncreas, y la posible fuga de líquido pancreático se evacua con un drenaje de aspiración cerrada, como un drenaje de Jackson-Pratt.

18. La respuesta es B. El paciente muestra signos claros de aumento del trabajo respiratorio e hiperventila a un ritmo insostenible. Sería razonable administrar ansiolíticos o pedir una radiografía de tórax para evaluarlo. Aumentar el oxígeno por sonda nasal podría resultar en una mejora marginal de la saturación, pero no abordará ninguna condición subyacente. La diuresis es apropiada para la sobrecarga de líquidos. Los narcóticos suprimirán la frecuencia respiratoria, pero sólo a dosis significativas, y corren el riesgo de hipoventilación. La TC del abdomen no será diagnóstica y puede sacar al paciente de un entorno adecuadamente monitorizado.

19. La respuesta es E. El paciente presenta signos de choque séptico. El tratamiento primario es el control de la fuente (drenaje del absceso de la pierna), antibióticos sistémicos y cuidados de apoyo (intubación y reanimación con líquidos). Los antibióticos orales por sí solos serían insuficientes para tratar a este paciente en estado crítico. Aunque los líquidos intravenosos ayudarían a mantener al paciente, no abordan la infección. La fenilefrina es útil para el choque neurógeno, y el apoyo de dosis bajas de dopamina no es necesario en este caso.

20. La respuesta es D. (Capítulo 2, Complicaciones posoperatorias, Fiebre posoperatoria, I). Las 5 A proporcionan causas frecuentes de fiebre: absceso, aire, agua, andar y antibióticos. Otras infecciones pueden causar fiebre, pero en el posoperatorio inmediato es poco probable que se produzca un nuevo absceso alejado del lugar de la operación.

21. **La respuesta es A.** El paciente presenta signos y síntomas de hiperpotasemia. El tratamiento definitivo es la eliminación del potasio, lo que se consigue mejor mediante diálisis. Para la protección cardiaca inmediata, el calcio IV estabiliza los miocitos cardiacos y previene la fibrilación ventricular. La insulina IV ayuda a desplazar el potasio intracelularmente y es útil como parte del tratamiento. La morfina IV ayuda en caso de infarto de miocardio.

22. **La respuesta es D.** La causa más probable de una hemorragia digestiva baja masiva en ausencia de divertículos es una lesión angiodisplásica del colon, sobre todo de la porción derecha. Una serie GI superior y estudios del intestino delgado deben practicarse sólo después de que un examen exhaustivo del colon no haya podido demostrar la fuente de la hemorragia. La colonoscopia ante una hemorragia masiva es poco fiable y difícil, y conlleva el riesgo de perforación colónica. Además, no suele demostrar una lesión angiodisplásica. También es poco probable que la repetición del enema de bario ayude. El estudio más útil en este paciente sería la angiografía mesentérica selectiva.

23. **La respuesta es C.** La arteriografía se utiliza con mayor frecuencia como paso inicial de evaluación de una hemorragia continuada después de haber eliminado las fuentes de hemorragia anorrectal mediante endoscopia. La arteriografía permite identificar una hemorragia diverticular, así como una lesión angiodisplásica de la porción derecha del colon. Por lo general, la cirugía no está indicada hasta que se hayan administrado entre 4 y 6 unidades de sangre. Los productos de coagulación no son útiles a menos que el paciente tenga estudios de coagulación anormales. El lavado salino del colon no es un procedimiento sistemático.

24-25. **Las respuestas son: 30, C; y 31, D.** La endoscopia superior es el método más fiable para localizar con precisión el lugar de la hemorragia digestiva alta. La endoscopia puede utilizarse casi siempre a menos que la hemorragia sea masiva. Los pacientes inestables o con pérdidas sanguíneas que requieran más de 6 unidades de sangre en un periodo de 24 h requieren intervención quirúrgica. En condiciones normales, los pacientes inestables no deben ser trasladados a radiología intervencionista. Una sonda de Blakemore sólo es útil para las varices esofágicas sangrantes. Es poco probable que este paciente, quien no tiene antecedentes que indiquen cirrosis, tenga una hemorragia por varices.

26. **La respuesta es B.** Explicación: es probable que la sonda se haya desprendido y el paciente tiene signos peritoneales. Debe volver al quirófano de inmediato.

27. **La respuesta es D.** Una sonda torácica debe ocluirse con pinzas o mantenerse con sello de agua durante su extracción. Debe sacarse con rapidez y suavidad durante el final de la inspiración o de la espiración, y debe aplicarse un vendaje oclusivo mientras se extrae. La sonda torácica no debe extraerse nunca mientras se succiona.

28. **La respuesta es C.** Esta paciente tiene muchos factores de riesgo de TVP/EP. El hecho de que tenga un nuevo requerimiento de oxígeno, esté taquicárdica y se encuentre confundida debería llevar a considerar TVP/EP como una posible explicación de la fiebre que presenta. La TC de tórax es la mejor manera de diagnosticar la EP con prontitud.

29. La respuesta es A. Los pacientes vasculares tienen un riesgo particularmente alto de sufrir un IM posoperatorio. Sin embargo, cualquier persona que desarrolle dificultad respiratoria y dolor torácico debe dar la señal de alarma por IM y recibir oxígeno suplementario, ECG y pruebas de troponina de inmediato.

30. La respuesta es D. Este paciente parece tener una infección incisional superficial. Debe ser tratada con antibióticos, drenaje y taponamiento abierto. Al momento no se tienen signos que indiquen una infección más profunda. Los hisopos de heridas de la piel cerrada no se hacen de forma sistemática, ya que hay una gran contaminación/colonización de la piel. Las heridas infectadas no deben cubrirse con apósitos oclusivos.

Parte II: Trastornos torácicos

Principios de cirugía torácica

Tara Talaie • Laura DiChiacchio • Whitney Burrows

Puntos clave del capítulo

◆ Los signos y síntomas de malignidad torácica o la anomalía radiológica que haga sospechar una neoplasia requieren diagnóstico agresivo, porque un retraso puede dar lugar a crecimiento importante, metástasis y aumento de la mortalidad.

◆ El carcinoma de células pequeñas se considera una enfermedad sistémica que se origina en el pulmón y hace metástasis de forma temprana. La quimioterapia es el tratamiento principal.

◆ El carcinoma de células no pequeñas está más localizado y puede curarse mediante resección quirúrgica.

◆ El neumotórax espontáneo se produce en adultos jóvenes debido a la rotura de las ampollas apicales. Los primeros episodios se tratan con sondas torácicas; los episodios recurrentes o bilaterales requieren toracoscopia.

◆ El empiema se trata con antibióticos, drenar pus y reexpansión del pulmón.

◆ Las masas mediastínicas se diagnostican y tratan en función del compartimiento: las localizaciones anterior, media y posterior sugieren lesiones diferentes.

Asociaciones de cirugía crítica

Si escucha/ve	Piense en
Neumotórax espontáneo	Drenaje por tubo torácico
Neumotórax recurrente	Toracoscopia
Exposición al asbesto	Mesotelioma maligno
Cáncer de pulmón de células no pequeñas	Cirugía
Cáncer de pulmón de células pequeñas	Quimioterapia y radiación
Miastenia grave	Timectomía
Lesión de "rosetas de maíz" en la radiografía	Hamartoma benigno

PRINCIPIOS GENERALES DE CIRUGÍA TORÁCICA

Anatomía de la cavidad torácica

I. **Pared torácica:** está formada por el esternón, las costillas, la columna vertebral, los músculos intercostales, los vasos intercostales y los nervios. Su borde
inferior es el diafragma; está revestida internamente por la pleura parietal.

II. **Mediastino:** región anatómica situada entre las cavidades pleurales a lo largo
del tórax (fig. 4-1).

A. **Compartimiento anterior:** se extiende desde el esternón hasta el pericardio
y contiene el timo, los ganglios linfáticos, la aorta y las grandes venas.

B. **Compartimiento visceral:** se extiende desde el pericardio hasta el ligamento
espinal longitudinal anterior, el corazón, la tráquea, el hilio pulmonar, el esófago, los nervios frénicos y los ganglios linfáticos.

C. **Surcos paravertebrales:** espacios potenciales que contienen las cadenas sim-
páticas, los nervios intercostales y la aorta torácica descendente.

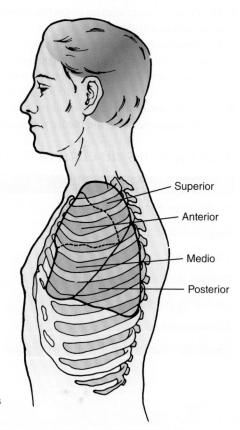

Figura 4-1. Compartimientos anatómicos
del mediastino.

III. Pulmones y árbol traqueobronquial

A. Pulmón derecho: tiene tres lóbulos, superior, medio e inferior, separados por dos **fisuras** (fig. 4-2).

  1. La **fisura mayor (oblicua)** separa el lóbulo inferior.

  2. La **fisura menor (horizontal)** separa el lóbulo superior.

B. Pulmón izquierdo: tiene dos lóbulos, superior e inferior.

  1. Língula: porción del lóbulo superior.

  2. Fisura oblicua simple: separa ambos lóbulos.

C. Segmentos broncopulmonares: secciones intactas de cada lóbulo que tienen irrigación sanguínea separada; hay 10 en el derecho y 8 en el izquierdo.

D. Árbol traqueobronquial: epitelio respiratorio con anillos cartilaginosos de refuerzo; los **bronquios** ramificados son progresivamente más pequeños hasta alcanzar un diámetro de 1-2 mm.

E. Irrigación sanguínea: doble.

  1. Arteria pulmonar: la sangre **no está oxigenada**.

  2. Arteria bronquial: la sangre se **oxigena**.

F. Vasos linfáticos: presentes en todo el parénquima.

  1. Flujo linfático en el espacio pleural: de la pleura parietal a la visceral.

  2. Drenaje linfático dentro del mediastino: cefálico.

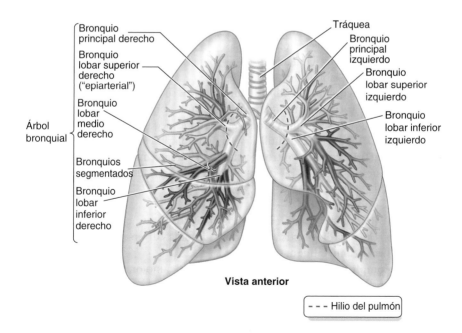

Figura 4-2. Pulmones y árbol traqueobronquial. (De Moore KL, Dalley AF, Agur AM. *Clinically Oriented Anatomy,* 8th ed. Wolters Kluwer Health; 2017, Fig. 4-35E).

> ## Recordatorios
>
> • El haz intercostal discurre por la cara inferior de las costillas.
> • Los pulmones tienen una doble irrigación sanguínea: sangre oxigenada procedente de las arterias bronquiales y sangre no oxigenada a través de las arterias pulmonares.

Procedimientos torácicos generales

I. Endoscopia

A. Laringoscopia: es importante cuando se sospecha un carcinoma de pulmón. La afectación tumoral de los nervios laríngeos recurrentes significa inoperabilidad.

B. Broncoscopia: útil para fines diagnósticos y terapéuticos.

1. Usos diagnósticos.

a. Confirmar un tumor pulmonar o traqueobronquial.

b. Identificar el origen de la hemoptisis.

c. Obtener muestras para cultivo y examen citológico.

d. Obtener una biopsia de tejido.

2. Usos terapéuticos.

a. Retirar un cuerpo extraño.

b. Eliminar las secreciones retenidas.

c. Drenar infecciones pulmonares o abscesos.

3. Tipos.

a. Broncoscopia rígida: visualiza la tráquea y los bronquios principales.

1) Excelente para las biopsias de lesiones endobronquiales y para limpiar las secreciones espesas.

2) La realización de la broncoscopia rígida bajo anestesia local requiere una habilidad considerable.

b. Broncoscopia flexible de fibra óptica: se utiliza con más frecuencia.

1) Pariculamente útil para visualizar los bronquios lobulares y la biopsia en segmentos broncopulmonares pequeños.

2) También puede utilizarse para limpiar las secreciones.

C. Mediastinoscopia: se introduce un instrumento hueco iluminado en la escotadura traqueal detrás del esternón y se dirige a lo largo del espacio pretraqueal.

1. Usos diagnósticos.

a. Biopsia directa de los ganglios linfáticos paratraqueales y subcarinales.

b. Útil para diagnosticar sarcoidosis, linfoma y diversas infecciones fúngicas.

2. Tasa de mortalidad: < 0.1%.

3. Complicaciones: incluyen hemorragia, neumotórax y lesión de los nervios laríngeos recurrentes, aunque la incidencia es extremadamente baja.

II. Biopsia del ganglio del escaleno: se utiliza si el aspirado con aguja fina (AAF) no es diagnóstico.

III. Procedimientos pleurales de diagnóstico

A. Toracocentesis: los derrames pleurales se examinan en busca de organismos en caso de sospecha de infección y citológicamente en caso de sospecha de neoplasia. Los hallazgos citológicos positivos indican un tumor inoperable.

B. **Biopsia pleural:** arroja un diagnóstico positivo en 60-80% de los pacientes con tuberculosis o cáncer cuando hay un derrame pleural o una masa de base pleural.

IV. Biopsia de pulmón

A. **Usos diagnósticos:** la biopsia pulmonar percutánea puede utilizarse tanto para una lesión periférica localizada como para un proceso parenquimatoso difuso.

B. **Tipos.**

1. **Aspiración con aguja fina dirigida por tomografía computarizada (AAF-TC):** permite obtener tejido para el diagnóstico del tumor.

   a. **Otros usos:** también puede ser útil para infecciones y procesos inflamatorios.

   b. **Complicaciones:** neumotórax y hemorragia.

2. **Biopsia pulmonar abierta:** necesaria si la biopsia con aguja falla en el diagnóstico.

V. Exposición torácica

A. **Esternotomía media:** expone el corazón, el pericardio y el mediastino anterior (fig. 4-3).

B. **Toracotomía posterolateral:** expone el pulmón, el esófago y el mediastino posterior (fig. 4-4).

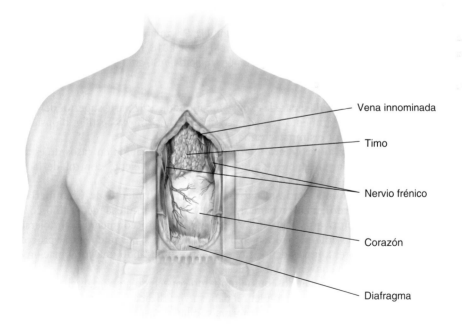

Vena innominada

Timo

Nervio frénico

Corazón

Diafragma

Figura 4-3. Esternotomía mediana. (De Mulholland MW, Albo D, Dalman R, Hawn M, Hughes S, Sabel M. *Operative Techniques in Surgery.* Wolters Kluwer Health; 2014, Fig. 1-9A).

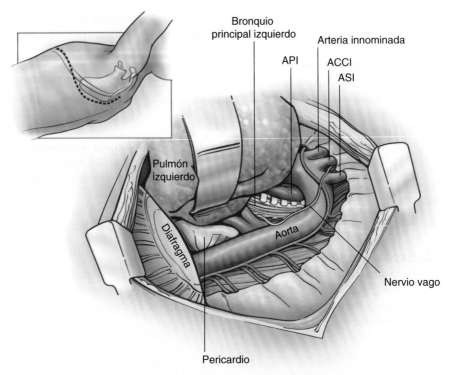

Figura 4-4. Toracotomía posterolateral. (De Britt LD, Peitzman AB, Barie PS, Jurkovich GJ. *Acute Care Surgery*, 2nd ed. Wolters Kluwer Health; 2018, Fig. 33-2). API, arteria pulmonar izquierda; ACCI, arteria carótida común izquierda; ASI, arteria subclavia izquierda.

C. **Toracotomía axilar:** para la exposición limitada de la parte superior del tórax durante procedimientos como resección de la primera costilla, biopsia del lóbulo superior o simpatectomía.

D. **Toracotomía anterolateral:** para una exposición rápida en casos de estado cardiovascular inestable; también permite un excelente control de la vía aéreas (fig. 4-5).

E. **Mediastinotomía paraesternal anterior (procedimiento de Chamberlain, lado izquierdo):** incisión paraesternal de 2-3 cm; permite la mediastinoscopia.

VI. **Cirugía torácica asistida por video (CTAV):** procedimiento bien tolerado para numerosas enfermedades pleurales y pulmonares; permite realizar procedimientos mayores a través de incisiones menores utilizando una combinación de instrumentación convencional y única.

A. **Procedimiento:** el endoscopio iluminado conectado a una pantalla de video se introduce en el espacio pleural para su visualización; los instrumentos toracoscópicos se introducen de forma similar a través de pequeñas incisiones para realizar la operación.

B. **Aplicaciones:** incluye el diagnóstico o el manejo de lo siguiente:

1. Derrame pleural (exudativo o neoplásico).
2. Enfermedad pulmonar intersticial difusa.
3. Neumotórax recurrente o fuga de aire persistente.
4. Nódulos pulmonares solitarios periféricos indeterminados

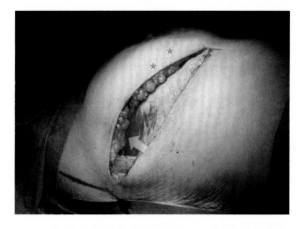

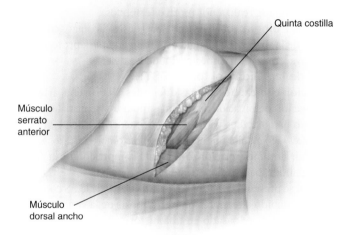

Quinta costilla

Músculo
serrato
anterior

Músculo
dorsal ancho

Figura 4-5. Toracotomía anterolateral. (De Mathisen DJ, Morse C. *Master Techniques in Surgery: Thoracic Surgery: Resecciones pulmonares, Broncoplastia*. Wolters Kluwer Health: 2014, Fig. 13.1).

    5. Quiste mediastínico.
    6. Lobectomía anatómica (sólo en manos experimentadas).

Recordatorios

- La broncoscopia flexible es especialmente útil cuando el paciente está intubado, ya que preserva la vía aérea durante el procedimiento.
- Los ganglios mediastínicos son importantes para la determinación precisa del estadio del tumor.
- El neumotórax es la principal complicación de la toracocentesis y la biopsia pleural.
- La AAF dirigida por TC que es negativa para la biopsia de un tumor *no descarta la* existencia de un tumor debido a la posibilidad de un error de muestreo.
- La mayor ventaja de la CTAV es que se evita la toracotomía de separación de costillas.

TRASTORNOS DE LA PARED TORÁCICA
Deformidades de la pared torácica

I. ***Pectus excavatum*:** la depresión del esternón es la deformidad más frecuente de la pared torácica.

   A. **Signos y síntomas:** por lo general es asintomática, pero puede causar algunos síntomas cardiopulmonares.

   B. **Cirugía:** puede realizarse para deformidades de moderadas a graves a partir de los 8 años de edad y hasta antes del final de la adolescencia.

     1. **Ravitch modificada:** abierta.

     2. **Procedimiento de Nuss:** enfoque de invasión mínima que consiste en introducir una barra metálica a través de incisiones laterales para elevar el esternón.

II. ***Pectus carinatum* (pecho de paloma):** deformación por protrusión del esternón anterior, que rara vez causa síntomas. La colocación de un corsé es una opción, y la cirugía se realiza por motivos estéticos.

III. **Síndrome de Polonia:** ausencia unilateral de los cartílagos costales, del músculo pectoral y de la mama. La cirugía está indicada para proteger las estructuras torácicas subyacentes y para fines cosméticos.

IV. **Síndrome de la salida del tórax (SST)**

   A. **Presentación clínica:** tres formas diferentes (neurógena, arterial y venosa).

     1. **Neurógeno:** combinación de síntomas motores y sensoriales por la compresión del plexo braquial. Los pacientes pueden tener debilidad en las extremidades superiores (ES) o dolor que afecta al cuello, hombro y brazo.

     2. **Arterial:** síntomas relacionados con la compresión de la arteria subclavia: dolor, palidez, parestesia y frío en la ES.

     3. **Venosa:** se presenta con hinchazón unilateral de la ES con cianosis o rubor asociado debido a compresión o trombosis de la vena subclavia.

   B. **Diagnóstico:** clínico; basado en una historia clínica y exploración física detalladas. Placas de la columna cervical y radiografía de tórax para evaluar las anomalías óseas (p. ej., costilla cervical).

   C. **Tratamiento:** al inicio es conservador, utilizando un programa de fisioterapia focalizado durante 4-6 semanas. La cirugía para el SST puede incluir la resección de la primera costilla, la escalenectomía anterior o la neurolisis del plexo braquial.

Tumores de la pared torácica

I. **Tumores benignos**

   A. **Condroma:** es el tumor benigno más frecuente de la pared torácica; se produce en la unión costocondral.

   B. **Displasia fibrosa de la costilla:** por lo regular se produce de forma posteriolateral. No es dolorosa y crece con lentitud.

   C. **Osteocondroma:** se produce en cualquier porción de la costilla.

II. **Tumores malignos:** incluyen el fibrosarcoma, condrosarcoma, sarcoma osteógeno, mieloma y sarcoma de Ewing.

III. **Tratamiento:** implica una escisión amplia y la reconstrucción mediante injertos autólogos, injertos protésicos o ambos.

> ### Recordatorios
>
> - Se puede realizar una cirugía para corregir el *pectus excavatum*; para el *pectus carinatum* se suele utilizar una férula.
> - El SST es causado por la compresión del haz neurovascular: el plexo braquial y la arteria y vena subclavias.

TRASTORNOS DE LA PLEURA Y DEL ESPACIO PLEURAL

Neumotórax espontáneo

I. **Epidemiología:** suele darse en hombres altos y delgados de 10 a 30 años de edad. Otros factores de riesgo son el tabaquismo, la enfermedad pulmonar obstructiva crónica (EPOC), los antecedentes familiares y el síndrome de Marfan.

II. **Signos y síntomas:** dolor torácico pleurítico y disnea.

III. **Diagnóstico:** realizado por la exploración física y la radiografía de tórax.

IV. **Tratamiento:** drenaje del espacio pleural con tubo torácico.

    A. **Indicaciones para la cirugía:** incluir neumotórax recurrente (ipsilateral), fuga de aire persistente durante 3-5 días, expansión pulmonar incompleta, hemoneumotórax.

    B. **Procedimiento:** grapado de las ampollas apicales y abrasión pleural (pleurodesis mecánica).

Derrames pleurales

I. **Derrames transudativos**

    A. **Causa:** trastornos sistémicos que provocan un aumento de la presión hidrostática o estados asociados con la disminución de la presión oncótica que permiten la acumulación de filtrado plasmático **pobre en proteínas** en el espacio pleural.

    B. El **tratamiento** se dirige al proceso subyacente; la toracocentesis proporciona el diagnóstico y alivio sintomático.

II. **Derrames exudativos**

    A. **Causa:** patología pleural local que aumenta la permeabilidad de la pleura, lo que permite la acumulación de un filtrado plasmático **rico en proteínas** dentro del espacio pleural.

    B. **Tratamiento:** suele requerir drenaje con tubo torácico o pleurodesis, o ambos.

Empiema pleural

I. **Fisiopatología:** evoluciona en tres etapas.

    A. **Fase exudativa:** inicio a los 7 días; al principio se produce líquido.

    B. **Fase fibrinopurulenta:** días 7-21; se deposita fibrina; el líquido es turbio o purulento.

    C. **Fase crónica u organizada:** más de 21 días; la fibrina y la pleura se fusionan y engrosan, lo que da lugar a la formación de un absceso franco o a una corteza o peladura pleural, o ambos.

II. Diagnóstico: se efectúa por toracocentesis en un paciente con derrame pleural, leucocitosis y fiebre; el líquido pleural aspirado se envía para estudios de bioquímica y microbiología.

III. Tratamiento: los catéteres guiados por imágenes seguidos de una terapia lítica con activador tisular del plasminógeno han demostrado resultados impresionantes en el drenaje exitoso de los empiemas.

A. **Empiemas tempranos:** aspiración y antibióticos.

B. **Empiemas establecidos:** suelen tener un líquido más espeso y necesitan drenaje cerrado continuo. Los empiemas localizados tal vez requieran drenaje quirúrgico mediante CTAV o toracotomía abierta.

C. **Empiemas crónicos:** si no responden al drenaje con tubo torácico, podrían requerir drenaje abierto mediante resección costal localizada, sobre todo en pacientes debilitados.

Tumores pleurales y mesotelioma

I. Visión general: la mayoría de las lesiones pleurales son metástasis de otra neoplasia primaria.

II. Mesoteliomas benignos localizados: *no están relacionados* con la exposición al amianto; estas lesiones se tratan mediante una amplia escisión local.

III. Mesotelioma maligno

A. Relacionados con una exposición previa al amianto (75% de los casos).

B. Surge de las células mesoteliales de la cavidad pleural.

C. Puede haber un largo periodo de latencia entre la exposición al amianto y el desarrollo de la enfermedad.

D. **Presenta un derrame pleural. Diagnóstico:** biopsia pleural, toracocentesis o biopsia incisional mediante toracoscopia o técnicas abiertas.

E. **Tratamiento:** quimioterapia, radioterapia, cirugía (principalmente para el diagnóstico y la paliación) neumonectomía extrapleural o pleurectomía total.

F. **Pronóstico:** malo; la histología epitelial tiene un pronóstico más favorable.

 Recordatorios

- Los derrames trasudativos son sistémicos y bajos en proteínas; los exudativos son locales y ricos en proteínas.
- *Etapas del empiema:* I, fase exudativa; II, fase fibrinopurulenta; III, fase crónica u organizada.
- Los cultivos pleurales positivos, bajo pH (< 7.1), glucosa baja (< 50 mg/dL) y alto contenido de lactato deshidrogenasa (> 1000 IU/dL) son consistentes con empiema.

INFECCIONES PULMONARES

Absceso pulmonar

I. Etiología: causado por la aspiración del contenido orofaríngeo. Se produce en segmentos pulmonares dependientes; las infecciones suelen ser de flora mixta, pero pueden predominar los organismos anaerobios.

II. Tratamiento: los antibióticos intravenosos son la base de los abscesos pulmonares.
  A. **Drenaje percutáneo guiado por imagen:** a menudo es eficaz para los abscesos grandes.
  B. **Indicaciones para la cirugía:** falla de resolución con antibióticos, hemorragia, imposibilidad de descartar un carcinoma, absceso gigante (> 5 cm) o rotura en el espacio pleural (pioneumotórax).

NÓDULOS PULMONARES SOLITARIOS (LESIONES EN FORMA DE MONEDA)

Generalidades

I. Presentación: lesiones bien circunscritas, por lo general < 3 cm de diámetro, que están completamente rodeadas por parénquima pulmonar normal.
II. Evaluación inicial: historia clínica y exploración física exhaustivas con atención a los antecedentes de tabaquismo, antecedentes personales y familiares de cáncer, hemoptisis y edad.

Estudios de imágenes

I. TC de sección fina: importante para caracterizar un nódulo pulmonar.
  A. **Márgenes:** los bordes irregulares, lobulados o espiculados sugieren malignidad.
  B. **Calcificaciones:** por lo regular se asocian con lesiones benignas; es posible observar diferentes patrones de calcificación en la enfermedad granulomatosa y en los hamartomas.
  C. **Crecimiento:** es importante la comparación con imágenes anteriores. La estabilidad del tamaño > 2 años está altamente asociada con lesiones benignas.
II. Tomografía por emisión de positrones (TEP): tiene sensibilidad de 95% y especificidad < 80%.
  A. **Falsos negativos:** suelen ocurrir en los carcinomas broncoalveolar y carcinoide, y en tumores < 1 cm.
  B. **Falsos positivos:** pueden producirse en el marco de una infección reciente o de enfermedades granulomatosas.

Técnicas de diagnóstico invasivas

I. Broncoscopia: con la biopsia endobronquial puede ser útil para las lesiones de localización central.
II. AAF transtorácica: se utiliza para lesiones localizadas en áreas periféricas. Las complicaciones son hemorragia y neumotórax.
III. Biopsia excisional: permite el diagnóstico patológico definitivo.

CARCINOMA BRONCÓGENO

Generalidades

I. Epidemiología: es la principal causa de muerte por cáncer en Estados Unidos.
  A. **Enfermedad localmente avanzada o metastásica:** 75% de las presentaciones de pacientes.
  B. **Edad:** adultos de mediana edad y mayores; 90% de los casos se produce entre los 40 y 80 años de edad.

II. **Factores de riesgo:** 90% de los carcinomas de pulmón está *relacionado con el tabaquismo*; los carcinógenos laborales y ambientales son el amianto, alquitrán, radón, hollín, níquel, arsénico y cromo.

Patología

I. **Distribución histológica:** la neoplasia pulmonar más frecuente es una lesión metastásica de otra primaria (secundario a cáncer de pulmón).
  A. **Carcinomas de pulmón de células pequeñas:** 20% de los cánceres primarios de pulmón.
  B. **Carcinomas de pulmón de células no pequeñas:** 80% de los cánceres primarios de pulmón.
II. **Carcinomas de pulmón de células no pequeñas**
  A. **Adenocarcinoma:** el carcinoma de pulmón más frecuente; en general, las lesiones son periféricas y surgen de los bronquiolos.
  B. **Adenocarcinoma no invasivo (carcinoma broncoalveolar):** variante de adenocarcinoma.
    1. **Formas:** nódulo solitario, forma multinodular y una forma difusa/neumónica.
    2. Representación excesiva en no fumadores.
  C. **Carcinoma de células epidermoides:** segundo subtipo más frecuente.
    1. **Localización:** la mayoría se producen en el centro y surgen de la mucosa bronquial.
    2. **Características del tumor:** voluminoso; a menudo obstruye; sufre necrosis central y cavitación.
III. **Carcinoma anaplásico de células pequeñas (célula de avena):** de alta malignidad.
  A. **Histología:** revela grupos, nidos o láminas de células pequeñas, redondas, ovaladas o fusiformes con núcleos oscuros y un citoplasma escaso.
    1. **Microscopía electrónica:** revela gránulos citoplasmáticos neurosecretores.
    2. **Clasificación:** tumores neuroendocrinos del sistema de captación y descarboxilación de precursores de aminas (CDPA).
  B. **Clasificaciones por etapas:** metástasis temprana por vía linfática y vascular.
    1. **Enfermedad limitada:** localizada con afectación de los ganglios regionales ipsilaterales.
    2. **Enfermedad extensa:** metástasis fuera del hemitórax.
  C. **Tratamiento:** implica una combinación de quimioterapia y radioterapia. La cirugía puede estar indicada en sujetos con lesiones tempranas.
  D. **Pronóstico:** en general, malo.
IV. **Otros tumores raros:** carcinoma indiferenciado de células grandes, adenoma bronquial, papiloma y sarcomas son poco frecuentes.

Presentación clínica

I. **Signos y síntomas pulmonares:** tos incesante, disnea, dolor torácico, hemoptisis y sibilancias.
II. **Signos y síntomas extrapulmonares**
  A. **Manifestaciones metastásicas extrapulmonares:** pérdida de peso, malestar, cefalea, náusea y vómito relacionados con metástasis cerebrales y dolor óseo.
  B. **Manifestaciones extrapulmonares no metastásicas (síndromes paraneoplásicos):** secundarios a sustancias similares a las hormonas que son ela-

boradas por el tumor e incluyen el síndrome de Cushing, hipercalcemia, neuropatías miasténicas, osteoartropatías hipertróficas y ginecomastia.

III. **Tumor de Pancoast:** invade el surco superior; dolor en el hombro por invasión del músculo, dolor radicular en el brazo por invasión de las raíces nerviosas C8 y T1, y **síndrome de Horner.**

REFERENCIA A NMS. CIRUGÍA. CASOS CLÍNICOS

Véase *NMS. Cirugía. Casos clínicos*, 3.ª edición, Caso 4.5: Tumor sintomático del surco superior.

Diagnóstico y estadificación

I. **Radiografía de tórax anormal:** el hallazgo más frecuente; es más probable que represente un carcinoma en pacientes mayores de 40 años. Puede presentarse como un nódulo, un infiltrado o una atelectasia.

II. **Escaneo por TC:** revela la extensión del tumor y el aumento de los ganglios linfáticos mediastínicos.

III. **Gammagrafía TEP:** se utiliza para evaluar el tumor, para valorar los ganglios linfáticos del mediastino y para detectar metástasis.

IV. **Broncoscopia:** evalúa la afectación bronquial y la resecabilidad en las lesiones **centrales**; obtiene tejido para el examen citológico.

V. **Mediastinoscopia o mediastinotomía:** ayuda a la estadificación.

VI. **Biopsia percutánea con aguja:** puede utilizarse para lesiones periféricas.

VII. **Estadificación:** clasificación de tumores-nódulos-metástasis (TNM) del carcinoma de pulmón según el Sistema Internacional de Estadificación Clínica revisado.

FUENTE CONFIABLE

American Cancer Society, *American Joint Committee on Cancer: Lung Cancer Staging*, 7th edición. Disponible en: http://cancerstaging.org/references-tools/quickreferences/documents/lungmedium.pdf

---

Tratamiento

I. **Tratamiento quirúrgico**

A. **Resección pulmonar:** la lobectomía, la lobectomía ampliada o la neumonectomía son los pilares de la terapia curativa para el carcinoma broncógeno en etapa temprana. La linfadenectomía regional se realiza de forma sistemática y principalmente con fines pronósticos (estadificación).

1. **Lobectomía:** se utiliza en la enfermedad localizada en un lóbulo.

2. **Resecciones ampliadas y neumonectomía:** se utiliza cuando el tumor afecta a una fisura o a tumores de localización central.

3. **Resecciones en cuña o segmentectomía bronquial:** puede utilizarse en la enfermedad localizada en pacientes de alto riesgo.

B. **Contraindicaciones para la toracotomía:** 50% de los pacientes con carcinomas de pulmón no son candidatos a la toracotomía.
1. **Enfermedad N2:** amplia afectación de los ganglios linfáticos mediastínicos ipsilaterales.
2. **Enfermedad N3:** cualquier afectación de los ganglios linfáticos mediastínicos contralaterales.
C. **Otros:** metástasis a distancia, derrame pleural maligno, síndrome de la vena cava superior, afectación del nervio laríngeo recurrente, parálisis del nervio frénico o mala función pulmonar (contraindicación relativa).
D. **Evaluación de la función pulmonar preoperatoria para la resección pulmonar:** debe establecerse que los pacientes tolerarán la ventilación unipulmonar intraoperatoria y que tendrán suficiente reserva pulmonar en el posoperatorio.
1. **Espirometría:** se utiliza para evaluar la mecánica respiratoria.
   a. **Volumen espiratorio forzado posoperatorio previsto (POP) en 1 segundo (FEV$_1$):** volumen espirado forzado posoperatorio previsto en el primer segundo de espiración.
   b. **Capacidad de difusión pulmonar prevista para el monóxido de carbono (DLCO):** capacidad de difusión pulmonar posoperatoria prevista para el monóxido de carbono.
   c. **Neumonectomía:** recomendar el uso de la **gammagrafía Q** para calcular la POP FEV$_1$, DLCO.
2. **Función pulmonar recomendada antes de la resección pulmonar**
   a. **POP FEV$_1$, DLCO > 60%:** no se necesitan más pruebas; se puede proceder a la resección.
   b. **POP FEV$_1$, DLCO 30-60%:**
      1) **Prueba de ascenso por escaleras > 20 m, prueba de marcha en lanzadera > 400 m;** se puede proceder a la resección.
      2) Prueba de ascenso por escaleras < 20 m, prueba de marcha en lanzadera < 400 m.
      3) **Prueba de esfuerzo cardiopulmonar (PECP):**
         (a) Consumo máximo de oxígeno (VO$_2$máx.) > 75%: riesgo bajo.
         (b) VO$_2$máx. 35-75%: riesgo moderado.
         (c) VO$_2$máx. < 35: riesgo alto, considerar resecciones sublobulares o tratamientos no quirúrgicos.
   c. **POP FELV1, DLCO < 30%: PECP para medir el VO$_2$máx.** Seguir el algoritmo indicado antes.
II. **Terapia adyuvante:** tratamiento adicional con radioterapia o quimioterapia, o ambas.
   A. **Quimioterapia adyuvante posoperatoria:** ahora está indicada en todos los pacientes con resección de cáncer de pulmón de células no pequeñas en **etapa Ib** y superior.
   B. **Quimioterapia y radiación preoperatoria:** puede administrarse a pacientes seleccionados con enfermedad IIIa (N2) para esterilizar su enfermedad ganglionar mediastínica.

Recordatorios

- El cáncer de pulmón es la principal causa de muerte por cáncer y tiene una tasa de supervivencia a 5 años de 15%.
- Una tos crónica e incesante es el síntoma más frecuente del cáncer de pulmón.
- El signo de la corona radiata, que es el aspecto espiculado de una lesión a partir de finas hebras lineales que se extienden hacia el exterior, es altamente sospechoso de neoplasia maligna.
- La neoplasia pulmonar más común es un depósito metastásico de otra neoplasia primaria.
- El síndrome de Horner consiste en ptosis, miosis, enoftalmos y anhidrosis.

ADENOMAS BRONQUIALES
Generalidades

I. **Características:** los tumores carcinoides comprenden 85% de los adenomas bronquiales, se presentan principalmente en los bronquios proximales (20% tronco principal, 60% lobulares o segmentarios y 20% periféricos).

   A. **Tumores carcinoides:** surgen a partir de células madre bronquiales basales que, en el proceso de transformación maligna, se diferencian en dirección al tejido **neuroendocrino**.

   B. **Crecimiento:** crecen lentamente y sobresalen causando a menudo alguna obstrucción bronquial.

   C. **Producción de péptidos:** puede producir muchos tipos diferentes, el más común es la serotonina, que puede (rara vez) conducir al síndrome carcinoide si se libera en la circulación sistémica.

II. **Signos y síntomas:** tos, infección recurrente, hemoptisis, dolor y sibilancias. El paciente puede informar sobre una larga historia de neumonía recurrente o asma.

III. **Diagnóstico:** la radiografía de tórax o la TC pueden revelar una masa con o sin atelectasia o neumonía asociadas. Es posible tomar una muestra de tejido mediante broncoscopia o AAF.

IV. **Tratamiento:** escisión quirúrgica.

   A. **Lobectomía:** procedimiento que se realiza con mayor frecuencia; rara vez se requiere neumonectomía.

   B. **Octreótido:** se utiliza en casos de síndrome carcinoide (enfermedad irresecable).

V. **Pronóstico:** debe ser > 85% de supervivencia a 5 años para los tumores carcinoides típicos, y disminuye a < 50-70% para la variante atípica.

REFERENCIA A NMS. CIRUGÍA. CASOS CLÍNICOS

Véase *NMS. Cirugía. Casos clínicos*, 3.ª edición, Caso 4.6: Hemoptisis y atelectasia en una paciente joven.

Carcinoma quístico adenoide (cilindroma)

I. **Características:** comprende < 10% de los adenomas bronquiales.

   A. **Localización:** se produce más centralmente en la parte inferior de la tráquea y en los bronquios del tronco principal.

   B. **Metástasis:** suele aparecer tarde, pero 30% de los pacientes presenta metástasis.

II. **Tratamiento:** escisión en bloque del tumor. La **radioterapia** debe considerarse en todos los pacientes inoperables y en aquéllos con tumor residual después de la resección.

III. **Pronóstico:** menos favorable que en el caso de un tumor carcinoide.

Carcinoma mucoepidermoide

I. **Características:** representa < 1% de los adenomas bronquiales.
   A. **Ubicación:** el árbol traqueobronquial.
   B. La mayoría son de bajo grado.

II. **Tratamiento:** los principios que se esbozan para los tumores carcinoides se aplican al carcinoma mucoepidermoide de bajo grado. Las variantes de alto grado deben ser abordadas y tratadas como otros carcinomas bronquiales.

Recordatorio

- "Adenoma bronquial" es un término erróneo porque todas estas lesiones son neoplasias malignas.

TUMOR METASTÁSICO

Tratamiento

I. **Características:** típicamente se encuentra en la radiografía de tórax para el estudio de una neoplasia primaria. Los primarios más frecuentes son el cáncer de mama, colon, vejiga y próstata.

II. **Tratamiento:** la mayoría de los tumores metastásicos al pulmón no se resecan. En casos muy seleccionados está indicada la cirugía.

III. **Tumores metastásicos únicos o múltiples:** pueden ser extirpados del pulmón como parte del protocolo de tratamiento.

IV. **Resecabilidad completa:** la supervivencia a largo plazo > 5 años puede ser de 25% de todos los pacientes con metástasis pulmonares completamente resecadas.

TRASTORNOS TRAQUEALES

Anatomía

I. **Estructura:** la tráquea mide < 11 cm desde el cricoides hasta la carina y 1.8-2.3 cm de diámetro.
   A. **Cartílago:** rodeado por 18-22 anillos cartilaginosos. El **cartílago cricoides** es el único anillo traqueal completo; los demás anillos tienen una porción membranosa posterior.
   B. **Movilidad:** vertical; cuando el cuello está extendido, 50% de la tráquea está en el cuello; cuando éste está flexionado, toda la tráquea está detrás del esternón.

II. **Irrigación sanguínea:** segmentaria y compartida con el esófago; la sangre es suministrada por las arterias tiroidea inferior, subclavia, intercostal superior, mamaria interna y la innominada, y la circulación bronquial.

Neoplasias traqueales

I. **Tipos**

A. **Neoplasias primarias:** infrecuentes.

1. **Carcinomas de células epidermoides:** la variante más frecuente de estos tumores raros. Pueden ser exofíticos, causar ulceración superficial o ser múltiples.

2. **Carcinoma adenoide:** crece con lentitud.

3. **Otros:** incluyen carcinosarcomas, seudosarcomas, carcinomas mucoepidermoides, papilomas epidermoides, condromas y condrosarcomas.

B. **Tumores secundarios:** en general de pulmón, esófago o glándula tiroides.

II. **Diagnóstico:** la broncoscopia proporciona el diagnóstico.

A. **Estudios radiográficos:** incluye radiografía de tórax, tomografía computarizada, tomografía traqueal y fluoroscopia para la evaluación de la laringe.

B. **Pruebas de función pulmonar:** obligatorias si se contempla la cirugía.

III. **Tratamiento:** resección traqueal; se puede extirpar hasta 50%.

A. **Resección:** por lo regular es posible obtener una movilización adecuada flexionando el cuello del paciente, aunque a veces son necesarias técnicas de liberación laríngea o hiliar. Se realiza una **anastomosis de extremo a extremo**.

B. **Incisiones**

1. **Incisión cervical:** se utiliza para la resección de la mitad superior de la tráquea.

2. **Toracotomía posterolateral:** se utiliza para la parte inferior de la tráquea.

3. **Incisión cervical combinada y esternotomía mediana:** puede exponer toda la tráquea.

IV. **Pronóstico:** los tumores malignos tienen una supervivencia a 5 años < 20%; peor para el carcinoma de células epidermoides que para el carcinoma adenoide.

LESIONES MEDIASTÍNICAS

Lesiones del compartimiento anterior

I. **Timomas:** en adultos, son tumores comunes del mediastino anterosuperior.

A. **Incidencia:** los timomas son más frecuentes en la quinta y sexta décadas de la vida; hombres y mujeres se ven afectados por igual.

B. **Diagnóstico:** en su mayoría, los pacientes son asintomáticos y el tumor se descubre de forma incidental en una radiografía de tórax de rutina.

1. **Signos y síntomas:** cuando están presentes, se relacionan con la invasión de timomas malignos y consisten en dolor torácico, disnea o síndrome de la vena cava superior.

2. **Radiografía de tórax:** la vista lateral es útil porque los tumores pequeños tal vez queden ocultos por los grandes vasos en las radiografías de tórax posteroanteriores.

C. **Tratamiento quirúrgico:** puede extirparse mediante esternotomía media o CTAV.

II. Teratomas

    A. Incidencia: ocurren con mayor frecuencia en adolescentes; 80% son benignos.

    B. Etiología: se originan en la bolsa de la hendidura branquial en asociación con el timo. Están presentes elementos ectodérmicos, endodérmicos y mesodérmicos.

    C. Diagnóstico: en la placa radiográfica pueden aparecer como lesiones quísticas de paredes lisas o como lesiones sólidas lobuladas. A menudo hay calcificación.

    D. Tratamiento: escisión quirúrgica.

III. Linfomas: los síntomas incluyen tos, dolor de pecho, fiebre y pérdida de peso.

    A. Diagnóstico: radiografía de tórax y biopsia de ganglios linfáticos.

    B. Tratamiento: no quirúrgico; el pilar es la quimioterapia combinada a base de antraciclinas.

IV. Tumores de células germinales: infrecuentes; ocurren con una incidencia < 1% de todos los tumores mediastínicos. Hacen metástasis en los ganglios linfáticos pleurales, el hígado, el hueso y el retroperitoneo.

    A. Tipos histológicos: seminoma, carcinoma de células embrionarias, teratocarcinoma, coriocarcinoma y tumor del seno endodérmico.

    B. Signos y síntomas: dolor en el pecho, tos y ronquera causados por la invasión de los nervios vagos.

    C. Diagnóstico: combinación de radiografías y marcadores tumorales séricos (**β-gonadotropina coriónica humana** y **α-fetoproteína**).

    D. Tratamiento

        1. Seminomas: resección quirúrgica completa seguida de radioterapia.

        2. No seminomas: quimioterapia combinada.

    E. Terapia adyuvante: los seminomas son muy radiosensibles, y los otros tipos celulares pueden beneficiarse de agentes quimioterapéuticos.

Lesiones del compartimento visceral

    I. Quistes pericárdicos: suelen ser asintomáticos y son visibles en una radiografía de tórax. La cirugía se realiza como procedimiento diagnóstico.

    II. Quistes broncógenos: suelen surgir en la parte posterior de la carina y pueden provocar una compresión pulmonar que ponga en peligro la vida. El tratamiento es la escisión quirúrgica.

    III. Aneurismas de la aorta ascendente: se incluyen como masas mediastínicas medias debido a la localización de los grandes vasos en este compartimiento.

Recordatorios

- El 50% de los pacientes con timomas tienen miastenia grave asociada.
- Las lesiones del compartimiento visceral suelen ser quísticas, con mayor frecuencia quistes pericárdicos.

Trastornos cardiacos

Laura DiChiacchio • *A. Claire Watkins* • *James S. Gammie*

Puntos clave del capítulo

◆ El cateterismo cardiaco es la base para definir la anatomía coronaria y puede permitir las intervenciones endoluminales terapéuticas.

◆ Los pacientes con enfermedad coronaria del tronco izquierdo tienen una supervivencia reducida, lo que la convierte en una indicación primaria para la revascularización de las arterias coronarias.

◆ La arteria mamaria interna tiene una permeabilidad superior a la de otros injertos (> 90% a los 10 años).

◆ Las válvulas mecánicas duran toda la vida, pero requieren anticoagulación a largo plazo para prevenir los episodios tromboembólicos. Las prótesis biológicas no requieren anticoagulación, pero su vida útil es más corta.

◆ El taponamiento pericárdico agudo puede ocurrir con tan solo 100 mL de líquido y se alivia con la pericardiocentesis.

Asociaciones de cirugía crítica

Si escucha/ve	Piense en
Pulso débil y lento (*parvus et tardus*)	Estenosis aórtica
Pulso de golpe de ariete	Insuficiencia aórtica
Paciente delgado, chasquido de apertura, estruendo diastólico	Estenosis mitral
Endocarditis bacteriana	Abuso de drogas por vía intravenosa (ADIV)
Fiebre reumática	Enfermedad valvular

ANATOMÍA Y PRINCIPIOS GENERALES
Cardiopatía adquirida

I. **Epidemiología**
   A. **Cardiopatías:** principal causa de muerte (23%) en Estados Unidos.
   B. **Infarto del miocardio (IM):** cada año se producen tres millones tan solo en Estados Unidos; la tasa de mortalidad es de 10-15%.

II. **Signos y síntomas**
   A. **Disnea:** causada por la congestión pulmonar, aumento de la presión de la aurícula izquierda.
   B. **Edema periférico:** resultado de la insuficiencia cardiaca congestiva (ICC) derecha.
   C. **Dolor torácico:** provocado por angina de pecho, IM, pericarditis, disección aórtica, embolia pulmonar (EP) o estenosis aórtica.
   D. **Palpitaciones:** arritmia cardiaca; a menudo indica isquemia.
   E. **Hemoptisis:** asociada con estenosis mitral, hipertensión pulmonar e infarto pulmonar.
   F. **Síncope:** resultado de estenosis mitral, estenosis aórtica, bloqueo cardiaco o arritmia.
   G. **Fatiga:** resultado de la disminución del gasto cardiaco.

III. **Exploración física**
   A. **Presión arterial:** medida en ambos brazos y piernas.
   B. **Pulsos periféricos**
   C. **Pulso débil y lento (*parvus et tardus*):** suele observarse en la estenosis aórtica.
   D. **Insuficiencia aórtica:** causa una presión de pulso amplia con "pulso de golpe de ariete" (pulsos periféricos cortos e intensos).
   E. **Distensión de las venas del cuello:** puede ser causada por taponamiento cardiaco, regurgitación tricuspídea o insuficiencia cardiaca derecha.
   F. **Corazón**
      1. **Inspección precordial y palpación:**
         a. **Punto normal en el punto de máximo impulso (PMI):** se siente en la línea medioclavicular, quinto espacio intercostal.
         b. **Hipertrofia ventricular izquierda:** el PMI está aumentado y desplazado en sentido lateral.
         c. **Hipertrofia ventricular derecha:** puede mostrar un abombamiento paraesternal.
      2. **Auscultación:** calidad de los tonos cardiacos, tipo de ritmo, soplos, estertores y galopes.

IV. **Manejo preoperatorio**
   A. Obtener una **radiografía de tórax y un electrocardiograma (ECG)** para referencia.
   B. **Ecocardiografía:** define la función ventricular y la fracción de eyección (FE) y evalúa la presencia de valvulopatías.
      1. La FE refleja la función del ventrículo izquierdo; > 50% es normal.
      2. FE(%) = volumen eyectado (VE)/volumen diastólico final (VDF) × 100.

C. Cateterismo cardiaco: procedimiento estándar para la anatomía coronaria.

1. El cateterismo cardiaco derecho se utiliza para determinar la presión arterial pulmonar (PAP), el gasto cardiaco, la presión capilar pulmonar en cuña (PCPC) y la presencia de endoprótesis vasculares de izquierda a derecha.

2. El cateterismo cardiaco izquierdo incluye la angiografía de la arteria coronaria y la ventriculografía.

D. Estudios de la función pulmonar: pacientes con enfermedad pulmonar.

V. Paro cardiaco

A. Causas: incluyen anoxia/hipoxemia, isquemia/trombosis coronaria/IM, y alteraciones electrolíticas.

B. Reanimación cardiopulmonar inmediata (RCP): recordar el "ABC":

1. **Vía aérea (*airway*):** intubación endotraqueal; vía aérea quirúrgica.

2. **Respiración (*breathing*):** apoyo ventilatorio y de oxígeno.

3. **Circulación:**

   a. **Masaje cardiaco:** compresiones cardiacas cerradas.

   b. **Desfibrilación eléctrica:** si el paro cardiaco es por fibrilación ventricular.

   c. **Terapia farmacológica:**

   1) **Epinefrina:** inotropo, cronotropo, vasopresor.

   2) **Calcio:** optimiza los efectos inotrópicos.

   3) **Bicarbonato de sodio:** para tratar la acidosis asociada.

   4) **Vasopresores** según sea necesario.

   5) **Atropina:** para revertir la bradicardia.

   d. **Volumen sanguíneo.**

VI. Circulación extracorpórea (derivación cardiopulmonar) (fig. 5-1)

A. Técnica: la sangre venosa pasa por un oxigenador y un intercambiador de calor, y se bombea de nuevo por vía arterial.

B. Protección miocárdica: la hipotermia y la cardioplejia son protectoras.

1. **Alta concentración de potasio:** en la cardioplejia permite la detención del corazón, minimiza el consumo de energía del miocardio.

2. **Respuesta inflamatoria generalizada en todo el cuerpo.**

3. **Liberación de sustancias vasoactivas:** epinefrina, norepinefrina, histamina y bradicinina.

4. **Retención de sodio y agua libre:** causa edema difuso.

VII. Válvulas protésicas (fig. 5-2):

A. Válvulas de tejido: los tejidos porcinos o bovinos no requieren anticoagulación a largo plazo, pero su durabilidad es limitada. Se puede esperar que las válvulas de tejido aórtico duren 15 años y las mitrales, 10 años.

B. Válvulas mecánicas: requieren tratamiento anticoagulante permanente para prevenir la trombosis/embolismo, pero suelen durar toda la vida.

C. Riesgos: riesgo de ictus de 1-2% al año; mayor riesgo para la válvula mitral. Las válvulas tisulares y mecánicas tienen un riesgo similar de endocarditis.

D. Selección de válvulas: equilibrio entre el riesgo de anticoagulación a largo plazo y el riesgo de reintervención.

E. Reparación de la válvula cardiaca: es posible para la mayoría de los pacientes sometidos a cirugía de la válvula mitral, y preferible para muchos pacientes (tabla 5-1).

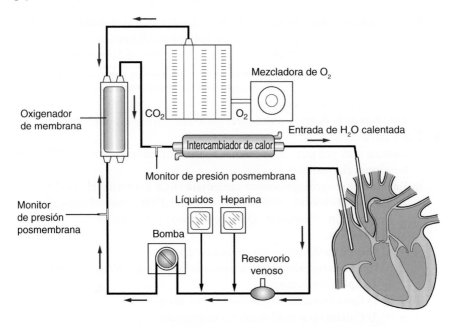

Figura 5-1. Configuración de la oxigenación por membrana extracorpórea (OMEC).

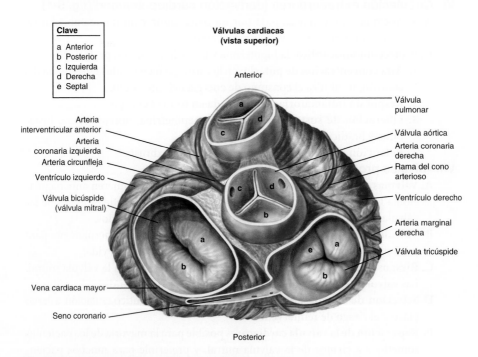

Figura 5-2. Válvulas cardiacas. (De Anatomical Chart Co.).

Tabla 5-1. Reparación de la válvula mitral frente a sustitución de la válvula mitral

Factor	Reparación	Sustitución
Mortalidad quirúrgica	1%	6%
Anticoagulación	No es necesario	Obligatorio durante 3 meses para las prótesis biológicas, vitalicia para las prótesis mecánicas
Reoperación	< 10% a los 20 años	10-15 años para las prótesis biológicas
Riesgo de ictus	0.04%/año	1-2%/año

Recordatorios

- **Pulsus parvus et tardus:** pulso lento y débil.
- El riesgo de ictus es mayor en las válvulas mitrales protésicas que en las válvulas aórticas.
- En la mayoría de los pacientes, la reparación de la válvula es superior a la sustitución.

Cardiopatías congénitas

I. **Incidencia:** aproximadamente 1% de los nacidos vivos.

II. **Etiología:** a menudo desconocida.
   A. **Rubéola:** se sabe que causa el conducto arterioso persistente (CAP).
   B. **Síndrome de Down:** asociado con defectos del cojín endocárdico.

III. **Tipos (en orden decreciente):** comunicación interventricular (CIV), transposición de los grandes vasos, tetralogía de Fallot, síndrome del hemicardio izquierdo hipoplásico, comunicación interauricular (CIA), CAP, coartación de la aorta y defectos del cojín endocárdico.

IV. **Presentaciones frecuentes:** fácil fatigabilidad, poco aumento de peso, infecciones pulmonares frecuentes y signos de cianosis.

V. **Exploración física:** anomalías en el crecimiento y desarrollo.
   A. **Cianosis y dedos hipocráticos.**
   B. **Examen del corazón.**
   C. **Soplos sistólicos:** se encuentran con frecuencia y pueden no ser clínicamente significativos, pero un ritmo de galope es de gran importancia clínica.
   D. **ICC en niños:** a menudo se manifiesta por un agrandamiento hepático.

VI. **Diagnóstico:** se requiere ecocardiograma y, a menudo, cateterismo.

ESTENOSIS DE LA VÁLVULA AÓRTICA

I. **Clasificación:** de la American Heart Association (AHA) según el gradiente medio (mm Hg): leve < 20 mm Hg, moderado 20-40 mm Hg, grave > 40 mm Hg.

II. **Etiología**
   A. **Congénita:** las válvulas aórticas bicúspides se dan en 1-2% de la población. Suelen desarrollar cambios calcificados hacia la cuarta década.
   B. **Adquirida:** degeneración progresiva y calcificación de las valvas.
   C. Los antecedentes de **fiebre reumática** suelen provocar estenosis e insuficiencia.

III. Historia y presentación clínicas

A. Patología: el engrosamiento y la calcificación de las hojas da lugar a una disminución del área valvular.

B. Signos y síntomas: suelen comenzar cuando el área de la válvula es inferior a 1 cm^2.

C. Carga de presión significativa en el ventrículo izquierdo: resulta en hipertrofia ventricular izquierda y eventual disfunción miocárdica.

D. Presentación clínica: la estenosis aórtica sintomática (angina, síncope, arritmia y disnea) requiere la sustitución de la válvula aórtica.

IV. Diagnóstico

A. Exploración física: el soplo sistólico clásico creciente-decreciente se escucha mejor en el segundo espacio intercostal derecho, la presión del pulso se estrecha junto con el pulso lento y débil.

B. Ecocardiografía: estima el grado de estenosis, cualquier insuficiencia asociada y la calidad de la función ventricular izquierda.

C. Cateterismo cardiaco: identifica la presencia de arteriopatía coronaria (AC) concomitante, que está presente en 50% de los pacientes quirúrgicos.

V. Tratamiento médico

A. El tratamiento es quirúrgico cuando es sintomático.

B. El tratamiento médico de la insuficiencia cardiaca concomitante, la CAD y la hipertensión sistémica es importante para la optimización del paciente.

VI. Tratamiento quirúrgico

A. Indicaciones: enfermedad sintomática.

B. Operaciones:

1. **Sustitución de la válvula aórtica:** (escisión de la válvula enferma y sustitución por una válvula protésica) A través de una esternotomía mediana.

2. **Sustitución valvular aórtica transcatéter (SVAT):** pionero para candidatos de alto riesgo quirúrgico.

C. Complicaciones: fuga paravalvular, bloqueo cardiaco, ictus.

VII. Pronóstico: Incidencia de ictus y degeneración estructural de la válvula baja 10+ años después de la sustitución.

 Recordatorios

- La indicación más común para la cirugía es la enfermedad de la válvula aórtica adquirida.
- Presión de pulso = presión arterial sistólica - presión arterial diastólica.
- Los síntomas de la estenosis de la válvula aórtica son el síncope, la angina de pecho y la disnea.

INSUFICIENCIA AÓRTICA

I. Clasificación: se hace con base en el movimiento de la cúspide (normal, prolapso o movimiento restringido) y la gravedad del reflujo.

II. Etiología

A. Degeneración mixomatosa.

B. Disección aórtica o aneurisma de la raíz.

C. Endocarditis bacteriana.

D. Fiebre reumática.

III. Historia y presentación clínicas

A. Patología: la fibrosis y el acortamiento de las valvas (fiebre reumática), la dilatación del anillo aórtico (síndrome de Marfan o aneurisma) o la degeneración de las valvas imponen una carga de volumen al ventrículo izquierdo.

B. Presentación clínica: palpitaciones, arritmias ventriculares y disnea de esfuerzo; posteriormente se observa una ICC grave.

IV. Diagnóstico

A. Exploración física:

1. **Soplo:** el soplo diastólico característico se escucha a lo largo del borde esternal izquierdo y se irradia hacia la axila.
2. **Presión del pulso:** a menudo aumentada; pulsos de golpe de ariete.
3. **Ecocardiografía:** se utiliza para cuantificar el grado de insuficiencia y para evaluar el rendimiento de la eyección del ventrículo izquierdo.
4. **Cateterismo cardiaco:** se utiliza para determinar la CAD.

V. Tratamiento médico: de la condición subyacente.

VI. Tratamiento quirúrgico

A. Indicaciones: disfunción sistólica del ventrículo izquierdo (FE < 50%), dilatación grave del ventrículo izquierdo y aparición aguda.

B. Operaciones: sustitución o reparación de la válvula aórtica.

ESTENOSIS MITRAL

I. Clasificación: área de la sección transversal de la válvula mitral.

A. Normal = 4-6 cm^2

B. Estenosis leve = 2-2.5 cm^2

C. Estenosis grave = < 1.5 cm^2

II. Etiología: fiebre reumática, aunque muchos pacientes no informan de este antecedente.

III. Historia y presentación clínicas

A. Patología: el intervalo desde la fiebre reumática y la presentación es > 10 años.

B. Cambios patológicos subyacentes: fusión de las comisuras y engrosamiento de las valvas con o sin acortamiento de las cuerdas tendinosas.

C. Cambios fisiopatológicos: aumento de la presión auricular izquierda, hipertensión pulmonar, disminución del gasto cardiaco y aumento de la resistencia vascular pulmonar.

D. Presentación clínica:

1. La disnea es el síntoma más importante.
2. **Otras manifestaciones:** disnea paroxística nocturna y ortopnea, tos crónica, edema pulmonar y fibrilación auricular.
3. **Hipertensión pulmonar de larga duración:** puede provocar insuficiencia ventricular derecha y regurgitación tricuspídea secundaria.

IV. Diagnóstico

A. Exploración física: caquexia; la auscultación revela la tríada clásica de un estruendo diastólico apical, un chasquido de apertura y un primer ruido cardiaco fuerte.

B. Radiografía de tórax: vasculatura pulmonar superior prominente.

    C. ECG: puede ser normal o mostrar anomalías de la onda P, signos de hipertrofia ventricular derecha y desviación del eje derecho.

    D. Ecocardiografía: grave si el gradiente medio de la válvula mitral es > 8-9 mm Hg.

    E. Cateterismo cardiaco: se utiliza para calcular el área transversal de la válvula mitral, el gradiente de presión telediastólica de la válvula mitral, la PAP y cualquier valvulopatía o CAD asociada.

V. Tratamiento médico: betabloqueadores o bloqueadores de los canales de calcio, anticoagulación según sea necesario para las arritmias y diuresis según sea necesario para el edema pulmonar.

VI. Tratamiento quirúrgico

    A. Indicaciones: recomendado para todos los pacientes con estenosis sintomática.

    B. Operaciones.

        1. Comisurotomía:

            a. La apertura de las comisuras fusionadas puede realizarse bajo visión directa durante la reparación quirúrgica de la válvula mitral o de forma percutánea mediante valvuloplastia mitral con balón.

            b. La valvotomía percutánea con balón de la válvula mitral es aceptable cuando el grado de fibrosis/calcificación es modesto y la regurgitación mitral (RM) es leve.

        2. Sustitución de la válvula mitral: necesaria en caso de enfermedad grave de las cuerdas tendinosas y los músculos papilares.

    C. Complicaciones.

        1. Trombosis valvular, endocarditis, fugas paravalvulares.

        2. Degeneración valvular.

VII. Pronóstico: más de 80% de durabilidad a 10 años.

REFERENCIA A NMS. CIRUGÍA. CASOS CLÍNICOS

Véase *NMS. Cirugía. Casos clínicos,* 3.ª edición, Caso 4.11: Enfermedad de la válvula mitral que requiere cirugía.

INSUFICIENCIA MITRAL

I. Clasificación

    A. RM aguda: IM, endocarditis, rotura de cuerdas.

    B. RM crónica: sobrecarga de volumen y dilatación del ventrículo izquierdo.

II. Etiología

    A. Enfermedad degenerativa (primaria) de la válvula mitral

        1. Enfermedad degenerativa de la válvula mitral: se caracteriza por el engrosamiento de las valvas y la elongación de las cuerdas o la rotura de éstas.

        2. Prolapso de la válvula mitral: se define como la excursión de las valvas por encima del plano del anillo. Está presente en 1-2% de la población.

        3. Insuficiencia secundaria a la fiebre reumática: la patogenia es similar a la de la estenosis mitral.

    B. Regurgitación mitral secundaria (funcional): dilatación ventricular, altera la geometría valvular; ocurre con la miocardiopatía isquémica o idiopática.

Las valvas mitrales son normales, pero están unidas hacia el ápice; la aposición de las valvas es insuficiente (coaptación).

1. **Cambios fisiopatológicos:** aumento de la presión de la aurícula izquierda durante la sístole, cambios vasculares pulmonares de aparición tardía y aumento del SV del ventrículo izquierdo.
2. **Otros cambios:** endocarditis infecciosa y fiebre reumática.

III. Historia y presentación clínicas

A. **Antecedentes:** puede ser desde asintomática, hasta disnea, fatiga e intolerancia al ejercicio.

B. **Presentación clínica:**
   1. **Signos y síntomas:** disnea de esfuerzo, fatiga y palpitaciones.
   2. **Fibrilación auricular.**

IV. Diagnóstico

A. **Exploración física:** soplo holosistólico en el ápice que se irradia a la axila, con un impulso apical acentuado.

B. **Ecocardiografía:** cuantifica el grado de regurgitación mitral y puede demostrar anomalías anatómicas subyacentes de la válvula.

C. **Cateterismo cardiaco:** determina la presencia de AC.

V. Tratamiento médico

A. No existe un tratamiento médico eficaz para la RM.

B. Tratar las arritmias y la sobrecarga de volumen, si están presentes.

VI. Tratamiento quirúrgico

A. Sólo la **regurgitación grave** debe ser considerada para cirugía.

B. **Indicaciones:** regurgitación grave con:
   1. **Signos y síntomas:** clase II de la New York Heart Association (NYHA) o superior (tabla 5-2).
   2. **Evidencia de disfunción ventricular izquierda:** FEV_I inferior a 60%, dilatación ventricular, fibrilación auricular o hipertensión pulmonar.

C. **Operaciones.**
   1. **Reparación de la válvula mitral:** resección cuadrangular de la valva posterior o inserción de cordones artificiales de politetrafluoroetileno expandido (ePTFE) y anillo de anuloplastia (anillo cubierto de tela que estabiliza el tamaño del anillo de la válvula mitral).
   2. **Sustitución de la válvula mitral.**

VII. Pronóstico: la mortalidad es de 50% a los 5 años para la enfermedad grave, si no se trata.

Tabla 5-2. Clasificación funcional de la insuficiencia cardiaca de la New York Heart Association

Clase	Signos y síntomas*
Clase I	No hay síntomas
Clase II	Síntomas leves durante la actividad ordinaria
Clase III	Síntomas significativos durante cualquier actividad
Clase IV	Síntomas incluso en reposo

*Los síntomas suelen ser angina y disnea.

> ## Recordatorios
>
> • No existe un tratamiento médico eficaz para la regurgitación mitral.
> • El sistema de la NYHA es útil para clasificar los signos y síntomas de la insuficiencia cardiaca.

ESTENOSIS E INSUFICIENCIA TRICUSPÍDEAS

I. Clasificación

    A. Directrices de la AHA: área de la válvula tricúspide (AVT) < 1 cm² para la estenosis tricuspídea (ET) grave.

    B. Directrices de la AHA: anchura de la vena contracta > 0.7 cm para la regurgitación tricuspídea (RT) grave.

II. Etiología

    A. Estenosis tricuspídea orgánica: siempre es causada por la fiebre reumática, asociada con mayor frecuencia a la enfermedad de la válvula mitral.

    B. Insuficiencia tricuspídea funcional: resultado de la dilatación del ventrículo derecho secundaria a hipertensión pulmonar y a insuficiencia del ventrículo derecho, con mayor frecuencia por enfermedad de la válvula mitral.

    C. Insuficiencia tricuspídea: en ocasiones se observa en el síndrome carcinoide, en el lupus o es secundaria a un traumatismo cerrado o a endocarditis bacteriana.

III. Historia y presentación clínicas

    A. Patología

        1. Estenosis secundaria a la fiebre reumática.

        2. Elevación de la presión auricular derecha: conduce a edema periférico, distensión venosa yugular, hepatomegalia y ascitis.

    B. Presentación clínica

        1. Insuficiencia tricuspídea aislada: suele tolerarse bien.

        2. Insuficiencia cardiaca derecha: cuando esto ocurre, se desarrollan síntomas (p. ej., edema, hepatomegalia y ascitis).

IV. Diagnóstico

    A. Exploración física: suele observarse un pulso venoso yugular prominente.

        1. Insuficiencia tricuspídea: produce un soplo sistólico en el extremo inferior del esternón; el hígado puede ser pulsátil.

        2. Estenosis tricuspídea: produce un soplo diastólico en la misma región.

    B. Radiografía de tórax: agrandamiento del lado derecho del corazón.

    C. Ecocardiografía: estima el grado patológico de la válvula tricúspide y debe incluir una evaluación de cualquier lesión asociada de la válvula aórtica o mitral y la función del hemicardio derecho.

    D. Cateterismo cardiaco: el más preciso para el diagnóstico de la enfermedad tricuspídea.

V. Tratamiento médico: en la insuficiencia leve o moderada asociada con valvulopatía mitral, las opiniones varían en cuanto a la necesidad de cirugía.

VI. Tratamiento quirúrgico

    A. Indicaciones.

        1. Insuficiencia extensa asociada con una valvulopatía mitral: la reparación de la válvula o (en raras ocasiones) la sustitución de la válvula es apropiada.

        2. Estenosis significativa: comisurotomía o sustitución valvular.

B. **Operaciones.**
  1. **Reparación valvular:** anuloplastia, anillo, comisurotomía.
  2. Sustitución de válvulas.
C. **Complicaciones.**
  1. Bloqueo cardiaco, dependencia del marcapasos.
  2. Trombosis, endocarditis infecciosa.

VII. Pronóstico
  A. Mortalidad perioperatoria típicamente alta para la enfermedad tricuspídea aislada con un beneficio a largo plazo discutible.
  B. Mejor pronóstico en la reparación mitral y tricuspídea concomitante.

VALVULOPATÍA PULMONAR

  I. **Clasificación:** clasificación de la estenosis pulmonar:
    A. **Velocidad máxima** < 3 m/s (leve), 3-4 m/s (moderada), > 4 m/s (grave).
    B. **Gradiente máximo** < 36 mm Hg (leve), 36-64 mm Hg (moderado), > 64 mm Hg (grave).

  II. **Etiología**
    A. En su mayoría, los trastornos de la válvula pulmonar son congénitos.
    B. El síndrome carcinoide puede producir estenosis pulmonar.

  III. **Historia y presentación clínicas**
    A. Por lo general se presenta con dificultad respiratoria, disnea de esfuerzo.
    B. Puede presentarse con cianosis, retraso en el desarrollo en lactantes.

  IV. **Diagnóstico**
    A. **Auscultación:** soplo cardiaco.
    B. **Ecocardiografía:** regurgitación o estenosis.
    C. **Cateterismo cardiaco.**

  V. **Tratamiento médico:** se dirige a la hipertensión pulmonar (vasodilatadores pulmonares, diuréticos), sobre todo con regurgitación pulmonar.

  VI. **Tratamiento quirúrgico**
    A. **Indicaciones.**
      1. Poco frecuente en ausencia de malformación congénita.
      2. Enfermedad grave con disfunción tricuspídea o insuficiencia cardiaca derecha.
    B. **Operaciones.**
      1. Valvuloplastia con globo.
      2. Sustitución de la válvula abierta.
    C. **Complicaciones.**
      1. Fuga paravalvular.
      2. Rotura de la arteria pulmonar (durante la valvuloplastia con globo).
      3. Trombosis valvular.

  VII. **Pronóstico**
    A. La durabilidad depende de la indicación y del tipo de reparación/sustitución.
    B. Con la sustitución en adultos, la durabilidad de la válvula a los 10 años es de 90%.

ARTERIOPATÍA CORONARIA

I. **Clasificación:** reducción del flujo sanguíneo al miocardio (músculo cardiaco).

FUENTE CONFIABLE

Herramienta de prevención de la American Heart Association 2018. Calculadora de riesgo CV. Disponible en: http://static.heart.org/riskcalc/app/index.html#!/baseline-risk

---

II. **Etiología**
A. **Ateroesclerosis:** mecanismo patogénico predominante.
B. **Factores de riesgo:** hipertensión, tabaquismo, hipercolesterolemia, antecedentes familiares de enfermedades cardiacas, diabetes y obesidad.

III. **Historia y presentación clínicas**
A. **Presentación clínica:**
1. **Angina de pecho:** dolor torácico subesternal de 5-10 min de duración. Precipitado por el estrés o el esfuerzo, se alivia con el reposo.
  a. **Angina estable:** sin cambios durante un periodo prolongado.
  b. **Angina inestable:** muestra un cambio respecto a un patrón anterior.
  c. **Otros:** angina en reposo y angina posinfarto.
2. **MI:** cambios isquémicos en el ECG y elevación de la troponina.
3. **Otros:** ICC o muerte súbita.
4. **Miocardio hibernante:** músculo disfuncional que mejora con la revascularización.
5. **Miocardio pasmado:** disfunción temporal tras la revascularización.

IV. **Diagnóstico:**
A. **Historia:** el diagnóstico se hace más a menudo por la historia del paciente.
B. **Cateterismo cardiaco:** se puede diagnosticar y tratar la localización y el tamaño de las lesiones coronarias. Es posible evaluar la función del ventrículo izquierdo.
C. **ECG:** normal hasta en 75% de los pacientes cuando están en reposo sin dolor. Pueden observarse cambios en el segmento ST y en la onda T, y tal vez habrá clara evidencia de un infarto previo.
D. **Prueba de esfuerzo:** evalúa la isquemia inducible, la disfunción ventricular y los cambios en el ECG asociados.
E. **Gammagrafía con radio talio:** delimita las zonas isquémicas del miocardio.

V. **Tratamiento médico:** se centra en el control de los factores de riesgo.
A. **Fármacos:** ácido acetilsalicílico, betabloqueadores, estatinas, bloqueo de aldosterona y antihipertensivos.
B. **Terapia adicional:** dieta baja en grasas, dejar de fumar y un programa de ejercicio gradual.
C. **Intervenciones:**
1. **Angioplastia con balón:** alivia la obstrucción, pero la estenosis suele reaparecer.
2. **Colocación de endoprótesis coronaria:** la endoprótesis puede ser de "metal desnudo" o estar recubierta de un fármaco (p. ej., sirolimús) que se libera para prevenir la reestenosis.

VI. Tratamiento quirúrgico

A. Indicaciones: enfermedad del tronco izquierdo > 50% de estenosis, enfermedad proximal de la descendente anterior (DAI) o de la circunfleja > 70% de estenosis, enfermedad de tres vasos, angina refractaria al tratamiento médico o intervención coronaria percutánea fallida.

B. Operaciones:

1. **Cirugía de revascularización coronaria (CRC):** construcción de injertos de derivación a segmentos descendentes de las arterias coronarias afectadas para restablecer el flujo sanguíneo normal al miocardio (fig. 5-3).

2. **Injertos comunes:** arteria mamaria interna izquierda a arteria coronaria DAI, injertos de vena safena invertida desde la aorta ascendente al vaso objetivo e injertos de arteria radial o arteria mamaria interna derecha.

C. Complicaciones:

1. Las complicaciones mecánicas del IM son cada vez menos frecuentes.

2. **Aneurismas ventriculares:** el miocardio se remodela tras el infarto y puede adelgazarse o volverse aneurismático.

3. **Ruptura del ventrículo:** poco frecuente; la tasa de mortalidad sin tratamiento es de 100%.

4. **Ruptura del tabique interventricular (RTIV):** tasa de mortalidad de 50% sin operación inmediata.

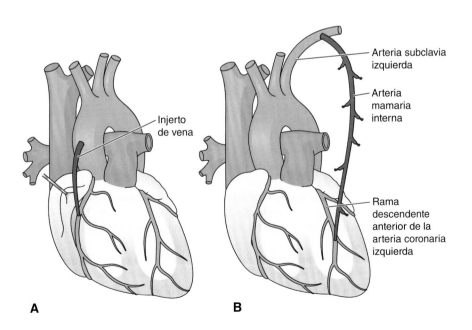

Figura 5-3. Cirugía de derivación arterial coronaria. (Panel **A** de Nath JL. *Using Medical Terminology*, 2a ed. Wolters Kluwer; 2012. Panel **B** de Porrett PM, Drebin JA, Pavan A, Karakousis GC, Roses RE. *The Surgical Review*, 4th ed. Wolters Kluwer; 2015).

5. El balón de contrapulsación intraaórtico puede ayudar con la RTIV relacionada con infarto o la rotura del músculo papilar hasta la cirugía.

6. Disfunción o rotura del músculo papilar: el músculo papilar posterior suele estar afectado.

VII. Pronóstico

A. El CABG tiene un gran éxito en el alivio de la angina de pecho.

B. Tasas de permeabilidad a 10 años de CRC: arteria mamaria interna más de 90%, vena safena ~50%.

C. La mortalidad global es de 2 a 3%; el riesgo aumenta en pacientes con insuficiencia renal, urgencia de la operación, enfermedad pulmonar, enfermedad vascular periférica y antecedentes de ictus o diabetes.

Recordatorios

- La enfermedad arterial coronaria es frecuente y se diagnostica por los antecedentes de angina de pecho.
- La endoprótesis coronaria es el tratamiento de primera línea para muchas lesiones.
- El injerto de derivación de la arteria coronaria tiene mucho éxito, y el conducto más exitoso es la arteria mamaria interna.

REFERENCIA A NMS. CIRUGÍA. CASOS CLÍNICOS

Véase *NMS. Cirugía. Casos clínicos*, 3.ª edición, Caso 4.10: Dolor torácico subesternal en aumento progresivo.

TUMORES CARDIACOS

I. Clasificación:

A. Benigno.

B. Maligno.

C. Metástasis (primario no cardiaco).

II. Etiología

A. Tumores benignos: los mixomas son los tumores cardiacos benignos más frecuentes. Otros incluyen rabdomiosarcomas, elastofibromas papilares, lipomas.

B. Tumores malignos: en general, representan 20-25% de todos los tumores cardiacos primarios. Los sarcomas y los angiosarcomas son los más frecuentes.

C. Tumores metastásicos: ocurren con más frecuencia que los tumores cardiacos primarios.

   1. Estudios de autopsia: muestran afectación cardiaca por enfermedad metastásica en ~10% de las muertes por cáncer.

   2. Tipos: el carcinoma de células renales, el neuroblastoma, el melanoma, el linfoma y la leucemia suelen hacer metástasis en el corazón.

III. Historia y presentación clínicas

A. Los mixomas suelen dar lugar a la embolización.

B. Otras presentaciones son la ICC, el derrame y el taponamiento pericárdicos, y la arritmia.

IV. Diagnóstico
    A. Primario por ecocardiografía.
    B. Las imágenes transversales y el cateterismo cardiaco pueden proporcionar detalles adicionales.

V. Tratamiento médico: el tratamiento es la escisión quirúrgica.

VI. Tratamiento quirúrgico
    A. Indicaciones: todos los tumores cardiacos, malignos o benignos, deben ser resecados.
    B. Operaciones: el abordaje más habitual es la auriculotomía izquierda o la incisión auricular transeptal a través de un abordaje de esternotomía media.
    C. Complicaciones
        1. Recurrencia: por lo general se debe a una resección inadecuada o a germinación durante la escisión.
        2. Disfunción valvular tras la resección.

VII. Pronóstico: los tumores malignos que se originan en el corazón tienen muy mal pronóstico.

TRASTORNOS DEL PERICARDIO

I. Clasificación
    A. Derrame pericárdico.
    B. Pericarditis aguda o crónica.
    C. Pericarditis constrictiva crónica.

II. Etiología
    A. Derrame pericárdico: el pericardio responde a los estímulos nocivos aumentando la producción de líquido; un volumen tan pequeño como 100 mL puede producir taponamiento sintomático si el líquido se acumula con rapidez.
    B. Pericarditis aguda: infección, uremia, hemopericardio traumático, enfermedad maligna y trastornos del tejido conectivo.
    C. Pericarditis crónica: la etiología es a menudo imposible de establecer. A menudo pasa desapercibida hasta que da lugar a la forma constrictiva crónica.

III. Historia y presentación clínica
    A. El derrame pericárdico puede ser asintomático.
    B. El síndrome de Dressler es una pericarditis hasta 2 semanas después de un IM agudo.
    C. La pericarditis se presenta clásicamente con dolor en el pecho.

IV. Diagnóstico
    A. Cambios en el ECG: pericarditis asociada con elevaciones del ST en todas las derivaciones.
    B. El pericardio llega a calcificarse, lo que es evidente en la radiografía de tórax.
    C. Puede ser necesario un cateterismo cardiaco para su confirmación.

V. Tratamiento médico
    A. El tratamiento del síndrome de Dressler es con antiinflamatorios no esteroideos.
    B. Tratamiento de la causa subyacente.

VI. Tratamiento quirúrgico
    A. Los derrames pericárdicos se suelen drenar por vía subxifoidea.
    B. Los derrames crónicos pueden requerir pericardiectomía.
    C. La pericardiectomía se considera para la pericarditis constrictiva.

VII. Pronóstico: tras el tratamiento, no suele haber secuelas negativas.

CONDUCTO ARTERIOSO PERSISTENTE

 I. **Clasificación:** grado pequeño, moderado o grande de derivación izquierda (circulación sistémica) a derecha (circulación pulmonar).
 II. **Etiología**
   A. **Fisiopatología:** la hipoxia y las prostaglandinas E1 (PGE1) y E2 (PGE2) actúan para mantener el conducto abierto en el útero.
   B. La mayoría de los neonatos prematuros que pesan menos de 1.5 kg tendrán CAP.
 III. **Historia y presentación clínicas**
   A. **Quejas frecuentes:** disnea, fatiga y palpitaciones, que indican ICC o hipertensión pulmonar.
   B. **Asociado con otros defectos:** RTIV y coartación de la aorta.
 IV. **Diagnóstico**
   A. Se basa principalmente en los **hallazgos físicos y el ecocardiograma**.
   B. **Exploración física:** el clásico soplo continuo "tipo máquina de vapor" puede estar ausente hasta el primer año de edad.
   C. **Pulsos:** presión de pulso ampliada y pulsos periféricos limitados.
   D. **Cianosis:** derivación de derecha a izquierda por enfermedad vascular pulmonar.
 V. **Tratamiento médico:** los inhibidores de la prostaglandina, como la indometacina o el ibuprofeno, pueden lograr el cierre en los recién nacidos prematuros con CAP simple sintomático.
 VI. **Tratamiento quirúrgico**
   A. **Indicaciones:** reservada para prematuros con disfunción pulmonar grave o ICC dentro del primer año de vida, y niños asintomáticos con un conducto persistente hasta la edad de 2-3 años.
   B. **Operaciones:** ligadura abierta o cierre percutáneo mediante cateterismo.
   C. **Complicaciones:** poco frecuentes, por lo general bien toleradas.
 VII. **Pronóstico:** el pronóstico general depende de las malformaciones concomitantes.

DEFECTOS SEPTALES AURICULARES

 I. **Clasificación**
   A. **Defecto del *ostium secundum*:** la CIA más frecuente, que se encuentra en la porción media del tabique auricular.
   B. El agujero oval permeable *no* se considera una CIA. Los tabiques primero y segundo no se fusionan, lo que ocurre en 30% de los corazones normales.
   C. **Defecto del seno venoso:** situado en lo alto del tabique auricular, a menudo asociado con anomalías del drenaje venoso pulmonar.
   D. **Defectos del *ostium primum*:** componentes de los defectos de tabique auriculoventriculares, situados en el lado auricular de las válvulas mitral y tricúspide.
   E. **Síndrome de Eisenmenger:** es una secuencia de eventos que consiste en lo siguiente:
     1. Derivación congénita de izquierda a derecha (por CIA o CAP).
     2. Hipertensión pulmonar posterior.
     3. Este aumento de la presión revierte la derivación.
     4. Se desarrollan síntomas cianóticos.
 II. **Etiología:** en su mayoría son esporádicas y aisladas.

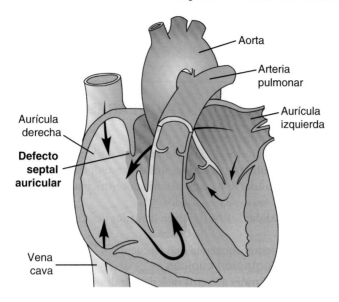

Figura 5-4. Defecto septal auricular. La sangre se desvía de la aurícula izquierda a la derecha. Este orificio suele ser la zona del agujero oval, que en condiciones normales se cierra al nacer. (De Rosdahl CB, Kowalski MT. *Textbook of Basic Nursing*, 10th ed., Philadelphia: Lippincott Williams & Wilkins; 2011, Figura 72-9B).

III. Historia y presentación clínicas
A. Lactancia y primera infancia: disnea leve y fácil fatigabilidad.

B. Niños: reducción de la tolerancia al ejercicio e infecciones respiratorias recurrentes.

C. Adultos: fibrilación auricular e ICC.

D. Otros: los pacientes pueden presentar síntomas neurológicos (ictus o ataque isquémico transitorio) o síndrome de Eisenmenger.

IV. Diagnóstico
A. Exploración física: soplo sistólico en el segundo o tercer espacio intercostal izquierdo y un segundo ruido cardiaco fijo y dividido.

B. Radiografía de tórax: aumento moderado del ventrículo derecho y prominencia de la vasculatura pulmonar.

C. ECG: hipertrofia ventricular derecha.

D. Ecocardiografía: define la CIA y denota la dirección de la derivación.

E. Cateterismo cardiaco: se puede calcular la derivación izquierda-derecha.

V. Tratamiento médico: se basa en el tamaño de la derivación izquierda-derecha; algunas se cierran de forma espontánea.

VI. Tratamiento quirúrgico
A. Indicaciones para el cierre de la CIA: el flujo sanguíneo pulmonar es más de 1.5 veces mayor que el flujo sanguíneo sistémico, eventos neurológicos, insuficiencia cardiaca, arritmia o sobrecarga de volumen del ventrículo derecho.

B. Abordaje: el cierre puede intentarse por vía percutánea.

C. Complicaciones: la cirugía conlleva un riesgo de mortalidad inferior a 1%; el momento ideal es la edad de 4-5 años.

VII. Pronóstico: bueno para la reparación de la CIA aislada.

DEFECTOS SEPTALES VENTRICULARES

I. **Clasificación:** figura 5-5.

A. **Defecto membranoso:** el más común es el ventricular, 70-80%.

B. **Defectos musculares:** pueden ser únicos o múltiples, 10-15%.

C. **Defecto de entrada:** tipo de canal auriculoventricular, defecto de cojín endocárdico, 5% de los defectos aislados.

D. **Defectos de salida:** 5-10% (también llamados defectos supracristales o conoseptales).

II. **Etiología:** es la lesión congénita más frecuente.

III. **Historia y presentación clínicas**

A. Los niños con grandes defectos suelen tener disnea de esfuerzo, fácil fatigabilidad y una mayor incidencia de infecciones pulmonares.

B. **Otros efectos adversos:** mala alimentación, retraso en el desarrollo, infecciones frecuentes de las vías aéreas y aumento de la resistencia vascular pulmonar.

C. El 50% de las CIV se asocian a CAP, coartación aórtica o tetralogía de Fallot.

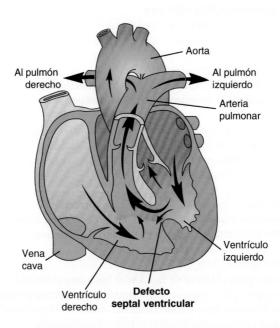

Figura 5-5. Defectos septales ventriculares. Parte de la sangre rica en oxígeno del ventrículo izquierdo fluye a través del defecto y recircula por los pulmones. (De Rosdahl CB, Kowalski MT. *Textbook of Basic Nursing*, 10th ed. Philadelphia: Lippincott Williams & Wilkins; 2011, Figura 72-9A).

IV. Diagnóstico

    A. Exploración física: soplo pansistólico fuerte.

    B. Radiografía de tórax y ECG: pueden mostrar evidencia de hipertrofia biventricular.

    C. Cateterismo cardiaco: determina la gravedad de la derivación izquierda-derecha, la resistencia vascular pulmonar y la localización.

V. Tratamiento médico: el tratamiento es el cierre quirúrgico.

VI. Tratamiento quirúrgico

    A. Indicaciones: CIV sintomáticas; niños asintomáticos que no han tenido un cierre espontáneo a la edad de 2 años, o flujo sanguíneo pulmonar superior a 1.5 veces el flujo sanguíneo sistémico.

    B. Una **contraindicación** para la reparación de una CIA o CIV es la hipertensión pulmonar fija e irreversible.

    C. Operaciones:

        1. Por lo general se realiza mediante un abordaje abierto de esternotomía media.

        2. Si el defecto es < 6 mm, puede considerarse el intento de cierre percutáneo.

VII. Pronóstico: riesgo de mortalidad operatoria (< 5%) relacionado con el grado de enfermedad vascular pulmonar preoperatoria.

TETRALOGÍA DE FALLOT

I. Clasificación

    A. Uno de los trastornos cardiacos congénitos cianóticos más comunes.

    B. Consiste en la obstrucción del tracto de salida del ventrículo derecho, una gran CIV previa, hipertrofia del ventrículo derecho y aorta sobrepasada (fig. 5-6).

    C. Dirección de la derivación: la derivación es de derecha a izquierda, lo que provoca desaturación de la sangre y cianosis.

II. Etiología: el desarrollo es multifactorial: se asocia con la diabetes materna no tratada, a exposición al ácido retinoico, a anomalías cromosómicas y a microdeleciones de 22q11.2.

III. Historia y presentación clínica

    A. Cianosis y disnea de esfuerzo. Los niños pueden aliviar temporalmente los síntomas poniéndose en cuclillas (aumenta la resistencia vascular sistémica y disminuye la derivación de derecha a izquierda).

    B. Cianosis: se observa al nacer en 30% de los casos, y en el primer año en otro 30%. También se presenta policitemia y zumbido.

    C. Tolerancia al ejercicio: limitada.

IV. Diagnóstico

    A. Exploración física: revela dedos hipocráticos y cianosis. A menudo se escucha un soplo sistólico fuerte de estenosis pulmonar.

    B. Cateterismo cardiaco: determina el nivel de obstrucción del flujo de salida pulmonar y el tamaño de las arterias pulmonares.

V. Tratamiento médico

    A. Pueden requerirse prostaglandinas para temporizar hasta la cirugía.

    B. Mantener el CAP abierto para mantener el flujo sanguíneo pulmonar antes de la corrección quirúrgica.

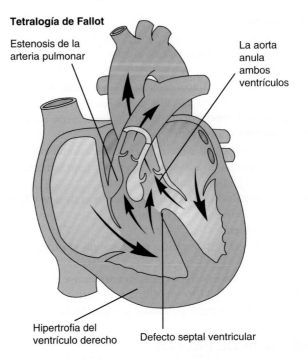

Tetralogía de Fallot

Estenosis de la
arteria pulmonar

La aorta
anula
ambos
ventrículos

Hipertrofia del
ventrículo derecho

Defecto septal ventricular

Figura 5-6. Tetralogía de Fallot. Se caracteriza por la combinación de cuatro defectos: 1) estenosis pulmonar; 2) comunicación interventricular (CIV); 3) anulación de la aorta, y 4) hipertrofia del ventrículo derecho. (De Rosdahl CB, Kowalski MT. *Textbook of Basic Nursing*, 10th ed. Philadelphia: Lippincott Williams & Wilkins; 2011, Figura 72-9E).

VI. Tratamiento quirúrgico: la corrección total se realiza a partir de los 4-6 meses de edad.
  A. Indicaciones: todos los pacientes sintomáticos deben someterse a la reparación.
  B. Operaciones:
    1. Opciones paliativas: antes de la reparación para pacientes sintomáticos de alto riesgo: valvuloplastia pulmonar con globo y derivación sistémica-pulmonar (Blalock-Taussig).
    2. Cirugía: el riesgo depende de la edad del paciente y del grado de cianosis; es imprescindible una hidratación suficiente y evitar las infecciones de las vías aéreas superiores.
VII. Pronóstico
  A. Incluso la corrección quirúrgica definitiva no es curativa, y los adultos que se sometieron a la reparación probablemente desarrollarán síntomas cardiacos.
  B. La tasa de mortalidad en pacientes no tratados es de 50% a los 6 años.

Recordatorios

- La comunicación interauricular es dos veces más frecuente en mujeres.
- La comunicación interventricular es la lesión cardiaca congénita más frecuente.
- Los ataques de tetralogía de Fallot son episodios de cianosis grave causados por la deshidratación o el esfuerzo, que pueden aliviarse al ponerse en cuclillas.

TRANSPOSICIÓN DE LAS GRANDES ARTERIAS

I. Clasificación: la aorta nace del ventrículo derecho y la arteria pulmonar nace del ventrículo izquierdo, lo que da lugar a dos circuitos paralelos independientes.

II. Etiología: multifactorial.

III. Historia y presentación clínicas

    A. Por lo regular, en neonatos a término se observa cianosis aparente a pocas horas de nacer.

    B. La gravedad de los síntomas depende del grado de comunicación entre el hemicardio derecho y el izquierdo (mezcla intracardiaca).

IV. Diagnóstico

    A. Ecocardiograma.

    B. Cateterismo cardiaco: puede proporcionar detalles anatómicos adicionales.

V. Tratamiento médico

    A. Prostaglandina: el tratamiento para mantener la permeabilidad del conducto arterioso es imperativo.

    B. Supervivencia: depende de la comunicación entre los lados derecho e izquierdo del corazón a través de una CIA, una CIV o un CAP.

VI. Tratamiento quirúrgico

    A. Septostomía auricular con balón: se efectúa para facilitar la mezcla de sangre con una derivación inadecuada; debe ir seguida de una corrección quirúrgica definitiva.

    B. Conmutación arterial: división de las grandes arterias con transferencia de las coronarias y anastomosis adecuadas de la aorta, a la izquierda, y de la arteria pulmonar a los ventrículos derechos.

    C. Complicaciones: las complicaciones tardías incluyen atresia de la arteria pulmonar e insuficiencia de la válvula neoaórtica.

VII. Pronóstico

    A. Supervivencia tras el cambio arterial: 96% a los 20 años.

    B. Ausencia de reoperación: 90% a los 10 años.

Parte II. Preguntas de repaso

Instrucciones: *cada uno de los puntos numerados de esta sección va seguido de varias respuestas posibles. Seleccione la MEJOR respuesta en cada caso.*

1. Un hombre de 19 años de edad acude al servicio de urgencias. No tiene una historia médica significativa, pero fuma un paquete de cigarrillos al día. Se queja de disnea y su presión arterial es de 150/70 mm Hg. Los ruidos respiratorios están ausentes en el lado izquierdo. ¿Cuál es el mejor tratamiento inicial para este paciente?

   A. Drenaje por sonda torácica
   B. Sólo oxígeno suplementario
   C. Descompresión con aguja del tórax izquierdo
   D. Tomografía computarizada de tórax
   E. Exploración quirúrgica de urgencia

2. En el mismo paciente, ¿cuál de las siguientes es una indicación de cirugía?

   A. Antecedentes familiares de neumotórax espontáneo recurrente
   B. Fuga de aire persistente después de 2 días de drenaje del sonda torácica
   C. Identificación de una ampolla apical en la tomografía computarizada de tórax
   D. Evidencia de compromiso respiratorio que amenaza la vida en la presentación inicial
   E. Antecedentes de un episodio previo tratado con éxito con tratamiento conservador en el lado contralateral

3. Un paciente es llevado al servicio de urgencias con una herida de arma blanca en la porción derecha del torso, en el cuarto espacio intercostal en la línea axilar media. El paciente está hipotenso, se queja de falta de aire y muestra ausencia de ruidos respiratorios en el lado derecho del tórax. ¿Qué paso debe darse a continuación en el tratamiento de este paciente?

   A. Radiografía de tórax
   B. Inserción de sonda torácica
   C. Toracocentesis con aguja
   D. Exploración local de la herida
   E. Pericardiocentesis

La radiografía de tórax de un hombre de 55 años de edad implicado en un accidente de tráfico a gran velocidad muestra mediastino ensanchado y neumomediastino. El electrocardiograma muestra taquicardia sinusal con frecuentes contracciones ventriculares prematuras.

4. Todas las siguientes maniobras son apropiadas en este momento *excepto*:

   A. Aortograma
   B. Broncoscopia
   C. Monitorización cardiaca continua

D. Toracotomía izquierda

E. Intubación endotraqueal

5. Los cambios fisiológicos esperados debido a un traumatismo torácico contundente incluyen todos *excepto* cuál de los siguientes:

A. P_{CO_2} elevada

B. Mayor distensibilidad

C. Gradiente alveolar-arterial (A-a) elevado

D. Disminución de las contracciones ventriculares

E. Fracciones de derivación elevadas

Un paciente de 70 años de edad que recibe tratamiento antibiótico por una neumonía bacteriana necrosante presenta un gran derrame pleural.

6. Además de continuar con los antibióticos, ¿cuál debería ser el siguiente paso en el tratamiento de este paciente?

A. Cultivo de esputo y sensibilidad

B. Inserción de sonda torácica

C. Toracocentesis

D. Toracotomía y descorticación

E. Resección de costillas y drenaje abierto

7. Una muestra de líquido pleural es turbia y espesa, con pH de 7.2. ¿Cuál debería ser el siguiente paso terapéutico?

A. Cirugía toracoscópica videoasistida con pleurodesis de talco

B. Drenaje por sonda torácica

C. Repetir la toracocentesis

D. Toracotomía y descorticación

E. Drenaje de resección de costilla

8. Una radiografía de tórax rutinaria de un hombre de 55 años de edad con historial de tabaquismo de 50 paquetes muestra una lesión no calcificada de 1.5 cm localizada en la periferia del lóbulo superior del pulmón izquierdo. Esta lesión no aparecía en la radiografía de tórax realizada 5 años antes. ¿Cuál debería ser el siguiente paso en el tratamiento de este paciente?

A. Observación con radiografías de tórax seriadas

B. Toracotomía

C. Broncoscopia

D. Biopsia

E. Citología de esputo

9. Un hombre de 35 años de edad se ve implicado en una colisión de automóviles a gran velocidad. Llega a urgencias con problemas respiratorios. Las radiografías tomadas durante la evaluación inicial revelan un nivel de aire-líquido en la porción izquierda del pecho. El tratamiento incluye todo lo siguiente *excepto*:

A. Establecimiento de una vía respiratoria segura
B. Colocación inmediata de una sonda nasogástrica
C. Toracotomía urgente para reparar la lesión
D. Colocación de un acceso vascular periférico adecuado
E. Laparotomía urgente para reparar la lesión

10. ¿Cuál de las siguientes formas de cardiopatía congénita es más frecuente?

A. Transposición de los grandes vasos
B. Tetralogía de Fallot
C. Defecto septal auricular (DSA)
D. Conducto arterioso persistente (CAP)
E. Comunicación interventricular (CIV)

11. Un hombre de 32 años de edad es remitido por una lesión de 1 cm en el lóbulo superior derecho del pulmón. La lesión parece calcificada. La radiografía de tórax realizada un año antes demuestra que la lesión tiene el mismo tamaño. ¿Cuál de las siguientes opciones de tratamiento debería incluirse?

A. Biopsia guiada por tomografía computarizada
B. Radioterapia
C. Escisión quirúrgica
D. Antibióticos
E. Observación con repetición de la radiografía de tórax

12. Un paciente varón de 57 años de edad con historial de tabaquismo de 60 años es remitido por una masa solitaria de 1.5 cm en el lóbulo superior derecho. La tomografía computarizada no muestra evidencia de afectación de los ganglios linfáticos. ¿Qué debe incluirse en los exámenes o en el tratamiento?

A. Radioterapia
B. Biopsia pulmonar abierta
C. Quimioterapia
D. Lobectomía superior derecha
E. Repetir la radiografía de tórax en 6 meses

13. Una mujer de 22 años de edad es remitida para la evaluación de una masa en el mediastino medio de 2 cm descubierta en una radiografía de tórax de rutina. ¿Cuál es el diagnóstico más probable?

A. Quiste broncógeno
B. Linfoma
C. Tumor neurógeno
D. Timoma
E. Adenocarcinoma

14. Un hombre de 78 años de edad, previamente sano, ingresa a urgencias quejándose de angina, disnea y casi síncope. El ECG es normal, y se escucha un fuerte soplo sistólico en el segundo espacio intermedio derecho con irradiación a las carótidas. ¿Cuál es el diagnóstico más probable en este paciente?

A. Infarto de miocardio (IM)
B. Pericarditis
C. Regurgitación mitral
D. Estenosis aórtica
E. Insuficiencia aórtica

15. ¿Cuál de los siguientes *no* es un factor de riesgo para la enfermedad arterial coronaria (EAC)?

A. Hipertensión
B. Fumar
C. Diabetes
D. Insuficiencia renal
E. Hipercolesterolemia

16. Una paciente de 72 años de edad ingresa con angina inestable. El cateterismo cardiaco revela una EAC grave de tres vasos. ¿Cuál de los siguientes tratamientos sería el óptimo para esta paciente?

A. Cirugía de derivación de la arteria coronaria
B. Observación
C. Tratamiento médico (nitratos, β-bloqueadores)
D. Angioplastia coronaria
E. Activador del plasminógeno tisular

17. Un paciente de 72 años de edad con historia de síncope y disnea se presenta para ser evaluado para una cirugía vascular periférica. La exploración física revela un soplo sistólico creciente-decreciente que se irradia a las arterias carótidas. Dado que es sintomático, su válvula enferma tendría un área inferior a cuál de las siguientes:

A. 1 cm^2
B. 1.5 cm^2
C. 2 cm^2
D. 3 cm^2
E. 4 cm^2

18. Un hombre de 29 años de edad es evaluado por una enfermedad vascular cerebral (EVC). La exploración física revela un soplo sistólico de eyección en el segundo espacio intermedio izquierdo y un segundo sonido cardiaco fijo dividido. ¿Cuál es el diagnóstico más probable?

A. CIV
B. DSA
C. Estenosis mitral
D. Insuficiencia aórtica
E. Aneurisma ventricular

19. Un hombre de 40 años de edad sufre una colisión importante con expulsión del asiento del conductor. A su llegada, su presión arterial es de 70/40 mm Hg, con pulso de 125 latidos por minuto. Tiene insertada una sonda torácica que libera 1 500 mL de sangre y no hay cambios en los signos vitales. El enfoque más apropiado para este paciente es:

    A. Esternotomía mediana
    B. Tomografía computarizada con contraste intravenoso
    C. Toracotomía posterolateral izquierda
    D. Toracotomía posterolateral derecha
    E. Toracotomía anterolateral

20. Una trabajadora de correos de 46 años de edad se presenta con quejas de entumecimiento y dolor ocasional en el brazo izquierdo. La exploración revela un pulso normal y ningún edema en el brazo izquierdo, pero los síntomas parecen empeorar cuando la paciente estira el brazo por encima de la cabeza. La mejor prueba inicial es:

    A. Radiografía de tórax
    B. Potasio sérico
    C. Angiografía
    D. Tomografía computarizada del hombro izquierdo
    E. Pruebas de función pulmonar (PFP)

21. Una mujer de 70 años de edad con historial de 50 años de fumar cigarrillos se presenta con tos crónica. La exploración física revela ruidos respiratorios bilaterales gruesos, y la radiografía de tórax sugiere volúmenes pulmonares bajos con una lesión espiculada de 2 cm en la periferia del lóbulo inferior izquierdo. La biopsia sugiere un adenocarcinoma y el estudio de metástasis es negativo. El tratamiento más adecuado es:

    A. Quimioterapia
    B. Radioterapia
    C. Lobectomía inferior izquierda
    D. Neumonectomía izquierda
    E. Escisión en cuña

22. Una mujer de 54 años de edad se presenta con 6 meses de dificultad respiratoria leve, edema de las extremidades inferiores y palpitaciones ocasionales. El ECG revela un ritmo sinusal normal. El ecocardiograma muestra regurgitación mitral de moderada a grave, fracción de eyección (FE) de 50% y aurícula izquierda moderadamente dilatada. El cateterismo cardiaco revela arterias coronarias normales. ¿Cuál es la mejor opción terapéutica para este paciente?

    A. Diuresis y repetición del ecocardiograma en 6 meses
    B. Sustitución de la válvula mitral
    C. Anticoagulación y monitorización Holter
    D. Reparación de la válvula mitral
    E. Reparación de la válvula aórtica

23. Un hombre de 65 años de edad sufre un IM con elevación del ST y es tratado con endoprótesis liberadora de fármacos en la porción media de la arteria descendente anterior izquierda (DAI), ácido acetilsalicílico, clopidogrel, simvastatina y metoprolol. Permanece hemodinámicamente estable y recupera inicialmente la función cardiaca con una FE de 45% en el tercer día de hospitalización. Sin embargo, el día 5 de hospitalización se encuentra sin aliento y edematoso, con hipotensión leve y un nuevo soplo holosistólico fuerte. ¿Cuál de las siguientes opciones no será útil para continuar su tratamiento?

A. Balón de contrapulsación intraaórtico

B. Ecocardiograma

C. Reparación quirúrgica

D. Reanimación por volumen

E. Traslado a una unidad de cuidados intensivos

Respuestas y explicaciones

1. La respuesta es A. El paciente tiene signos y síntomas de neumotórax espontáneo. Tras una radiografía de confirmación, el tratamiento con sonda torácica es la mejor terapéutica inicial. La descompresión con aguja está indicada en casos de neumotórax a tensión. En principio, no está indicada la obtención de imágenes adicionales, por ejemplo por tomografía computarizada, pero podría necesitarse si no hay resolución. El oxígeno suplementario puede ayudar a la reabsorción del neumotórax, pero no es suficiente para permitir una resolución completa.

2. La respuesta es E. Las indicaciones para el tratamiento quirúrgico definitivo del neumotórax espontáneo incluyen recurrencia (ipsilateral o contralateral), fuga de aire persistente durante más de 3-5 días, expansión incompleta del pulmón y hemoneumotórax.

3. La respuesta es C. El paciente presenta signos y síntomas compatibles con un neumotórax a tensión. Esta situación de riesgo vital debe ser tratada inmediatamente mediante una toracocentesis con aguja. La inserción de un sonda torácica debe seguir a esta maniobra. La radiografía de tórax no es necesaria para confirmar el diagnóstico y sólo retrasará el tratamiento. La exploración local de la herida no tiene ningún papel en el tratamiento de las heridas torácicas por arma blanca. La pericardiocentesis es la opción cuando la evidencia indica un taponamiento pericárdico.

4-5. Las respuestas son: 4, D (capítulo 5, Traumatismo torácico, Lesiones potencialmente mortales, II D) **y 5, B** (capítulo 5, Traumatismo torácico, Lesiones inmediatas mortales, VI). Las causas de los hallazgos de la radiografía de tórax y el ECG son múltiples e incluyen rotura aórtica, taponamiento cardiaco, disrupción traqueobronquial, hipoxia y contusión cardiaca. Un diagnóstico más preciso sería obligatorio antes de emprender una toracotomía, ya que la estrategia operativa dependería de la lesión presente. El traumatismo torácico contundente con o sin tórax inestable provoca daños y dolor en los músculos de la pared torácica, con el consiguiente entablillamiento y pérdida de elasticidad de la pared torácica. La hemorragia intraalveolar y el edema intersticial reducen la elasticidad del parénquima pulmonar; en consecuencia, tanto la distensibilidad pulmonar como la de la pared torácica disminuyen. La Pco_2, el gradiente A-a y las fracciones de derivación probablemente se elevarán, y las contracciones ventriculares tal vez disminuirán.

6-7. Las respuestas son: 6, C y 7, B. El paciente que desarrolla derrame pleural en el contexto de una neumonía subyacente requiere toracocentesis para el diagnóstico. El carácter del líquido descrito es consistente con el presente en un empiema. El tratamiento inicial de un empiema debe incluir el drenaje con sonda torácica cerrada. La toracotomía y la descorticación o la resección de costilla pueden ser necesarias cuando el empiema no se drena de manera adecuada con la sonda torácica o no es susceptible de drenaje cerrado. La pleurodesis mediante cirugía toracoscópica asistida por vídeo no es el tratamiento habitual para un empiema.

8. **La respuesta es D.** El paciente tiene un nódulo pulmonar solitario. Es mayor de 40 años de edad y las características no favorecen una lesión benigna, como la calcificación concéntrica. Además, la lesión no estaba presente en la radiografía de tórax 5 años antes. El diagnóstico es obligatorio para determinar si la lesión es maligna. Esto puede hacerse mediante una biopsia con aguja o una biopsia toracoscópica.

9. **La respuesta es C.** Este paciente presenta una alteración diafragmática, como lo demuestra la identificación del estómago en el tórax. El tratamiento implica los principios de reanimación habituales (vía aérea, respiración, circulación), la colocación de una sonda nasogástrica para evitar la dilatación gástrica aguda (que puede producir dificultad respiratoria grave y potencialmente mortal), y la reparación transabdominal urgente del defecto diafragmático. Si el diagnóstico se retrasa entre 7-10 días, se prefiere la reparación transtorácica para facilitar la liberación de cualquier adherencia al pulmón.

10. **La respuesta es E.** Las formas más comunes de cardiopatía congénita son, en orden decreciente: CIV, transposición de los grandes vasos, tetralogía de Fallot, síndrome de corazón izquierdo hipoplásico, DSA y CAP.

11. **La respuesta es E.** Los nódulos pulmonares aislados de menos de 1.0 cm se conocen como lesiones en moneda. El estudio debe incluir una historia clínica detallada, en la que se señale cualquier uso de productos de tabaco o de neoplasia maligna previa. Se debe obtener cualquier radiografía de tórax previa. Una lesión calcificada que no ha aumentado de tamaño en un periodo de 2 años sugiere un proceso benigno. En este caso, está indicada la observación con una radiografía de seguimiento. Cualquier cambio en la lesión es una indicación de biopsia.

12. **La respuesta es D.** El tratamiento adecuado es la lobectomía quirúrgica. La observación con repetición de la radiografía de tórax no está justificada con un historial de tabaquismo. Este paciente se encuentra en la etapa clínica I, según el tamaño del tumor y el estado de los ganglios. No hay beneficio claro en la biopsia de la lesión. La quimioterapia y la radiación pueden estar indicadas en ciertas lesiones en estadio IIIa o en la enfermedad localmente avanzada.

13. **La respuesta es A.** La masa mediastínica media más común es un quiste broncógeno. El linfoma, el timoma y los tumores de células germinales suelen localizarse en el mediastino anterior. Las lesiones del mediastino medio incluyen quistes broncógenos y pericárdicos. El adenocarcinoma metastásico puede afectar a las superficies pleurales; sin embargo, las lesiones suelen ser pequeñas y múltiples.

14. **La respuesta es D.** La angina, el síncope y la disnea son los síntomas clásicos de la estenosis aórtica. La exploración física suele revelar un soplo sistólico de eyección en el segundo espacio intercostal derecho. Se debe obtener un ECG y enzimas cardiacas seriadas para descartar isquemia cardiaca. El soplo de la insuficiencia aórtica es diastólico con un cuadro clínico de insuficiencia cardiaca.

15. **La respuesta es D.** (Capítulo 6, Cardiopatía adquirida, Arteriopatía coronaria, I B). Los factores de riesgo de la EAC son los mismos que los de la enfermedad vascular en general: tabaquismo, diabetes, obesidad, hipertensión e hipercolesterolemia. Aunque la insuficiencia renal se asocia a menudo con la EAC, esto se debe a la frecuente asociación con otros factores de riesgo, como hipertensión y diabetes.

16. La respuesta es A. Este paciente tiene una enfermedad coronaria grave de tres vasos. Los estudios han demostrado una ventaja de supervivencia significativa para los pacientes de esta categoría que son tratados con revascularización quirúrgica en lugar de con el manejo médico o la angioplastia. Es posible obtener un beneficio adicional en pacientes con función ventricular comprometida.

17. La respuesta es A. Este paciente tiene estenosis aórtica. Los síntomas suelen comenzar cuando el área de la válvula es inferior a 1 cm^2.

18. La respuesta es B. El ecocardiograma en busca de un trombo o un defecto septal debe obtenerse en un paciente joven que sufre una enfermedad vascular cerebral. Un segundo soplo interespacial y el segundo sonido cardiaco fijo dividido son hallazgos clásicos en la DSA. El tratamiento indicado es la anticoagulación durante 4-6 semanas con reparación electiva de la DSA.

19. La respuesta es E. La toracotomía anterolateral es el procedimiento de elección. El paciente cumple los criterios para intervención quirúrgica ya que la salida inicial de la sonda torácica supera 1 L. La mejor incisión inicial en el paciente hemodinámicamente inestable es la toracotomía anterolateral.

20. La respuesta es A. El paciente tiene signos y síntomas compatibles con el síndrome de salida torácica neurógena. Es posible que una costilla cervical cause compresión del plexo braquial. La radiografía de tórax es el estudio diagnóstico inicial, seguido de un curso de fisioterapia para aliviar la compresión. Es poco probable que los síntomas del paciente sean causados por una alteración electrolítica. La angiografía no está indicada dado el examen de pulso normal. Las radiografías de hombro pueden descartar una fractura, pero la tomografía computarizada estaría indicada para cuestiones de lesión ligamentosa. Las pruebas de función pulmonar son útiles sólo para la patología pulmonar.

21. La respuesta es C. El mejor tratamiento definitivo de un cáncer de pulmón es la escisión, y la lobectomía formal es el procedimiento de elección. La escisión en cuña se utiliza en los casos de pacientes con riesgo demasiado alto para tolerar la resección anatómica, y la neumonectomía se reserva para aquéllos con enfermedad más difusa en un pulmón. La quimioterapia y la radiación tienen un papel en la paliación de la enfermedad avanzada.

22. La respuesta es D. Esta paciente cumple los criterios de American Heart Association/American College of Cardiology para la corrección quirúrgica de la regurgitación mitral, dados sus síntomas, su FE deprimida y sus probables fibrilaciones auriculares. En el contexto de la regurgitación mitral, una EF inferior a 60% representa disminución de la función. Siempre que sea posible, será preferible la reparación de la válvula mitral a su sustitución. Aunque el tratamiento de la sobrecarga de volumen y la fibrilación auricular serán aspectos importantes en el tratamiento médico de la insuficiencia mitral, la corrección quirúrgica está indicada y los resultados mejoran con la intervención temprana.

23. La respuesta es D. Este paciente presenta una CIV posinfarto. Lo más inmediato será un ecocardiograma para determinar la localización y el tamaño de la CIV. Dada su leve hipotensión, un balón de contrapulsación intraaórtico ayudará a mantener la hemodinámica hasta que sea posible realizar la reparación. Las reparaciones con catéteres probablemente no sean útiles, ya que el miocardio friable y lesionado que rodea la CIV no ofrece un punto de fijación adecuado para ningún dispositivo percutáneo. El diagnóstico de CIV posinfarto exige reparación quirúrgica, que deberá efectuarse en las primeras 24 horas para optimizar la supervivencia. La reanimación con volumen en el contexto de un choque cardiógeno inminente sólo servirá para hacer avanzar el estado de la enfermedad.

Arteriopatía

Alison O. Flentje • Khanjan H. Nagarsheth

Puntos clave del capítulo

◆ La enfermedad oclusiva de la aorta distal o de las arterias iliacas se considera enfermedad "de entrada" y puede producir claudicación, dolor en reposo o pérdida de tejido.

◆ Claudicación es la isquemia reversible de la pierna, que se maneja primero con la modificación del estilo de vida.

◆ Las características de la isquemia son las 6 P: dolor (*pain*), palidez, falta de pulso, parestesia, parálisis y poiquilotermia.

◆ La revascularización después de 6 horas de isquemia aguda puede dar lugar a un deterioro grave de la función sensorial/motora de la extremidad o a un síndrome compartimental.

◆ La isquemia cerebral transitoria (ICT) no tratada se asocia con un riesgo de hasta 40% de sufrir un segundo ICT en un plazo de dos años. La endarterectomía carotídea (EAC) (para una estenosis sintomática > 70%) reduce la tasa de accidentes vasculares cerebrales de 26% a 9%, en comparación con el tratamiento médico.

◆ La mayoría de los aneurismas de aorta abdominal (AAA) surgen por vía infrarrenal. La reparación electiva se considera para los AAA de más de 5.5 cm en los hombres y > 5 cm en las mujeres, y existen buenas opciones endovasculares.

Asociaciones de cirugía crítica

Si escucha/ve	Piense en
Disección aórtica, aorta ascendente	Cirugía
Disección aórtica, aorta descendente	Control de la presión arterial
ICT y lesión carotídea	Endarterectomía carotídea
AAA > 5.5 cm	Reparar
AAA y dolor abdominal	Rotura, reparación urgente
Injerto aórtico, fiebre	Infección del injerto

(continúa)

Si escucha/ve	Piense en
Injerto aórtico, hemorragia digestiva	Fístula aortoentérica
Dolor de extremidades en reposo, pérdida de tejido	Revascularización urgente
Aneurisma poplíteo	Peligro para las extremidades (trombosis)
Miedo a comer, dolor desproporcionado	Isquemia mesentérica
Dolor en el rango de movimiento pasivo	Síndrome compartimental

AAA, aneurisma de aorta abdominal; ICT, isquemia cerebral transitoria.

ISQUEMIA DE LAS EXTREMIDADES

Anatomía

I. **Extensión y localización anatómica:** la enfermedad oclusiva se observa con mayor frecuencia en la arteria femoral superficial (AFS).

II. La localización más frecuente de **la enfermedad oclusiva femoral** es en la AFS distal a nivel del canal de Hunter (fig. 6-1).

Isquemia aguda

I. **Etiología**
   A. **Trombosis aguda:** es la causa más frecuente de insuficiencia arterial aguda.
   B. **Embolia:**
      1. **Origen cardiaco:** trombo mural en pacientes con fibrilación auricular, trombo ventricular tras infarto del miocardio (IM), anomalías valvulares reumáticas, vegetaciones.
      2. **Fuentes embólicas no cardiacas:** ateroesclerótica o aneurismática, síndrome de salida torácica, iatrógena.
   C. **Disección.**
   D. **Traumatismo arterial.**

II. **Historia y presentación clínicas**
   A. **Signos y síntomas:** en la insuficiencia arterial aguda incluyen los siguientes:
      1. **Las 6 P:** dolor (*pain*), palidez, parestesia, parálisis, falta de pulso y poiquilotermia.
      2. Si se presenta con dolor que empeora en reposo o en las heridas, se debe preguntar por los antecedentes de dolor con la deambulación.

III. **Diagnóstico**
   A. **Exploración física:** comparación con los déficits motores y sensoriales de la extremidad contralateral. Como en el caso anterior, buscar las "6 P", incluyendo la disminución del pulso y extremidad fría al tacto.
   B. **Índice tobillo-brazo:**
      1. Realizarlo cuanto antes a pie de cama, con Doppler y el manguito de presión arterial.
      2. **Procedimiento:** medir la presión arterial en ambos brazos y un tobillo; tomar el mejor valor de presión para la señal pedal y la señal braquial.

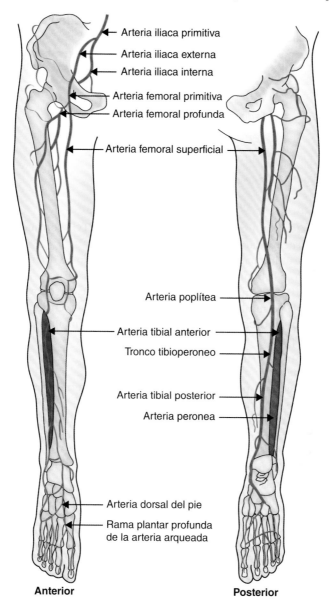

Arteria iliaca primitiva

Arteria iliaca externa

Arteria iliaca interna

Arteria femoral primitiva

Arteria femoral profunda

Arteria femoral superficial

Arteria poplítea

Arteria tibial anterior

Tronco tibioperoneo

Arteria tibial posterior

Arteria peronea

Arteria dorsal del pie

Rama plantar profunda
de la arteria arqueada

Anterior   **Posterior**

Figura 6-1. Árbol arterial de la extremidad inferior.

3. Cálculo: dividir la presión sistólica del tobillo por la mayor de las dos presiones braquiales (tabla 6-1).

4. Significado:

   a. Un índice tobillo-brazo (ITB) de aproximadamente 1 es normal.

   b. Los valores >1 indican vasos calcificados.

   c. Los valores <1 indican la presencia de arteriopatía.

Tabla 6-1. Clasificación estandarizada de la enfermedad con base en el índice tobillo-brazo

ITB	Clasificación de la enfermedad y signos y síntomas clínicos significativos
1.13-1.0	Normal
0.9-1.0	Arteriopatía mínima; asintomática
0.5-0.9	Enfermedad leve a moderada; claudicación
< 0.5	Enfermedad grave; dolor en reposo

ITB, índice tobillo-brazo.

    C. Angiografía por tomografía computarizada (ATC) con medio de contraste: puede revelar el nivel de la oclusión.

    D. Dúplex: se utiliza para realizar un diagnóstico rápido (es decir, para localizar un trombo en la bifurcación femoral).

    E. Angiografía en la mesa: se utiliza para la intervención endovascular y para confirmar la permeabilidad después de cualquier intervención (fig. 6-2).

IV. Tratamiento médico: la anticoagulación con heparina intravenosa es siempre el primer paso.

V. Tratamiento quirúrgico: cirugía de urgencia.

    A. Operaciones.

        1. Trombectomía percutánea y trombólisis: preferible en pacientes con funciones motora y sensorial intactas.

            a. Contraindicaciones absolutas al tratamiento trombolítico: ictus reciente o cirugía cerebral en un plazo de 2 meses, cirugía mayor reciente y si hay riesgo significativo de hemorragia.

            b. Momento de realización: el tratamiento trombolítico suele tardar más de 24 horas en hacer efecto.

        2. Trombectomía/embolectomía abierta: se efectúa con catéteres de Fogarty. Al retirar el catéter con el globo inflado, se extrae el trombo.

        3. Fasciotomía: realizar si hay preocupación por el síndrome compartimental o con fines profilácticos si el tiempo de isquemia es > 6 horas.

        4. Amputación: miembros con isquemia irreversible.

            a. Indicaciones: no ambulatorio, pérdida extensa de tejido, comorbilidades médicas sustanciales, gangrena húmeda/sepsis.

            b. Amputación por debajo de la rodilla.

                1) La tibia y el peroné se seccionan 10 cm por debajo de la tuberosidad tibial.

                2) El gasto energético para la deambulación se incrementa en 40% respecto a la marcha con ambas piernas.

            c. Amputación por encima de la rodilla.

                1) El fémur se secciona en el tercio distal del eje.

                2) El gasto energético para la deambulación se incrementa en 80%.

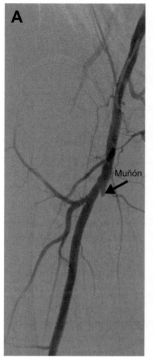
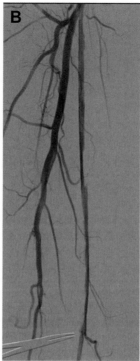
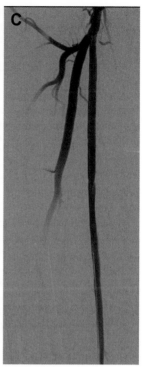

Figura 6-2. A. Angiografía inicial de la arteria femoral superficial (AFS) derecha que revela una oclusión completa en el *ostium* con un muñón corto. **B.** Angiografía tras la aterectomía láser con restablecimiento del flujo. La arteria femoral superficial se posdilató con un balón de 5.0 mm a baja presión. **C.** Angiografía final de la AFS que revela una AFS ampliamente permeable sin evidencia de disección o necesidad de colocación de endoprótesis (De Casserly IP, Sachar R, Yadav JS. *Practical Peripheral Vascular Intervention*, 2nd ed. Wolters Kluwer Health; 2011, Fig. 8-11).

B. **Complicaciones.**

1. **Síndrome compartimental.**

   a. Resultado de la lesión por reperfusión en el músculo isquémico.

   b. Puede producirse mioglobinuria y dar lugar a nefrotoxicidad.

   c. **Presentación:** dolor al estiramiento pasivo, hipersensibilidad en la pantorrilla y pérdida de sensibilidad en el primer espacio interdigital.

   d. **Sin tratamiento:** necrosis tisular y secuelas neurológicas permanentes.

2. **Insuficiencia renal.**

3. **Contracciones musculares.**

VI. **Pronóstico:** mejora con una revascularización exitosa y temprana.

Isquemia crónica de los miembros inferiores

I. **Etiología:** inicia como una veta grasa y puede progresar a placas complejas con ulceración de la íntima o hemorragia intraplaca.

A. **Factores de riesgo:** diabetes mellitus (DM), consumo de tabaco, hipertensión arterial (HA) e hiperlipidemia.

B. **Causas frecuentes:** ateroesclerosis, enfermedad de Buerger, vasculitis.

II. Historia y presentación clínicas

A. **Claudicación intermitente:** síntomas reproducibles; el reposo alivia.

B. **Acontecimiento que lo provoca:** caminar o hacer ejercicio.

C. **Síntoma principal:** dolor en los grupos musculares afectados (pantorrilla).

D. **Isquemia crítica de las extremidades:** afección que amenaza las extremidades; 30% de los pacientes evoluciona hacia una amputación mayor en el plazo de un año.
   1. **Características:** dolor isquémico en reposo o pérdida de tejido (úlceras que no cicatrizan o gangrena).
   2. **Dolor en reposo:** dolor que se produce sin actividad, nocturno, y que se alivia al colgar la pierna de la cama.
   3. **Mortalidad:** 25% muere en el plazo de un año por complicaciones cardiacas.
   4. **Síndrome de Leriche:** ateroesclerosis aortoiliaca con claudicación glútea e impotencia.

III. Diagnóstico

A. **Exploración física:** ausencia de pulso, desgaste muscular, pérdida de cabello.

B. **ITB:** se correlaciona con el estado funcional del paciente y puede estar elevado en la calcinosis medial no compresible como en la enfermedad renal terminal y la DM.

C. **Estudios de laboratorio vascular no invasivos:** medición de la presión segmentaria y análisis de la onda en cada segmento arterial (muslo, pantorrilla, tobillo y dedos del pie) y evaluación dúplex.
   1. **Registro de la presión segmentaria y del volumen del pulso (VP):** demuestra las diferencias en la presión del pulso.
   2. **Momento de realización:** las mediciones de la presión segmentaria pueden realizarse después de la prueba de ejercicio graduado en cinta rodante.
   3. **Resultados:** un gradiente de 20 mm Hg es diagnóstico de una lesión significativa.

D. **ATC:** prueba más común para localizar lesiones; las limitaciones incluyen la radiación y la exposición al contraste intravenoso.

E. **Angiograma.**

IV. Tratamiento médico: primera línea para la claudicación.

A. **Manejo de los factores de riesgo ateroscleróticos:** dejar de fumar, terapia antiplaquetaria (ácido acetilsalicílico o clopidogrel).

B. **Inhibidores de la HMG-CoA reductasa:** administrados en pacientes con perfiles lipídicos aceptables para obtener efectos protectores cardiovasculares.

C. **Cilostazol:** inhibidor de la fosfodiesterasa 3 que provoca una vasodilatación a través de la relajación de las células musculares lisas; inhibe la agregación plaquetaria.

D. **Programa de ejercicio gradual:** eficaz para fomentar el desarrollo de colaterales y aliviar los síntomas.

REFERENCIA A NMS. CIRUGÍA. CASOS CLÍNICOS

NMS. Cirugía. Casos clínicos, 3.ª edición, Caso 5.5: Claudicación.

V. Tratamiento quirúrgico

A. **Indicaciones:** claudicación limitada por el estilo de vida, dolor isquémico en reposo o pérdida de tejido.

B. **Operaciones.**
   1. **Endovascular:** angioplastia con balón, endoprótesis o aterectomía.
   2. **Procedimientos abiertos:** endarterectomía y cirugía de derivación.

C. **Complicaciones:** hematoma, insuficiencia renal, trombosis, embolia, infección.

> ### Recordatorios
>
> • El tiempo de isquemia clásico asociado con el síndrome compartimental es de 6 horas.
> • La claudicación no es un trastorno que ponga en peligro las extremidades.
> • La deambulación debe ser una parte temprana de cualquier algoritmo de tratamiento para la claudicación.

ENFERMEDAD VASCULAR CEREBRAL EXTRACRANEAL

I. Etiología: el ictus es la quinta causa de muerte en Estados Unidos. La ateroesclerosis de las arterias carótidas extracraneales predispone a los individuos a sufrir un ictus.

II. Historia y presentación clínicas

    A. Asintomático: los pacientes son evaluados según el grado de estenosis.

    B. Sintomático: signos y síntomas clínicos.

      1. Amaurosis fugaz:

        a. Ceguera monocular transitoria por embolización en la arteria retiniana.

        b. La presencia de placas de Hollenhorst (ateroembolias de colesterol) en la arteria retiniana halladas por funduscopia son diagnósticas.

      2. Isquemia cerebral transitoria: evento neurológico de aparición súbita que dura < 24 horas, con resolución completa.

      3. Déficit neurológico isquémico reversible (DNIR): déficit neurológico focal que dura > 24 horas, pero se resuelve en una semana.

      4. Ictus: infarto que provoca un déficit neurológico permanente.

      5. Insuficiencia vertebrobasilar:

        a. Isquemia en el cerebro irrigado por las arterias vertebrales (circulación posterior).

        b. Puede producir pérdida de visión, ataxia, alteraciones de la marcha o vértigo.

III. Diagnóstico

    A. Tomografía computarizada (TC) de la cabeza sin contraste: prueba inicial de elección para identificar el mecanismo (es decir, isquémico o hemorrágico). El resultado puede ser un falso negativo en el ictus temprano.

    B. Imágenes por resonancia magnética (IRM): consume demasiado tiempo y puede inducir una reacción claustrofóbica, pero provee detalles anatómicos que no se encuentran en otras imágenes.

    C. Dúplex vascular cerebral: modalidad de detección primaria de lesiones en las arterias carótidas y vertebrales extracraneales.

    D. Angiografía cerebral: puede utilizarse como primer paso en las intervenciones para eliminar el trombo.

    E. Ecocardiografía: evalúa la presencia de una fuente cardiaca de embolia.

IV. Tratamiento médico

    A. Objetivo: prevención de la apoplejia.

    B. Ácido acetilsalicílico, terapia con estatinas, control estricto de la HA y la diabetes, dejar de fumar.

FUENTE CONFIABLE

American Stroke Association: Directrices para el manejo temprano de pacientes con ictus isquémico agudo: Actualización de 2019 de las directrices de 2018 para el manejo temprano del ictus isquémico agudo. Disponible en: https://www.stroke.org/-/media/stroke-files/ischemic-stroke-professional-materials/ais-toolkit/guidelines-formangaging-patients-with-ais-2019-update-to-2018-guidelines.pdf?la=en

V. Tratamiento quirúrgico

A. Indicaciones: según los síntomas y el grado de estenosis.

B. Asintomáticos: el *Asymptomatic Carotid Atherosclerosis Study* (ACAS) ha demostrado una reducción del riesgo de 5.9% a lo largo de 5 años en la incidencia de ictus en pacientes asintomáticos con una estenosis de 60-99% que se sometieron a una endarterectomía carotídea (EAC) en comparación con el tratamiento médico solo.

C. Sintomático: el *North American symptomatic endarterectomy trial* (NASCET) demostró una disminución a los 2 años de la incidencia de ictus de 26 a 9% en pacientes sintomáticos con estenosis > 70% con EAC y el mejor tratamiento médico en comparación con el tratamiento médico solo.

D. EAC: implica la eliminación de la placa aterosclerótica del interior de las arterias carótidas comunes distales, internas y externas proximales.

    1. Indicación: pacientes sintomáticos con estenosis > 50%.

    2. Complicaciones: ictus, ICT, hemorragia, lesión del nervio craneal.

E. Angioplastia carotídea y endoprótesis

    1. Indicaciones: lesión inaccesible por vía quirúrgica (base del cráneo), cirugía carotídea previa (reestenosis), irradiación del cuello y condiciones cardiopulmonares comórbidas graves que impiden la reparación carotídea abierta.

    2. Complicaciones: ictus, ICT, disección carotídea, hemorragia.

VI. Pronóstico: la morbilidad quirúrgica es baja.

Recordatorios

- La tomografía computarizada puede arrojar un falso negativo en los ictus tempranos; la resonancia magnética suele ser más sensible.
- La EAC reduce el riesgo de ictus en comparación con el tratamiento médico.

DISECCIÓN AÓRTICA

I. Fisiopatología/etiología

A. Desgarro de la íntima que hace que la sangre fluya entre las capas de la pared aórtica en lugar de dentro de la luz.

B. Se crean lúmenes verdaderos y falsos con la formación del colgajo de la íntima; el verdadero indica la continuidad con la raíz aórtica.

C. Los factores de riesgo de los pacientes son hipertensión, enfermedad aneurismática y síndrome de Marfan.

II. Clasificación

A. Momento de realización.

    1. Aguda: dentro de las 2 semanas siguientes al inicio de los síntomas.

        a. Complicada: rotura, rotura inminente o evidencia de isquemia de órganos finales y es una urgencia quirúrgica.

        b. Sin complicaciones: sin evidencia de isquemia o rotura. Tratamiento médico y control estricto de la presión arterial.

    2. Subaguda: diagnóstico más de 2 semanas después del inicio de los síntomas.

    3. Crónico: diagnóstico más de 2 meses después del inicio de los síntomas.

Clasificación DeBakey

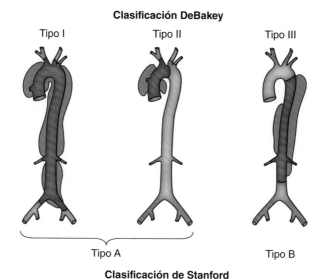

Tipo I Tipo II Tipo III

Tipo A Tipo B

Clasificación de Stanford

Figura 6-3. Sistemas de clasificación de DeBakey y Stanford para la disección aórtica.

B. Anatomía (fig. 6-3).
1. **Clasificación de DeBakey:** se basa en la localización del desgarro y la extensión de la afectación de la aorta con disección.
   a. **DeBakey tipo I:** afecta a toda la aorta desde la raíz hacia abajo y es una urgencia quirúrgica.
   b. **DeBakey tipo II:** afecta a la aorta ascendente y es una urgencia quirúrgica.
   c. **DeBakey tipo III:** comienza distal a la arteria subclavia. El tratamiento está dictado por la aparición de complicaciones.
2. **Stanford:** se basa sólo en la ubicación de la rasgadura de entrada.
   a. **Stanford tipo A:** rasgadura de entrada localizada en la aorta ascendente y es una urgencia quirúrgica.
   b. **Stanford tipo B:** rasgadura de entrada situada en posición distal al origen de la arteria subclavia izquierda; tratamiento médico.
III. **Historia y presentación clínicas**
   A. La HA **descontrolada** es típica.
   B. **Dolor:** intenso y "desgarrador" en el pecho, la espalda o el abdomen.
      1. Los pacientes suelen describir el "peor dolor de su vida".
      2. El diagnóstico erróneo es frecuente, ya que suelen descartarse primero otras causas (IM, embolia pulmonar).
   C. **Hipoperfusión de órganos finales:** puede causar síntomas cuando la disección compromete el flujo sanguíneo a través de los vasos ramificados.
      1. Concentración de lactato para evaluar la isquemia.
      2. Perfil metabólico básico (PMB) para evaluar la insuficiencia renal.
IV. **Diagnóstico:** la ATC de tórax, abdomen y pelvis es la modalidad diagnóstica de elección.

V. Tratamiento médico

A. Tipo B sin complicaciones: control estricto de la presión arterial con medicamentos intravenosos (objetivo: presión arterial media = 60-70 mm Hg).

1. Betabloqueadores intravenosos de primera línea (p. ej., esmolol).
2. Añadir nitroprusiato de sodio intravenoso según sea necesario.

VI. Tratamiento quirúrgico

A. Disección tipo A: reemplazo urgente de injerto protésico abierto.

B. Disección aórtica complicada tipo B: reparación aórtica endovascular torácica (RAET) o restauración quirúrgica del flujo al órgano o miembro mal perfundido.

C. Dilatación aneurismática: es una importante complicación tardía de la disección.

VII. Pronóstico

A. Tipo A: si no se trata, la mortalidad es de 1% por hora con una mortalidad de 90% a los 30 días. La mortalidad quirúrgica es de 10-20%.

B. Tipo B: 25% de mortalidad a 3 años.

Recordatorios

• Los aneurismas de la aorta torácica tienden a disecarse; los AAA, no.
• Las disecciones aórticas ascendentes requieren reparación quirúrgica urgente; las disecciones descendentes requieren tratamiento médico con control de la presión arterial.

ANEURISMAS

Aneurismas aórticos

I. Fisiopatología: dilatación localizada permanente de una arteria. Dilatación arterial >1.5 veces el diámetro normal del vaso. Asociada con hipertensión y ateroesclerosis.

II. Clasificación: torácica o abdominal (infrarrenal en comparación con pararrenal).

III. Historia y presentación clínicas

A. Asintomáticos: la mayoría de los aneurismas se diagnostica de manera incidental en la exploración física.

B. Sintomáticos.

1. Pueden presentar síntomas de compresión, como saciedad temprana, hidronefrosis, trombosis venosa o sus combinaciones.
2. Es posible que haya dolor a la palpación.

C. Rotura inminente o aneurismas rotos: se presentan con intenso dolor abdominal/de espalda, masa abdominal pulsátil sensible y posibles signos de choque.

D. Factores de riesgo de rotura: edad avanzada, sexo masculino, tabaquismo, antecedentes familiares y tamaño (tabla 6-2).

E. Complicaciones: rotura, embolización a extremidades inferiores (síndrome del dedo azul), disección y fistulización a estructuras adyacentes.

Tabla 6-2. Riesgo de rotura de aneurisma aórtico abdominal

Diámetro de AAA (cm)	Riesgo de rotura (%/año)
< 4	0
4-5	0.5-5
5-6	3-15
6-7	10-20
7-8	20-40
> 8	30-50

AAA, aneurisma aórtico abdominal.

IV. Diagnóstico

A. **Cribado:** antecedentes familiares de aneurisma o varones fumadores de 65-75 años de edad.

B. **Radiografía de abdomen:** "signo de la cáscara de huevo", calcificación de la pared del aneurisma.

C. **Ecografía abdominal:** valiosa herramienta no invasiva para el diagnóstico, cribado y seguimiento del AAA.

D. **TC abdominal con contraste:** prueba diagnóstica de referencia; identifica con precisión la presencia, el tamaño y la extensión del aneurisma.

REFERENCIA A NMS. CIRUGÍA. CASOS CLÍNICOS

Véase *NMS. Cirugía. Casos clínicos*, 3.ª edición, Caso 5.10: Masa pulsátil en el abdomen.

V. Tratamiento quirúrgico

A. **Indicaciones para la reparación:** cualquier AAA sintomático, AAA con tamaño ≥ 5.5 cm (en pacientes femeninos y con síndrome de Marfan, el límite de tamaño es de 5 cm) y aneurisma de rápida expansión.

B. **Tipos de reparación quirúrgica.**

1. **Reparación endovascular:** se realiza a través del acceso de la arteria femoral primitiva.

a. **Criterios anatómicos específicos:**

1) **Cuello aórtico:** longitud (>10-15 mm), diámetro que proporcione una zona de sellado proximal adecuada y ángulo < 60°.

2) **Diámetro de las arterias de acceso:** la arteria iliaca primitiva y la externa deben ser suficientes para pasar el sistema de suministro.

b. Requiere vigilancia de por vida.

2. **Reparación quirúrgica abierta.**

a. Consiste en abrir el saco del aneurisma y suturar el injerto protésico a la aorta normal.

b. La pared del aneurisma se envuelve entonces alrededor del injerto.

C. **Complicaciones posoperatorias.**

1. **Insuficiencia renal aguda:** depende de la posición de la pinza en la reparación abierta y se relaciona con la administración del medio de contraste.
2. **Isquemia aguda de las extremidades inferiores (EI):** causada por una embolización distal y que requiere reparación urgente.
3. **Colitis isquémica:** por lo general sigmoidea. Preservar la arteria mesentérica inferior (AMI) para minimizar el riesgo.
   a. Realizar una sigmoidoscopia para confirmar.
   b. Resecar cuanto antes el intestino no viable.
4. **Isquemia de la médula espinal**
   a. Mayor con reparación de aneurisma aórtico toracoabdominal.
   b. Puede estar relacionado con la interrupción de la arteria de Adamkiewicz (entre T8 y T12).
5. **Disfunción sexual:** por lo general en varones debido a la lesión de los nervios simpáticos cerca de la bifurcación aórtica.
6. **Isquemia pélvica y claudicación glútea:** observar si hay compromiso de la perfusión a ambas arterias hipogástricas.
7. **Migración del endoinjerto y fuga interna:** puede conducir a un aumento del tamaño del aneurisma y a su posterior rotura.
8. **Infección del injerto aórtico.**
   a. Suele ser una complicación tardía; puede presentarse décadas después de la cirugía.
   b. **Presentación:** dolor abdominal sordo, fiebre, leucocitosis.
   c. **Diagnóstico:** la TC muestra presencia de aire y acumulación de líquido alrededor del injerto.
   d. El organismo más común es *Staphylococcus aureus*.
   e. **Tratamiento:** antibióticos de amplio espectro, extirpación del injerto infectado mediante cirugía abierta y reconstrucción por medio de derivación extraanatómica.
9. **Fístula aortoentérica:** se presenta como una hemorragia gastrointestinal.
   a. **Diagnóstico:** endoscopia, imagen contrastada que muestra el contraste desde la aorta hasta el intestino delgado.
   b. **Tratamiento:** explante de injerto y derivación extraanatómica junto con la reparación de la fístula entérica.
10. **Aneurisma o seudoaneurisma:** en la anastomosis proximal o distal.
11. **Complicaciones de la laparotomía:** los pacientes con reparación abierta pueden tener complicaciones como adherencias y obstrucción del intestino delgado.

FUENTE CONFIABLE

Society for Vascular Surgery: Guías de práctica de la Society for Vascular Surgery sobre el cuidado de los pacientes con aneurisma aórtico abdominal. Disponible en: https://www.jvascsurg.org/article/S0741-5214(17)32369-8/fulltext

Otros aneurismas arteriales

I. Clasificación
   A. Ubicación.
      1. **Visceral:** aneurisma de la arteria esplénica.
      2. **Periférico:** aneurisma de la arteria poplítea.

B. Morfología: fusiforme (involucra toda la circunferencia de la arteria), sacular (sale a lo largo de una pared de la arteria).

C. Etiología: inflamatoria, infecciosa, congénita, degenerativa, postraumática.

II. **Aneurisma de la arteria esplénica:** es el aneurisma visceral más frecuente.

    A. Factores de riesgo: sexo femenino, embarazos múltiples e hipertensión portal.

    B. Presentación clínica.

        1. Típicamente, asintomático.

        2. Rotura.

            a. Se presenta con dolor agudo, distensión abdominal y choque hemorrágico.

            b. El aneurisma suele romperse primero en el saco menor, seguido de una rotura libre intraperitoneal (fenómeno de doble rotura).

    C. Tratamiento quirúrgico.

        1. Indicaciones de reparación: aneurisma sintomático o roto, tamaño > 2 cm y cualquier tamaño en mujeres en edad fértil.

        2. Tratamiento endovascular: embolización con espirales o endoprótesis.

        3. Reparación quirúrgica abierta: ligadura proximal y distal de la arteria esplénica con o sin aneurismectomía; en el caso de aneurismas localizados en la arteria esplénica distal, se realiza esplenectomía.

III. **Aneurismas de la arteria poplítea**

    A. Factores de riesgo: sexo masculino.

    B. Presentación clínica:

        1. Asintomático: masa pulsátil palpable detrás de la rodilla.

        2. Sintomático: puede provocar una embolización distal, comprimir estructuras cercanas o trombosar de forma aguda, que provocaría una isquemia aguda en la parte inferior de la pierna.

    C. Tratamiento quirúrgico.

        1. Indicaciones de reparación: aneurisma sintomático de cualquier tamaño; aneurisma asintomático > 2.5 cm de diámetro.

        2. Anticoagulación: los pacientes con isquemia aguda de las extremidades requieren anticoagulación terapéutica y arteriografía urgente.

        3. Reparación abierta: ligadura del aneurisma y derivación arterial o escisión del aneurisma e injerto de interposición.

        4. Reparación endovascular: para pacientes de alto riesgo operatorio.

        5. Trombólisis: considerar en pacientes estables con función intacta, pero debe ser seguida por una reparación escalonada y definitiva.

Recordatorios

- La reparación endovascular tiene menor mortalidad perioperatoria en comparación con la reparación abierta del AAA.
- La diarrea con sangre después de la reparación del AAA es colitis isquémica hasta que se demuestre lo contrario.
- La tasa de rotura de aneurisma de la arteria esplénica es > 90% con el embarazo.

ISQUEMIA MESENTÉRICA
Isquemia mesentérica aguda

I. **Fisiopatología**
   A. **Interrupción de la irrigación sanguínea principal:** oclusión del tronco celiaco, de la arteria mesentérica superior (AMS) o de la AMI por trombo, émbolo, ateroesclerosis, hiperplasia o constricción externa.
   B. **Interrupción de la circulación colateral:** pancreaticoduodenal entre la arteria celiaca y la AMS o arteria marginal entre la AMI y AMS.
   C. **Deterioro del flujo a través de las arcadas colaterales:** la arteria marginal de Drummond y el arco de Riolan son las arcadas colaterales entre la AMS y la AMI; pueden verse comprometidas por estados de bajo flujo.

II. **Epidemiología:** los pacientes suelen ser adultos mayores con comorbilidades importantes.

III. **Clasificación:** con base en la etiología.
   A. **Origen cardiaco (fibrilación auricular):** es la causa más frecuente de oclusión embólica de los vasos mesentéricos.
      1. Los émbolos suelen alojarse en posición distal al origen de las ramas proximales del yeyuno y de la arteria cólica media, lo que evita el yeyuno proximal y el colon ascendente.
      2. La AMS es la arteria abdominal afectada con mayor frecuencia por un émbolo, debido a su origen oblicuo desde la aorta.
   B. **Trombosis aguda:** en 20% de los casos se observa una trombosis de la lesión estenótica ateroesclerótica grave preexistente. Todo el intestino delgado y grueso irrigado por la AMS se ve afectado.
   C. **Isquemia mesentérica no oclusiva:** se debe a un vasoespasmo. Se observa con mayor frecuencia en pacientes de choque.
   D. **Trombosis venosa mesentérica:** implica la trombosis de la vena mesentérica superior con o sin extensión a la vena porta o esplénica. Puede ser espontánea o secundaria a una lesión abdominal, estados de hipercoagulación, inflamación o infección.

IV. **Historia y presentación clínicas**
   A. **Dolor:** fuera de proporción en la exploración física.
   B. **Peritonitis:** se observa tarde, una vez que se produce el infarto del intestino.

V. **Diagnóstico**
   A. **Radiografía simple de abdomen:** puede mostrar íleo en los casos tempranos o neumatosis en los casos avanzados.
   B. **Ecografía dúplex de los vasos mesentéricos:** identifica las estenosis de la arteria celiaca y la AMS.
   C. **ATC:** buena para evaluar la permeabilidad de los vasos mesentéricos.
   D. **Angiografía mesentérica:** diagnóstica, y posible tratamiento.

REFERENCIA A NMS. CIRUGÍA. CASOS CLÍNICOS

Véase *NMS. Cirugía. Casos clínicos*, 3.ª edición, Caso 5.13: Dolor abdominal crónico posprandial y pérdida de peso.

VI. Tratamiento quirúrgico

  A. Infarto intestinal.

  1. Laparotomía exploratoria y resección del intestino no viable.

  2. La laparotomía de segunda vista se realiza normalmente en 24 horas para asegurar la viabilidad del intestino residual.

  B. Embolia: se realiza embolectomía con anticoagulación terapéutica (puede ser abierta o endovascular).

  C. Trombosis arterial aguda: derivación aortomesentérica o iliomesentérica.

  D. Isquemia mesentérica no oclusiva: suele tratarse con cuidados de apoyo que incluyen reposo intestinal, antibióticos y reanimación con líquidos.

  E. Trombosis venosa mesentérica: anticoagulación sistémica.

VII. Pronóstico: está relacionado con el momento de la intervención. El restablecimiento temprano del flujo sanguíneo conduce a buenos resultados.

Isquemia mesentérica crónica

  I. Fisiopatología: en individuos normales, el flujo sanguíneo al intestino aumenta entre 30 y 90 minutos después de la ingestión de alimentos.

  II. Etiología

  A. Ateroesclerosis: es la etiología más frecuente.

  B. Se observa en pacientes con estenosis/oclusión lentamente progresiva del origen de los vasos mesentéricos.

  III. Historia y presentación clínicas

  A. Se observa con mayor frecuencia en mujeres de mediana edad con un largo historial de tabaquismo.

  B. Los pacientes suelen presentar caquexia con síntomas típicos de dolor epigástrico posprandial, miedo a comer y pérdida de peso.

  IV. Diagnóstico

  A. Ecografía dúplex mesentérica: herramienta de cribado con sensibilidad y especificidad superiores a 80%.

  B. ATC: modalidad diagnóstica de elección.

  C. Angiografía mesentérica: herramienta de referencia para el diagnóstico y tratamiento.

  V. Tratamiento quirúrgico

  A. Revascularización endovascular: angioplastia con balón y colocación de endoprótesis.

  B. Revascularización abierta: se realiza mediante endarterectomía transaórtica mesentérica o mediante derivación aortomesentérica/iliomesentérica.

  VI. Pronóstico: puede ser bien manejado con revascularización cuando se reconoce.

Recordatorios

- El "miedo a comer" puede representar un flujo sanguíneo deficiente al intestino o isquemia mesentérica.
- El dolor desproporcionado con respecto a la exploración física es clásico para la isquemia mesentérica aguda.
- La ecografía dúplex es la prueba diagnóstica inicial de elección para la isquemia mesentérica.

ESTENOSIS DE LA ARTERIA RENAL

I. Fisiopatología

A. La estenosis de la arteria renal (EAR) puede causar una HA refractaria y también puede conducir a insuficiencia renal.

B. HA renovascular.

1. La estenosis a nivel de la arteria renal es percibida por los receptores del riñón, que segrega renina.

2. La renina aumenta la angiotensina, que provoca vasoconstricción y estimula la corteza suprarrenal para que segregue aldosterona.

3. La aldosterona aumenta el volumen sanguíneo y la presión arterial (fig. 6-4).

II. Etiología

A. La **ateroesclerosis** es la causa de 90% de las EAR.

1. Afecta al ostium o al tercio proximal de la arteria renal; afectación bilateral.

2. Se presenta más en varones que en mujeres.

B. Displasia fibromuscular.

1. Afecta a mujeres más jóvenes.

2. Afecta a la porción media o distal de la arteria renal.

3. El lado derecho es mayor que el izquierdo; 30% de los casos son bilaterales.

4. Estas lesiones responden muy bien a la intervención endovascular.

C. Otras causas: disección o disrupción traumática o espontánea, vasculitis, enfermedad tromboembólica, aneurisma de la arteria renal, compresión extrínseca, lesión por radiación.

III. Historia y presentación clínicas

A. EAR asintomática: diagnosticado de forma incidental.

B. Sintomática: empeoramiento repentino de la insuficiencia renal o HA de inicio repentino.

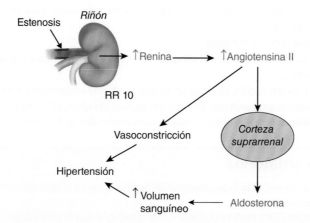

Figura 6-4. Fisiopatología de la hipertensión renovascular. La estenosis de la arteria renal activa el sistema renina-angiotensina, que produce aldosterona. El volumen sanguíneo elevado y la vasoconstricción se traducen en presiones arteriales elevadas.

IV. Diagnóstico

 A. Pruebas funcionales: gammagrafía de captopril y ensayo de renina en la vena renal.

 B. Imágenes: ecografía dúplex de las arterias renales, ATC, angiografía por resonancia magnética y angiografía renal convencional.

V. Tratamiento quirúrgico: angioplastia percutánea y colocación de endoprótesis.

VI. Pronóstico: buen porcentaje de éxito inicial. La enfermedad puede reaparecer en 25% de los casos.

Los autores desean agradecer la contribución del Dr. Thomas S. Monahan III al contenido de este capítulo.

Enfermedades venosas y linfáticas

Brittany Aicher • R. Gregory Conway • Rajabrata Sarkar

Puntos clave del capítulo

◆ La cirugía es un estado proinflamatorio, y todos los pacientes quirúrgicos tienen un mayor riesgo de trombosis venosa profunda (TVP). Muchos no presentan síntomas ni hallazgos físicos.

◆ El tratamiento inicial de la trombosis venosa es la anticoagulación.

◆ La profilaxis probada se realiza mediante dispositivos de compresión neumática y anticoagulación a dosis bajas.

◆ Los filtros de vena cava inferior (VCI) previenen las embolias pulmonares en algunos pacientes con trombosis venosa.

◆ La embolia pulmonar pone en peligro la vida, se diagnostica con angiografía por tomografía computarizada (TC) y se trata con anticoagulación sistémica.

Asociaciones de cirugía crítica

Si escucha/ve	Piense en
Venas iliacas	Sin válvulas
Hinchazón unilateral de la pantorrilla después de la operación	Trombosis venosa profunda (TVP)
Hipoxia y TVP	Embolia pulmonar
Tríada de Virchow	Estasis, lesión intimal, hipercoagulabilidad
Necrosis cutánea inducida por la warfarina	Deficiencia de proteína C

ANATOMÍA Y PRINCIPIOS GENERALES

I. **Tres compartimientos venosos:** venas superficiales, perforantes y profundas.

II. **Venas profundas:** se denominan según las arterias con las que forman pares: yugular interna, braquial, axilar, subclavia, femoral primitiva, femoral, femoral profunda, poplítea, peronea, tibial anterior y posterior.

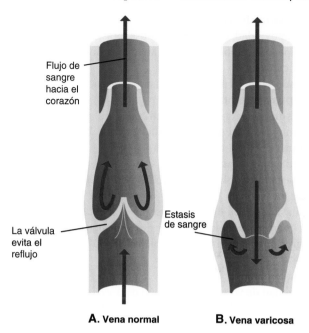

Flujo de
sangre
hacia el
corazón

La válvula
evita el
reflujo

Estasis
de sangre

A. Vena normal   **B.** Vena varicosa

Figura 7-1. Venas varicosas. A. En una vena sana, las válvulas ayudan a que la sangre fluya hacia el corazón y evitan que ésta se acumule. B. En las venas varicosas, las válvulas dejan de funcionar de forma correcta, lo que permite que la sangre se acumule. (De Carter PJ. *Lippincott Textbook for Nursing Assistants,* 3rd ed. Lippincott Williams & Wilkins; 2011).

III. **Flujo sanguíneo:** de las venas superficiales hacia las profundas a través de las venas perforantes. En la extremidad inferior, la compresión de las venas profundas por parte de los músculos de la pantorrilla contribuye al retorno venoso (llamado con frecuencia bomba muscular de la pantorrilla o bomba musculovenosa).

IV. **Válvulas:** impiden el reflujo de la sangre (fig. 7-1).

TROMBOSIS VENOSA PROFUNDA AGUDA

I. **Clasificación**
   A. Cada año se diagnostican en Estados Unidos más de 900 000 casos de trombosis venosa profunda (TVP).
   B. El 30% de los pacientes con TVP experimenta recurrencia en un plazo de 10 años.
   C. La TVP proximal no tratada conlleva un riesgo de embolia pulmonar (EP) de 40% y mortalidad de 12%.

II. Etiología: tríada de Virchow

A. Estasis: inmovilidad, compresión venosa, presencia de catéter permanente.

B. Estado hipercoagulable: obesidad, anticonceptivos orales, tabaco, neoplasia, factor V de Leiden.

C. Lesión endotelial: cirugía, traumatismo, presencia de catéter permanente.

III. Historia y presentación clínicas

A. Signos y síntomas: dolor en las extremidades inferiores, edema, dolor a la dorsiflexión pasiva (signo de Homans), eritema, calor local, venas superficiales prominentes y cianosis periférica.

B. TVP aguda complicada.

    1. Flegmasía alba dolorosa: miembro no isquémico con edema de fóvea y blanqueo.

    2. Flegmasía cerúlea dolorosa: fase reversible de la oclusión venosa isquémica (pierna azul dolorosa), con riesgo de pérdida del miembro.

    3. Gangrena venosa: fase irreversible de la oclusión venosa isquémica.

IV. Diagnóstico

A. Ecografía dúplex.

    1. Sensibilidad de 90% en la detección de TVP iliofemorales.

    2. Limitada en la evaluación de las venas de la pelvis o por debajo de la rodilla.

B. Dímero D.

    1. Detecta los productos de degradación de la fibrinólisis y es muy sensible.

    2. Útil para excluir la TVP, pero un dímero D elevado es inespecífico.

C. Venografía por resonancia magnética: máxima sensibilidad y especificidad para la trombosis venosa pélvica y central.

REFERENCIA A NMS. CIRUGÍA. CASOS CLÍNICOS

Véase *NMS. Cirugía. Casos clínicos*, 3.ª edición, Caso 5.15: Hinchazón posoperatoria de la pierna.

V. Tratamiento médico

A. Prevención de la TVP

    1. Prevención de la estasis: medias de compresión, dispositivos de compresión secuencial (que también activan la fibrinólisis), movilidad temprana, ejercicios para la pantorrilla.

    2. Anticoagulación.

        a. Dosis profiláctica de heparina de bajo peso molecular (HBPM, p. ej., enoxaparina) o heparina no fraccionada (HNF).

        b. Sin profilaxis, existe un riesgo de 10-40% de DVT en pacientes de cirugía general, y de casi 60% en aquellos de cirugía ortopédica.

FUENTE CONFIABLE

Guías de la American Society of Hematology 2019 para el manejo del tromboembolismo venoso: prevención del tromboembolismo venoso en pacientes quirúrgicos hospitalizados. Disponible en: https://ashpublications.org/bloodadvances/ article/3/23/3898/429211?_ga=2.172483371.962202370.1595939154-1948724850.1595939154

B. Tratamiento de la TVP establecida: anticoagulación.
  1. Dosis terapéutica de HBPM, fondaparinux, HNF, warfarina, anticoagulantes orales directos (ACOD; dabigatrán, rivaroxabán, etcétera).
  2. Para un tratamiento prolongado, los pacientes deben pasar a warfarina o ACOD; o deben ser "puenteados" a warfarina con heparina terapéutica.
  3. **Duración del tratamiento.**
     a. TVP aislada o factor provocador reversible: 3 meses.
     b. Cáncer, segunda tromboembolia venosa (TEV) y bajo riesgo de hemorragia: indefinido.
  4. Todas las terapias aumentan el riesgo de hemorragia.
C. Complicaciones del tratamiento anticoagulante.
  1. Hemorragia.
     a. **Riesgos con la HBPM:** hemorragia posoperatoria (6%), hemorragia mayor (3%).
     b. **Tratamiento:** cese de la anticoagulación, considerar el filtro VCI.
     c. **Reversión:**
        1) **Warfarina:** concentrados de complejo de protrombina (CCP), plasma fresco congelado (PFC), vitamina K.
        2) **Heparina:** protamina (rara vez se necesita en clínica; la vida media de la heparina es ~90 minutos).
        3) **ACOD:** los agentes reversibles específicos varían según el mecanismo de los ACOD.
  2. **Trombocitopenia inducida por heparina (TIH):** respuesta de los anticuerpos contra los neoantígenos expresados en el factor 4 de las plaquetas (PF4) al unirse a la heparina.
     a. **Hallazgos:** trombocitopenia o trombosis tras el uso de heparina.
     b. **Diagnóstico:** ensayos de agregación plaquetaria inducida por heparina, prueba de anticuerpos contra la heparina, prueba de liberación de serotonina (PLS).
     c. **Tratamiento:** suspender toda la heparina, iniciar un inhibidor directo de la trombina (p. ej., argatrobán, lepirudina, bivalirudina).
  3. **Necrosis cutánea inducida por warfarina.**
     a. Ocurre con la administración de warfarina sin "puente" anticoagulante.
     b. Secundaria a la disminución de las concentraciones de las proteínas C y S antes de que surta efecto la inhibición del factor procoagulante, lo que da lugar a un estado protrombótico.
VI. Tratamiento quirúrgico
  A. Filtros VCI: previenen la EP pero no tratan la TVP existente (fig. 7-2).
     1. **Indicaciones:** TVP proximal con contraindicación, complicación o fracaso de la anticoagulación.
     2. **Complicaciones:** ocurren en 4-11% de pacientes; TVP recurrente, trombosis del sitio de inserción o de la VCI, lesión de la VCI, migración del filtro.
  B. Trombólisis dirigida por catéter.
     1. El activador tisular del plasminógeno se infunde cerca de la TVP. Algunos dispositivos tienen un chorro de alta velocidad para promover la desintegración.
     2. Disminuye la gravedad de los síntomas del síndrome postrombótico (SPT) en pacientes con DVT iliofemoral, en comparación con la anticoagulación sola.

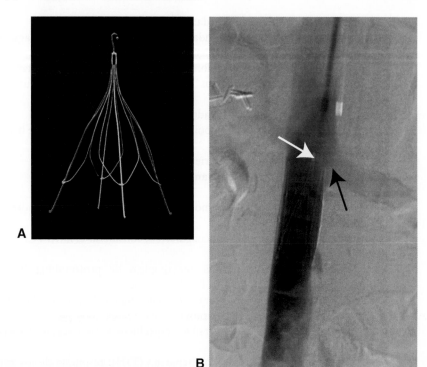

Figura 7-2. Filtro de la vena cava inferior recuperable. **A.** Note el gancho recuperable en el extremo superior del filtro, el cual posee cuatro "pétalos" que le permiten centrarse en la vena cava inferior. **B.** Filtro permanente de la vena cava inferior colocado de manera óptima (Vena Tech LP, Braun) con la punta (flecha blanca) al nivel de la vena renal (flecha negra) más baja (en este caso la izquierda). El "espacio muerto" donde podría formarse un coágulo arriba del filtro si ocurriera una trombosis en la vena cava inferior se ha minimizado. La parte B de la figura es de Casserly IP, Sachar R, Yadav JS. *Practical Peripheral Vascular Intervention,* 2nd ed. Wolters Kluwer; 2011, Fig. 29-13).

3. **Indicaciones:** seleccionar pacientes con TVP iliofemoral aguda, oclusión venosa que amenace la extremidad, extensión rápida del trombo o trombosis de la VCI.

4. **Contraindicaciones:** hemorragias activas, tumores intracraneales, malformaciones vasculares, aneurismas, infartos cerebrales o traumatismos craneoencefálicos, procedimientos oftalmológicos o neurológicos en los últimos 3 meses son contraindicaciones absolutas.

5. **Complicaciones:** hemorragia (5-11%), retrombosis inmediata.

C. **Trombectomía venosa.**

1. **Indicaciones:** la trombectomía infrainguinal con catéter de balón se utiliza en pacientes con edema venoso que empeora o gangrena venosa en los que la trombólisis no es posible.

2. **Complicaciones:** retrombosis; riesgos de la anestesia general y del procedimiento invasivo.

VII. **Pronóstico**

A. El pronto tratamiento con anticoagulación conlleva un buen pronóstico.

B. **TVP crónica complicada:** SPT.

1. Se caracteriza por hipertensión venosa, obstrucción proximal y disfunción valvular: hinchazón de las extremidades, fatiga de las extremidades, dolor, claudicación venosa, hiperpigmentación, eccema, eritema, ulceración de la piel.
2. Ocurre en ~40% de los pacientes con TVP iliofemoral; 4% de los pacientes con TVP desarrollará manifestaciones graves, incluso úlceras.
3. El SPT grave puede tratarse con la colocación de una endoprótesis en la vena iliaca si hay estenosis u obstrucción proximal, reduciendo así la presión venosa en la extremidad afectada.

Recordatorios

- Hasta 50% de las TVP son asintomáticas.
- Todos los anticoagulantes aumentan el riesgo de sangrado (hemorragia y hematoma).
- El síndrome postrombótico puede ser una complicación importante después de una TVP.

EMBOLIA PULMONAR

I. Clasificación: factores temporales, fisiológicos, anatómicos y sintomáticos.

A. Temporal.

1. **Aguda:** surgen síntomas inmediatamente después del evento embólico.
2. **Subaguda:** los síntomas surgen días a semanas después del evento embólico.
3. **Crónica:** durante un periodo prolongado. Puede presentarse con hipertensión pulmonar.

B. Fisiológica

1. **Submasiva:** no hay evidencia de inestabilidad hemodinámica.
2. **Masiva:** se caracteriza por la inestabilidad hemodinámica.
   a. Presión arterial sistólica (PAS) < 90 mm Hg o un descenso de 40 mm Hg en la PAS respecto al valor inicial, sostenido durante más de 15 minutos.
   b. Alternativamente, hipotensión que requiere vasopresores.
   c. Los pacientes corren el riesgo de desarrollar una insuficiencia aguda del hemicardio derecho.

C. Anatomía.

1. **Subsegmentaria:** el émbolo se aloja en una pequeña rama subsegmentaria.
2. **Segmentaria:** el émbolo se aloja en una rama segmentaria.
3. **Lobar:** el émbolo se aloja en una arteria lobar principal de cualquiera de los pulmones.
4. **Silla de montar:** el émbolo se aloja en la bifurcación de las arterias pulmonares principales.

D. Sintomática.

1. **EP asintomática.**
2. **EP sintomática:** la gravedad depende del grado de oclusión de la circulación pulmonar y de la reserva cardiopulmonar subyacente.

II. Etiología

A. El 15% de todas las muertes intrahospitalarias.

B. El 60% de los pacientes con TVP sintomática tienen evidencia de una EP asintomática.

C. Embolia trombótica: ~90% surge de las venas de las extremidades inferiores; los factores de riesgo incluyen TEV previa, cirugía, traumatismo, neoplasia maligna, insuficiencia cardiaca o respiratoria crónica, hipercoagulabilidad, embarazo y terapia hormonal/anticonceptiva.

D. PE no trombótica: con excepción de las embolias graves de aire y grasa, las consecuencias hemodinámicas suelen ser leves. El tratamiento es mayoritariamente de apoyo pero puede diferir según el tipo de material embólico y la gravedad clínica.

III. Historia y presentación clínicas

A. Presentación clínica (es variada): asintomática, taquipnea, taquicardia, ansiedad, tos, dolor torácico pleurítico, choque, muerte súbita.

B. La EP tiene tres **manifestaciones fisiopatológicas** principales:

1. **Infarto pulmonar:** el compromiso de la irrigación pulmonar provoca un infarto de pulmón. Los pacientes presentan dolor torácico pleurítico, hemoptisis.

2. **Compromiso del intercambio de gases:** la alteración del flujo sanguíneo pulmonar provoca un desajuste ventilación-perfusión, taquipnea, taquicardia, hipocapnia y alcalosis respiratoria.

3. **Colapso cardiovascular:** disfunción del hemicardio derecho por aumento de la resistencia vascular pulmonar: Disminución del gasto cardiaco, choque y muerte súbita.

   a. El cambio más frecuente en el ECG asociado con la EP es la taquicardia sinusal. La evidencia de distensión del ventrículo derecho (VD) es la más específica, caracterizada por inversiones de la onda T en II, III, aVF y V1 a V4.

   b. Resultados de la gasometría arterial (GA): ampliación del gradiente A-a, hipocapnia, hipoxemia.

REFERENCIA A NMS. CIRUGÍA. CASOS CLÍNICOS

Véase *NMS. Cirugía. Casos clínicos*, 3ª edición, Caso 5.17: Dificultad respiratoria posoperatoria.

IV. Diagnóstico

A. Dímero D: un dímero D negativo excluye con seguridad la EP en pacientes con probabilidad clínica baja o moderada (valor predictivo negativo de 99%).

B. Imágenes.

1. La TC multidetectora (TCMD) o la angiografía por TC que muestra un trombo hasta el nivel segmentario es una prueba adecuada de EP en la mayoría de los casos (fig. 7-3). La TC también puede mostrar evidencia de distensión del hemicardio derecho.

2. **Exploración V/Q:** una gammagrafía normal excluye la EP. Una gammagrafía de alta probabilidad puede establecer el diagnóstico de EP en pacientes con alto grado de sospecha.

3. **Angiografía pulmonar:** prueba fiable pero invasiva en pacientes con alta sospecha de EP.

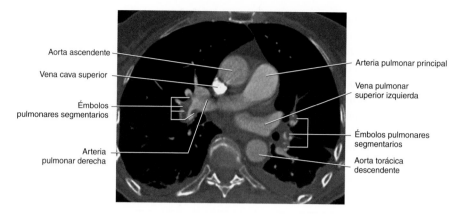

Aorta ascendente

Vena cava superior

Émbolos pulmonares segmentarios

Arteria pulmonar derecha

Arteria pulmonar principal

Vena pulmonar superior izquierda

Émbolos pulmonares segmentarios

Aorta torácica descendente

Figura 7-3. Embolia pulmonar. Imágenes axiales de TC de un émbolo pulmonar.

C. Modalidades de imagen coadyuvantes (para pacientes hemodinámicamente inestables):

1. **Ecocardiografía:** sirve para la estadificación pronóstica pero no es diagnóstica. En la distensión del hemicardio derecho puede identificar aplanamiento septal, presión elevada de la arteria pulmonar (AP).

2. **Ecografía de compresión:** da un resultado positivo de TVP proximal en < 20% de los pacientes con EP.

V. Tratamiento médico

A. Debe iniciarse en todos los pacientes sin contraindicación a la anticoagulación.

B. El tratamiento inicial es la reanimación.

C. Anticoagulación: inicialmente con HNF o HBPM. El tratamiento a largo plazo es la anticoagulación oral con warfarina o ACOD.

FUENTE CONFIABLE

American College of Cardiology: Guías 2019 de la Sociedad Europea de Cardiología (ESC) para la embolia pulmonar aguda. Disponible en: https://www.acc.org/latestin-cardiology/ten-points-to-remember/2019/09/04/13/39/2019-esc-guidelines-foracute-pulmonary-embolism

---

VI. Tratamiento quirúrgico (además de la anticoagulación).

A. Indicación: inestabilidad hemodinámica.

B. La oxigenación por membrana extracorpórea (OMEC) puede ser necesaria para el soporte.

C. Operaciones.

1. **Trombólisis pulmonar dirigida por catéter:** primera opción en pacientes hemodinámicamente comprometidos sin contraindicaciones mayores.

2. **Embolectomía percutánea con catéter:** embolectomía mecánica. Para pacientes con compromiso hemodinámico que no pueden someterse a trombólisis.

3. **Embolectomía pulmonar abierta:** recomendada en pacientes con compromiso hemodinámico con contraindicaciones para la trombólisis/embolectomía, o cuando ésta fracasó.

4. **Tromboendarterectomía pulmonar:** para el tratamiento de la hipertensión pulmonar tromboembólica crónica (HPTEC).

D. **Complicaciones:** riesgo de hemorragia mayor con trombólisis (~13%), hemorragia mortal < 2%, infecciones del acceso o de la herida.

VII. **Pronóstico**

A. **Indicadores de mal pronóstico:** disnea marcada, ansiedad y baja saturación de oxígeno; troponina elevada (que indica microinfarto del VD), disfunción del VD en la ecocardiografía o agrandamiento en la TC.

B. **Compromiso hemodinámico y muerte:** es el resultado del aumento de la presión arterial pulmonar con la insuficiencia aguda del VD; disminución del volumen sistémico del ventrículo izquierdo, del gasto cardiaco, de la presión arterial sistémica y de la perfusión de los órganos.

Recordatorios

- El riesgo de mortalidad de la EP no tratada es de 30%.
- El cambio más frecuente en el ECG asociado a la EP es la taquicardia sinusal.
- La embolectomía se considera en pacientes hemodinámicamente estables.

TRASTORNOS VENOSOS CRÓNICOS: VARICES E INSUFICIENCIA VENOSA CRÓNICA

I. **Clasificación**

A. **Venas varicosas:** la prevalencia es de 5-30% en la población adulta.

B. **Insuficiencia venosa crónica (IVC):** presente en ~5 millones de personas en Estados Unidos. Los factores de riesgo son las varices, los antecedentes familiares y la DVT previa.

C. **Esquema de clasificación clínico etiológico anatómico fisiológico (CEAP):**
   1. **Clínico:** telangiectasias, varices, pigmentación, úlceras venosas.
   2. **Etiológico:** congénita, primaria o secundaria (postrombótica).
   3. **Anatómico:** venas superficiales, perforantes o profundas.
   4. **Fisiopatología:** reflujo, obstrucción o ambos.

II. **Etiología**

A. **Reflujo venoso:** es causado por la incompetencia de las válvulas venosas, debido a la degeneración primaria de las válvulas o al daño valvular por la TVP (fig. 7-4).

B. **Obstrucción:** en condiciones normales se produce después de una TVP, sin embargo, puede ocurrir debido a compresión venosa externa (p. ej., el síndrome de May-Thurner: compresión de la vena iliaca izquierda por la arteria iliaca derecha).

C. **Sobredistensión venosa:** conduce a incompetencia valvular.

III. **Historia y presentación clínicas**

A. **Venas varicosas:** las quejas más frecuentes son la hinchazón del tobillo, pigmentación de la pantorrilla, eccema y pesadez de las extremidades.

B. **Flebitis:** la estasis en la varicosidad predispone a flebitis, que provoca dolor, hinchazón y molestias.

C. **IVC:** los pacientes pueden estar incapacitados por la claudicación venosa o presentar cambios graves de pigmentación de la piel y ulceración.

D. **Enfermedad venosa crónica:** por lo general no pone en peligro la vida o las extremidades.

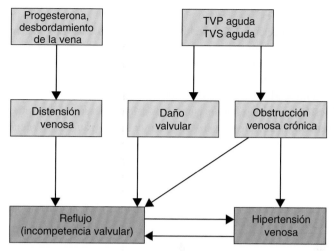

Figura 7-4. Síndrome postrombótico. Insuficiencia venosa crónica y su relación con el síndrome postrombótico. (De Geschwind JF, Dake MD. *Abrams' Angiography*, 3rd ed. Wolters Kluwer Health; 2013).

IV. Diagnóstico

A. Exploración física: la exploración en bipedestación y Trendelenburg identifica la enfermedad venosa en la mayoría de los pacientes.

B. Ecografía dúplex: detecta el reflujo venoso; se ha adoptado ampliamente como estándar de atención.

C. Presión venosa ambulatoria (PVA): la presión en una vena dorsal del pie se mide después de 10 maniobras de puntillas en posición de pie.

D. Pletismografía: método no invasivo para estimar los cambios de volumen en una extremidad al evaluar la IVC.

E. Venografía por tomografía computarizada (VTC): permite evaluar la estenosis central o la compresión extraluminal en las venas principales.

F. Venografía invasiva: permite visualizar tanto la anatomía como la función venosas, ya que el reflujo del contraste puede verse en esta modalidad de imagen dinámica.

G. Ecografía intravascular (EIV): permite visualizar la anatomía venosa intraluminal y extraluminal, y es útil en la identificación de estenosis, obstrucción o compresión extraluminal.

V. Tratamiento médico: primera opción en la mayoría de los casos. Elevación, terapia de compresión (medias de compresión), pérdida de peso, evitar factores exacerbantes (p. ej., estar de pie durante mucho tiempo), cuidado de la piel.

VI. Tratamiento quirúrgico

A. Indicaciones: incumplimiento de la terapia de compresión, síntomas persistentes a pesar del tratamiento médico, ulceración activa, edema, preferencia cosmética.

B. Operaciones: ablación endovenosa (láser o térmica); escleroterapia; ligadura venosa, extirpación axial, flebectomía punzante o angioplastia venosa/colocación de endoprótesis.

C. **Complicaciones**
   1. **DVT:** ocurre en < 1% de las ablaciones endovenosas. Los pacientes se someten sistemáticamente a un dúplex de vigilancia después del procedimiento.
   2. **Trombosis endovenosa inducida por calor (TEIC):** debido a un trombo en la vena safena mayor (VSM) extirpada. Si sobresale en la vena femoral, está indicada la anticoagulación.
   3. **Lesión del nervio safeno:** parestesias del pie, se resuelve de forma espontánea.
VII. **Pronóstico:** la ablación de la VSM es muy eficaz y duradera. Menos de 5% de los pacientes tienen síntomas de dolor y fatiga a los 5 años.

Recordatorio

- Las varices son frecuentes, no suponen una amenaza para la vida, y pueden tratarse con ablación o escleroterapia.

TROMBOFLEBITIS VENOSA SUPERFICIAL

I. **Clasificación**
   A. **Tromboflebitis venosa superficial (TVS) con varices.**
   B. **TVS de las venas superficiales de las extremidades:** la TVS de las extremidades superiores se trata con antiinflamatorios no esteroideos (AINE). La TVS de las extremidades inferiores plantea la posibilidad de una TVP.
   C. **Tromboflebitis traumática:** inducida por catéter o por medicamentos.
   D. **Tromboflebitis séptica y supurativa:** asociada con infección.
   E. **Tromboflebitis migratoria:** a menudo se asocial con carcinoma o vasculitis.
   F. **Enfermedad de Mondor:** TVS de la mama, del pecho o de la vena dorsal del pene.
II. **Etiología**
   A. Con frecuencia surge en las venas safenas, seguidas de las venas cefálicas y basílicas de las extremidades superiores.
   B. **Fisiopatología:** tríada de Virchow. El factor de riesgo predisponente es el reflujo venoso.
III. **Historia y presentación clínicas:** eritema y sensibilidad en la distribución de una vena superficial con un cordón palpable (trombosis). Examinar la presencia de catéteres intravenosos, sitios de flebotomía, varices.
IV. **Diagnóstico:** se basa en los hallazgos del examen clínico de la médula sensible a la palpación.
V. **Tratamiento médico**
   A. **Ambulación, baños calientes y AINE.**
   B. **Anticoagulación:** indicada en TVS extensas o TVS en la VSM o en la vena safena pequeña (VSP) que asciende hacia las venas profundas.
   C. **Dúplex seriados:** se utilizan en pacientes con flebitis de la VSM o de la VSP.
VI. **Tratamiento quirúrgico**
   A. **Indicaciones:** tromboflebitis supurativa.
   B. **Operaciones:** flebectomía (escisión de la vena).
   C. **Complicaciones:** infección, hemorragia.
VII. **Pronóstico:** suele resolverse con tratamiento no quirúrgico.

Recordatorio

- La trombosis venosa superficial se trata con baños calientes y AINE. La vena se extirpa en los casos de infección.

LINFEDEMA

I. **Clasificación:** la disfunción del flujo linfático es consecuencia de anomalías primarias o adquiridas.
   A. **Linfedema primario:** más frecuente en las mujeres. Se clasifica según la genética (familiar o esporádica) y la edad de aparición (congénita, precoz, tardía).
   1. **Congénita:** inicio antes del año de edad.
   2. **Linfedema precoz:** puede ser familiar (enfermedad de Meige) o esporádico.
   3. **Linfedema tardío:** aparición después de los 35 años de edad.
   B. **Linfedema secundario:** es la forma más común de enfermedad linfática.
   1. **Países desarrollados:** traumatismo o disección linfática iatrógena, cáncer o radioterapia. Otras causas son quemaduras, embarazo e infecciones.
   2. **Países en desarrollo:** la filariasis (infestación parasitaria por *Wuchereria bancrofti*) es la causa más frecuente (elefantiasis).
II. **Etiología**
   A. Se caracteriza por la acumulación intersticial de líquido proteináceo.
   B. El linfedema ocurre si la producción de linfa supera la capacidad de transporte de los conductos. La acumulación de proteínas en el espacio extracelular favorece la acumulación de agua, la deposición de colágeno y la elevación de la presión intersticial.

FUENTE CONFIABLE

Vascular Cures: Lymphedema. Disponible en: https://vascularcures.org/lymphedema/

III. **Historia y presentación clínicas**
   A. **Edema:** se extiende a las superficies distales de los pies, lo que da lugar al signo de Stemmer ("dedos cuadrados").
   B. **Cambios en la piel.**
   1. **Agudo:** la piel suele tener un color rojo rosado con temperatura ligeramente elevada.
   2. **Crónico:** engrosamiento de la piel con áreas de hiperqueratosis, liquenificación y desarrollo de "piel de naranja".
   C. **Dolor:** dolor o pesadez de la extremidad.
   D. **Diagnóstico.**
IV. **Presentación clínica, historia y exploración física:** a menudo establecen el diagnóstico. Éste es difícil en las primeras fases, cuando el edema es leve o intermitente.
   A. **Exploración física:** inspección para detectar fibrosis, "piel de naranja" y signo de Stemmer.

    B. Linfogammagrafía: método fiable para confirmar el diagnóstico. Se inyecta un trazador macromolecular radiomarcado en uno de los espacios interdigitales.

V. Tratamiento médico

    A. Reducción mecánica: elevación, ejercicio terapéutico, masaje manual y terapia de compresión (p. ej., vendas, bombas o prendas).

    B. Medidas preventivas: higiene de la piel, precauciones con la ropa, evitar traumatismos.

VI. Tratamiento quirúrgico

    A. Indicaciones: fracaso del tratamiento no quirúrgico, celulitis recurrente, dolor.

    B. Operaciones.

        1. Técnicas fisiológicas:

            a. Derivación linfática, derivación linfovenosa, transferencia de ganglios linfáticos vascularizados.

            b. Los resultados son variables, pero a menudo hay reducción de 30% del volumen de las extremidades.

        2. Técnicas reductoras: eliminar el tejido fibrograso depositado por la estasis linfática.

        3. Complicaciones: dolor, complicación de la cicatrización de la herida, fuga linfática crónica.

VII. Pronóstico: las complicaciones son frecuentes e incluyen infecciones, desnutrición e inmunodeficiencia (pérdida de proteínas, triglicéridos, linfocitos, etc.), y neoplasia maligna (p. ej., linfangiosarcoma secundario a un edema de extremidades de larga duración). En general, el linfedema es un problema crónico y difícil de tratar, con un impacto significativo en la calidad de vida.

Recordatorio

- El linfedema secundario del brazo puede seguir a la disección de los ganglios axilares en la enfermedad mamaria.
- La terapia de compresión y la elevación pueden ayudar a aliviar algunos síntomas.
- La terapia médica y la cirugía proporcionan cierto alivio, pero el linfedema suele ser difícil de tratar.

Parte III. Preguntas de repaso

Instrucciones: cada uno de los puntos numerados de esta sección va seguido de varias respuestas posibles. Seleccione la MEJOR respuesta en cada caso.

1. Una mujer de 65 años de edad, con una larga historia de fibrilación auricular, se presenta en el servicio de urgencias con antecedentes de aparición repentina de dolor abdominal intenso y constante. Tras la aparición del dolor, vomitó una vez y tuvo una gran deposición; desde entonces no ha evacuado flatos. La exploración física revela un abdomen ligeramente distendido y difusamente sensible, aunque no hay signos peritoneales. Hace 10 años se le practicó una histerectomía abdominal. ¿Cuál es el diagnóstico más probable en esta paciente?

   A. Colecistitis aguda
   B. Úlcera duodenal perforada
   C. Diverticulitis aguda
   D. Isquemia mesentérica embólica aguda
   E. Obstrucción del intestino delgado secundaria a adherencias

2. Una mujer de 60 años de edad presenta debilidad en el brazo y la pierna derecha, y tiene cierta dificultad para hablar. Esta condición se resuelve después de 5 min, y no tiene síntomas residuales. Su médico no escucha ningún soplo carotídeo y su electrocardiograma es normal. Una ecografía dúplex de las carótidas muestra estenosis de 75% de la arteria carótida izquierda y estenosis de 80% de la arteria carótida derecha; ambas son confirmadas por arteriografía carotídea. ¿Cuál debería ser el siguiente paso en el tratamiento de esta paciente?

   A. Endarterectomía carotídea derecha
   B. Endarterectomía carotídea izquierda
   C. Derivación de la arteria temporal superficial a la arteria cerebral media
   D. Angioplastia transluminal percutánea de la arteria carótida izquierda
   E. Endarterectomía carotídea bilateral

Un hombre de 70 años de edad quien es un paciente nuevo, se presenta con antecedentes de diabetes mellitus insulinodependiente; insuficiencia renal (creatinina sérica, 2.5); enfermedad pulmonar obstructiva crónica, y dos infartos del miocardio, el más reciente hace 1 año. Su fracción de eyección es de 35%, y tiene una amputación por debajo de la rodilla derecha, que dice que fue secundaria a una "enfermedad vascular periférica". Ahora, el paciente tiene una gran masa abdominal pulsátil y no sensible.

3. Todos los siguientes estudios serían apropiados, *excepto*:

   A. Tomografía computarizada del abdomen
   B. Pruebas de función pulmonar
   C. Arteriograma
   D. Colonoscopia
   E. Gammagrafía de talio con persantina

4. Su examen demuestra un aneurisma abdominal aórtico (AAA) infrarrenal de 6 cm con un aneurisma de la arteria iliaca común izquierda de 4 cm y arterias renales normales. Tiene arterias iliacas externas normales bilateralmente, con vasos femorales relativamente normales. Las pruebas de función pulmonar indican un volumen espiratorio forzado en 1 segundo (FEV_1) de 75% del valor predicho. La gammagrafía con talio de Persantina muestra una cicatriz antigua pero ningún defecto de reperfusión. ¿Cuál es el siguiente paso en el tratamiento de este paciente?

   A. Dejar que el paciente viva con el aneurisma porque tiene un riesgo quirúrgico demasiado alto para la cirugía electiva
   B. Comprobar el tamaño del aneurisma con ecografías anuales hasta que empiece a aumentar de tamaño
   C. No realizar la cirugía hasta que desarrolle dolor de espalda, porque actualmente está asintomático
   D. Realización de derivación aortoiliaca
   E. Reparación del aneurisma de aorta abdominal con un injerto tubular

5. Una mujer de 67 años de edad nota la pierna derecha hinchada tras un vuelo de 6 h. ¿Cuál de los siguientes pasos sería razonable para el médico tratante?

   A. Prescribir medias de compresión y elevación de las piernas
   B. Iniciar 6 meses de anticoagulación con warfarina
   C. Prescribir una dosis infantil de ácido acetilsalicílico al día
   D. Ordenar una evaluación de dúplex venoso
   E. Pedir tomografía computarizada pélvica para buscar linfadenopatías

Un paciente de 59 años de edad es sometido a craneotomía por un meningioma benigno. En el décimo día del posoperatorio, se observa que tiene la pantorrilla y el muslo izquierdos hinchados.

6. ¿Cuál es el método menos preciso para diagnosticar la causa de la pierna hinchada?

   A. Exploración física
   B. Venograma de la pierna izquierda
   C. Gammagrafía de fibrinógeno por ^{125}I
   D. Pletismografía de impedancia
   E. Ecografía dúplex

7. Si se documenta una trombosis venosa profunda (TVP), el tratamiento inicial debe incluir cuál de los siguientes:

   A. Tratamiento con heparina no fraccionada subcutánea
   B. Tratamiento con heparina intravenosa
   C. Terapia trombolítica con urocinasa
   D. Tratamiento con ácido acetilsalicílico
   E. Tratamiento con warfarina

8. Tras recuperarse de la enfermedad aguda, el paciente vuelve en 6 meses con quejas por una hinchazón persistente en la pierna. ¿Cuál de los siguientes sería el tratamiento óptimo a largo plazo como terapia inicial?

   A. Tratamiento diurético crónico
   B. Trombectomía venosa
   C. Derivación venosa con vena autóloga
   D. Derivación venosa con injerto protésico
   E. Manguera de soporte

9. Una mujer de 24 años de edad acude a consulta. Es una fumadora empedernida, de aproximadamente 2½ paquetes al día. Se queja de dolor en el muslo izquierdo al hacer ejercicio. En la exploración, la pierna izquierda luce normal, con pulsos disminuidos en comparación con la derecha. El índice tobillo-brazo (ITB) es de 0.8 en la izquierda y de 1.0 en la derecha. El mejor tratamiento inicial es:

   A. Injerto de derivación aortobifemoral
   B. Derivación aortoiliaca con vena safena invertida
   C. Activador tisular del plasminógeno (tPA, *tissue plasminogen activator*)
   D. Heparina terapéutica
   E. Dejar de fumar

10. La misma paciente de la situación anterior vuelve a consulta al cabo de 2 años con empeoramiento de los síntomas. De hecho, informa sobre dolor constante, incluso sin hacer ejercicio. La repetición del ITB en la izquierda es de 0.4, y de 1.0 en la derecha. La intervención más adecuada es:

    A. Ácido acetilsalicílico, 325 mg/día
    B. Activador tisular del plasminógeno (tPA)
    C. Angiografía con colocación de endoprótesis
    D. Derivación aortoiliaca con politetrafluoroetileno
    E. Heparina de bajo peso molecular (HBPM)

11. A un hombre de 68 años de edad, sin antecedentes médicos, se le encuentra un soplo carotídeo incidental en la exploración física sistemática. La exploración física es por lo demás benigna y el paciente niega cualquier síntoma. La ecografía del cuello demuestra una estenosis unilateral de 80% en la unión de las arterias carótida común y carótida interna. ¿Cuál es el mejor tratamiento para este paciente?

    A. Endarterectomía carotídea con angioplastia de parche
    B. Angiografía carotídea con colocación de endoprótesis
    C. Ácido acetilsalicílico, 325 mg
    D. Endarterectomía carotídea con reparación primaria
    E. Cilostazol

12. Una mujer de 75 años de edad presenta pérdida de peso progresiva durante el último año desde el fallecimiento de su cónyuge. También presenta dolor abdominal de base, que empeora con las comidas copiosas. Su exploración física es benigna, pero la paciente se queja de dolor abdominal durante la exploración. La mejor prueba para esta paciente es:

A. Serie gastrointestinal (GI) superior

B. Angiograma por tomografía computarizada

C. Angiografía mesentérica

D. Ecografía del cuadrante superior derecho

E. Imágenes por resonancia magnética del abdomen

13. Una mujer de 41 años de edad se somete a hemicolectomía derecha sin incidentes por un cáncer de intestino grueso en etapa II. Al tercer día del posoperatorio presenta una nueva hinchazón unilateral en la pierna, calor local y dolor con la dorsiflexión pasiva. ¿Cuál es el tratamiento inicial más adecuado?

A. Warfarina

B. Ácido acetilsalicílico (325 mg)

C. HBPM

D. Filtro de vena cava inferior (VCI) recuperable

E. Heparina subcutánea no fraccionada

14. Un hombre de 60 años de edad tiene una TVP aguda en el momento de la reparación de una fractura de fémur. Después del tratamiento, presenta resolución completa de los síntomas. Tres años después vuelve a presentar hinchazón en la misma pierna, dolor local y algo de ulceración en la piel. La concentración de dímero D es normal. El diagnóstico más probable es:

A. TVP aguda

B. Trombocitopenia inducida por heparina

C. Embolia pulmonar (EP)

D. Síndrome postrombótico

E. Flegmasía alba dolorosa

15. Una mujer de 28 años de edad se somete a mastectomía radical modificada izquierda por cáncer de mama localmente avanzado. Dos semanas después, presenta dolor e hinchazón en el brazo izquierdo. En la exploración, el brazo aparece difusamente hinchado. La piel es rosada y los pulsos radiales son fuertes e iguales bilateralmente. La mejor prueba inicial es:

A. Ecografía

B. Linfoescintigrafía

C. Angiografía por resonancia magnética (ARM)

D. Angiografía con contraste

E. Tomografía computarizada de tórax

16. Un hombre de 67 años de edad, con obesidad, presenta edema simétrico de las extremidades inferiores que empeora, venas abultadas, dolor y decoloración de la cara anteromedial de las piernas. Se le diagnostican varices. El mejor tratamiento inicial es:

A. Anticoagulación con enoxaparina

B. Extirpación de la vena safena

C. Ablación láser endovenosa de la vena safena con flebectomía combinada de varices

D. Medias de compresión graduada, pérdida de peso y elevación

E. No hay terapia para esta condición que se resuelve de forma espontánea

17. Una mujer de 59 años de edad, con antecedentes de cáncer de mama, acude al servicio de urgencias con disnea, mareo y dolor torácico. Está afebril, con frecuencia cardiaca de 117, presión arterial de 92/55, frecuencia respiratoria de 44 y SpO_2 de 89%. Los sonidos respiratorios son claros e iguales bilateralmente, y su pierna izquierda está hinchada, en comparación con la derecha. ¿Cuál de las siguientes pruebas tiene mayor probabilidad de establecer el diagnóstico?

A. Electrocardiograma

B. Angiograma por tomografía computarizada

C. Dímero D

D. Ecocardiograma

E. Ecografía de compresión

1. La respuesta es D. La tríada de arritmia cardiaca, aparición súbita de dolor abdominal intenso y vaciado intestinal es un indicador clásico de isquemia mesentérica embólica. Esta combinación constituye una emergencia quirúrgica, y la paciente debe ser tratada rápidamente con rehidratación vigorosa seguida de arteriografía para confirmar el diagnóstico. La embolectomía rápida de la arteria mesentérica superior podría salvar a esta paciente, siempre que no se retrase su tratamiento quirúrgico definitivo. La colecistitis suele presentarse con dolor en el cuadrante superior derecho y la diverticulitis con dolor en el cuadrante inferior izquierdo. Una úlcera perforada tendrá sensibilidad abdominal difusa asociada, pero también signos de irritación peritoneal (contracción abdominal involuntaria y rebote). Una obstrucción del intestino delgado suele presentarse con cólicos o dolor intermitente.

2. La respuesta es B. La arteria sintomática suele repararse en primer lugar porque es la que conlleva mayor riesgo de ictus. La angioplastia transluminal percutánea de la arteria carótida se investiga actualmente como alternativa a la endarterectomía carotídea, pero por el momento no se considera el tratamiento establecido. La angioplastia transluminal percutánea se utiliza en ocasiones para las lesiones lisas y regulares asociadas a displasia fibromuscular. La derivación de la arteria temporal superficial a la arteria cerebral media no ha demostrado ser eficaz para la enfermedad de esta paciente. No suele realizarse endarterectomía carotídea bilateral debido al riesgo de traumatismo del nervio laríngeo recurrente que, si es bilateral, podría dar lugar a una traqueotomía.

3. La respuesta es D. La colonoscopia no está indicada si las heces del paciente son hemo negativas. La tomografía computarizada puede ayudar a evaluar la extensión proximal del aneurisma. Las pruebas de función pulmonar tal vez ayuden a evaluar el riesgo y a planificar los cuidados perioperatorios. Un arteriograma actúa como un mapa de carreteras, al mostrar las arterias renales en relación con el aneurisma y la extensión de la enfermedad oclusiva en las arterias iliacas y femorales. Una gammagrafía con talio de Persantine ayuda a definir el riesgo cardiaco perioperatorio.

4. La respuesta es D. La reparación electiva de un AAA puede realizarse con una tasa de mortalidad inferior a 5%. La principal causa de muerte en pacientes con AAA es la rotura; un AAA de 6 cm tiene una tasa de rotura de 35%, y se debe recomendar la cirugía a menos que la esperanza de vida del paciente sea inferior a un año. La tasa de aumento de tamaño no es capaz de predecir con seguridad el riesgo de rotura. Los pacientes con AAA sintomáticos o que se rompen tienen una tasa de mortalidad de 75% cuando se operan de urgencia. Un injerto aortobiliar es el procedimiento adecuado en este paciente, en lugar de un injerto tubular, para reparar el aneurisma iliaco asociado. Si no hay enfermedad oclusiva iliaca, un injerto aortobiliar evita las incisiones inguinales.

5. La respuesta es D. Una pierna hinchada tras un periodo de inmovilización es un antecedente típico que conduce a TVP Aunque el linfedema u otras causas también pueden provocar hinchazón de la pierna, una tomografía computarizada pélvica no sería el siguiente paso para esta paciente. La exploración física sólo es fiable en 50% de los casos de TVP, por lo que es necesario realizar un estudio diagnóstico preciso, como la ecografía dúplex venosa, antes de iniciar la anticoagulación a largo plazo. Si no se encuentra ninguna otra razón para la hinchazón, puede ser razonable realizar una tomografía computarizada pélvica. La elevación de las piernas es útil para reducir la hinchazón, pero no se recomiendan las medias de compresión en la fase aguda por el temor a desalojar el coágulo. No se ha demostrado que el ácido acetilsalicílico sea beneficioso para el tratamiento de la TVP.

6. **La respuesta es A.** La exploración física es el método menos probable para diagnosticar la causa de la hinchazón aguda de la pierna. En la actualidad, a un paciente de este tipo se le realizaría una ecografía dúplex o una venografía para confirmar el presunto diagnóstico de TVP. La pletismografía de impedancia es capaz de detectar un aumento de la resistencia al flujo venoso, pero no identifica la causa. La gammagrafía por ^{125}I con fibrinógeno puede identificar la trombosis en curso, pero el estudio tarda 24 h en completarse y, por tanto, no es útil en situaciones agudas.

7. **La respuesta es B.** El tratamiento con heparina intravenosa es la opción inicial más adecuada. La terapia con heparina no fraccionada subcutánea en su forma actual no es un tratamiento aceptable para la TVP. El tratamiento trombolítico estaría contraindicado en un paciente con craneotomía reciente porque aumentaría el riesgo de hemorragia. La terapia con ácido acetilsalicílico no tiene papel alguno en el tratamiento de la TVP. Es posible utilizar warfarina una vez que el paciente sea dado de alta, pero no como tratamiento inicial. La transición de la heparina intravenosa al tratamiento con warfarina debe producirse al cuarto o quinto día de la administración de heparina.

8. **La respuesta es E.** La manguera de soporte es el pilar del tratamiento de los pacientes con síndrome posflebítico crónico. Las trombectomías no han tenido éxito y la eficacia de la derivación venosa aún no se ha establecido. Existe interés por el trasplante de válvulas venosas y segmentos de una vena para reemplazar los trombos de segmento corto, pero esta área todavía es experimental. Los injertos protésicos no tienen papel alguno en la reconstrucción venosa. La terapia diurética crónica puede ser útil para el tratamiento a corto plazo, pero es cierto que no es el manejo óptimo a largo plazo para este problema.

9. **La respuesta es E.** El mejor tratamiento inicial para la claudicación es el control de los factores de riesgo. Para este paciente, dejar de fumar es la primera línea de tratamiento, pero también favorece el éxito en caso de que sea necesario realizar cualquier otra intervención. La paciente no requiere anticoagulación ni trombólisis, pero puede beneficiarse de un tratamiento antiplaquetario y de un programa de ejercicio gradual. La derivación sería prematura.

10. **La respuesta es C.** La paciente parece tener una lesión unilateral hemodinámicamente significativa. En este caso, la colocación de una endoprótesis iliaca produce alivio eficaz y resultados duraderos. La derivación es una opción, pero la tasa global de complicaciones es mayor en la cirugía abierta que en el abordaje endovascular. El ácido acetilsalicílico es útil como complemento, pero no como terapia primaria para un paciente con dolor en reposo. El tPA y la heparina no tienen un papel, a menos que haya trombosis aguda.

11. **La respuesta es A.** El paciente cumple los criterios para la endarterectomía, ya que se ha demostrado que tiene un riesgo reducido de accidente vascular cerebral

frente al tratamiento médico máximo. La angioplastia de parche es preferible a la reparación primaria para minimizar el riesgo de recurrencia. La angiografía y la colocación de una endoprótesis aún no han producido resultados equivalentes. La colocación de endoprótesis o la terapia médica, como el ácido acetilsalicílico, pueden ser beneficiosas en el paciente que no es candidato a cirugía.

12. **La respuesta es B.** La paciente tiene alta sospecha de isquemia mesentérica crónica. Aunque el dúplex mesentérico es una prueba de cribado razonable, la angiografía por tomografía computarizada es la prueba definitiva de elección. Es poco probable que una serie gastrointestinal superior aporte información específica en este caso, y una ecografía del cuadrante superior derecho está demasiado focalizada para sugerir hipoperfusión intestinal. La resonancia magnética puede aportar información estática sobre el carácter del intestino, pero no necesariamente de los vasos.

13. **La respuesta es C.** La paciente presenta signos y síntomas de una TVP aguda, cuyo tratamiento es la anticoagulación. La warfarina es útil a largo plazo, pero nunca se inicia en primer lugar debido a que la necrosis cutánea es una complicación potencial. El ácido acetilsalicílico y otros AINE pueden utilizarse para la trombosis venosa superficial, pero son insuficientes para la TVP. Los filtros VCI tienen un papel en quienes la anticoagulación no es posible, pero no son la terapia primaria. La heparina subcutánea se utiliza como profilaxis, no como tratamiento.

14. **La respuesta es D.** El paciente presenta las secuelas a largo plazo de la TVP, conocidas como *síndrome postrombótico*. La ulceración de la piel no se esperaría en una TVP aguda. El momento de la trombocitopenia inducida por heparina tiene relación estrecha con la dosis de heparina. La EP debe presentarse con síntomas respiratorios. La flegmasía es una complicación aguda de la TVP, y la flegmasía alba dolorosa se presentaría con edema con fóvea y blanqueo.

15. **La respuesta es B.** La paciente presenta signos y síntomas de linfedema secundario a una alteración de los linfáticos axilares. La prueba de elección es la linfocentellografía. La ecografía es razonable para descartar una TVP, pero esto es menos probable en el entorno clínico. La ARM y la angiografía convencional se utilizan para evaluar el sistema arterial, que parece normal en esta paciente. Es poco probable que la tomografía computarizada de tórax sea útil en este caso.

16. **La respuesta es D.** Medias de compresión graduada, pérdida de peso y elevación. Muchos pacientes con venas varicosas sintomáticas tendrán respuesta positiva a la terapia no operativa y justifican dicho enfoque como terapia de primera línea. El fracaso del tratamiento no quirúrgico es una indicación para el tratamiento quirúrgico, incluida la ablación endovenosa de las venas safenas (con láser o catéteres de radiofrecuencia), la flebectomía, la extirpación venosa o combinaciones de estas técnicas. No hay indicación de anticoagulación en ausencia de TVP documentada. Esta condición no se resuelve de manera espontánea.

17. La respuesta es B. Esta paciente presenta manifestaciones clínicas que conciernen a la embolia pulmonar aguda en el contexto de factores de riesgo conocidos (neoplasia maligna). Aunque todas las opciones de respuesta pueden tener hallazgos específicos de embolia pulmonar, la elevada sospecha clínica en este caso hace que la angiografía por tomografía computarizada sea la mejor opción. La angiografía por tomografía computarizada es sensible a la embolia pulmonar y puede obtenerse de forma expedita en la mayoría de los entornos clínicos. La hinchazón asimétrica de las extremidades sugiere la presencia de TVP, y la ecografía de compresión puede confirmar la sospecha. En este contexto se esperaría un dímero D elevado. La hemodinámica de la paciente no cumple los criterios de EP masiva, sin embargo, es posible que tenga hallazgos electrocardiográficos y ecocardiográficos de distensión del hemicardio derecho.

Parte IV: Trastornos gastrointestinales

Trastornos esofágicos

Jonathan P. Pearl

Puntos clave del capítulo

◆ Todo paciente con disfagia debe someterse a una esofagoscopia para descartar carcinoma. El cáncer de células epidermoides es frecuente en el tercio superior y medio del esófago; el adenocarcinoma, en el tercio distal.

◆ El reflujo esofágico es muy frecuente. La mayoría de los pacientes responden a la supresión de la acidez, pero la funduplicatura suele ser eficaz para los individuos refractarios al tratamiento médico.

◆ El esófago de Barrett es la sustitución del epitelio epidermoide distal por el epitelio columnar y puede sufrir una transformación maligna.

◆ La acalasia es el trastorno más frecuente de la motilidad esofágica. Se trata mediante la dilatación o la interrupción mecánica del esfínter esofágico inferior (EEI).

Asociaciones de cirugía crítica

Si escucha/ve	Piense en
Esófago	Ausencia de serosa
Pico de pájaro en el esofagrama	Acalasia
Displasia de Barrett (alto grado)	El 25% tiene carcinoma
Cáncer de esófago	EE para estadificar
Divertículo de Zenker	Cricotiroidotomía
Perforación esofágica	Reparación o desvío
Lesión alcalina	Necrosis por licuefacción

EE, ecografía endoscópica.

ANATOMÍA Y FISIOLOGÍA

Anatomía (fig. 8-1)

I. **Localización:** el esófago tiene una longitud < 24 cm, que se extiende desde el nivel vertebral C6 al T11.

    A. **Esfínter esofágico superior (EES):** de origen esofágico, compuesto por el músculo cricofaríngeo; discurre por detrás del arco aórtico y desciende al tórax por la derecha.

    B. **Hiato esofágico.**

    C. **Unión gastroesofágica (UGE):** sitio donde el esófago tubular se une al estómago (< 40 cm desde los incisivos), anclado por el ligamento frenoesofágico.

II. **Histología**

    A. **Mucosa esofágica:** epitelio epidermoide, excepto en los 1-2 cm distales, cuyo epitelio es columnar. La unión se denomina "línea Z".

    B. **Revestimiento muscular:** dos capas: circular interna y longitudinal externa. El tercio superior es músculo estriado; los dos tercios inferiores son lisos.

Vasculatura

I. **Arterias:** ramas de la arteria tiroidea inferior (arterias bronquial, intercostal, frénica inferior y gástrica izquierda) y ramas esofágicas directas de la aorta.

II. **Venas:** el plexo subepitelial desemboca superiormente en las venas hipofaríngeas e inferiormente en las venas gástricas. El drenaje segmentario se produce a través de las venas ácigos y hemiácigos.

III. **Drenaje linfático (a los ganglios linfáticos más cercanos):** los linfáticos superiores drenan hacia los ganglios cervicales o mediastínicos, mientras que el drenaje distal es hacia los ganglios celiacos.

Inervación

I. **Sistemas simpático y parasimpático:** es suministrada por el plexo faríngeo, el vago, el simpático cervical superior e inferior y los nervios esplácnicos.

II. **Plexos de Auerbach y Meissner (submucosos):** influyen en la motilidad esofágica.

Fisiología

I. **EES:** esta zona de alta presión de 3-5 cm está compuesta por el músculo cricofaríngeo y se relaja durante la deglución.

II. **Peristaltismo:** las presiones peristálticas oscilan entre 25 y 80 mm Hg.

    A. **Peristaltismo primario:** impulsa los alimentos hacia el esófago.

    B. **Peristaltismo secundario:** si un bolo alimenticio no progresa, los receptores locales de estiramiento desencadenan un peristaltismo secundario.

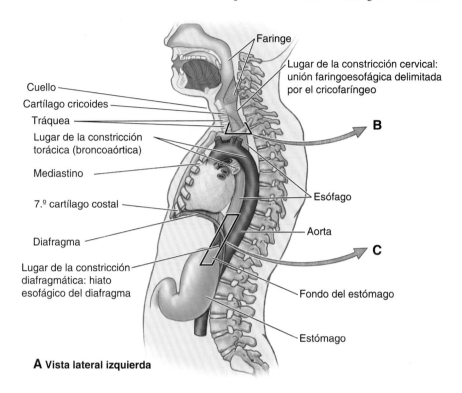

A Vista lateral izquierda

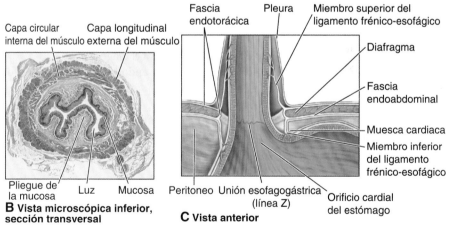

B Vista microscópica inferior, sección transversal

C Vista anterior

Figura 8-1. El esófago y sus relaciones. **A.** Esta vista muestra la longitud completa del esófago y las estructuras relacionadas con él. El esófago comienza a nivel del cartílago cricoides y desciende por detrás de la tráquea. Sale del tórax a través del hiato esofágico del diafragma. **B.** La sección transversal del esófago muestra la doble capa muscular y la mucosa plicada de su pared. **C.** Se muestra una sección coronal de la porción inferior del esófago, el diafragma y superior del estómago. El ligamento frénico-esofágico conecta el esófago de forma flexible con el diafragma; limita el movimiento ascendente del esófago a la vez que permite cierto movimiento durante la deglución y la respiración. (De Moore KL, Dalley AF, Agur AM. *Clinically Oriented Anatomy*, 8th ed. Wolters Kluwer Health; 2017, Fig. 5-33).

III. EEI: esta zona de alta presión de 3-5 cm en el extremo gástrico funciona para prevenir el reflujo gastroesofágico (RGE). No existe un músculo esfinteriano definido en esta zona, pero la manometría demuestra con facilidad una zona fisiológica de alta presión.

    A. Aumento de la presión del EEI: se produce con una comida proteínica, alcalinización del estómago, gastrina, vasopresina y fármacos colinérgicos.

    B. Disminución de la presión del EEI: ocurre con la secretina, nitroglicerina, glucagón, chocolate, comidas grasas y acidificación gástrica.

Recordatorios

- El esófago es único en el tracto gastrointestinal tubular porque no tiene serosa.
- El EEI es una zona de alta presión más que un músculo discreto.

TRASTORNOS DE LA MOTILIDAD ESOFÁGICA

Disfunción cricofaríngea y divertículo de Zenker

I. Fisiopatología

    A. Disfunción cricofaríngea: el EES no se relaja de manera correcta.

      1. Descoordinación entre la relajación del EES y la contracción faríngea.

      2. Puede dar lugar a un **divertículo faringoesofágico (de Zenker)**.

    B. Divertículo faringoesofágico (Zenker): los "falsos" divertículos constan sólo de mucosa frente a toda la pared esofágica.

II. Signos y síntomas: disfagia, halitosis, regurgitación de alimentos no digeridos, aspiración nocturna y neumonía por aspiración recurrente.

III. Diagnóstico

    A. Historia clínica y exploración física: claves para el diagnóstico.

    B. Esofagograma: contraste hidrosoluble. Evitar la endoscopia (riesgo de perforación).

IV. Tratamiento

    A. Miotomía cricofaríngea: a través de una incisión en el cuello.

    B. Grapadora endoscópica: divide la pared del divertículo.

    C. Diverticulopexia: los divertículos grandes pueden requerir miotomía combinada con la suspensión del divertículo.

Acalasia

I. Clasificación

    A. Tipo I (clásico): contracciones mínimas en el cuerpo del esófago.

    B. Tipo II: periodos intermitentes de compresión esofágica.

    C. Tipo III: espasmo del esófago distal.

II. Fisiopatología: etiología desconocida.

    A. El peristaltismo coordinado está ausente en el cuerpo del esófago.

    B. La presión del EEI en reposo suele ser alta y el EEI no se relaja durante la deglución.

    C. El cuerpo del esófago se dilata y el músculo se hipertrofia para impulsar el material a través del EEI disfuncional.

III. Signos y síntomas: disfagia, regurgitación, pérdida de peso, aspiración.

IV. Diagnóstico

    A. Estudios radiográficos: revelan dilatación de la zona media del esófago con forma de "pico de pájaro" (fig. 8-2).

    B. Manometría esofágica: muestra ausencia de peristaltismo.

    C. Esofagoscopia: necesaria para descartar cáncer y documentar la extensión de la esofagitis. En la endoscopia se suele encontrar alimento retenido.

V. Tratamiento

    A. No quirúrgico.

        1. Dilatación neumática: un balón endoluminal de alta presión dilata la parte inferior del esófago. Riesgo sustancial de perforación.

        2. Toxina botulínica: se inyecta para proporcionar una relajación temporal.

    B. Quirúrgico (miotomía de Heller): división de los músculos de los 6 cm distales del esófago y de los 3 cm proximales del estómago.

        1. Miotomía: alivia la disfagia en 80-90% de los pacientes.

        2. Esofagomiotomía: suele combinarse con una **funduplicatura de Dor** anterior o una **funduplicatura de Toupet** posterior parcial para mejorar el reflujo posoperatorio.

        3. Miotomía endoscópica peroral (MEPO):

            a. Divide endoscópicamente la capa circular interna de la musculatura.

            b. Los resultados son alentadores para el alivio de los síntomas.

            c. Puede haber una mayor incidencia de reflujo después de la MEPO en comparación con la miotomía.

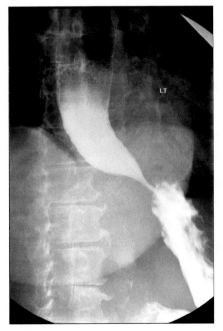

Figura 8-2. Esofagograma por fluoroscopia que muestra la apariencia de "pico de pájaro" de la acalasia, causada por un cuerpo esofágico dilatado y un esfínter esofágico inferior mal relajado. (De Johnson J. *Bailey's Head and Neck Surgery*, 5th ed. Wolters Kluwer Health; 2013, Fig. 59-5).

Espasmo esofágico difuso

I. **Fisiopatología**
   A. Se caracteriza por **fuertes contracciones no peristálticas.**
   B. Relajación esfinteriana normal.
   C. Puede estar asociada a RGE.

II. **Signos y síntomas**
   A. **Dolor en el pecho:** suele confundirse con angina de pecho.
   B. **Disfagia:** a líquidos y sólidos.

III. **Diagnóstico**
   A. **Manometría:** contracciones simultáneas de gran amplitud con función normal del esfínter.
   B. **Esofagrama de contraste:** aspecto de sacacorchos del esófago.

IV. **Tratamiento**
   A. **Terapia médica:** bloqueadores de los canales de calcio y relajantes del músculo liso (p. ej., nitratos).
   B. **Terapia endoscópica:** toxina botulínica.
   C. **Cirugía:** está indicada si el dolor torácico y la disfagia continúan después del tratamiento médico.

Reflujo esofágico

I. **Fisiopatología**
   A. La **etiología** es común: puede afectar hasta a 80% de las personas.
   B. **Factores de protección:** la barrera normal contra el reflujo es proporcionada por lo siguiente:
      1. **EEI:** en condiciones normales provee una zona de alta presión.
      2. **Unión esofagogástrica:** en condiciones normales descansa dentro de la cavidad abdominal, y la presión positiva intraabdominal añade tono al EEI.
      3. **Ángulo de His:** cuando el ángulo está alterado, como en el caso de una hernia hiatal, el contenido gástrico atraviesa el EEI con mayor facilidad.
      4. **Motilidad esofágica:** algunos reflujos son fisiológicos. En los casos de dismotilidad esofágica, el peristaltismo no es adecuado para eliminar las secreciones refluidas.

II. **Signos y síntomas**
   A. **Típico:** dolor subesternal, acidez y regurgitación.
   B. **Atípico:** dolor de garganta, voz ronca, halitosis y caries dental.

III. **Diagnóstico**
   A. **Historia clínica y exploración física**
   B. **Esofagoscopia:** puede revelar diversos grados de esofagitis.
   C. **Sondas para pH de 24 horas:** se colocan en la zona inferior del esófago para medir la exposición al ácido.
   D. **Monitorización de la impedancia intraesofágica:** detecta el reflujo no ácido.

IV. **Tratamiento**
   A. **Modificaciones del estilo de vida:** pérdida de peso, elevación de la cabeza respecto de la cama durante el sueño, evitar las bebidas carbonatadas y abstenerse de fumar y de consumir alcohol.

B. **Tratamiento médico**
1. **Medicamentos supresores de la acidez:** incluyen los inhibidores de la bomba de protones (IBP) y los bloqueadores de los receptores de histamina.
2. **Baclofeno (agonista del receptor del ácido γ-aminobutírico):** puede disminuir la relajación transitoria del EEI y reducir los síntomas en pacientes con reflujo refractario.

C. **Tratamiento quirúrgico**
1. **Indicaciones.**
   a. Síntomas refractarios al tratamiento médico.
   b. El paciente desea evitar la farmacoterapia de por vida.
   c. Síntomas laringofaríngeos, estenosis esofágica o esófago de Barrett.
2. **Operaciones antirreflujo:** restablecen de forma mecánica la barrera al reflujo y consisten en envolver la parte inferior del esófago con el fondo gástrico y devolver el esófago distal a su posición intraabdominal original.
3. **Funduplicatura de Nissen (envoltura de 360° del fondo gástrico alrededor del esófago distal):** suele realizarse por vía laparoscópica con resultados favorables.
4. **Operación Belsey Mark IV (envoltura de 270°):** se realiza a través de una toracotomía izquierda.
5. **Gastropexia posterior de Hill:** incluye una funduplicatura posterior de 180°, que luego se ancla al ligamento arqueado del diafragma.

REFERENCIA A NMS. CIRUGÍA. CASOS CLÍNICOS

Véase *NMS Cirugía. Casos clínicos,* 3.ª edición, Caso 6.2: Dolor epigástrico agudo con regurgitación y tos.

Esófago de Barrett

I. **Etiología**
   A. **Mucosa intestinal columnar:** sustituye a la mucosa epidermoide normal.
   B. **Metaplasia intestinal:** se produce en el esófago distal, presencia de células caliciformes.
   C. Causado por la exposición de la parte inferior del esófago al reflujo ácido o no ácido.
   D. Se produce en 10% de los pacientes con enfermedad por reflujo gastroesofágico (ERGE).
   E. Aproximadamente, 0.5% de los pacientes al año desarrollarán cáncer.

II. **Signos y síntomas:** los mismos que para la enfermedad de reflujo.

III. **Diagnóstico**
   A. Se detecta en la **endoscopia** por sus características lenguas de mucosa de color salmón en la parte inferior del esófago.
   B. Cuando se sospecha, se recomiendan múltiples biopsias.

FUENTE CONFIABLE

American Gastroenterological Association: Nuevas técnicas de cribado en el esófago de Barrett: ¿Grandes ideas o grandes prácticas? Disponible en https://www.gastro-journal.org/article/S0016-5085(18)30338-X/fulltext

IV. Tratamiento

A. Barrett sin displasia: se monitoriza con endoscopia y biopsia cada 2-3 años.

B. Displasia de grado bajo.

1. Puede vigilarse anualmente para detectar la progresión a displasia de grado alto.
2. **Ablación endoscópica por radiofrecuencia (ARF) o funduplicatura:** tiene el potencial de hacer que la displasia retroceda, pero la respuesta ha sido inconsistente.

C. Displasia de grado alto: 20% de riesgo de desarrollar adenocarcinoma en 3 años.

1. **Resección endoscópica de la mucosa y ARF:** las terapias endoscópicas agresivas son capaces de eliminar el tejido enfermo sin necesidad de una operación mayor.
2. **Esofagectomía:** método fiable para erradicar la mucosa displásica, pero con alta tasa de complicaciones perioperatorias.

Recordatorios

- La acalasia es un trastorno de la motilidad con peristaltismo descoordinado que responde a la dilatación o división de la musculatura distal.
- La enfermedad por reflujo es muy frecuente; suele tratarse con supresión de ácidos; también responde a la funduplicatura quirúrgica.

ESTENOSIS ESOFÁGICA

Estrechez cáustica

I. Fisiopatología: causada por la ingestión de agentes cáusticos, como lejía, destapacaños y limpiadores de hornos.

II. Signos y síntomas: antecedentes de ingestión de sustancias cáusticas, dolor de pecho, tos, babeo, dificultad para respirar o sus combinaciones.

III. Diagnóstico: la endoscopia está indicada en las primeras 24 horas para determinar la extensión del daño.

IV. Tratamiento

A. Terapia de apoyo: antibióticos de amplio espectro y apoyo respiratorio.

B. Radiografías de contraste esofágico: la estenosis se produce en 5-10% de los pacientes que han ingerido lejía.

C. Dilatación endoscópica: comienza 3-4 semanas después de la ingestión.

D. Cirugía: se reserva para casos de perforación o estenosis crónica refractaria a la dilatación.

Estenosis secundaria a la esofagitis y al reflujo

I. Fisiopatología

A. Patrón alternante recurrente de destrucción de la mucosa, con mayor frecuencia en el esófago distal debido al reflujo ácido gástrico y su posterior curación.

B. Anillos de Schatzki: estenosis benigna de la parte inferior del esófago, probablemente causada por el reflujo.

C. Los casos de reflujo incontrolado de larga duración pueden causar una estenosis larga y estrecha.

II. Signos y síntomas: disfagia (dificultad para deglutir), emesis, pérdida de peso.

III. Diagnóstico

A. Historia clínica: los síntomas de reflujo con desarrollo de disfagia sugieren estenosis.

B. Esofagoscopia (con biopsia de estenosis): determina la extensión de la enfermedad.

C. Radiografías: confirmar el diagnóstico.

IV. Tratamiento

A. Dilatación esofágica: tratamiento de primera línea.

B. Corticoesteroides: algunas estenosis responden a las inyecciones.

C. Cirugías antirreflujo: pueden eliminar los factores incitantes y, en algunos casos, la estenosis podría remitir.

D. Esofagectomía: si la operación de dilatación/antirreflujo no alivia la obstrucción.

 Recordatorios

- Las estenosis pueden ser el resultado de una exposición corrosiva interna (ácido gástrico) o externa (agentes cáusticos).
- La dilatación es el pilar del tratamiento de las estenosis.

TUMORES ESOFÁGICOS

Leiomiomas benignos

I. Fisiopatología: tumores intramurales de músculo liso que representan dos tercios de todas las neoplasias benignas del esófago.

II. Signos y síntomas: la disfagia se produce con lesiones de más de 5 cm.

III. Diagnóstico

A. Historia clínica: la disfagia es típica.

B. Esofagrama con contraste: defecto de llenado liso localizado en la pared del esófago.

C. Esofagoscopia: confirma el diagnóstico si hay una protuberancia en el esófago con mucosa suprayacente normal.

D. Biopsia: contraindicada porque invade la mucosa y dificulta la terapia quirúrgica posterior.

E. Ecografía endoscópica (EE): confirma la localización intramural de la lesión.

IV. Tratamiento: la *cirugía rara vez está indicada* para los leiomiomas.

A. Enucleación del tumor (en pacientes sintomáticos): se produce sin agresión a la mucosa.

B. Resección esofágica limitada: si el tumor es esofágico inferior y no puede ser enucleado.

Tumores benignos intraluminales

I. Fisiopatología: por lo general, pólipos mucosos, lipomas, fibrolipomas o mixofibromas.

II. Signos y síntomas: disfagia, regurgitación ocasional y pérdida de peso.

III. Diagnóstico

A. **Radiografía:** sugiere el diagnóstico.

B. **Esofagoscopia:** confirma el diagnóstico y puede descartar la malignidad.

IV. Tratamiento: la esofagotomía, la extirpación del tumor y la reparación de la esofagotomía constituyen el tratamiento quirúrgico.

Tumores malignos

I. **Incidencia:** en Estados Unidos, 4.5 casos por cada 100 000 personas.

A. En Estados Unidos, el cáncer de esófago representa 1% de todos los tumores malignos.

B. Se calcula que en 2020 se produjeron 16 000 muertes.

II. **La etiología es desconocida**

A. **Factores asociados:** consumo de tabaco, ingestión excesiva de alcohol, nitrosaminas, mala higiene dental y bebidas calientes.

B. **Condiciones preexistentes:** aumentan la probabilidad de desarrollar cáncer de esófago (p. ej., esófago de Barrett, sexo masculino, obesidad).

FUENTE CONFIABLE

American Society of Clinical Oncology: Esophageal Cancer. Disponible en: https://www.cancer.net/cancer-types/esophageal-cancer

---

III. Patología

A. **Tipos.**

1. **Adenocarcinoma:** representa 60% de los casos en Estados Unidos; la ERGE es el principal factor de riesgo.

2. **Carcinoma de células epidermoides:** forma más frecuente en todo el mundo; los factores de riesgo son tabaquismo, ingestión de alcohol e ingestión de nitratos.

B. **Diseminación del tumor:** las neoplasias esofágicas hacen metástasis tanto a través del sistema linfático como del torrente sanguíneo, lo que produce metástasis en hígado, hueso y cerebro.

IV. Signos y síntomas: puede presentarse como disfagia, pero con frecuencia es asintomático.

V. Diagnóstico

A. **Historia clínica:** la disfagia y la pérdida de peso están casi siempre presentes.

B. **Estudio esofágico con contraste:** puede demostrar la localización y extensión del tumor.

C. **Esofagoscopia:** imprescindible para el diagnóstico tisular y la determinación de la extensión del tumor.

D. **Tomografía computarizada (TC) de tórax y abdomen:** evalúa la diseminación linfática local y busca metástasis a distancia.

E. **EE:** evalúa la profundidad de la invasión y útil en la estadificación.

F. **Broncoscopia (en pacientes con lesiones esofágicas proximales):** evalúa la posibilidad de invasión del árbol traqueobronquial.

VI. Tratamiento: la supervivencia es escasa y depende de la etapa.

  A. Terapia quirúrgica.

    1. Esofagectomía transhiatal (laparotomía/incisiones cervicales): la esofagectomía se realiza de forma directa con reconstrucción de la continuidad GI con el estómago.

    2. Esofagectomía de Ivor Lewis (toracotomía/laparotomía derecha): la reconstrucción se realiza también con el estómago.

  B. Terapia neoadyuvante (radiación y quimioterapia): se considera la norma de atención.

    1. Quimioterapia:

      a. Puede reducir el tamaño del tumor y tratar las micrometástasis.

      b. La mayoría de los tumores responde a los regímenes basados en el cisplatino, pero las respuestas completas son poco frecuentes.

    2. Radioterapia: puede mejorar el control local de la enfermedad a costa de mayores tasas de complicaciones posoperatorias, pero es posible que tenga poco efecto sobre la supervivencia global.

  C. Paliación:

    1. Apropiado en pacientes con enfermedad avanzada con invasión del árbol traqueobronquial o metástasis avanzadas.

    2. Las endoprótesis metálicas colocadas por vía endoscópica pueden permitir la deglución de saliva y alimentos blandos.

Recordatorios

- La metaplasia de Barrett progresa a displasia y luego a cáncer.
- La supervivencia global a 5 años del cáncer de esófago es de 20%.

PERFORACIÓN ESOFÁGICA

I. Fisiopatología

  A. Causas.

    1. Iatrogenia: la instrumentación (p. ej., esofagoscopia o dilatación) representa 50%.

    2. Traumatismo (contundente o penetrante): es la causa de 20%.

    3. Síndrome de Boerhaave (rotura esofágica posemética): causa 15%.

  B. Rotura del esófago: conduce a mediastinitis aguda.

II. Signos y síntomas: casi todos los pacientes se quejan de fuerte dolor en el pecho. Puede haber sepsis o choque.

III. Diagnóstico

  A. Antecedentes: los pacientes dan una historia reciente de instrumentación del esófago o vómito severo.

  B. Exploración física.

    1. Crepitación (en el cuello): resultado del aire del mediastino.

    2. Signo de Hamman (sonido crepitante que se escucha sobre el corazón): causado por el aire mediastínico detrás del corazón.

C. Radiografía de tórax: revela aire mediastínico, mediastino ensanchado o ambos.

    1. Perforación esofágica inferior: el aire puede estar presente bajo el diafragma.

    2. Hidroneumotórax (por lo general del lado izquierdo): puede estar presente si la pleura ha sido invadida.

D. Esofagograma con contraste: estudio realizado si se sospecha de perforación.

E. Monitorización por TC: modalidad diagnóstica más utilizada.

    1. La administración de contraste imita el esofagograma.

    2. Puede identificar aire en el mediastino y líquido en la cavidad pleural.

IV. Tratamiento

A. Realizar una reparación primaria con refuerzo tisular, combinada con drenaje mediastínico y pleural amplio.

B. Abordaje quirúrgico.

    1. Perforaciones esofágicas superiores: se aborda a través de la porción izquierda del cuello.

    2. Perforaciones del esófago medio: se reparan a través del hemitórax derecho.

    3. Perforaciones inferiores: se tratan por medio de toracotomía izquierda o laparotomía.

REFERENCIA A NMS. CIRUGÍA. CASOS CLÍNICOS

Véase *NMS. Cirugía. Casos clínicos,* 3.ª edición, Caso 6.7: Dolor epigástrico agudo con abdomen rígido.

SÍNDROME DE MALLORY-WEISS

I. Fisiopatología

A. Hemorragia digestiva alta aguda (signo de presentación): la hemorragia es el resultado de un desgarro de *espesor parcial* en la parte inferior del esófago, cerca de la unión esofagogástrica.

B. Lesiones de Mallory-Weiss: pueden ser consecuencia de arcadas o vómito.

II. Signos y síntomas: hematemesis, dolor de pecho.

III. Diagnóstico: endoscopia para localizar el desgarro y descartar otras causas de hemorragia.

IV. Tratamiento

A. Comienza con la reanimación habitual.

B. Endoscopia con hemostasia: pilar del tratamiento y eficaz en la mayoría de los casos.

C. Cirugía (se indica en raras ocasiones): si la endoscopia no es eficaz, una laparotomía con gastrotomía anterior y ligadura de sutura del desgarro de la mucosa detendrá la hemorragia.

Trastornos gástricos y duodenales

Natalie A. O'Neill • Cherif Boutros

Puntos clave del capítulo

◆ La enfermedad por úlcera péptica se trata médicamente, y la mayoría de los pacientes se cura con la supresión de la acidez y el tratamiento del *Helicobacter pylori*.

◆ Para los pacientes de la unidad de cuidados intensivos, la profilaxis con inhibidores de la bomba de protones puede prevenir las úlceras por estrés.

◆ Las úlceras gástricas se asocian a un riesgo de cáncer.

◆ El cáncer gástrico suele diagnosticarse tarde, debido a los síntomas inespecíficos.

◆ Las reconstrucciones después de la gastrectomía causan problemas fisiológicos únicos, como el síndrome de evacuación gástrica rápida (*dumping*).

◆ El tumor del estroma gastrointestinal (TEGI) es frecuente en el estómago; la resección con márgenes negativos gruesos es el tratamiento habitual.

Asociaciones de cirugía crítica

Si escucha/ve	Piense en
Varices gástricas	Trombosis de la vena esplénica
Úlcera gástrica que no cicatriza	Cáncer gástrico
Úlcera duodenal anterior	Perforación, parche con epiplón
Úlcera duodenal posterior	Hemorragia
Vaso visible en la úlcera	Riesgo de resangrado
Úlcera y nivel alto de gastrina	Síndrome de Zollinger-Ellison
Linfoma LTLM	El único cáncer que se cura con antibióticos
Liberación de secretina	Ácido gástrico

(continúa)

175

Si escucha/ve	Piense en
Liberación de gastrina	Una comida
Estímulo celular parietal	Acetilcolina, histamina, gastrina
Úlcera tras vagotomía troncal	Nervio criminal de Grassi

ESTÓMAGO

Función y embriología

I. **Funciones:** almacenamiento, emulsión, digestión inicial por acidificación y amilasa salival, y transmisión del alimento al duodeno.

II. **Desarrollo**

A. **Rotación:** hace que el vago izquierdo se sitúe en la parte anterior y el derecho en la posterior.

B. **Mesenterio:** los mesenterios ventral y dorsal del intestino anterior se convierten en los epiplones menor y mayor, respectivamente.

C. El ritmo de crecimiento de la pared izquierda del estómago supera al de la derecha, lo cual forma las curvaturas mayor y menor.

Anatomía e histología quirúrgica

I. **Histología:** la morfología de la mucosa se compone de distintos tipos de glándulas según la región del estómago.

A. **Fondo y cuerpo:** contienen glándulas gástricas.

1. **Células mucosas:** proporcionan un revestimiento alcalino para facilitar el paso de los alimentos.

2. **Células principales:**

a. Secretan **pepsinógeno**, el precursor de la **pepsina**, que ayuda a la digestión de las proteínas.

b. Estimulado por impulsos colinérgicos, gastrina y secretina.

3. **Células parietales (oxínticas):** son estimuladas por la gastrina para producir **ácido clorhídrico** y **factor intrínseco**.

B. **Antro:**

1. Contiene **células G**, que secretan **gastrina** como parte del sistema de captación de precursores de aminas y descarboxilasa.

2. La gastrina estimula la secreción de ácido clorhídrico y pepsinógeno y la motilidad gástrica.

II. **Divisiones anatómicas:** cuatro divisiones (fig. 9-1).

A. **Cardia:**

1. Porción más proximal.

2. Contiene la **unión gastroesofágica (UGE)**, que suele encontrarse 2-3 cm por debajo del hiato diafragmático.

B. **Fondo:**

1. Extensión más cefálica del estómago.

2. El ángulo creado por el fondo y el borde lateral izquierdo del esófago es el **ángulo de His**.

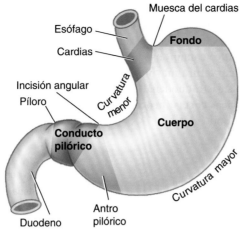

A Vista anterior

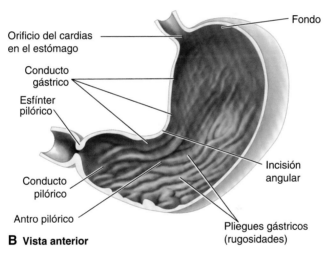

B Vista anterior

Figura 9-1. Esófago (parte terminal), estómago y duodeno proximal. **A.** Partes del estómago. **B.** Superficie interna del estómago. (De Agur AM, Dalley AF. *Moore's Essential Clinical Anatomy*, 6th ed. Wolters Kluwer Health; 2019, Fig. 5-21).

C. **Cuerpo (*corpus*):**
   1. Es la porción más grande del estómago.
   2. Consiste en las curvaturas menor y mayor.
   3. La **incisura angular** crea un ángulo abrupto a lo largo de la curvatura menor y marca el comienzo del antro.
D. **Antro:** el 25% distal del estómago que termina en el píloro.
III. **Esfínteres**
   A. **Esfínter esofágico inferior (EEI; esfínter fisiológico):**
      1. Zona de alta presión de la actividad muscular en la porción distal del esófago.
      2. La falta de relajación del EEI da lugar a **acalasia**.
      3. Si no se mantiene la contracción, se produce **reflujo gastroesofágico**.
   B. **Píloro (esfínter anatómico):** controla el flujo de alimentos hacia el duodeno.

IV. Irrigación arterial: flujo sanguíneo extremadamente rico; el sacrificio de tres de las cuatro arterias principales puede dejar un estómago viable (fig. 9-2A).

A. Arcada de la curvatura menor: constituida por las arterias gástricas derecha (rama del hepático común) e izquierda (rama del tronco celiaco).

B. Arcada de la curvatura mayor: consta de las arterias gastroepiploicas derecha (rama de la gastroduodenal) e izquierda (rama de la esplénica).

C. Arterias gástricas cortas (procedentes de la arteria esplénica): irrigan directamente el fondo gástrico.

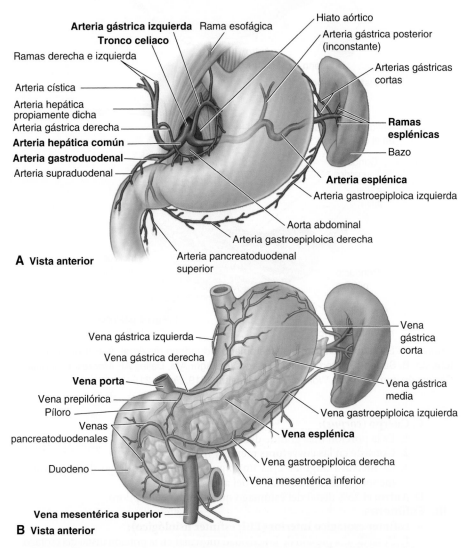

Figura 9-2. Vasos sanguíneos del estómago y del duodeno. **A.** Suministro arterial. **B.** Drenaje venoso portal hepático. (De Agur AM, Dalley AF. *Moore's Essential Clinical Anatomy*, 6th ed. Wolters Kluwer Health; 2019, Fig. 5-22).

V. Drenaje venoso: en general, es paralelo al suministro arterial (fig. 9-2B).

   A. Vena gástrica izquierda (vena coronaria): drena en el sistema porta.

   B. Hipertensión portal: las conexiones venosas proporcionan un desvío de la sangre y forman **varices** esofágicas que pueden provocar una hemorragia gastrointestinal superior (GIS) masiva.

VI. Drenaje linfático: amplio.

   A. Cuatro zonas generales: gástrica superior, pancreaticolienal, suprapilórica y gástrica inferior.

   B. Oncología: la disección para el cáncer gástrico se clasifica D1-D3, según los ganglios linfáticos tomados en el momento de la gastrectomía:

   1. **D1:** ganglios linfáticos gástricos circundantes.

   2. **D2:** ganglios linfáticos en el origen de las arterias que irrigan el estómago.

   3. **D3:** ganglios linfáticos más allá de D2 (p. ej., paraaórticos).

VII. Inervación vagal (*parasimpática*): el nervio vago estimula la secreción de células parietales, la liberación de gastrina y la motilidad gástrica.

   A. La acetilcolina es el principal neurotransmisor utilizado por las fibras vagales eferentes.

   B. Nervio vago izquierdo: se sitúa por delante y a la izquierda del esófago, con una rama hacia el fondo gástrico y una rama hepática hacia el hígado y la vesícula.

   C. Nervio vago derecho: se encuentra en la parte posterior y derecha del esófago, con ramas hacia el estómago posterior, y una rama celiaca hacia el páncreas, el intestino delgado y la porción derecha del colon.

Recordatorios

- La irrigación sanguínea al estómago es redundante: es muy difícil desvascularizar el estómago.
- El nervio vago es muy importante para la secreción de ácido.

Digestión

I. Secreción de ácido gástrico: la respuesta secretora durante la alimentación se divide en tres fases:

   A. Fase cefálica: inicia al ver, oler y pensar en comida.

   B. Fase gástrica: inicia por la distensión mecánica, con liberación de gastrina.

   C. Fase intestinal: los factores intestinales son estimuladores leves de la producción de ácido.

II. Mecanismos de retroalimentación ácida negativa:

   A. Disminución de la estimulación vagal y aumento del contenido ácido y de la retroalimentación negativa duodenal.

   B. El quimo ácido en el duodeno estimula la secretina, lo que inhibe aún más la secreción de gastrina.

ENFERMEDAD GÁSTRICA BENIGNA

Enfermedad de úlcera péptica

I. Clasificación

   A. Úlceras gástricas:

     1. Tipo I (más común): a lo largo de la curvatura menor en la incisión angular.

     2. Tipo II: cuerpo del estómago en combinación con úlceras duodenales; asociado a una hipersecreción de ácido.

     3. Tipo III: se desarrollan en el canal pilórico a menos de 3 cm del píloro; se asocian a una hipersecreción de ácido.

     4. Tipo IV: situado en la parte alta del estómago adyacente al esófago.

     5. Tipo V: secundario al uso crónico de antiinflamatorios no esteroideos (AINE); puede aparecer en cualquier parte del estómago.

   B. Úlceras duodenales: por lo general se localizan en la primera porción del duodeno.

     1. Las úlceras posteriores pueden sangrar por la arteria gastroduodenal (AGD).

     2. Las úlceras en la pared anterior pueden perforar la cavidad abdominal.

II. Etiología

   A. Estómago: el daño a la barrera de la mucosa gástrica parece ser el factor más importante.

     1. *Helicobacter pylori (H. pylori)*: infecta las células antrales, produce ureasa y citotoxinas, aumenta la gastrina y debilita la barrera mucosa protectora.

     2. Fármacos y estilo de vida: AINE, salicilatos, esteroides, etanol y tabaco.

     3. Reflujo biliar.

   B. Duodenal:

     1. *H. pylori*: la resistencia de la mucosa puede verse alterada por la bacteria y es la etiología más frecuente de la ulceración (hasta 95% de los casos).

     2. Gastrinoma (síndrome de Zollinger-Ellison): tumor productor de gastrina.

       a. La mayoría (70-90%) se presenta en un área triangular (triángulo del gastrinoma) formada por la unión de la segunda y tercera porciones del duodeno, la unión del conducto cístico/conducto biliar común y el cuello del páncreas.

       b. Tumor neuroendocrino.

III. Historia y presentación clínicas

   A. Incidencia: más frecuente en hombres, adultos mayores y nivel socioeconómico bajo.

   B. Signos y síntomas.

     1. Estómago:

       a. Dolor ardiente en el epigastrio medio, que se exacerba al comer.

       b. Características preocupantes: la aparición súbita de dolor intenso y constante pueden indicar una perforación.

       c. La anemia, la pérdida de peso y la fatiga crónica pueden ser indicios de una neoplasia maligna.

2. **Duodenal:**
    a. Dolor abdominal episódico en el epigastrio medio que se alivia al comer.
    b. **Características preocupantes:** dolor constante; la irradiación del dolor a la espalda puede representar una erosión en el páncreas.
    c. La irritación peritoneal difusa quizá represente una perforación.

IV. **Diagnóstico**
    A. **Endoscopia serie esófago-gastro-duodenal (EGD):** detecta 90% de las úlceras y permite realizar una biopsia o una intervención.
    B. Radiografía vertical de abdomen: descartar aire libre (perforación).
    C. *H. pylori:* serología para el diagnóstico inicial; erradicación confirmada por la prueba de aliento de la ureasa o biopsia de tejido durante la EGD.
    D. **Concentración de gastrina en suero:**
        1. Medir si se sospecha de un trastorno endocrino (p. ej., neoplasia endocrina múltiple I) o síndrome de Zollinger-Ellison.
        2. Los valores elevados de gastrina pueden provocar una ulceración recurrente o refractaria.
            a. El gastrinoma se diagnostica por una concentración de gastrina inapropiadamente alta (150-1000 pg/mL) mientras no se toma la terapia con IBP.
            b. Un aumento de la concentración de gastrina de 200 pg/mL tras la infusión de secretina confirma el diagnóstico.

V. **Tratamiento médico**
    A. **Estilo de vida:** evitar el ácido acetilsalicílico, cafeína, alcohol y tabaco; se recomienda a todos los pacientes con úlceras, además del tratamiento médico o quirúrgico.
    B. **Farmacología:**
        1. El tratamiento principal es de 8-12 semanas con un antagonista del receptor H_2 o un IBP y la erradicación de *H. pylori.*
        2. Si el tratamiento médico falla, realizar una EGD para establecer el diagnóstico.

FUENTE CONFIABLE

U.S. Pharmacist: Management of Helicobacter pylori infection (2018). Disponible en: https://www.uspharmacist.com/article/management-of-helicobacter-pylori-infection

---

    C. **Hemorragia:** principal causa de muerte en la enfermedad ulcerosa.
        1. **Manejo inicial:** inhibidores de la bomba de protones (IBP) por vía intravenosa.
        2. EGD con inyección de epinefrina, coagulación o colocación de clips.

VI. **Tratamiento quirúrgico**
    A. **Indicaciones:**
        1. **Intratable:** la úlcera no se cura después de 3 meses de tratamiento médico o reaparece en el plazo de 1 año a pesar del tratamiento adecuado.
        2. **Hemorragia:** persistente a pesar del tratamiento médico.
        3. **Perforación.**
        4. **Obstrucción de la salida gástrica:** la inflamación crónica provoca una obstrucción mecánica.
        5. **Neoplasia maligna.**

B. Intervenciones:

1. **Estómago:** el tipo de úlcera, la localización y el estado del paciente determinan el procedimiento quirúrgico en el momento de la intervención (fig. 9-3).

   a. **Úlcera de tipo I:** escisión de la úlcera. Gastrectomía distal con reconstrucción en caso de defectos grandes o perforación:

      1) **Anastomosis gastroduodenal (Billroth I):** véase fig. 9-3A.

      2) **Anastomosis gastroyeyunal (Billroth II):** si el duodeno no puede ser movilizado (fig. 9-3B).

   b. **Úlceras de tipo II y III:** vagotomía y antrectomía para extirpar la úlcera.

   c. **Úlcera de tipo IV:**

      1) Úlceras > 2 cm de la unión gastroesofágica (UGE): antrectomía con resección de la úlcera.

      2) Úlceras < 2 cm de la UGE: **procedimiento de Csendes**; resección del antro gástrico y del cuerpo hasta la UGE (gastrectomía subtotal). La **gastroyeyunostomía en Y de Roux** se realiza a lo largo de la línea de resección (fig. 9-3C).

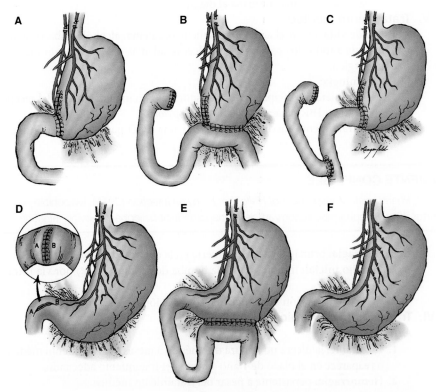

Figura 9-3. Procedimientos quirúrgicos gástricos frecuentes. **A.** Vagotomía y antrectomía (Billroth I). **B.** Vagotomía y antrectomía (Billroth II). **C.** Gastroyeyunostomía en Y de Roux. **D.** Vagotomía y piloroplastia. **E.** Vagotomía y gastroyeyunostomía. **F.** Vagotomía parietal.

d. Úlcera de tipo V: el cierre primario, el parche de epiplón o la escisión en cuña, combinados con la suspensión de los AINE, son los tratamientos habituales.

e. Biopsia: el cáncer gástrico se ulcerará en 25% de los casos; siempre debe tomarse biopsia de una úlcera en el momento de la cirugía.

REFERENCIA A NMS. CIRUGÍA. CASOS CLÍNICOS

Véase *NMS. Cirugía. Casos clínicos*, 3.ª edición, Caso 6.4: Dolor epigástrico agudo con úlcera del canal pilórico.

---

2. **Duodeno.**
   a. **Intratable al tratamiento médico:**
      1) **Antrectomía con vagotomía troncal:** baja tasa de recidiva (véase fig. 9-3B).
         (a) La división del tronco principal de los nervios vagos puede controlar la producción de ácido; sin embargo, se asocia a la formación de cálculos biliares (pérdida de las ramas hepáticas) y a la diarrea (pérdida de las ramas celiacas).
         (b) El nervio criminal de Grassi es la rama proximal del nervio vago posterior derecho. Se pasa por alto con facilidad y puede provocar la reaparición de la úlcera si no se divide durante la vagotomía troncal.
      2) **Vagotomía troncal con piloroplastia:**
         (a) Determina la motilidad del estómago y del píloro, y crea una obstrucción funcional.
         (b) Se requiere un procedimiento de drenaje, como una **piloroplastia** (fig. 9-3D) o una **gastroyeyunostomía** (fig. 9-3E).
      3) **Vagotomía altamente selectiva (de células parietales):** sólo se dividen las ramas gástricas del nervio vago (figura 9-3F).
   b. **Hemorragia en la que fracasó el manejo endoscópico:** ligadura de 3 puntos de la arteria gastroduodenal (AGD), piloroplastia de Heineke-Mikulicz.
   c. **Perforación:**
      1) **Perforación < 3 cm:** reparación abierta o laparoscópica del parche de Graham con epiplón sano utilizado para cerrar el defecto.
      2) **Perforación > 3 cm:** cierre sobre sonda de duodenostomía y drenaje amplio.
   d. **Obstrucción de la salida gástrica:**
      1) **Inicial:** descompresión con sonda nasogástrica del estómago dilatado.
      2) La **antrectomía con vagotomía** o **vagotomía con piloroplastia** es el procedimiento establecido.
   e. **Neoplasia maligna (véase "Cáncer gástrico", más adelante).**
C. **Complicaciones:** síndromes posgastrectomía y posvagotomía (véase el siguiente apartado).

VII. Pronóstico

A. **Tratamiento médico:** 90-96% de los pacientes responde a 8-12 semanas de antagonistas de los receptores H_2 o IBP y tratamiento de *H. pylori*.

B. **Tratamiento quirúrgico:**

1. Úlcera con hemorragia: ~7% de mortalidad.

2. Úlcera con perforación: ~15% de mortalidad.

Gastritis por estrés

I. **Clasificación**

A. **Temprana:** múltiples úlceras poco profundas en el fondo gástrico que aparecen en las primeras 24 horas de estrés.

B. **Tardía:** reacción/inflamación tisular difusa centrada en un coágulo.

II. **Etiología**

A. El estrés fisiológico (p. ej., hipoxia, sepsis) incita a la isquemia de la mucosa gástrica.

B. La hemorragia se produce si la ulceración erosiona los vasos submucosos.

III. **Historia y presentación clínicas**

A. **Factores de riesgo:** choque (p. ej., sepsis, hemorragia), insuficiencia respiratoria o traumatismo físico.

1. **Úlcera de Curling:** gastritis por estrés en paciente con quemaduras.

2. **Úlcera de Cushing:** gastritis por estrés en pacientes con traumatismo craneal.

B. **Signos y síntomas:**

a. Hemorragia digestiva alta, por lo general indolora.

b. Los signos incluyen salida de sangre de la sonda nasogástrica (SNG), caída de la hemoglobina y heces guayacoladas (melena).

1) Sólo 5% de los casos de gastritis por estrés experimenta una hemorragia digestiva importante.

2) Factores de riesgo de hemorragia digestiva: coagulopatía e insuficiencia respiratoria > 48 horas.

IV. **Diagnóstico:** EGD para visualizar la ulceración del estómago.

V. **Tratamiento médico**

A. **Profilaxis:**

1. IBP y nutrición enteral temprana.

2. Indicado para pacientes de la ICU con coagulopatía o ventilación mecánica.

B. **Hemorragia digestiva:**

1. Los cuidados de apoyo con reanimación de líquidos, corrección de coagulopatías y tratamiento de la patología subyacente (p. ej., sepsis) son eficaces en 80% de los pacientes.

2. **Angiografía:** si el rubor está presente en la angiografía, se considera la embolización de la arteria gástrica izquierda.

VI. **Tratamiento quirúrgico**

1. **Indicaciones:** hemorragia persistente o transfusión de más de 6 unidades de glóbulos rojos.

2. **Operaciones:**

a. Gastrotomía anterior con ligadura con sutura de todas las zonas sangrantes, vagotomía troncal y piloroplastia para reducir la secreción de ácido.

b. La gastrectomía total se reserva para las hemorragias que amenazan la vida.

VII. **Pronóstico:** la tasa de mortalidad con hemorragia es alta (10-30%). La incidencia de resangrado es < 5% con gastrotomía.

Lesión gástrica de Dieulafoy

I. Etiología: erosión de la mucosa superficial que recubre una arteria anormalmente grande (1-3 mm) y tortuosa (no variceal) situada en la submucosa.

II. Historia y presentación clínicas: aparición súbita de una hemorragia digestiva alta masiva e indolora (hematemesis) con hipotensión asociada.

III. Tratamiento médico

    A. La endoscopia es tanto diagnóstica como terapéutica. Las lesiones están cerca de la unión GE.

    B. La angiografía con embolización (con mayor frecuencia de la arteria gástrica izquierda) es la segunda línea de tratamiento.

IV. Tratamiento quirúrgico: la cirugía (resección en cuña) se reserva para el fracaso de la endoscopia y la angiografía.

Bezoares

I. Etiología: ingestión de material no digerible.

II. Clasificación: masas aglutinadas.

    A. Tricobezoares: conformados por pelo.

    B. Fitobezoares: conformados por materia vegetal.

III. Historia y presentación clínicas: náusea, vómito, saciedad temprana, pérdida de peso y dolor abdominal.

IV. Diagnóstico: serie gastrointestinal superior o EGD.

V. Tratamiento médico: solución enzimática (papaína, que se encuentra en el ablandador de carne, o celulasa) seguida de un lavado con sonda gástrica o endoscopia.

VI. Tratamiento quirúrgico: gastrotomía y extracción cuando falla el tratamiento médico.

Vólvulo gástrico

I. Etiología: torsión del estómago a lo largo de su eje.

II. Clasificación

    A. Organoaxial (66%):

        1. Torsión a lo largo del eje longitudinal.

        2. Ocurre de forma aguda, asociada a un defecto diafragmático.

    B. Mesenteroaxial (33%):

        1. Torsión a lo largo del eje vertical.

        2. Recurrente, el vólvulo puede ser parcial, sin defecto diafragmático.

III. Historia y presentación clínicas: dolor abdominal superior agudo y constante, distensión, arcadas con poco vómito, imposibilidad de pasar una sonda nasogástrica y hemorragia digestiva alta.

IV. Diagnóstico: serie gastrointestinal superior o EGD.

V. Tratamiento quirúrgico: el vólvulo agudo es una emergencia quirúrgica.

    A. Organoaxial:

        1. El estómago se reduce y se desenrolla, y se repara el defecto diafragmático.

        2. La estrangulación es infrecuente (5-20%), pero requiere resección.

    B. Mesenteroaxial: el estómago se desenrolla y se fija a la pared abdominal mediante gastropexia o sonda de gastrostomía.

VI. Pronóstico: la recurrencia es poco frecuente.

Recordatorios

- La úlcera duodenal es dos veces más frecuente que la úlcera gástrica; por lo regular es consecuencia de la hipersecreción de ácido y suele tratarse con IBP.
- Del total de las úlceras gástricas, 10% son malignas con ulceración.
- La mayoría de las hemorragias digestivas altas se resuelven con cuidados de apoyo.
- Los bezoares son acumulaciones de material no digerible, como pelo, y pueden extraerse por vía endoscópica o quirúrgica.

CÁNCER GÁSTRICO

Adenocarcinoma gástrico

I. Clasificación

   A. El 90% de los tumores gástricos es maligno; de ellos, 95% son adenocarcinomas.

   B. El cáncer gástrico es el quinto más frecuente en el mundo y el tercero más letal.

   C. Clasificación morfológica de la Organización Mundial de la Salud:

   1. Tubular: el más frecuente, masa luminal fungiforme.

   2. Papilar: frecuente, a menudo metastatiza en el hígado.

   3. Mucinoso: comprende mucosa extracelular en la histología.

   4. Anillo de sello: agresivo, invasión linfovascular.

   D. La Cancer Genome Atlas Research Network clasifica los subtipos con base en la secuenciación genética, incluidas la inestabilidad de los microsatélites, la aneuploidía y la estabilidad genómica.

II. Etiología

   A. Factores de riesgo no modificables:

   1. Factores de riesgo genéticos: sangre tipo A, antecedentes familiares, cáncer colorrectal hereditario no poliposo, síndrome de Li-Fraumeni y enfermedad de Ménétrier.

   2. Historia clínica: resección gástrica, anemia perniciosa, pólipos adenomatosos, gastritis atrófica crónica, displasia e infección (*H. pylori*).

   B. Factores de riesgo modificables:

   1. Nutrición: preparación de los alimentos (ahumados, curados en sal); alimentos con alto contenido en sal y bajo en vitaminas A y C.

   2. Historia social:

   a. Ambiental: exposición al carbón, caucho o radiación.

   b. Estilo de vida: tabaquismo.

III. Historia y presentación clínicas

   A. Signos y síntomas: vagos y que a menudo se confunden con una patología benigna.

   1. Síntomas frecuentes: dolor epigástrico, saciedad temprana, anorexia, fatiga, pérdida de peso.

   2. Síntomas avanzados: hemorragia digestiva, disfagia u obstrucción.

   B. Signos de enfermedad ganglionar metastásica: ganglios linfáticos supraclaviculares izquierdos (Virchow) o periumbilicales (nódulo de la Hermana María José) palpables.

C. **Signos de enfermedad metastásica intraabdominal:** metástasis ovárica (tumor de Krukenberg), metástasis peritoneal en el tacto rectal (protrusión de Blummer).

IV. **Diagnóstico:** la endoscopia superior con biopsia se considera la mejor prueba para el diagnóstico.

A. **Determinar la extensión de la enfermedad:**
   1. **Endoscopia:** visualiza el tumor y la biopsia.
      a. Los tumores localizados a < 2 cm de la UGE se consideran cáncer de esófago.
      b. Los tumores con epicentro a > 2 cm de la UGE se consideran cáncer de estómago.
   2. **Ecografía endoscópica:** determina la invasión de la profundidad del tumor en la mucosa, submucosa, subserosa, serosa (etapa T) y la metástasis ganglionar (etapa N).
   3. **Tomografía computarizada (TC):** evalúa la extensión local, la ascitis y las metástasis a distancia (etapa M). Prueba pobre para detectar la enfermedad peritoneal.
   4. **Tomografía por emisión de positrones (TEP):** no es una modalidad de estadificación primaria (~50% de los cánceres gástricos tienen afinidad por los marcadores de TEP), pero se utiliza junto con el tratamiento neoadyuvante para evaluar la respuesta al tratamiento.
   5. **Laparoscopia de estadificación:** se recomienda para los tumores T1b-T4. Se utiliza para descartar metástasis peritoneales por debajo del rendimiento de las pruebas radiológicas (~1/3 de pacientes).

B. **Estadificación:** estadificación TNM de la American Joint Commission on Cancer.

FUENTE CONFIABLE

American Society of Clinical Oncology: Cancer Staging. Disponible en https://www.cancer.net/cancer-types/stomach-cancer/stages

---

V. **Tratamiento médico**

A. **Cáncer gástrico localmente avanzado/resecable:** quimioterapia perioperatoria con enfoque multidisciplinario.
   1. **FLOD** (5-fluorouracilo, leucovorina, oxaliplatino y docetaxel) mejora la supervivencia libre de progresión y global en comparación con otras combinaciones.
   2. Si no se administró quimioterapia preoperatoria y la masa es ≥ T3 o ganglio positivo, la quimiorradiación posoperatoria es el tratamiento estándar.

B. **Cáncer gástrico irresecable o metastásico:** quimioterapia paliativa.
   1. La quimioterapia intraperitoneal hipertérmica puede ofrecerse en pacientes seleccionados.

C. **Terapia dirigida:**
   1. Prueba de HER2 en el momento del diagnóstico.
   2. El trastuzumab (anticuerpo monoclonal contra el HER2) mejora la supervivencia libre de enfermedad cuando se combina con quimioterapia.

VI. **Tratamiento quirúrgico**

A. **Indicaciones y operaciones:**
   1. **Cáncer gástrico temprano** (Tis o T1a):

    a. Tumor limitado a la mucosa, sin invasión linfovascular, tumor < 2 cm y sin ulceración.

    b. Disección endoscópica de la mucosa y vigilancia endoscópica estrecha.

  2. Enfermedad localmente limitada (T1b N0):

    a. Fondo de saco/cardias: gastrectomía total con márgenes > 4 cm, esofagoyeyunostomía en Y de Roux, linfadenectomía (≥ 15 LN).

    b. Cuerpo/antro: gastrectomía distal con márgenes > 4 cm, reconstrucción Billroth II y linfadenectomía (≥ 15 LN).

  3. Enfermedad localmente avanzada (T2 con cualquier N): sin evidencia de metástasis, entonces resección con intención curativa y tratamiento multimodal.

B. Complicaciones: a menudo se presentan en pacientes con enfermedad irresecable.

  1. Hemorragia: tratamiento preferido: endoscopia > angiografía con embolización con espiral > resección quirúrgica.

  2. Obstrucción de la salida gástrica:

    a. Paliación a corto plazo: dilatación endoscópica y colocación de endoprótesis.

    b. Paliación a largo plazo: gastrectomía paliativa o derivación con gastroyeyunostomía.

  3. Perforación: intervención quirúrgica con cierre de parche de epiplón.

VII. Pronóstico: depende en gran medida de la profundidad de la invasión de la pared gástrica, la afectación de los ganglios regionales y la presencia de metástasis a distancia, pero es malo en general.

A. Supervivencia: la mediana de supervivencia es 5 años.

  1. Cáncer gástrico precoz: 98%.

  2. Enfermedad localmente limitada: 90%.

  3. Enfermedad localmente avanzada: 50% global, si es resecable.

    a. Márgenes positivos microscópicos: la mediana de supervivencia es 11 meses.

    b. Enfermedad macroscópica residual después de la resección: la mediana de supervivencia es 3.3 meses.

  4. Metástasis peritoneal: 4%.

    a. Cuidados de apoyo: la mediana de supervivencia es 4.3 meses.

    b. Quimioterapia paliativa: la mediana de supervivencia es 11 meses.

B. Recurrencia: 5 años.

  1. Cáncer gástrico temprano con EMD: 6-8%.

  2. Enfermedad localmente limitada: 25%.

  3. Enfermedad localmente avanzada: 45%.

REFERENCIA A NMS. CIRUGÍA. CASOS CLÍNICOS

Véase *NMS. Cirugía. Casos clínicos*, 3.ª edición, Caso 6.6: Dolor epigástrico agudo con cáncer gástrico temprano.

Linfoma gástrico

I. Clasificación:

A. Linfoma difuso de células B grandes (LDCBG): es el más frecuente, con 55%.

B. Linfoma del tejido linfoide asociado con la mucosa (LTLAM): 40%.
C. Linfoma de Burkitt: 3%.
D. Linfoma de células del manto.
E. Linfoma folicular.
II. **Etiología:** abarca 15% de las neoplasias gástricas; sitio más común del linfoma en el tracto gastrointestinal.
   A. Factores de riesgo:
   1. **LDCBG:** inmunodeficiencias (es decir, VIH, linfoma de Hodgkin clásico (LHCL), inmunosupresión), enfermedad inflamatoria intestinal, *enfermedad celiaca,* infección por *H. pylori,* leucemia linfocítica crónica, linfoma folicular, linfoma LTLAM.
   2. **Linfoma LTLAM:** gastritis crónica por *H. pylori* o *Campylobacter jejuni.*
   3. **Linfoma de Burkitt:** infección por el virus de Epstein-Barr.
III. **Historia y presentación clínicas**
   A. Síntomas: dolor epigástrico, saciedad temprana, fatiga, sangrado gastrointestinal. Los síntomas B constitucionales son poco frecuentes.
   B. Signos: sensibilidad epigástrica, adenopatía.
IV. **Diagnóstico:** definir tanto el subtipo como la etapa de la enfermedad.
   A. Endoscopia: determinar el subtipo y hacer la prueba de infección por *H. pylori.*
   B. Ecografía endoscópica: determinar el estadio T.
   C. TC o resonancia magnética de tórax y abdomen, biopsia de médula ósea: descartar metástasis a distancia.
   D. TEP/TC: es la norma de diagnóstico por imagen para LDCBG pero no se recomienda para tejido linfoide asociado a mucosas (TLAM).
   E. Estadificación: clasificación de etapas de Lugano modificada.

FUENTE CONFIABLE

Clasificación de Lugano para la estadificación del linfoma. Disponible en: https://www.ncbi.nlm.nih.gov/books/NBK66057/table/CDR0000062707__1075/

V. **Tratamiento médico**
   A. LDCBG: principalmente quimioterapia R-CHOP (rituximab, ciclofosfamida, hidroxidaunomicina, vincristina y prednisona).
   B. LTLAM: erradicación de *H. pylori,* repetición de la endoscopia 3 meses después.
VI. **Tratamiento quirúrgico:** reservado para casos raros y seleccionados.
   A. Indicaciones: perforación, hemorragia u obstrucción debido a un tumor.
   B. Operación: gastrectomía.
   C. Complicaciones: pérdida de peso, síndrome de malabsorción, síndrome de evacuación gástrica rápida (*dumping*), mortalidad.
VII. **Pronóstico**
   A. LDCBG: supervivencia a 5 años de 75%, recurrencia a 5 años de 15-20%.
   B. LTLAM: indoloro, tiende a permanecer localizado. Tras la erradicación del *H. pylori,* la supervivencia a 5 años es de 75-95%, con 75-85% de pacientes que alcanzan la remisión completa.

Tumor del estroma gastrointestinal

I. **Clasificación**
   A. Es el tumor sarcomatoso más frecuente del tracto gastrointestinal.
   B. La presentación es muy variada, desde un pequeño tumor benigno hasta tumores metastásicos y malignos.

II. **Etiología:** células intersticiales de Cajal, el marcapasos intestinal. Se desarrolla a partir de la capa muscular del intestino.

III. **Historia y presentación clínica:** dolor abdominal vago, saciedad precoz, sangrado gastrointestinal; a menudo asintomático y se encuentra de forma incidental.

IV. **Diagnóstico**
   A. **Imagen:** masa que se realza en la TC de abdomen/pelvis con contraste VO/IV.
   B. **Patología:** protooncogén *ckit* (CD117) y CD34 positivo.

V. **Tratamiento médico**
   A. **Indicaciones:** en tumores con alto potencial de malignidad (> 10 cm de tumor, > 5 mitosis/50 mitosis por campo (MPC) o enfermedad metastásica.
   B. **Mesilato de imatinib adyuvante:** inhibe el receptor de tirosina cinasa asociado al gen *c-KIT*, responsable del crecimiento tumoral.

VI. **Tratamiento quirúrgico**
   A. **Indicaciones:** aumento del riesgo de potencial maligno:
      1. Tamaño del tumor >2 cm.
      2. >5 mitosis/50 MPC.
      3. Rotura del tumor con hemorragia intraabdominal.
   B. **Operación:** se realiza una enucleación, escisión local amplia o gastrectomía total, de acuerdo con el tamaño del tumor, para obtener márgenes negativos. No es necesaria la linfadenectomía.

VII. **Pronóstico:** tasa de recurrencia a 20 años de ~40%, que está relacionada con el tamaño del tumor, el índice mitótico y el sitio de la enfermedad.
   A. **Enfermedad resecada:** 70% de los pacientes se cura sólo con la cirugía.
   B. **Enfermedad metastásica:** el imatinib aumenta la media de supervivencia de 18 meses a 5 años.

Tumores neuroendocrinos gástricos (p. ej., carcinoides)

I. **Clasificación**
   A. **Tipo I:** MC, asociada a una gastritis atrófica crónica y a una hiperplasia de células de tipo enterocromafín (TEC).
   B. **Tipo II:** asociado a la neoplasia endocrina múltiple tipo I y al síndrome de Zollinger-Ellison.
   C. **Tipo III:** lesiones esporádicas; independiente de la secreción de gastrina y pocas células TEC.

II. **Etiología:** células precursoras neuroendocrinas.

III. **Historia y presentación clínicas**
   A. Por lo general asintomático, se encuentra de forma incidental en la EGD.
   B. El **síndrome carcinoide** (enrojecimiento, taquicardia y diarrea) se reporta rara vez.
   C. **Hipergastrinemia** para los tumores neuroendocrinos (TNE) gástricos de tipo I y II.

IV. **Diagnóstico:** EGD con biopsia, ultrasonido endoscópico (USE) para determinar la profundidad de la invasión.

V. Tratamiento médico: enfermedad recurrente o metastásica.
   A. Análogos de la somatostatina: inhiben la secreción gástrica mediada por células G.
   B. Quimioterapia: recomendada para el tipo III.
VI. Tratamiento quirúrgico: el carcinoide localizado debe extirparse por completo.
   A. Resección endoscópica de la mucosa: tumores pequeños (< 2 cm) y bien localizados en la capa submucosa.
   B. Gastrectomía parcial: si el tumor es grande (> 2 cm) o gastrectomía total si es de tipo III.
VII. Pronóstico
   A. El riesgo de metástasis se correlaciona con el tamaño.
   B. La supervivencia a 5 años se correlaciona con la metástasis.

Recordatorios

- El cáncer gástrico suele ser un adenocarcinoma y se presenta de forma tardía.
- Las resecciones requieren reconstrucciones basadas en la movilidad del duodeno.
- El tratamiento de primera línea para el linfoma LTLAM son los antibióticos para la erradicación del *H. pylori*.
- Los TEGI son sarcomas del tracto gastrointestinal que suelen tratarse mediante escisión quirúrgica.

SÍNDROMES POSGASTRECTOMÍA

Alteraciones metabólicas

I. Clasificación
   A. La **anemia** es el defecto metabólico más frecuente después de la gastrectomía.
   B. Osteoporosis y osteomalacia.
II. Etiología
   A. Anemia: relacionada con la deficiencia de hierro o vitamina B_{12}.
   B. Osteoporosis: malabsorción de calcio y vitamina D.
III. Diagnóstico: evaluación de laboratorio.
IV. Tratamiento médico
   A. Anemia: suplemento de hierro.
   B. Osteoporosis: suplementos diarios de calcio y vitamina D.
   C. Si la reconstrucción gástrica pasa por el duodeno, los pacientes necesitan suplementos liposolubles (A, D, E y K).
V. Pronóstico: excelente con tratamiento.

Gastritis por reflujo alcalino

I. Etiología: es el problema más frecuente después de la gastrectomía; ocurre en 25% de todos los pacientes.
II. Historia y presentación clínicas: los signos y síntomas incluyen dolor epigástrico posprandial, náusea, vómito bilioso y pérdida de peso.
III. Diagnóstico: la endoscopia demuestra la gastritis y reflujo libre de bilis.
IV. Tratamiento quirúrgico: conversión de la gastrectomía Billroth I o II (fig. 9-3A, B) en una anastomosis en Y de Roux (fig. 9-3C).
V. Pronóstico: puede ser difícil de tratar pero suele responder a la cirugía.

Síndrome de asa aferente

I. Etiología: obstrucción mecánica intermitente del asa aferente de una gastroyeyu-nostomía, que provoca la acumulación de secreciones pancreáticas y biliares.

II. Historia y presentación clínicas: distensión posprandial temprana, dolor y náusea que se alivian con el vómito de material bilioso que no se mezcla con los alimentos.

III. Diagnóstico

   A. EGD: no se visualiza la rama aferente.

   B. Gammagrafía con ácido iminodiacético hepatobiliar (GAIH): fallo en el paso del radionúclido desde la rama aferente al intestino delgado distal.

IV. Tratamiento quirúrgico: el objetivo es proporcionar un mejor drenaje del asa aferente, lo que suele hacerse mediante la conversión a una anastomosis en Y de Roux.

V. Pronóstico: bueno con cirugía.

Síndrome de evacuación gástrica rápida (*dumping*)

I. Clasificación

   A. Temprano: 20-30 minutos después de comer.

   B. Tarde: 2-3 horas después de comer.

II. Etiología: la pérdida del esfínter pilórico impide que el estómago entregue su contenido al intestino delgado proximal como partículas pequeñas e isotónicas.

   A. Temprano: paso rápido de un bolo alimenticio de alta osmolaridad desde el estómago hacia el intestino delgado, lo que provoca rápidos desplazamientos de líquido extracelular para obtener una solución isotónica. La distensión luminal provoca respuestas autonómicas.

   B. Tardío: vaciamiento rápido de los hidratos de carbono en el intestino delgado, que se absorben asimismo con prontitud. La hiperglucemia súbita desencadena un bolo de liberación de insulina, se produce hipoglucemia y los síntomas aparecen como consecuencia del aumento de las catecolaminas.

III. Historia y presentación clínicas: es más frecuente después de una gastrectomía parcial con reconstrucción Billroth II.

   A. Signos y síntomas gastrointestinales: náusea, vómito, plenitud epigástrica, dolor abdominal tipo cólico y diarrea explosiva.

   B. Signos y síntomas cardiacos: palpitaciones, taquicardia, diaforesis, mareo y desmayo.

IV. Diagnóstico: mediante historia clínica.

V. Tratamiento médico: evitar la dieta rica en carbohidratos y no tomar líquidos con las comidas. Puede utilizarse octreótida para controlar los síntomas.

VI. Tratamiento quirúrgico: si el tratamiento conservador falla, la cirugía tiene como objetivo retrasar el vaciamiento gástrico, incluyendo la interposición de un asa yeyunal antiperistáltica entre el estómago y el intestino delgado o la conversión a una reconstrucción en Y de Roux de largo recorrido.

VII. Pronóstico: bueno.

Recordatorios

- La anemia megaloblástica requiere tratamiento a largo plazo con vitamina B_{12}.
- El síndrome de vaciamiento rápido está relacionado con el paso rápido de material en el intestino delgado y suele tratarse con manipulación de la dieta.

Trastornos del hígado, la vesícula y la vía biliar

Arielle Cimeno • John C. LaMattina

Puntos clave del capítulo

◆ Las masas hepáticas pueden representar una enfermedad benigna, una neoplasia o una infección. Las infecciones suelen tratarse con antimicrobianos. La enfermedad benigna no requiere intervención quirúrgica a menos que sea sintomática o para establecer un diagnóstico. La enfermedad maligna conlleva un mal pronóstico.

◆ Las enfermedades de la vesícula biliar se tratan en gran medida con colecistectomía.

◆ Los cálculos suelen causar obstrucciones quísticas y del conducto biliar común que dan lugar a colecistitis aguda y colangitis ascendente, respectivamente. La colecistectomía es el tratamiento de la colecistitis aguda; sin embargo, la colangitis requiere un tratamiento con antibióticos y el alivio de la obstrucción, por lo general mediante colangiopancreatografía retrógrada endoscópica (CPRE).

◆ Las enfermedades progresivas del sistema biliar, como la colangitis esclerosante primaria y la colangitis biliar primaria, pueden provocar insuficiencia hepática y aumentar el riesgo de neoplasia maligna.

Asociaciones de cirugía crítica

Si escucha/ve	Piense en
Sustitución de la arteria hepática derecha	Arteria mesentérica superior
Adenoma hepático	Anticonceptivos orales
Quiste con "pasta de anchoa"	Absceso amebiano
Quiste con calcificaciones	*Echinococcus*
Cicatriz estelar central	Hiperplasia nodular focal
α-fetoproteína	Carcinoma hepatocelular

(continúa)

Si escucha/ve	Piense en
Varices esofágicas sangrantes	Banda endoscópica
Piedras pigmentadas	Hemólisis, hemoglobinopatías
Colangitis esclerosante primaria	Colitis ulcerosa
Fiebre, dolor en el cuadrante superior derecho (CSD), ictericia	Colangitis

PRINCIPIOS GENERALES
Anatomía

I. **Hígado (fig. 10-1)**
   A. **Dos lóbulos** (izquierdo y derecho): están divididos por la fisura interlobar.
   B. **Ocho subsegmentos** (1-8): cada uno con su propio suministro vascular y drenaje biliar.
   C. **Irrigación sanguínea**
      1. **Irrigación arterial** (25%):
         a. Las hepáticas derecha e izquierda nacen de la arteria hepática común.
         b. Un hepático izquierdo "sustituido" puede proceder de la arteria gástrica izquierda.
         c. Un hepático derecho "sustituido" proviene de la arteria mesentérica superior.
      2. **Irrigación venosa** (75%): de la vena porta.
      3. **Drenaje venoso:** venas hepáticas izquierda, media y derecha.
II. **Vesícula biliar**
   A. **Secciones:** fondo, cuerpo, infundíbulo, cuello.
   B. **Histología:** no tiene submucosa; la mucosa es un epitelio columnar.
   C. **Irrigación arterial:** arteria cística de la arteria hepática derecha.
III. **Árbol biliar (fig. 10-2)**
   A. **Conducto hepático común:** formado por los conductos hepáticos derecho e izquierdo.
   B. **Conducto biliar común (CBC):** formado por los conductos cístico y hepático común.
   C. **Conducto pancreático:** se une al CBC y entra en el duodeno en la ampolla de Vater.
   D. **Esfínter de Oddi:** contraído tónicamente, permite que la vesícula se llene de forma retrógrada.

Fisiología

I. **Metabólico:** desintoxicación, glucogenólisis, conversión de amoniaco, procesamiento de fármacos, gluconeogénesis, lipogénesis y síntesis de colesterol.
II. **Sintética:** sintetiza la mayoría de las proteínas del organismo.
III. **Producción de bilis**
   A. **Cantidad:** se producen de 250 mL a 1 L de bilis al día.
   B. **Composición:** electrolitos, agua, pigmentos biliares, proteínas, lípidos, fosfolípidos (p. ej., lecitina), colesterol y ácido quenodesoxicólico.

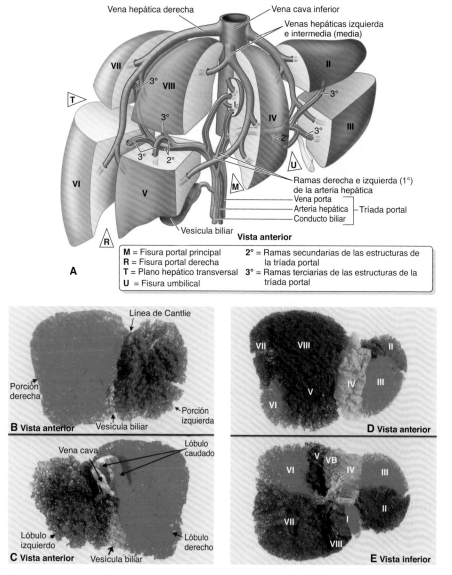

Figura 10-1. Anatomía segmentaria del hígado. VB, vesícula biliar. Los segmentos hepáticos se indican con su correspondiente número romano. (De Moore KL, Dalley AF, Agur AM: *Clinically Oriented Anatomy*, 8th ed. Wolters Kluwer Health, 2017, Fig. 5-67).

C. **Almacenamiento:** vesícula biliar, que absorbe agua y electrolitos, concentrando la bilis por 10 veces.

D. **Liberación:**

1. Requiere la contracción simultánea de la vesícula biliar y la relajación del esfínter de Oddi.
2. Regulado por la colecistocinina y los nervios vagales y esplácnicos.

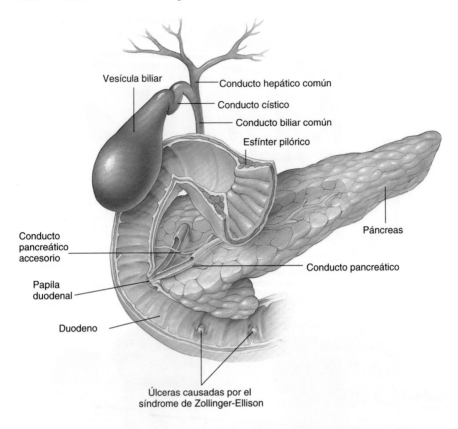

Figura 10-2. Anatomía biliar. (De Escott-Stump S. *Nutrition and Diagnosis-Related Care*, 7th ed. Baltimore: Lippincott Williams & Wilkins; 2011).

Imágenes hepatobiliares

I. Ecografía

   A. Detecta lesiones parenquimatosas y evalúa el flujo vascular hepático.

   B. Eficaz para obtener imágenes de la vesícula y los conductos biliares.

II. Tomografía computarizada (TC) e imagen por resonancia magnética (IRM)

   A. Visualiza bien el parénquima.

   B. Útil en la delimitación de los tumores y para la planificación de la resección.

III. Gammagrafía con ácido iminodiacético hepatobiliar (GAIH)

   A. El tecnecio-99mm (99mTc) se excreta en la bilis.

   B. Útil para diagnosticar la colecistitis aguda, el quiste del colédoco, las fugas biliares y la obstrucción.

   C. Puede diagnosticar la discinesia biliar.

IV. Colangiopancreatografía por resonancia magnética (CPRM): proporciona la mayor resolución de las estructuras hepatobiliares y pancreáticas.

V. Colangiopancreatografía retrógrada endoscópica
A. Combina técnicas endoscópicas y fluoroscópicas.
B. Normalmente se realiza para biopsia, colocación de endoprótesis (p. ej., obstrucción del conducto biliar común y del conducto pancreático), extracción de cálculos, papilotomía y esfinterotomía.

Recordatorios

- Los lóbulos derecho e izquierdo están separados por la fisura interlobar, NO por el ligamento falciforme.
- Una arteria hepática derecha sustituida procede de la arteria mesentérica superior (AMS) en lugar de la hepática común.

HEMANGIOMA (FIG. 10-3)

I. Etiología: es el tumor hepático benigno más frecuente.
II. Presentación clínica
 A. Por lo general es asintomático, descubierto de manera incidental.
 B. Mujeres > varones.
III. Diagnóstico
 A. Con base en imágenes.
 B. El aumento centrípeto es patognomónico.
IV. Tratamiento: resecar si es sintomático: causa dolor o trombocitopenia.
V. Pronóstico: excelente. Por lo general no requiere intervención.

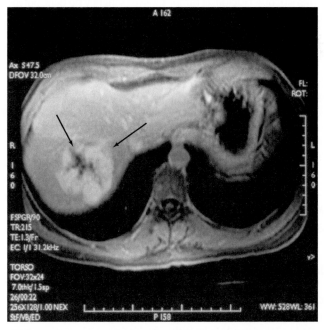

Figura 10-3. IRM de un hemangioma (*flechas*). (De Smith WL. *Radiology 101*, 4th ed. Baltimore: Lippincott Williams & Wilkins; 2013, cortesía de Alan Stolpen, MD).

ADENOMA HEPÁTICO

I. **Etiología:** se observa por lo regular en mujeres que toman anticonceptivos orales (ACO), y en ambos sexos con esteroides anabólicos.

II. **Presentación clínica:** 30% se presenta con rotura espontánea (la mortalidad con rotura es de 9%); de lo contrario, se encuentra de forma incidental.

III. **Diagnóstico:** la resonancia magnética es la prueba de elección.

IV. **Tratamiento**
   A. **Médico:** dejar los ACO, dejar los esteroides anabólicos.
   B. **Quirúrgico:**
      1. **Electivo:** resección si es mayor de 4 cm o en previsión de embarazo.
      2. **Emergente (rotura):** embolización o resección.

V. **Pronóstico**
   A. Excelente para lesiones pequeñas.
   B. El riesgo de transformación maligna en adenomas grandes es de 5%.

HIPERPLASIA NODULAR FOCAL

I. **Etiología:** respuesta hiperplásica a una arteria anómala.

II. **Presentación clínica**
   A. Mujeres > varones.
   B. Por lo general se encuentra de forma incidental.

III. **Diagnóstico**
   A. Con base en imágenes.
   B. La resonancia magnética muestra la característica "cicatriz estelar central".

IV. **Tratamiento:** observación: el tumor rara vez sangra y no tiene potencial maligno.

V. **Pronóstico:** excelente. La lesión puede remitir.

Recordatorios

- Los hemangiomas muestran un realce centrípeto característico y no necesitan ser resecados a menos que sean sintomáticos.
- Los adenomas hepáticos pueden romperse y deben ser resecados si son mayores de 4 cm o se planea un embarazo.
- La hiperplasia nodular focal muestra una cicatriz central estrellada en las imágenes y no necesita ser resecada a menos que sea sintomática.

REFERENCIA A NMS. CIRUGÍA. CASOS CLÍNICOS

Véase *NMS. Cirugía. Casos clínicos*, 3.ª edición, Caso 7.17: Masa hepática.

CARCINOMA HEPATOCELULAR (FIG. 10-4)

I. **Etiología**
   A. Tumor hepático primario maligno más frecuente.
   B. Asociada a los virus de la hepatitis B/C crónica, a la cirrosis, hemocromatosis, esquistosomiasis y a los agentes cancerígenos.

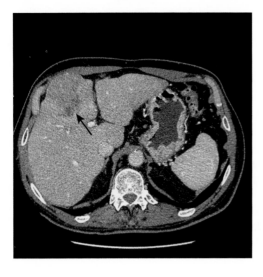

Figura 10-4. Rastreo por TC que muestra un carcinoma hepatocelular *(flecha).* (De Erkonen WE, Smith WL. *Radiology 101,* 3rd ed. Baltimore: Lippincott Williams & Wilkins; 2009).

II. Presentación clínica

A. Varones < mujeres.

B. Suele ser asintomático si es pequeño.

C. Puede presentarse con malestar, fiebre, ictericia, pérdida de peso, hepatomegalia, masa abdominal.

III. Diagnóstico

A. Concentración de α fetoproteína (AFP)

B. TC o IRM: ver patrón clásico de realce con realce arterial temprano y lavado.

IV. Tratamiento

A. De acuerdo con el tamaño y la localización, resecar o considerar el trasplante de hígado.

B. Si la resección no es posible, realizar quimioembolización o ablación.

V. Pronóstico

A. La **supervivencia a 5 años** es ~40% con resección y ~70% con trasplante.

B. La **invasión vascular** es el factor pronóstico más importante.

COLANGIOCARCINOMA

I. Etiología

A. Surge del epitelio del conducto biliar.

B. Entre 5% y 30% de las neoplasias hepáticas primarias.

C. Asociada a infecciones parasitarias (p. ej., *Clonorchis sinensis*), colangitis esclerosante primaria (CEP), inflamación crónica, cálculos biliares, exposición dióxido de torio (Thorotrast).

II. Clasificación

A. Intrahepático: dentro del hígado.

B. Extrahepático:

1. Conducto hepático o biliar común.

2. Tumor de Klatskin: se localiza en la confluencia de los conductos hepáticos.

III. Presentación clínica: dolor en el cuadrante superior derecho (CSD), ictericia, hepatomegalia, masa palpable.

IV. Diagnóstico
- A. Colangiografía.
- B. Colangiopancreatografía retrógrada endoscópica con biopsia.
- C. IRM.
- D. Marcador tumoral sérico: CA 19-9.

V. Tratamiento: cirugía
- A. **Intrahepático**
  1. La única terapia eficaz es la cirugía.
  2. Es difícil lograr la resección completa; el trasplante es una opción.
- B. **Extrahepático.**
  1. **Lesiones proximales:** resección biliar primaria con reconstrucción en Y de Roux o hepatectomía derecha.
  2. **Tumores distales:** Whipple.

VI. Pronóstico
- A. **Enfermedad resecable:** supervivencia a 5 años < 50%.
- B. **Enfermedad no resecable o metastásica:** supervivencia < 6 meses.

TUMORES MALIGNOS METASTÁSICOS

I. Etiología: el hígado es un lugar muy frecuente de metástasis (sólo superado por los ganglios linfáticos regionales).

II. Presentación clínica: a menudo asintomática.

III. Diagnóstico: con base en el tipo de tumor primario.

IV. Tratamiento: se puede considerar la resección de varios tipos de tumores metastásicos (como el colorrectal). El trasplante también es una alternativa. Otras opciones son la quimioembolización, la radiación y la crioablación.

V. Pronóstico
- A. Por lo general es malo, debido al estado general de la enfermedad avanzada.
- B. Puede resecarse en algunas circunstancias con resultados razonables.

Recordatorios

- El carcinoma hepatocelular se trata con cirugía, quimioembolización, ablación o trasplante de hígado.
- La relación entre los tumores metastásicos y los primarios del hígado es de 20:1.
- El colangiocarcinoma suele ser mortal debido a su presentación tardía y a la limitación del tratamiento, aparte de la resección quirúrgica.

ABSCESO HEPÁTICO PIÓGENO

I. Etiología
- A. En general es secundario a **infecciones intraabdominales** como diverticulitis, apendicitis y colangitis.
- B. **Organismos habituales:** *Escherichia coli, Bacteroides, Streptococcus* y *Enterococcus.*

II. Presentación clínica: fiebre, escalofríos, leucocitosis, pruebas de la función hepática (PFH) anormales, sensibilidad del CSD, ictericia.

III. Diagnóstico: por imágenes: TC o IRM.

IV. Tratamiento
  A. Antibióticos y drenaje percutáneo.
  B. Cirugía para el fracaso del tratamiento.

V. Pronóstico. Bueno, por lo general no recurren con el tratamiento adecuado.

ABSCESO HEPÁTICO AMEBIANO

I. Etiología: la *Entamoeba histolytica se desplaza* a la vena porta desde el intestino y provoca trombosis de las vénulas, lo que lleva a la formación de abscesos.

II. Presentación clínica: fiebre, leucocitosis, hepatomegalia, dolor en el CSD.

III. Diagnóstico
  A. La imagen muestra un absceso.
  B. Los títulos de hemaglutinación indirecta para *Entamoeba* son elevados.
  C. La descripción clásica del contenido del absceso es "pasta de anchoas".

IV. Tratamiento
  A. Metronidazol.
  B. Cirugía si falla el antibiótico.

V. Pronóstico: bueno con tratamiento.

FUENTE CONFIABLE

Jackson-Akers JY, Prakash V, Oliver TI. Amebic Liver Abscess. [Actualizado el 10 de agosto de 2020]. En: StatPearls [Internet]. Treasure Island (FL): StatPearls Publishing; 2020 Jan. Disponible en https://www.ncbi.nlm.nih.gov/books/NBK430832/

QUISTES HIDATÍDICOS

I. Etiología:
  A. Infección por **Echinococcus granulosus**.
  B. Visto en el sur de Europa, Oriente Medio, Australia y Sudamérica.
  C. Los perros son el hospedador definitivo.

II. Presentación
  A. Hepatomegalia, dolor, eosinofilia.
  B. La rotura puede causar anafilaxia.

III. Diagnóstico
  A. Historia clínica.
  B. Antígeno sérico.
  C. Imagen: mostrará una pared quística con calcificaciones y quistes hijos +/– organismos.

IV. Tratamiento
  A. Médico: albendazol o mebendazol.
  B. Quirúrgico:
    1. Los quistes sintomáticos requieren aspiración o extirpación quirúrgica.
    2. Esterilizar el sitio con alcohol o inyección de solución salina hipertónica.

V. Pronóstico: bueno.

> ### Recordatorios
>
> - Los abscesos hepáticos piógenos se tratan con antibióticos y drenado.
> - Los abscesos hepáticos amebianos se tratan con metronidazol.
> - Los quistes hidatídicos se tratan con albendazol y resección quirúrgica con cuidado de no derramar el contenido de los quistes.

HIPERTENSIÓN PORTAL

I. **Etiología:** aumento anormal de la presión venosa portal superior a 5-6 mm Hg.

II. **Clasificación**

   A. **Prehepática:** poco frecuente, debido a una trombosis de la vena porta o a atresia congénita.

   B. **Intrahepática:** la más frecuente.

   1. **Cirrosis:** es la causa más común en Estados Unidos.

   2. **Esquistosomiasis:**

   a. La causa más frecuente en todo el mundo.

   b. La hipertensión portal se debe a la presencia de óvulos parásitos en las pequeñas vénulas portales.

   3. **Enfermedad de Wilson.**

   4. **Hemocromatosis.**

   C. **Poshepática:** poco frecuente.

   1. **Síndrome de Budd-Chiari:** trombosis de la vena hepática.

   2. **Insuficiencia cardiaca derecha.**

III. **Presentación clínica**

   A. Ascitis, varices esofágicas, hemorroides, cabeza de medusa.

   B. También pueden presentarse signos de insuficiencia hepática (p. ej., encefalopatía, hemorragia por varices, desnutrición, coagulopatía).

IV. **Diagnóstico**

   A. **Historia clínica.**

   B. **Examen clínico.**

   C. **Medición directa de la presión portal.**

V. **Tratamiento**

   A. **Médico:** tratamiento de la insuficiencia hepática, incluidas ascitis y hemorragia por varices.

   1. **Ascitis:**

   a. Restricción de sal/agua y diuréticos.

   b. Derivación portosistémica intrahepática transyugular (DPIT).

   2. **Hemorragia variceal:**

   a. Esofagogastroduodenoscopia (EGD).

   b. El tratamiento incluye la colocación de bandas y escleroterapia.

   c. Farmacoterapia:

   1) Se utiliza nadolol para la profilaxis de hemorragias.

   2) El tratamiento de las hemorragias agudas incluye vasopresina, somatostatina y nitroglicerina.

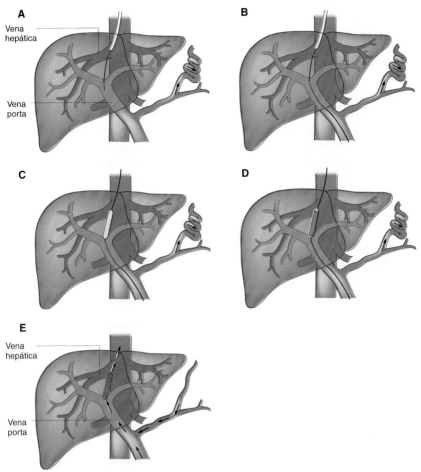

Figura 10-3. Derivación portosistémica intrahepática transyugular. Se pasa un cable a través de una rama de la vena hepática **(A)**, a través del parénquima hepático **(B)**, y hacia una rama de la vena porta **(C)**. La vía parenquimatosa se dilata **(D)** y se coloca una endoprótesis a través de ella para mantener la permeabilidad del conducto venoso recién creado **(E)**. Este conducto permite que la sangre portal fluya con libertad hacia el sistema venoso sistémico, reduciendo así la presión portal y la propensión a sangrar de las varices esofágicas. (De Mulholland MW, Lillemoe KD, Doherty GM, et al. *Greenfield's Surgery*, 4th ed. Baltimore: Lippincott Williams & Wilkins; 2005).

    d. Sonda de Sengstaken-Blakemore: sonda nasogástrica con balones esofágicos y gástricos para el taponamiento de varices utilizada en un entorno agudo.

    e. DPIT: puede realizarse de forma emergente en caso de hemorragia refractaria (fig. 10-5).

B. Quirúrgico:

    1. La hemorragia masiva aguda requiere intervención.

    2. Las derivaciones quirúrgicas (portacava, mesocava, esplenorrenal distal) se realizan rara vez debido a la alta mortalidad.

VI. Pronóstico: de regular a malo; los pacientes que sangran una vez tienen alto riesgo de volver a hacerlo.

COLELITIASIS (CÁLCULOS BILIARES)

I. **Etiología**
  A. **Precipitación de la bilis.**
  B. **Factores de riesgo: nemotecnia "4F":** grasa (*fat*), fértil, femenina, cuarenta (*forty*).
  C. **Clasificación:**
    1. **Cálculos de colesterol:** los más frecuentes.
    2. **Cálculos pigmentados:** se asocian a hemólisis y hemoglobinopatías.
    3. **Cálculos de bilirrubinato de calcio:** asociados con infección o inflamación.
II. **Presentación clínica:** dolor en el CSD después de comer, "cólico biliar".
III. **Diagnóstico:** la ecografía es la prueba de elección.
IV. **Tratamiento**
  A. **Médico:** modificación de la dieta, ursodesoxicolato para la disolución de cálculos de colesterol.

FUENTE CONFIABLE

American College of Surgeons: Cholecystectomy: Surgical Removal of the Gallbladder. Disponible en: https://www.facs.org/-/media/files/education/patient-ed/cholesys.ashx

---

  B. **Quirúrgico:** colecistectomía.
    1. **Indicaciones:** cálculos biliares sintomáticos.
    2. **Operación:** colecistectomía laparoscópica, considerar colangiograma.
    3. **Complicaciones:**
      a. Biloma: tratar con antibióticos y drenaje.
      b. Cálculo retenido: retirar con colangiopancreatografía retrógrada endoscópica (CPRE).
      c. Lesión del conducto biliar común: requiere intervención quirúrgica con hepatoyeyunostomía en Y de Roux.
  V. **Pronóstico:** excelente con colecistectomía.

REFERENCIA A NMS. CIRUGÍA. CASOS CLÍNICOS

Véase *NMS. Cirugía. Casos clínicos*, 3.ª edición, Caso 7.1: Cálculos biliares asintomáticos.

Colecistitis

I. **Etiología**
  A. Inflamación de la vesícula biliar.
  B. En general, se debe a obstrucción del conducto cístico.
II. **Clasificación**
  A. **Aguda:** suele deberse a un cálculo impactado en el cuello de la vesícula.
  B. **Crónica:** la mayoría ocurre por cálculos biliares crónicos y colecistitis aguda previa.
  C. **Acalculosa:** se ve en ausencia de cálculos, más frecuente en pacientes críticos.

III. **Presentación clínica:** fiebre, náusea, vómito, dolor en el CSD, signo de Murphy (paro inspiratorio con palpación del CSD).

IV. **Diagnóstico**

A. **Laboratorio:** bilirrubina y fosfatasa alcalina elevadas.

B. **Ecografía:** muestra cálculos biliares, engrosamiento de la pared de la vesícula biliar (> 3 mm) y líquido pericolecístico.

C. Si la ecografía es equívoca, la **gammagrafía** es el estudio de elección.

V. **Tratamiento**

A. **Colecistectomía.**

B. Si el paciente no es candidato a cirugía, considerar la colocación de una **sonda de colecistostomía percutánea**.

VI. **Pronóstico:** excelente.

Recordatorios

- Las colelitiasis son cálculos en la vesícula biliar, mientras que las coledocolitiasis son cálculos en el árbol biliar.
- La colecistitis aguda es una infección de la vesícula biliar, y la colangitis es una infección ascendente del árbol biliar.
- La base del tratamiento de la coledocolitiasis y la colangitis son los antibióticos y el alivio de la obstrucción en el contexto agudo, seguidos de una colecistectomía programada.
- La hipertensión portal suele presentarse con hemorragia por varices, que puede ser masiva y difícil de tratar.

CARCINOMA DE LA VESÍCULA BILIAR

I. **Etiología**

A. Cáncer que surge del epitelio de la vesícula biliar.

B. La inflamación crónica es un factor de riesgo, pero se desconoce la causa exacta.

II. **Presentación clínica:** prurito, anorexia, pérdida de peso, dolor en el CSD, ictericia.

III. **Diagnóstico:** se encuentra en la patología después de una colecistectomía por otra causa.

IV. **Tratamiento: quirúrgico.**

A. **Limitado a la mucosa (T1):** la colecistectomía es curativa.

B. **Enfermedad invasiva:** hepatectomía parcial.

V. **Pronóstico:** excelente en etapa inicial y malo para la enfermedad avanzada.

COLEDOCOLITIASIS

I. **Etiología:** cálculos en las vías biliares.

II. **Presentación clínica:** dolor en el CSD, ictericia obstructiva, heces acólicas.

III. **Diagnóstico**

A. **Ecografía y CPRM del CSD:** pueden mostrar cálculos en el conducto biliar común (CBC) o dilatación ductal.

B. **CPRE:** definitiva.

C. **Laboratorio:** bilirrubina elevada.

IV. Tratamiento

A. **Depuración del árbol biliar:** mediante CPRE colangiografía transhepática percutánea (CTP) o exploración del conducto biliar común.

B. **Colecistectomía:** elimina el origen de los cálculos actuales y futuros.

V. Pronóstico

A. Bueno cuando hay depuración.

B. Puede provocar colangitis.

FUENTE CONFIABLE

Society of American Gastrointestinal and Endoscopic Surgeons (SAGES). *Clinical Spotlight Review: Management of Choledocholithiasis*. Disponible en: https://www. sages.org/publications/guidelines/clinical-spotlight-review-management-of-choledo-cholithiasis

---

COLANGITIS

I. Etiología

A. Infección ascendente de los conductos biliares.

B. Asociada a la obstrucción por cálculos o estenosis benigna/maligna.

C. *E. coli* es el organismo más común.

II. Presentación clínica

A. **Tríada de Charcot:** fiebre, ictericia, dolor en el CSD.

B. **Péntada de Reynolds:** fiebre, ictericia, dolor en el CSD, hipotensión, alteración del estado mental.

III. Diagnóstico: laboratorio e imágenes.

IV. Tratamiento

A. Antibióticos y reanimación del volumen intravascular.

B. Alivio de la obstrucción: CPRE (preferida), CTP o exploración quirúrgica.

V. Pronóstico: mixto, de acuerdo con el grado de sepsis.

REFERENCIA A NMS. CIRUGÍA. CASOS CLÍNICOS

Véase *NMS. Cirugía. Casos clínicos*, 3.ª edición, Caso 7.7: Dolor en el cuadrante superior derecho con fiebre alta.

DISCINESIA BILIAR

I. Etiología: trastorno de la motilidad que afecta a la vesícula biliar y al esfínter de Oddi.

II. Presentación clínica: dolor posprandial en el CSD.

III. Diagnóstico: gammagrafía GAIH que muestra un EF de la vesícula biliar < 35%.

IV. Tratamiento: colecistectomía laparoscópica.

V. Pronóstico: excelente.

COLANGITIS ESCLEROSANTE PRIMARIA

I. **Etiología**
   A. Inflamación progresiva y estenosis del árbol biliar.
   B. Conduce a cirrosis biliar.
   C. Asociada a colitis ulcerosa.
   D. Se desconoce la causa exacta.
II. **Presentación clínica:** ictericia, prurito, fatiga, insuficiencia hepática.
III. **Diagnóstico**
   A. PFH.
   B. CPRE y CPRM.
   C. Biopsia de hígado.
IV. **Tratamiento**
   A. Manejo de los síntomas.
   B. El único tratamiento es **el trasplante de hígado**, sin embargo, la CEP puede reaparecer.
V. **Pronóstico**
   A. La enfermedad suele ser progresiva.
   B. Mayor riesgo de colangiocarcinoma.

COLANGITIS BILIAR PRIMARIA

I. **Etiología**
   A. Enfermedad autoinmunitaria.
   B. Destrucción progresiva de la vía biliar e insuficiencia hepática.
II. **Presentación clínica**
   A. Fatiga, prurito, xantomas, ictericia, osteoporosis.
   B. Mujeres > varones.
III. **Diagnóstico**
   A. **Laboratorio:** PFH y anticuerpos antimitocondriales.
   B. Biopsia de hígado.
IV. **Tratamiento**
   A. **Médico:**
      1. Manejo de los síntomas.
      2. Algún beneficio potencial en la supervivencia con el ácido ursodesoxicólico.
   B. **Cirugía:** si se desarrolla insuficiencia hepática, considere el trasplante de hígado.
V. **Pronóstico**
   A. Depende de la progresión de la enfermedad, que en condiciones normales se refleja en las concentraciones de bilirrubina.
   B. La enfermedad puede reaparecer después del trasplante.
   C. Los pacientes también tienen mayor riesgo de sufrir un carcinoma hepatocelular.

QUISTES DEL COLÉDOCO

I. **Etiología:** dilataciones congénitas del árbol biliar.
II. **Clasificación**
   A. Tipo I
      1. La más frecuente.
      2. Dilatación de los conductos biliares extrahepáticos.
      3. Puede ser quística, focal o fusiforme.

B. Tipo II: divertículo sacular de los conductos extrahepáticos.

C. Tipo III: coledococele (dilatación del conducto dentro del duodeno).

D. Tipo IV: dilataciones quísticas de los conductos intrahepáticos y extrahepáticos.

E. Tipo V: enfermedad de Caroli (quistes intrahepáticos).

III. Presentación clínica

A. Ictericia intermitente y dolor en el CSD.

B. Mujeres > varones.

IV. Diagnóstico: ecografía, CPRE y CPRM.

V. Tratamiento: incluye colecistectomía.

1. **Tipo I:** resección del quiste y hepatoyeyunostomía en y de Roux.

2. **Tipo II:** diverticulectomía.

3. **Tipo III:** esfinterotomía endoscópica o escisión transduodenal, según el tamaño.

4. **Tipo IV:** resección del quiste, hepatoyeyunostomía en y de Roux y hepatectomía parcial.

5. **Tipo V:** tratamiento de los síntomas (p. ej., colangitis), vigilancia del colangiocarcinoma y resección hepática o trasplante de hígado.

VI. Pronóstico: 5% de riesgo de neoplasia maligna.

Recordatorios

- El carcinoma de vesícula biliar en fase inicial se cura con una colecistectomía; la fase avanzada rara vez es curable.
- La CPRE es el tratamiento preferido de la coledocolitiasis.
- La colangitis ascendente puede ser letal si no se trata con descompresión y antibióticos.
- La discinesia biliar se diagnostica con gammagrafía GAIH y se trata eficazmente con colecistectomía.
- La CEP es una cirrosis biliar asociada a colitis ulcerosa.
- La cirrosis biliar primaria conduce a insuficiencia hepática y puede reaparecer después del trasplante.
- Los quistes del colédoco se extirpan debido al riesgo de degeneración maligna.

11

Enfermedad del páncreas

Richelle Williams • *Peter Darwin* • *H. Richard Alexander*

Puntos clave del capítulo

◆ La pancreatitis puede producir una deficiencia exocrina o endocrina (o ambas). Las etiologías más frecuentes son el alcohol y los cálculos biliares. Su gravedad se marca con los criterios de Ranson y los cuidados de apoyo son la norma.

◆ La pancreatitis por cálculos biliares se trata aliviando la obstrucción con colangiopancreatografía retrógrada endoscópica (CPRE), reanimación con líquidos y antibióticos.

◆ Los seudoquistes pequeños pueden resolverse de forma espontánea; los más grandes suelen requerir drenaje.

◆ La mayoría de los cánceres de páncreas se producen en la cabeza del páncreas y se presentan de manera tardía en forma de icterica indolora. El tratamiento habitual es la operación de Whipple. Las resecciones pancreáticas son complejas y tienen un alto potencial de morbilidad.

Asociaciones de cirugía crítica

Si escucha/ve	Piense en
Ictericia dolorosa	Cálculos biliares
Ictericia sin dolor	Cáncer de páncreas
CA 19-9	Marcador de cáncer de páncreas
Cáncer ampular	La resección curativa puede ser posible
Colangiocarcinoma	Normalmente no es resecable
Pancreatitis aguda	Cálculos biliares o alcohol
Conducto en "cadena de lagos"	Pancreatitis crónica
Seudoquiste	Los pequeños se resuelven por sí solos
Seudoquiste sintomático	Cistogastroanastomosis para drenaje interno
Duda sobre una masa pancreática	Ecografía endoscópica para el diagnóstico

ANATOMÍA Y FISIOLOGÍA

I. **Orientación.** El páncreas es un órgano sólido de 12 a 15 cm de longitud que se encuentra en una orientación transversal ligeramente oblicua en el retroperitoneo de la porción superior del abdomen (fig. 11-1).

II. **La glándula se divide en cuatro porciones**
   A. **Cabeza:** anidada en el borde medial del duodeno.
   B. **Cuello:** se sitúa directamente sobre la vena mesentérica superior (VMS).
   C. **Cuerpo:** se encuentra a la izquierda de la VMS.
   D. **Cola:** adyacente al hilio del bazo.

III. **Relaciones anatómicas importantes**
   A. La **cabeza** se encuentra sobre la aorta y se fusiona con la pared medial del asa en C del duodeno. Justo en dirección cefálica se encuentran las estructuras del hilio hepático, que incluyen el conducto biliar común, la vena porta y la arteria hepática propia.

   1. El **conducto biliar común y el conducto pancreático** pasan por la cabeza del páncreas y entran por un canal común en la pared medial del duodeno a través de la ampolla de Vater. El flujo a través del canal común está regulado por el esfínter de Oddi.

   2. **La nomenclatura no es consistente.** Dentro de la cabeza del páncreas, el conducto biliar común distal y el conducto pancreático proximal son adyacentes entre sí.

   3. La irrigación sanguínea de la cabeza es común con la pared medial del asa en C del duodeno, mientras que el cuerpo y la cola son irrigados por la arteria esplénica.

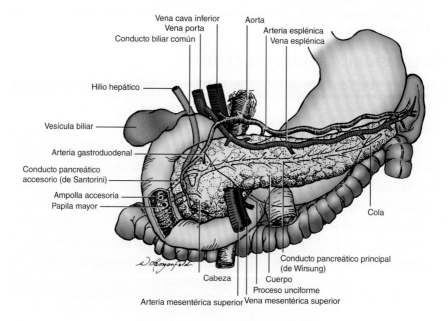

Figura 11-1. Anatomía del páncreas. El grosor anteroposterior normal de la cabeza es inferior a 2.5 cm; del cuello, 1.5 cm; cuerpo, 2 cm; y cola, 2.5 cm.

B. Proceso unciforme: pequeña porción de la cabeza, posterior a la VMS.

C. Cuello: se encuentra sobre la VMS, que se une a la vena esplénica posterior al cuello del páncreas para formar la vena porta.

D. Cuerpo: se encuentra junto a la pared posterior del estómago.

E. Cola: en estrecha relación con el hilio esplénico.

IV. Vasculatura

A. El páncreas obtiene la mayor parte de su irrigación sanguínea de las **ramas del tronco celiaco**.

B. El drenaje venoso ocurre exclusivamente a través del sistema venoso portal hacia el hígado.

C. Cabeza y cuello: suministrada por la arteria gastroduodenal (AGD) y una rama de la arteria mesentérica superior (AMS).

    1. La AGD es una rama de la arteria hepática común, que discurre por detrás del duodeno y se ramifica en la arcada pancreatoduodenal.

    2. Una rama de la AMS se une a la arcada.

    3. El drenaje venoso entra directamente en la VMS.

D. Cuerpo y cola: suministrado por la arteria esplénica.

    1. La arteria esplénica suele tener un curso serpenteante y numerosas ramas pequeñas.

    2. El drenaje venoso es a través de la vena esplénica.

E. En el borde inferior del cuello del páncreas se encuentra la vena mesentérica superior; ligeramente posterior a la izquierda se localiza la arteria mesentérica superior.

F. Una arteria hepática derecha sustituida (incidencia de 25%) o una hepática común sustituida (incidencia de 2.5%) surgen de la arteria mesentérica superior.

V. Anatomía ductal

A. Conductos pancreáticos: drenan las secreciones hacia el duodeno.

B. Sistemas mayor y menor.

    1. Mayor: conducto de Wirsung, que desemboca en la ampolla de Vater junto con el conducto biliar común distal.

    2. Menor: el conducto de Santorini desemboca en una papila menor.

VI. Funciones fisiológicas

A. El páncreas tiene **funciones exocrinas y endocrinas**.

B. El páncreas produce de 800 a 1000 mL diarios de líquido alcalino rico en bicarbonato (pH 8) que contiene proteasas, lipasas y otras enzimas.

C. En condiciones patológicas, la fuga de líquido rico en enzimas hacia el retroperitoneo puede provocar sepsis, hemorragia e inflamación.

D. El páncreas endocrino sintetiza varias hormonas; las más importantes son las células de los islotes, que producen hormonas peptídicas (insulina).

Recordatorios

- El páncreas es retroperitoneal y tiene un color rosa claro, que se distingue de la grasa adyacente.
- Debido a la disposición de los vasos sanguíneos, el cuerpo inferior y la cola del páncreas pueden ser movilizados con facilidad.
- La porción extrahepática del conducto biliar común no tiene ramas.
- El conducto biliar común y el conducto pancreático pueden tener un conducto común.

PANCREATITIS AGUDA

I. Clasificación

A. Surge en un paciente previamente asintomático y cede con tratamiento adecuado.

B. Puede implicar a otros tejidos regionales o sistemas de órganos remotos.

C. Tipos:

   1. Pancreatitis aguda edematosa intersticial: inflamación sin necrosis tisular.

   2. Pancreatitis aguda necrosante: necrosis local.

      a. Pancreatitis aguda leve: no hay falla orgánica.

      b. Pancreatitis aguda moderadamente grave: falla orgánica transitoria.

      c. Pancreatitis aguda grave: insuficiencia orgánica persistente.

D. Complicaciones locales: colección aguda de líquido peripancreático, seudoquiste pancreático y colección necrótica.

II. Etiología

A. Enfermedad del tracto biliar o abuso de alcohol: causan 75% de los casos.

B. Pancreatitis por cálculos biliares: parece que es inducida por la inflamación que resulta del paso de los cálculos al conducto biliar común.

   1. El conducto pancreático y el conducto biliar desembocan en una papila común.

   2. Todo el canal común puede estar obstruido por un gran cálculo.

REFERENCIA A NMS. CIRUGÍA. CASOS CLÍNICOS

Véase *NMS. Cirugía. Casos clínicos,* 3.ª edición, Caso 7.6: Dolor en el cuadrante superior derecho con colelitiasis y amilasa elevada.

C. Pancreatitis inducida por el alcohol

   1. El alcohol daña directamente las células acinares; esto provoca un aumento de la actividad enzimática local, lo que empeora la pancreatitis.

   2. La alta concentración de proteínas con precipitación de carbonato cálcico en los espacios llenos de proteínas favorece el desarrollo de cálculos.

   3. El aumento de la presión intraductal, junto con el aumento de la permeabilidad, conduce a la inflamación y la fibrosis.

D. Anomalías congénitas y pancreatitis hereditaria: las estenosis de los conductos, el páncreas divisum y los trastornos metabólicos (p. ej., hipertrigliceridemia e hipercalcemia) son factores.

E. Iatrógena: provocada por la instrumentación (CPRE), traumatismos o determinados fármacos (esteroides, sulfonamidas, furosemida y tiazidas).

F. Infecciosa: se han implicado la parotiditis, coxsackievirus, citomegalovirus (CMV), virus del herpes simple (HSV), micoplasma, legionela, salmonela, hongos y parásitos.

G. Neoplasia maligna: obstrucción por cáncer.

H. Úlcera duodenal.

I. Otros. Picadura de alacrán, traumatismo, idiopático.

III. Historia y presentación clínicas: varía desde un malestar abdominal leve hasta choque.

A. Historia clínica.

1. A menudo el consumo reciente de una comida pesada, muchas veces con alcohol.

2. El dolor suele comenzar entre 1 y 4 horas después de consumir alimento y es menos intenso cuando el paciente está inclinado hacia delante.

B. Signos y síntomas.

1. **Sensibilidad abdominal:** por lo general epigástrica que irradia a la espalda.

2. **Signos de peritonitis:** quizá estén presentes en los casos graves.

3. **Inflamación y necrosis pancreática grave:** puede causar hemorragia retroperitoneal, lo que provoca grandes pérdidas de líquido en el tercer espacio, hipotensión, taquicardia y choque.

   a. Signo de Grey Turner: la disección de la sangre se extiende hacia el flanco, dando lugar a equimosis en el flanco.

   b. Signo de Cullen: la sangre sube por el ligamento falciforme y crea una equimosis periumbilical.

   c. Signo de Fox: hematoma sobre el ligamento inguinal por hemorragia retroperitoneal.

IV. Diagnóstico

A. Dos o más de los siguientes **signos y síntomas:** dolor abdominal, concentración sérica de amilasa o lipasa superior al triple de lo normal, o hallazgos característicos en imágenes.

B. Concentración de amilasa sérica.

1. Aumenta en 95% de los pacientes con pancreatitis aguda.

2. La principal fuente alternativa son las glándulas salivales.

3. El páncreas debe ser funcional para sintetizar la amilasa; es posible que la pancreatitis crónica no se incremente.

C. Imágenes radiográficas.

1. **Las placas simples** del abdomen superior son relativamente insensibles.

   a. La calcificación en la zona de la transcavidad de los epiplones y del páncreas puede indicar una pancreatitis crónica.

   b. El espasmo colónico adyacente a un páncreas inflamado hace que el gas en el colon transverso termine abruptamente (signo de "corte").

   c. Íleo localizado de un segmento del intestino delgado ("asa centinela").

   d. También pueden observarse hallazgos en el tórax, como elevación del hemidiafragma o derrames pleurales.

2. **Ecografía.**

   a. El edema y la pérdida de planos de tejido entre el páncreas y la vena esplénica sugieren pancreatitis aguda.

   b. Otras anomalías (p. ej., calcificación del conducto).

   c. La pancreatitis crónica suele presentar calcificación.

   d. Puede haber ascitis.

   e. Es posible que las densidades de líquido indiquen seudoquistes o colecciones de líquido peripancreático.

   f. Se puede identificar colelitiasis.

   g. La ecografía está limitada por el exceso de gases intestinales.

3. **Rastreo por tomografía computarizada (TC)**
   a. Prueba diagnóstica de elección; mayor resolución que la ecografía.
   b. La TC realizada con contraste distingue entre pancreatitis intersticial edematosa y necrosante (las áreas de necrosis no muestran realce).
   c. Un índice de gravedad de la TC (IGTC) que incluya el porcentaje de necrosis de la glándula provee valiosa información pronóstica.
   d. La extensión completa de la necrosis puede no apreciarse hasta 72 h después del inicio de la pancreatitis.
   e. Permite la evaluación de patologías y complicaciones adicionales (p. ej., necrosis infectada o hemorragia retroperitoneal).

4. **Imágenes por resonancia magnética (IRM) y colangiopancreatografía por resonancia magnética (CPRM).**
   a. Provee un excelente detalle de los conductos y puede detectar cálculos biliares en el conducto biliar común (coledocolitiasis).
   b. Las principales ventajas son que no requiere radiación y delinea la necrosis pancreática (mayor sensibilidad que la TC).
   c. Las principales desventajas son un mayor tiempo de exploración y mayor variabilidad de la calidad, en comparación con la TC.

V. Tratamiento

A. **La CPRE** en los primeros días de una pancreatitis aguda grave es peligrosa; sin embargo, los pacientes con colangitis pueden beneficiarse de una intervención urgente (tabla 11-1).

B. **El dolor** se trata con analgésicos, por lo general narcóticos.

C. **Líquidos intravenosos** para reponer la pérdida de líquidos del tercer espacio; las soluciones cristaloides suelen ser adecuadas.

D. **Monitorización.**
   1. Incluye una estricta medición de ingresos/egresos y monitorización de la frecuencia cardiaca, presión arterial, nitrógeno de urea sérico (BUN) y hematócrito.
   2. En casos graves con hemodinámica inestable, el paciente debe ser monitorizado en una UCI.
   3. **Saturación de oxígeno:** en el caso de pacientes con pancreatitis grave, son frecuentes la dificultad respiratoria y los derrames pleurales.

TABLA 11-1. Función de la colangiopancreatografía retrógrada endoscópica

Diagnóstico y tratamiento	Tipos de pancreatitis				
	Aguda	Persistente	Complicada	Convalecencia	Recurrente
Diagnóstico	La causa está en duda	Estado del conducto principal; indicación de cirugía	Evaluación de seudoquistes y fístulas	La causa está en duda (p. ej., linfoma)	Evaluación anatómica (p. ej., páncreas divisum)
Tratamiento	Esfinterotomía para la obstrucción biliar	Esfinterotomía; extracción de cálculos	Endoprótesis o drenaje interno	Esfinterotomía en pacientes seleccionados de alto riesgo	Esfinterotomía o endoprótesis en pacientes seleccionados

Datos de Neoptolemos JP. En: Bradley EL III, ed. Acute Pancreatitis: Diagnosis and Therapy. New York: Raven Press; 1994:75.

E. **Antibióticos** en pacientes con sospecha de infección (p. ej., necrosis infectada, bacteriemia, neumonía, etc.); no se recomienda la profilaxis con antibióticos.

F. **Nutrición.**
   1. **Pancreatitis leve:** los pacientes pueden reanudar la ingesta oral pronto (en 24 horas), si el dolor abdominal disminuye y los marcadores inflamatorios mejoran.
   2. **Casos sin íleo grave:** la alimentación enteral es preferible a la nutrición parenteral.
   3. La succión nasogástrica puede utilizarse en caso de náusea y vómito, y para disminuir la distensión gastrointestinal de un íleo.

G. **Cirugía.**
   1. **Indicaciones:**
      a. Confirmar el diagnóstico en los casos graves refractarios; los síntomas de la pancreatitis pueden ser imitados por la perforación visceral, la oclusión arterial mesentérica y otras catástrofes intraabdominales.
      b. Aliviar la obstrucción del conducto biliar o pancreático.
         1) Si es posible, retrasar la cirugía hasta que la pancreatitis haya remitido. En la mayoría de los pacientes el cálculo habrá desaparecido en el momento de la exploración.
         2) Si el estado del paciente sigue deteriorándose, puede ser necesaria la exploración quirúrgica. Sin embargo, la eliminación endoscópica de los cálculos del conducto biliar común es la vía preferida en la mayoría de los casos.
      c. Drenar la transcavidad de los epiplones.
         1) Disminuye la morbilidad y mejora el pronóstico cuando ya se ha producido sepsis.
         2) En el caso de una infección establecida la transcavidad de los epiplones, es factible insertar drenajes tras abrir ampliamente el epiplón menor.
   2. **Procedimientos operatorios.**
      a. La colecistectomía puede ser necesaria en pacientes con pancreatitis por cálculos biliares y pancreatitis aguda persistente.
      b. La resección para la pancreatitis aguda es peligrosa. La extirpación del páncreas necrótico (disección no anatómica) quizá sea necesaria en la necrosis pancreática infectada, pero estas intervenciones tienen una alta tasa de mortalidad.
      c. El lavado peritoneal puede ser terapéutico en la pancreatitis grave.
         1) Los catéteres pueden colocarse por vía percutánea e incluir antibióticos en la solución de lavado.
         2) Las complicaciones incluyen deterioro de la función pulmonar.

VI. **Pronóstico**
   A. Se han utilizado múltiples sistemas de puntuación; unos de los primeros fueron los criterios de Ranson (tabla 11-2).
   B. La pancreatitis aguda grave conlleva alto riesgo de mortalidad.
   C. La puntuación *Acute Physiology and Chronic Health Evaluation* (APACHE II), la puntuación Balthazar y el IGTC pueden ayudar a identificar a los pacientes con alto riesgo de morbilidad y mortalidad.

REFERENCIA A NMS. CIRUGÍA. CASOS CLÍNICOS

Véase *NMS. Cirugía. Casos clínicos*, 3.ª edición, Caso 7.14: Dolor epigástrico agudo con amilasa y lipasa séricas elevadas.

Tabla 11-2. Los 11 criterios de Ranson para determinar la gravedad de la pancreatitis.

Al ingreso	Primeras 48 horas
Edad > 55 años	Disminución del hematócrito >10 puntos porcentuales
Leucocitos > 16 000/mm³	Aumento de NUS > 5 mg/dL
Glucosa > 200 mg/dL	Ca^{2+} < 8 µg/dL
LDH > 350 UI/L	Pao_2 < 60 mm Hg
TSGO > 250 unidades SF %	Déficit de base > 4 mEq/L
	Fluido secuestrado > 6 L

NUS, nitrógeno de urea sérico Ca^{2+}, ion calcio; LDH, lactato deshidrogenasa; Pao_2, presión parcial de oxígeno en sangre arterial; TSGO, transaminasa glutamino-oxalacética sérica. Datos de Ranson J. Prognostic signs and the role of operating management in acute pancreatitis. *Surg Gynecol Obstet.* 1974;139:69-81.

PANCREATITIS RECIDIVANTE

I. **Clasificación**
   A. **Pancreatitis aguda recidivante:** una serie de episodios recurrentes. Una fase quiescente y asintomática siempre precede y sigue a cada ataque.
   B. **Pancreatitis recidivante crónica:** inflamación crónica del páncreas con evidencia química de pancreatitis, cuya intensidad fluctúa.
II. **Etiología:** con frecuencia resulta de una enfermedad del tracto biliar.
III. **Historia y presentación clínicas**
   A. Los mismos signos y síntomas de la pancreatitis aguda en un paciente con antecedentes de pancreatitis.
   B. Puede ser la continuación del mismo proceso de la enfermedad (inmediatamente después del diagnóstico) o retrasado.
IV. **Diagnóstico**
   A. Demostrar la presencia de **cálculos biliares o disfunción del esfínter biliar**.
   B. La **ecografía** es útil.
   C. Por lo general, se requiere **una CPRE**.
V. **Tratamiento**
   A. **Pacientes con cálculos biliares:** colecistectomía, exploración del conducto biliar común, manometría biliar o esfinteroplastia con resección del tabique pancreatobiliar.
   B. **Enfermedad periesfintérica:** extirpación de la vesícula biliar y una esfinteroplastia amplia.
   C. **Esfinteroplastia:** para pacientes que se han sometido a colecistectomía, pero que tienen pancreatitis recurrente.

VI. Pronóstico

  A. Los pacientes con causa biliar pueden ser ayudados por la colecistectomía.

  B. La morbilidad, sobre todo el reingreso frecuente al hospital, es más frecuente que la mortalidad.

PANCREATITIS CRÓNICA

I. Clasificación

  A. Síntomas persistentes debidos a la inflamación y fibrosis del páncreas; la afección suele ser progresiva.

  B. **Los hallazgos patológicos** incluyen fibrosis y calcificación.

  C. **Los cambios tempranos** son el taponamiento de los pequeños conductos pancreáticos con material proteináceo que contiene eosinófilos; con la progresión, la calcificación se vuelve prominente, y pueden resultar múltiples áreas de dilatación ductal.

  D. En sus etapas finales, la **dilatación ductal** produce una apariencia de "cadena de lagos".

  E. La obstrucción del conducto biliar común o del duodeno puede ocurrir en casos avanzados.

II. Etiología

  A. Tóxico-metabólica:

    1. **Alcohol:** la causa está casi siempre relacionada con el alcohol.

    2. El tabaquismo, la exposición laboral a hidrocarburos, hipercalcemia e hiperlipidemia también pueden contribuir.

  B. **Genética:** la mutación de la fibrosis quística (CFTR), así como otros genes de mutaciones genéticas como PRSS1 y SPINK.

  C. **Idiopática:** la mayoría de casos en todo el mundo.

  D. **Autoinmunitaria:** la pancreatitis relacionada con la IgG4 puede presentarse como una enfermedad aguda o crónica.

III. Historia y presentación clínicas: son habituales los antecedentes de dolor incesante, típicamente irradiado a la espalda, con intolerancia a la ingesta oral.

IV. Diagnóstico

  A. El daño pancreático suele ser suficiente para provocar una **insuficiencia endocrina**, con alteración de la tolerancia a la glucosa o una diabetes verdadera.

  B. La **insuficiencia pancreática exocrina** provoca malabsorción, con la consiguiente pérdida de peso y esteatorrea.

  C. Es posible que las **imágenes** muestren calcificaciones en el sistema ductal.

  D. La enfermedad grave puede simular un carcinoma.

  E. Tal vez haya trombosis de la vena esplénica.

V. Tratamiento

  A. Analgesia.

  B. **Reemplazo endocrino** según sea necesario.

  C. **Sustitución exocrina** con pancreatolipasa.

  D. Medidas nutricionales generales.

  E. Octreótida en casos seleccionados.

F. Operaciones: el tratamiento quirúrgico depende del estado de los conductos pancreáticos, determinado por TC, IRM o CPRE, o sus combinaciones.

1. **Operación de Puestow:** un conducto dilatado en cadena de lagos se trata mediante un destechamiento amplio del conducto y de los dúctulos dilatados, con drenaje de todo el páncreas abierto en un asa yeyunal desfuncionalizada.

2. **Pancreatectomía distal:** resección para obstrucción distal del conducto.

3. **Operación de Duval:** una obstrucción ductal proximal puede tratarse con la amputación de la cola del páncreas con drenaje retrógrado a un asa yeyunal desfuncionalizada.

4. En el caso de los pacientes con dolor intenso y conductos fibróticos no dilatados, considerar lo siguiente:
   a. Resección de la cabeza del páncreas con preservación del duodeno.
   b. Pancreatectomía total y trasplante de células de los islotes.

Recordatorios

- La pancreatitis crónica puede estar asociada a una insuficiencia exocrina (malabsorción), a una insuficiencia endocrina (diabetes) o a ambas.
- El aumento del nivel de amilasa no es proporcional a la gravedad de la pancreatitis.
- La ecografía suele ser útil en el estudio de la pancreatitis.
- Es posible utilizar TC dinámica para diagnosticar la necrosis pancreática.
- Las exacerbaciones de la pancreatitis son frecuentes con la alimentación prematura.
- El lavado peritoneal parece mejorar las tasas de mortalidad temprana, pero no la supervivencia final en la pancreatitis aguda grave.
- La pancreatitis suele requerir narcóticos para el control adecuado del dolor.

SEUDOQUISTE

I. Clasificación
- A. Inicia como una colección en la transcavidad de los epiplones y se forma como resultado de la fibrosis, el engrosamiento y la organización.
- B. Una vez organizada con una pared definitiva, lo que tarda entre 4 y 6 semanas, dicho conjunto puede denominarse seudoquiste.

II. Etiología
- A. **El seudoquiste es una complicación tardía de la pancreatitis.**
- B. **Hallazgos patológicos.**
  1. El seudoquiste no está revestido de epitelio y está formado únicamente por la respuesta inflamatoria de los órganos vecinos.
  2. El principal órgano afectado suele ser el estómago, que forma la superficie anterior del seudoquiste.
  3. La historia natural depende de su tamaño; los seudoquistes pequeños pueden resolverse.

III. Historia y presentación clínicas
- A. Durante la fase de maduración, el paciente se recupera pero desarrolla un aumento persistente de la amilasa, fiebre de poca intensidad, aumento del recuento leucocitario y dolor crónico.

B. Las hemorragias menores continuas en el seudoquiste provocan una disminución gradual de la hemoglobina; las hemorragias más importantes se asocian con dolor agudo o choque hemorrágico.

IV. Diagnóstico: los seudoquistes suelen diagnosticarse mediante ecografía o TC.

FUENTE CONFIABLE

Cochrane: Gurusamy K, Pallari E, Hawkins N, Pereira SP, Davidson BR. Management strategies for pancreatic pseudocysts. *Cochrane Database of Systematic Reviews.* 2016, número 4. Art. No.: CD011392. doi:10.1002/14651858.CD011392.pub2. Disponible en: https://www.cochrane.org/CD011392/UPPERGI_treatment-methods-people-pancreatic-pseudocysts-fluid-collections-around-pancreas

---

V. Tratamiento

A. Objetivo: permitir que el seudoquiste madure.

B. Operaciones de seudoquistes maduros:
1. **Drenaje interno.**
   a. El abordaje óptimo es a través de la pared del estómago.
      1) Aspirar el quiste a través de la pared del estómago.
      2) Hacer una abertura entre el estómago y el seudoquiste y suturar para la hemostasia.
      3) El seudoquiste drena hacia el estómago.
   b. Si el seudoquiste no está fijo a un órgano, se puede suturar un asa de yeyuno en Y de Roux a la pared del seudoquiste.
2. **Drenaje externo.**
   a. Apropiado si el seudoquiste no está maduro.
   b. Da lugar a una fístula pancreática, que suele cicatrizar.
3. **La escisión del seudoquiste** es poco frecuente; podría estar indicada para lesiones pequeñas en la cola del páncreas.

C. Drenaje endoscópico: las acumulaciones maduras dentro de 1 cm del estómago o del duodeno pueden ser drenadas internamente mediante la guía de ecografía endoscópica (EE).

REFERENCIA A NMS. CIRUGÍA. CASOS CLÍNICOS

Véase *NMS. Cirugía. Casos clínicos,* 3.ª edición, Caso 7.16: Dolor epigástrico agudo con dolor continuo.

Recordatorios

- La hemorragia en un seudoquiste es una indicación de intervención quirúrgica.
- El drenaje externo está indicado si la pared del seudoquiste no está madura o si está infectada.

NEOPLASIAS MALIGNAS DEL PÁNCREAS

Adenocarcinoma de páncreas

I. **Clasificación:** otras neoplasias pancreáticas son infrecuentes, como los cistadenocarcinomas, los tumores de células de los islotes no funcionales y los tumores productores de péptidos, como los insulinomas y los tumores de Zollinger-Ellison (gastrinomas).

II. **Etiología**
   A. **Incidencia:** hay unos 60 000 nuevos casos de adenocarcinoma de páncreas al año; la incidencia es de 13.1 por 100 000 y ha ido en aumento. Hay ligera preponderancia masculina y mayor tasa de cáncer de páncreas en individuos afroamericanos en comparación con los caucásicos.
   B. **Mortalidad:** es la cuarta causa de muerte por cáncer en Estados Unidos. La mayoría de los pacientes tiene una enfermedad avanzada en el momento del diagnóstico, y la supervivencia a 5 años de todos los pacientes diagnosticados con la enfermedad es sólo de 9%.
   C. La **mediana de edad** de las personas con diagnóstico de cáncer de páncreas en Estados Unidos es de 70 años; sólo 10% de los pacientes es menor de 50 años.
   D. **Factores de riesgo:** el aumento del riesgo se asocia a factores ambientales, sobre todo al tabaco. Los factores relacionados con el paciente que aumentan el riesgo de cáncer de páncreas son diabetes mellitus, obesidad, pancreatitis crónica y ciertos síndromes genéticos (como el de Lynch, el BRCA o el síndrome de Peutz-Jeghers).

III. **Historia y presentación clínicas**
   A. Muchos signos y síntomas son **vagos e inespecíficos:** anorexia, pérdida de peso y fatiga.
   B. El **dolor de espalda** podría indicar una infiltración maligna del plexo nervioso esplácnico retroperitoneal.
   C. **Ictericia obstructiva:** por lo general, heces acólicas (de color arcilla) y orina oscura. Cuando la ictericia es grave, los pacientes se quejan de prurito intenso.
   D. **Heces blandas y malolientes que flotan**, secundarias a la malabsorción de grasas por insuficiencia exocrina.
   E. **Tromboflebitis superficial o profunda** (signo de Trousseau); este signo es migratorio y se desarrolla en 10% de los pacientes.
   F. Los síntomas están relacionados con la **localización del tumor**:
      1. La **cabeza** del páncreas es el sitio más frecuente. Aquí los tumores producen pérdida de peso e ictericia obstructiva en 75% de los pacientes.
         a. La ictericia suele ser indolora; puede haber excoriación cutánea relacionada con el prurito.
         b. El dolor, cuando está presente, suele ser abdominal superior y se irradia a la espalda.
         c. El examen físico suele ser normal fuera de la ictericia. La ascitis, la hepatomegalia y las adenopatías palpables en la región supraclavicular izquierda (ganglio de Virchow) o periumbilical (ganglios de la hermana Mary Joseph) son compatibles con una metástasis.
         d. Una masa no sensible en el cuadrante superior derecho puede representar una vesícula dilatada secundaria a la obstrucción de la vía biliar (vesícula de Courvoisier).

2. Los carcinomas del **cuerpo o de la cola** son menos frecuentes y por lo general no producen síntomas locales.

FUENTE CONFIABLE

The National Pancreas Foundation: About Pancreatic Cancer. Disponible en: https://pancreasfoundation.org/patient-information/pancreatic-cancer/

IV. Diagnóstico: el cribado rutinario de las poblaciones asintomáticas no es actualmente factible.

A. La **ecografía abdominal** se utiliza como primera prueba. Un sistema ductal dilatado de manera uniforme sin cálculos es consistente con una obstrucción maligna.

B. El **protocolo pancreático de TC con contraste** es la prueba de imagen definitiva para evaluar la resecabilidad del tumor primario y la presencia de metástasis.

C. La **aspiración con aguja fina (FNA) percutánea** guiada por TC puede utilizarse para diagnosticar una neoplasia, pero rara vez es necesaria y conlleva el riesgo de diseminar células cancerosas.

D. La **CPRE** utiliza un duodenoscopio flexible de visión lateral para canular el conducto pancreático. Se inyecta un medio de contraste.

1. Es posible encontrar pequeños cánceres de páncreas y recoger muestras mediante cepillado para su examen citológico.

2. El éxito de la canulación requiere un endoscopista experto. Se puede colocar una endoprótesis para aliviar la obstrucción biliar.

3. La AAF guiada por EE es la técnica preferida para obtener tejido. Proporciona imágenes de alta resolución de lesiones pequeñas y es capaz de permitir la realización de biopsias transduodenales con aguja.

E. La **colangiografía transhepática percutánea** es útil en pacientes con ictericia y que no pueden ser sometidos a CPRE.

1. Con el paciente bajo anestesia local, se introduce una aguja larga de calibre pequeño a través del hígado en un conducto hepático dilatado, y se inyecta medio de contraste.

2. Aliviar la ictericia dejando un catéter para el drenaje.

3. **Posibles complicaciones:** hemorragia y sepsis.

FUENTE CONFIABLE

American Cancer Society: Pancreatic Cancer Stages. Disponible en: https://www.cancer.org/cancer/pancreatic-cancer/detection-diagnosis-staging/staging.html

---

V. Tratamiento

A. La **pancreatoduodenectomía (procedimiento de Whipple)** es el tratamiento quirúrgico estándar para el adenocarcinoma de la cabeza del páncreas (fig. 11-2).

1. **Indicaciones:**

a. Muchos pacientes se consideran irresecables, con enfermedad metastásica.

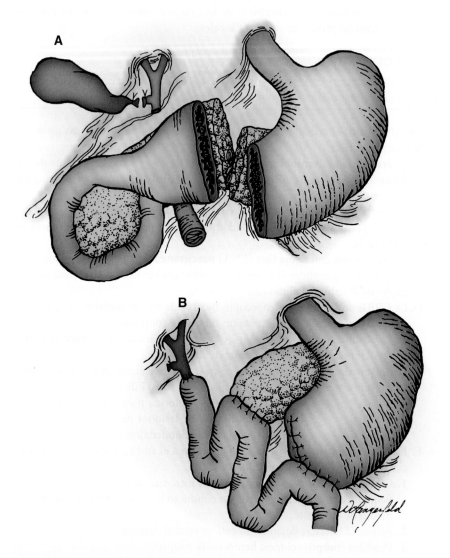

Figura 11-2. Procedimiento de Whipple. **A.** Se extirpan la cabeza del páncreas, el conducto biliar común distal, el antro gástrico y el duodeno. **B.** Se reconstruyen el tracto gastrointestinal, el conducto pancreático y el conducto biliar.

    b. La resecabilidad se confirma en la operación:
        1) No hay metástasis en la cavidad abdominal.
        2) El tumor no ha invadido las estructuras del hilio hepático o la AMS.
  2. Diagnóstico tisular: en pacientes con alta sospecha de cáncer, el diagnóstico tisular no es necesario antes de la resección definitiva.
  3. Procedimiento clásico: extirpación de la cabeza del páncreas, el duodeno, el conducto biliar común y la vesícula biliar, y la porción distal del estómago.

    a. El tracto gastrointestinal se reconstruye con la creación de una gastro-yeyunostomía, coledocoyeyunostomía y pancreatoyeyunostomía.

    b. La tasa de mortalidad operativa es inferior a 2%.

    c. La tasa de complicaciones es de 25% e incluye hemorragia, absceso y fístula pancreática.

  4. Procedimiento alternativo: Whipple preservador del píloro.

B. Pancreatectomía distal: es el procedimiento que se realiza para el carcinoma del cuerpo medio y la cola del páncreas, por lo general con esplenectomía y linfadenectomía.

C. Pancreatectomía total: no suele practicarse para el tratamiento del cáncer de páncreas.

  1. Ventajas potenciales:

    a. Extirpación de un posible tumor multicéntrico.

    b. Evitar las fugas anastomóticas del conducto pancreático.

  2. Las **tasas de supervivencia** no son notoriamente mejores.

  3. La **complicación** puede dar lugar a un tipo de diabetes especialmente frágil, lo que disminuye la calidad de vida.

D. Procedimientos paliativos:

  1. Se efectúan con más frecuencia que los procedimientos curativos porque muchos pacientes son incurables.

  2. La mayoría de los procedimientos puede ofrecerse de forma no quirúrgica.

  3. La colocación de una endoprótesis endoscópica en el conducto biliar común o en la obstrucción de la salida gástrica suele ser eficaz para aliviar los síntomas.

  4. Las endoprótesis biliares transhepáticas percutáneas suelen utilizarse para proporcionar un drenaje biliar interno.

  5. El bloqueo del tronco celiaco mediante una combinación de alcohol y lidocaína puede aliviar el dolor de la infiltración maligna de los nervios sensitivos esplácnicos.

E. Quimioterapia y radiación.

  1. Incluso con tratamiento activo, la supervivencia global es de aproximadamente 1 año.

  2. Los agentes quimioterapéuticos incluyen gemcitabina, en combinación con paclitaxel, o FOLFIRINOX (ácido folínico, fluorouracilo, irinotecán y oxaliplatino).

  3. Quimioterapia y radioterapia neoadyuvantes (tratamiento antes de la operación) adecuadas para los pacientes que tienen tumores "limítrofes" resecables.

  4. La terapia adyuvante (después de la cirugía) se ofrece a todos los pacientes y puede incluir quimioterapia, radiación o una combinación.

VI. Pronóstico

A. El pronóstico de los pacientes con adenocarcinoma de páncreas es malo.

  1. En general, la tasa de supervivencia a 5 años es inferior a 10% y las curaciones son extremadamente raras.

  2. La mediana de supervivencia tras la resección y terapia adyuvante es de 23-36 meses.

  3. La mediana de supervivencia de los pacientes con tumores no resecables o metástasis es de 6-12 meses.

B. El mal pronóstico se debe en parte a la dificultad de hacer un diagnóstico cuando el tumor está en una fase temprana: sólo 20% de los adenocarcinomas de páncreas son resecables en el momento del diagnóstico.

Recordatorios

- El cáncer de la cabeza del páncreas puede afectar a la VMS, ya que esta vena es inmediatamente adyacente a la cabeza del páncreas en su parte posterior.
- Los niveles de bilirrubina muy elevados pueden asociarse con un mayor riesgo de complicaciones posoperatorias.
- El procedimiento de Whipple es una pancreatoduodenectomía radical.

Trastornos del bazo

Shannon M. Larabee • *Ajay Jain* • *Stephen M. Kavic*

Puntos clave del capítulo

◆ Las funciones del bazo son tanto hemáticas (eliminación de eritrocitos y plaquetas) como inmunitarias (eliminación de organismos encapsulados).

◆ La púrpura trombocitopénica inmune (PTI) es el motivo más frecuente de esplenectomía electiva.

◆ Todos los pacientes deben ser inmunizados antes de la esplenectomía.

◆ Los bazos accesorios ocurren con frecuencia y pueden llevar a recurrencia de la enfermedad.

Asociaciones de cirugía crítica

Si escucha/ve	Piense en
Esplenectomía	Vacunación (*Haemophilus influenzae*, neumococo, *Neisseria meningitidis*)
Esplenectomía difícil	Lesión de la cola del páncreas
Reaparición de la enfermedad tras la esplenectomía	Bazo accesorio
Fiebre después de la esplenectomía	Sepsis grave posesplenectomía

PRINCIPIOS GENERALES

Anatomía

I. El bazo es el mayor órgano linfoide secundario

II. Relaciones anatómicas

    A. Se ubica en el cuadrante superior izquierdo, bajo las costillas 8-11.

    B. Está limitado por el riñón izquierdo, el diafragma, el fondo del estómago y el ángulo esplénico del colon.

III. Vasculatura

A. Arteria esplénica: flujo sanguíneo principal (fig. 12-1).

   1. Origen: rama del tronco celiaco.

   2. Curso: recorre el borde superior del páncreas.

   3. Ramas: arterias trabeculares, que terminan en pequeños vasos hacia la pulpa esplénica.

B. Arterias gástricas cortas: nacen del bazo y abastecen el fondo del estómago.

C. Vena esplénica: cruza en el borde inferior del páncreas y se une a la vena mesentérica superior para formar la vena porta.

IV. Tejidos esplénicos accesorios

A. Se encuentra en 12% de la población.

B. Puede localizarse en el hilio esplénico (lo más frecuente), en los ligamentos circundantes, en los adyacentes al páncreas, en los mesenterios, en el epiplón, en la pelvis y en los anexos.

C. El tejido accesorio puede funcionar de forma independiente y crecer con el tiempo.

Histología y función

I. Histología: la cápsula rodea el bazo y da lugar a trabéculas, que subdividen la pulpa en tres zonas separadas:

A. Pulpa blanca.

   1. Contiene linfocitos, macrófagos y células plasmáticas en una configuración reticular.

   2. Contiene células T y células B donde se activan.

   3. La función principal es **inmunitaria**.

B. Zona marginal.

   1. Espacio vascular entre las pulpas que contiene macrófagos, que pueden engullir patógenos transmitidos por la sangre.

   2. También contiene células B que generan anticuerpos.

C. Pulpa roja.

   1. Comprende 75% del volumen esplénico y está formada por cordones de células reticulares con senos interpuestos.

   2. La función principal es servir de **filtro** de la sangre.

II. Funciones

A. Filtración: elimina los restos celulares y los eritrocitos dañados de la circulación.

B. Inmunidad:

   1. Elimina las bacterias de la circulación.

   2. Presentación de antígenos y activación de células T y B.

   3. Sitio principal de producción de inmunoglobulina M (IgM).

C. Reservorio: Reservorio menor de plaquetas y eritrocitos.

Recordatorios

- El bazo tiene funciones tanto hemáticas como inmunes.
- El tejido esplénico accesorio puede provocar la reaparición de la enfermedad si no se extirpa.

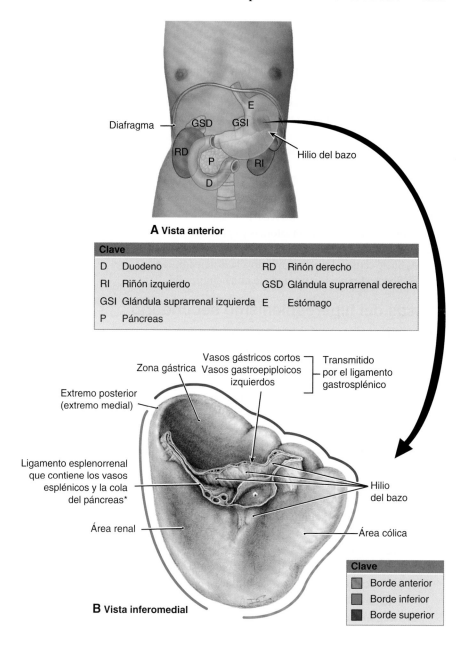

A Vista anterior

Clave			
D	Duodeno	RD	Riñón derecho
RI	Riñón izquierdo	GSD	Glándula suprarrenal derecha
GSI	Glándula suprarrenal izquierda	E	Estómago
P	Páncreas		

Zona gástrica
Vasos gástricos cortos
Vasos gastroepiploicos izquierdos
Transmitido por el ligamento gastrosplénico

Extremo posterior (extremo medial)

Ligamento esplenorrenal que contiene los vasos esplénicos y la cola del páncreas*

Hilio del bazo

Área renal

Área cólica

B Vista inferomedial

Clave	
▨	Borde anterior
▨	Borde inferior
▨	Borde superior

Figura 12-1. El bazo. **A.** Anatomía superficial. El bazo se encuentra superficialmente en el cuadrante superior izquierdo debajo de las costillas 9 a 11. **B.** Se observan las impresiones (áreas gástrica, renal y cólica) realizadas por las estructuras en contacto con la superficie visceral del bazo. Su borde superior tiene una muesca. (De Agur AMR, Dalley AF. *Grant's Atlas of Anatomy*, 15th ed. Wolters Kluwer Health; 2020, Fig. 4-35.)

PATOLOGÍA
Definiciones
I. **Hiperesplenismo:** hiperactividad funcional.

   A. **Hiperesplenismo primario:** alteración funcional en ausencia de trastornos hematológicos o infección. Raro, más frecuente en mujeres.

   B. **Hiperesplenismo secundario:** más frecuente y secundario a otro proceso patológico.

II. **Esplenomegalia:** aumento de tamaño del bazo.

Signos y síntomas de los trastornos del bazo
I. **Anemia:** palidez, fatiga y disnea.

II. **Leucopenia:** infecciones recurrentes.

III. **Trombocitopenia:** hematomas y epistaxis.

IV. **Esplenomegalia.**

   A. Suele causar dolor secundario a la distensión capsular.

   B. Puede romperse y producirse una hemorragia.

Causas del hiperesplenismo secundario
I. **Hipertensión portal:** es la causa más frecuente.

   A. **Signos y síntomas:** la congestión y la esplenomegalia son comunes.

   B. **Diagnóstico:** la ecografía o la tomografía computarizada (TC) demostrarán la patología.

   C. **Tratamiento:** en general, la esplenectomía no está indicada.

II. **Trombosis de la vena esplénica:** por lo regular es secundaria a una pancreatitis.

   A. **Signos y síntomas:** la presentación clásica es con una hemorragia gastrointestinal superior por varices gástricas.

   B. **Tratamiento:** la esplenectomía es curativa.

III. **Esferocitosis/eliptocitosis hereditaria:** disfunción o deficiencia heredada (autosómica dominante) de la **espectrina**, una proteína del citoesqueleto de los eritrocitos.

   A. **Signos y síntomas.**

   1. **Ictericia y esplenomegalia:** debido a la lisis de los eritrocitos.

   2. **Cálculos biliares y cólicos biliares:** pueden ser consecuencia de la formación de cálculos de bilirrubina.

   B. **Diagnóstico:** exploración física, anomalías de laboratorio (anemia, bilirrubina sérica elevada, recuento elevado de reticulocitos), frotis de sangre que muestra esferocitos.

   C. **Tratamiento:** la esplenectomía es curativa.

IV. **Anemia falciforme:** anemia hemolítica debida al cambio de ácido glutámico por valina en la sexta posición de aminoácidos de la cadena β de la hemoglobina.

   A. **Signos y síntomas:** la deformación celular en condiciones de bajo oxígeno permite el secuestro, lo cual causa infarto y esplenomegalia.

   B. **Diagnóstico:** cromatografía líquida de alto rendimiento, pruebas genéticas.

C. Tratamiento: la esplenectomía está reservada para pacientes con esplenomegalia masiva durante la crisis de secuestro.

V. Anemia hemolítica idiopática autoinmune: autoanticuerpo contra las proteínas de la membrana de los eritrocitos; más frecuente en mujeres.

    A. Signos y síntomas: ictericia, anemia.

    B. Diagnóstico: Coombs directo positivo; reticulocitosis y aumento de la bilirrubina indirecta.

    C. Tratamiento.

        1. Tratamiento médico: corticoesteroides (respuesta en 75% de los pacientes).

        2. Esplenectomía: útil en algunos pacientes resistentes al tratamiento médico.

VI. Otras anemias hemolíticas congénitas: en general, la esplenectomía no es curativa pero puede reducir la necesidad de transfusiones.

    A. Deficiencias enzimáticas: como las deficiencias de glucosa-6-fosfato deshidrogenasa (G6PD) y de piruvato cinasa.

    B. Talasemia mayor: herencia autosómica dominante; síntesis defectuosa de hemoglobina; provoca hepatoesplenomegalia.

VII. Púrpura trombocitopénica idiopática (PTI): trastorno autoinmune.

    A. Clasificaciones.

        1. Forma aguda: más frecuente en niños tras una enfermedad viral de las vías aéreas altas; 80% se recupera de manera espontánea.

        2. Forma crónica: más frecuente en adultos y mujeres.

    B. Signos y síntomas: equimosis o petequias inexplicables. La esplenomegalia es poco frecuente.

    C. Diagnóstico: recuento plaquetario inferior a 100 000; megacariocitos en la médula ósea.

    D. Tratamiento.

        1. Médico: la terapia de primera línea incluye la transfusión de plaquetas, γ-Ig, corticoesteroides y ρ(D)-Ig.

        2. Esplenectomía: resistente al tratamiento médico o con hemorragia intracraneal; produce remisión sostenida en 75-85%.

        3. Tras el fracaso de la esplenectomía: rituximab y romiplostim.

FUENTE CONFIABLE

American Society of Hematology: Clinical Practice Guidelines: Immune Thrombocytopenia (ITP). Disponible en: https://ash-app.gradepro.org/

VIII. Púrpura trombocitopénica trombótica (PTT): rápidamente progresiva y, por lo general, mortal; trombocitopenia, anemia hemolítica microangiopática y complicaciones neurológicas.

    A. Signos y síntomas: fiebre, petequias, anemia hemolítica, síntomas neurológicos e insuficiencia renal.

    B. Diagnóstico: se confirma por **frotis de sangre periférica**, con esquistocitos, eritrocitos nucleados y punteado basófilo.

C. **Tratamiento:** el **intercambio de plasma (plasmaféresis)** es la terapia de primera línea. La esplenectomía se reserva para los pacientes con recaída o que requieren múltiples intercambios de plasma.

D. **Pronóstico:** baja tasa de supervivencia a largo plazo (< 10%).

IX. **Síndrome de Felty:** complicación de la artritis reumatoide de larga duración, caracterizada por artritis reumatoide, esplenomegalia y neutropenia.

A. **Signos y síntomas:** infecciones recurrentes y úlceras crónicas en las piernas.

B. **Tratamiento:** esplenectomía en caso de neutropenia sintomática, anemia o trombocitopenia.

Evaluación del hiperesplenismo

I. **Frotis de sangre periférica:** disminución del número de eritrocitos, leucocitos o plaquetas, o morfología anómala de los eritrocitos. Se observa **reticulocitosis.**

II. **Biopsia de médula ósea:** puede detectar un aumento de las poblaciones de células progenitoras hematopoyéticas para compensar el hiperesplenismo y la citopenia.

III. **Imágenes radiológicas**

A. **Ecografía:** evalúa el tamaño y la textura, así como el líquido periesplénico (como la sangre).

B. **Rastreo por TC:** evalúa el tamaño y cualquier anomalía estructural.

C. **Imagen nuclear:** es útil para localizar el tejido esplénico accesorio.

Quistes esplénicos

I. **Etiología:** puede ser idiopática o inducida por traumatismo.

II. **Signos y síntomas:**

A. **Típicamente asintomático.**

B. Puede presentarse como una masa o dolor en el cuadrante superior izquierdo.

III. **Diagnóstico:**

A. La TC es el método de elección.

B. Puede revelarse en la ecografía.

IV. **Tratamiento:** esplenectomía parcial o marsupialización del quiste, cuando sea posible, para preservar la función esplénica.

Sarcoidosis

I. **Etiología:** enfermedad inflamatoria multisistémica de etiología desconocida, caracterizada por granulomas no caseificantes (sobre todo en pulmones y ganglios linfáticos).

II. **Signos y síntomas:** varía desde asintomática hasta pancitopenia.

III. **Diagnóstico:** análisis sanguíneo de rutina y rastreo por TC.

IV. **Tratamiento:** en condiciones normales, la esplenectomía sólo está indicada para descartar cáncer.

Infección

I. **Absceso esplénico:** no es frecuente pero tiene una alta tasa de mortalidad (40-100%).
   A. **Causas:** los microorganismos más comunes son *Staphylococcus aureus* o *Streptococcus*.
      1. **Infarto:** conduce a necrosis y a suprainfección.
      2. **Infección intraabdominal de otra fuente.**
      3. **Siembra hematógena:** en usuarios de drogas intravenosas (IV) o durante una bacteriemia grave (p. ej., en la endocarditis).
   B. **Signos y síntomas:** típicamente se presenta con fiebre y malestar general.
   C. **Diagnóstico:** evidencia clínica de sepsis (fiebre, leucocitosis, etc.), junto con hallazgos en la TC que sugieren absceso esplénico.
   D. **Tratamiento:** antibióticos de amplio espectro. Esplenectomía para los casos refractarios.
II. **Infecciones víricas:** la mononucleosis, el VIH y la hepatitis pueden causar esplenomegalia o hiperesplenismo.
III. **Infecciones parasitarias**
   A. El paludismo, la leishmaniasis o la tripanosomiasis llegan a causar esplenomegalia.
   B. Pueden desarrollarse quistes equinocócicos en el bazo.
   C. La esplenectomía es curativa; se debe tener cuidado para evitar la rotura del quiste y la anafilaxia.
IV. **Infección fúngica:** la histoplasmosis produce calcificación en el bazo.

Enfermedades neoplásicas

I. **Tumores esplénicos primarios (sarcoma, hemangioma y hamartoma):** raros.
   A. **Signos y síntomas:** asintomático al principio; luego, dolor abdominal, fatiga y diátesis hemorrágica.
   B. **Diagnóstico:** por lo regular, mediante rastreo por TC.
   C. **Tratamiento:** esplenectomía indicada para las lesiones sospechosas. Los hemangiomas benignos y estables no requieren necesariamente una esplenectomía.
II. **Enfermedad metastásica:** las metástasis esplénicas aisladas son poco frecuentes.
III. **Enfermedades hematológicas**
   A. **Enfermedad de Hodgkin:** radioterapia sola, quimioterapia sola o una combinación. En general, hay buena supervivencia a largo plazo.
   B. **Laparotomía de estadificación:** sólo para uso histórico.
IV. **Linfoma no Hodgkin**
   A. **Estadificación:** utiliza la misma clasificación que para la enfermedad de Hodgkin.
   B. **Esplenectomía:** indicada en pacientes seleccionados para tratar el hiperesplenismo o la esplenomegalia.

FUENTE CONFIABLE

American Cancer Society: Treating Non-Hodgkin Lymphoma. Disponible en: https://www.cancer.org/cancer/non-hodgkin-lymphoma/treating.html

V. Leucemias

A. Signos y síntomas: los pacientes con **leucemia linfocítica crónica (LLC)**, **leucemia mieloide crónica (LMC)** y **leucemia de células pilosas** pueden desarrollar hiperesplenismo y trombocitopenia.

B. Diagnóstico: leucopenia, confirmada con aspirado de médula ósea.

C. Tratamiento: la esplenectomía puede ser beneficiosa en los casos resistentes a la terapia médica.

Otras lesiones

I. Rotura esplénica: por causa traumática.

II. Esplenosis: puede producirse tras la rotura; es posible que el tejido esplénico desprendido llegue a injertarse en el organismo.

III. Aneurismas de la arteria esplénica: es el aneurisma arterial visceral más frecuente. Su tratamiento puede requerir una intervención vascular o esplenectomía.

Recordatorios

- La esplenomegalia es el agrandamiento del bazo; el hiperesplenismo es la hiperactividad.
- La PTI es la indicación más frecuente para la esplenectomía electiva.
- La esplenectomía es curativa para la mayoría de los trastornos primarios del bazo.

ESPLENECTOMÍA

Esplenectomía abierta

I. Pasos operatorios

A. Movilizar el bazo mediante la división de los ligamentos esplénicos.

B. Disecar el hilio y aplicar pinzas vasculares; debe evitarse lesionar la cola del páncreas.

C. Identificar y ligar los vasos gástricos cortos.

II. Técnica: incisión subcostal izquierda o en la línea media.

Laparoscopia

I. Pasos operatorios

A. Colocar al paciente en decúbito lateral.

B. Movilizar los ligamentos esplénicos y los gástricos cortos con un dispositivo de energía.

C. Utilizar el dispositivo de grapado para el hilio.

II. Técnica: debido a que la esplenosis puede conducir a la recurrencia de la enfermedad subyacente, debe evitarse el derrame de la muestra utilizando una bolsa de nylon resistente a la rotura.

Complicaciones tras la esplenectomía

I. Lesión de las estructuras circundantes

A. Pared gástrica: la necrosis y la perforación pueden ocurrir con una ligadura gástrica corta practicada con celo excesivo.

B. Cola del páncreas: podría producirse una lesión durante el pinzamiento o el grapado de la arteria y la vena en el hilio, lo que provoca una fuga pancreática posoperatoria, pancreatitis, absceso o formación de flemón. Si se reconoce, debe dejarse un drenaje en el posoperatorio.

C. Lesión colónica.

II. **Infección/sepsis posesplenectomía sepsis grave postesplenectomía**

A. **Etiología e incidencia:** ocurre debido a bacterias encapsuladas; la incidencia es muy rara (< 1%).

B. **Organismos causantes:** *Streptococcus pneumoniae, Neisseria meningitidis* y *Haemophilus influenzae.*

C. **Temporalidad:** la mayoría de los episodios sépticos ocurren dentro de los 2 años posteriores a la esplenectomía.

D. **Riesgo:** mayor si la esplenectomía se realiza durante los primeros 2-4 años de vida.

E. **Signos y síntomas:** Síntomas inespecíficos, leves parecidos a los de influenza, que pueden progresar con rapidez a fiebre alta, choque y muerte.

F. **Prevención y tratamiento.**
   1. **Vacunas:** administradas 2 semanas antes de la esplenectomía electiva o en cualquier momento después de una esplenectomía no planificada.
   2. **Penicilina profiláctica:** se recomienda en niños hasta los 5 años de edad o al menos 5 años después de la esplenectomía.
   3. **Si comienzan los síntomas:** iniciar los antibióticos de inmediato.

III. **Otras complicaciones**

A. **Hemorragia posoperatoria:** hemostasia inadecuada.

B. **Absceso subfrénico:** suele ir acompañado de un derrame pleural izquierdo.

C. **Trombocitosis:** frecuente. Si el recuento plaquetario es superior a 1 millón, la terapia antiplaquetaria podría prevenir la trombosis espontánea.

 Recordatorios

- La lesión pancreática es común durante la esplenectomía, ya que la cola del páncreas y el bazo están íntimamente relacionados.
- La sepsis grave posesplenectomía es una complicación temida debido a los organismos encapsulados.
- La vacunación es eficaz y debe acompañar a la esplenectomía.

Trastornos del intestino delgado

Olivia A. Martin • *Douglas Turner*

Puntos clave del capítulo

◆ Muchas obstrucciones del intestino delgado son secundarias a adherencias y se resuelven con reposo intestinal y corrección de líquidos y electrolitos.

◆ La obstrucción parcial del intestino delgado suele tratarse mejor mediante la descompresión con sonda nasogástrica (NG), y la administración de líquidos por vía intravenosa (IV).

◆ La cirugía está indicada en la obstrucción del intestino delgado que es completa, con un asa cerrada; en las obstrucciones que no se resuelven con tratamiento conservador, y en las obstrucciones con evidencia de perforación o isquemia.

◆ La isquemia intestinal puede ser un diagnóstico difícil y debe sospecharse cuando un paciente acude con dolor abdominal en presencia de fibrilación auricular, infarto de miocardio (IM) agudo, estado hipercoagulable o estado de bajo flujo.

◆ La cirugía se reserva para las complicaciones de la enfermedad inflamatoria intestinal, por lo regular estenosis, hemorragias, formación de fístulas o fracaso del tratamiento médico.

Asociaciones de cirugía crítica

Si escucha/ve	Piense en
Obstrucción del intestino delgado, cirugía previa	Adherencias
Obstrucción del intestino delgado, hernia	Cirugía
Obstrucción del asa cerrada	Cirugía de urgencia
Divertículo de Meckel	Hemorragia (mucosa gástrica heterotópica)
Grasa en el íleon	Enfermedad de Crohn
Crohn y obstrucción, fístula o hemorragia	Cirugía

ANATOMÍA Y FISIOLOGÍA

Anatomía

I. Estructura: el intestino delgado se extiende desde el píloro hasta el ciego (fig. 13-1).

    A. Duodeno.

        1. Porción más proximal; se extiende desde el píloro hasta el ligamento de Treitz.

        2. Se considera retroperitoneal.

    B. Yeyuno.

        1. Comienza justo después del ligamento de Treitz.

        2. Se considera intraperitoneal.

    C. Íleo.

        1. Porción más distal del intestino delgado.

        2. Se considera intraperitoneal.

    D. Longitud: total ~3 m; el duodeno mide 30 cm, el yeyuno 110 cm y el íleon 160 cm.

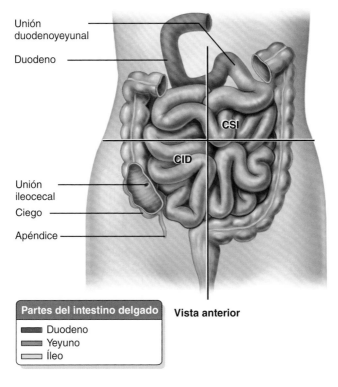

Figura 13-1. Yeyuno e íleon. CSI, cuadrante superior izquierdo; CID, cuadrante inferior derecho. (De Moore KL, Dalley AF, Agur AMR. *Clinically Oriented Anatomy,* 8th ed. Wolters Kluwer Health; 2017, Fig. 5-47).

II. Vasculatura

A. Irrigación arterial: procede principalmente de la arteria mesentérica superior (AMS), que se ramifica en las arterias yeyunal e ileal.

  1. Arterias mesentéricas yeyunales: tienen sólo una o dos arcadas con vasculatura recta larga (pequeñas arterias directamente adyacentes a la pared intestinal).

  2. Arterias ileales: tienen múltiples arcadas que se extienden más cerca del intestino con vasculatura recta corta.

B. El duodeno también es irrigado por ramas del tronco celiaco.

III. Capas de la pared intestinal: fig. 13-2

A. Mucosa: consiste principalmente de epitelio columnar absorbente y células caliciformes productoras de moco.

  1. Vellosidades: tienen una superficie de ~500 m^2.

  2. Células de la mucosa: proliferan con rapidez, con una vida de 5 días.

B. Submucosa: capa más fuerte; contiene nervios, el plexo de Meissner, vasos sanguíneos, tejido linfoide (placas de Peyer) y tejido fibroso y elástico.

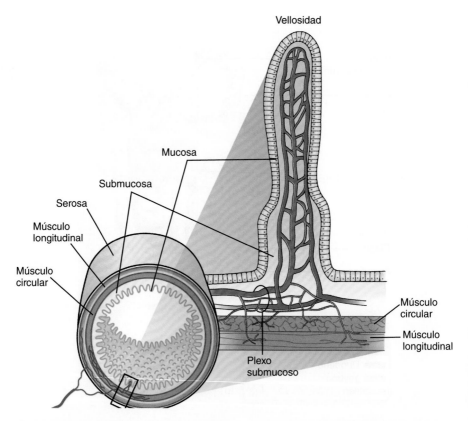

Figura 13-2. Vasculatura del intestino delgado. (De Rhoades RA, Bell DR. *Medical Physiology: Principles for Clinical Medicine*, 4th ed. Baltimore: Lippincott Williams & Wilkins; 2012).

C. **Muscular:** dos capas musculares con el plexo de Auerbach intercalado.
1. **Capa externa:** se extiende en sentido longitudinal a lo largo del intestino.
2. **Capa interior:** circular.
D. **Serosa:** capa más externa y derivada embriológicamente del peritoneo.

IV. **Estructura interna**
A. **Plicaturas circulares:** pliegues espirales de la mucosa y la submucosa; son más prominentes en la parte proximal.
B. **Yeyuno:** de mayor diámetro, con paredes más gruesas y menos grasa mesentérica que el íleon.
C. **Placas de Peyer (o tejido linfático):** más prominentes a nivel distal en el íleon.

Fisiología

I. **Función**
A. **Funciones primarias:** digestión y absorción.
B. **Volumen total de entrada:** puede llegar a 9 L/día, que son absorbidos en su totalidad, excepto 1-2 L.

II. **Motilidad**
A. **Después de una comida se producen dos tipos de contracciones:**
1. **Movimiento de vaivén:** mezcla el quimo con los jugos digestivos, lo que prolonga la exposición de la mucosa absorbente.
2. **Peristaltismo:** mueve todo el contenido intestinal en sentido distal.
B. **Estimulación parasimpática:** favorece las contracciones y la digestión, mientras que la estimulación **simpática** es inhibidora.

III. **Absorción:** vitaminas, grasas, proteínas, carbohidratos, agua y electrolitos.
A. **Agua:** absorción pasiva y ósmosis; se produce en yeyuno > íleon > duodeno.
B. **Electrolitos.**
1. **Potasio:** difusión pasiva a través de los poros intercelulares en el yeyuno.
2. **Sodio:** se absorbe y se transporta de manera activa, mientras que el cloruro lo hace de forma pasiva.
3. **Calcio:** es transportado de manera activa en el yeyuno y potenciado por la vitamina D y la hormona paratiroidea.
4. **Hierro:** se absorbe principalmente en el duodeno y se potencia con la acidez.
C. **Grasa:** la absorción se produce sobre todo en el yeyuno.
1. **Lipasa pancreática:** digiere la grasa, que se emulsiona en micelas de sales biliares.
2. **Micelas:** liberan ácidos grasos y monoglicéridos a las células epiteliales.
3. **Células epiteliales:** absorben y resintetizan los triglicéridos, que se reúnen en quilomicrones y se transportan directamente a los linfáticos.
D. **Hidratos de carbono:** son digeridos por las amilasas salival y pancreática.
1. Las enzimas de la superficie celular de la mucosa reducen los azúcares a monosacáridos.
2. **Galactosa y glucosa:** se absorben por transporte activo.
3. **Fructosa:** se absorbe por difusión.

E. Proteína.

1. **Proteasas pancreáticas:** continúan la digestión de las proteínas iniciada por la pepsina gástrica.

2. **Borde de cepillo:** la digestión produce tripéptidos, dipéptidos y aminoácidos; todos son absorbidos por el transporte activo.

F. Vitaminas liposolubles: A, D, E y K se absorben de las micelas por la mucosa.

G. Vitamina B_{12}: forma complejos con el factor intrínseco y se absorbe en el íleon terminal.

H. Vitamina C, tiamina y ácido fólico: se transportan de forma activa; el resto de las vitaminas hidrosolubles se absorbe por difusión pasiva.

Recordatorios

- No existe una frontera anatómica evidente entre el yeyuno y el íleon.
- La capa de resistencia de la pared del intestino delgado es la submucosa; en una anastomosis del intestino delgado debe reaproximarse con cuidado.

OBSTRUCCIÓN DEL INTESTINO DELGADO

I. Etiología

A. Adherencias (tejido cicatricial): provocan la obstrucción por medio de un acodamiento mecánico.

B. Hernias: incluyen ventrales, incisionales, umbilicales e inguinales.

C. Neoplasias maligas: adenocarcinoma o linfoma.

D. Causas menos probables: íleo biliar (obstrucción del íleon terminal por un cálculo biliar), enfermedad de Crohn (ver Enfermedad de Crohn, más adelante), invaginación intestinal y vólvulo.

II. Signos y síntomas: dolor abdominal tipo cólico, náusea, vómito y distensión; es posible que no haya flatulencias o movimientos intestinales.

III. Diagnóstico

A. Historia clínica y exploración física: antecedentes quirúrgicos y exploración para descartar hernias.

B. Radiología.

1. Las radiografías abdominales muestran asas de intestino delgado dilatadas en las placas en posición supina y niveles hidroaéreos en las placas en posición vertical (fig. 13-3).

2. También puede utilizarse un tránsito intestinal o tomografía computarizada (TC).

IV. Tratamiento

A. Reanimación con líquidos intravenosos, descompresión con sonda nasogástrica y colocación de una sonda urinaria para controlar la diuresis.

B. Exploración abdominal: es apropiada para pacientes con signos peritoneales, leucocitosis, fiebre, hipotensión, acidosis, hernia o fracaso en la resolución.

C. Pacientes con obstrucción intestinal *sin* los signos mencionados: observar con cuidados de apoyo durante 3-5 días.

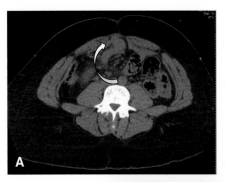
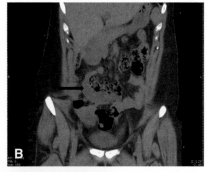

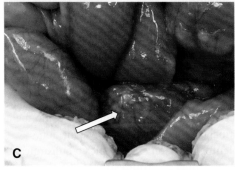

Figura 13-3. Obstrucción del intestino delgado. **A.** Rastreo por TC axial que muestra vólvulo de un asa de intestino delgado que causa obstrucción del intestino delgado (flecha). **B.** Corte coronal de TC que muestra vólvulo de un asa de intestino delgado que causa obstrucción del intestino delgado (flecha). **C.** Hallazgos operativos del caso mostrado en A, B, con un asa de intestino delgado (flecha) envuelta alrededor de la base del mesenterio del intestino delgado que provoca tanto obstrucción del intestino delgado como isquemia. (De Fischer J. *Fischer's Mastery of Surgery*, 7th ed. Wolters Kluwer Health; 2018, Fig. 135-1).

D. **Obstrucción parcial del intestino.**
   1. Tratar con las terapias mencionadas y vigilar.
   2. Es posible que no requiera cirugía a menos que la condición progrese a una obstrucción completa.

REFERENCIA A NMS. CIRUGÍA. CASOS CLÍNICOS

Véase *NMS. Cirugía. Casos clínicos,* 3.ª edición, Caso 8.1: Dolor abdominal tipo cólico.

E. **Obstrucción intestinal completa.**
   1. Es más probable que requiera una intervención quirúrgica.
   2. La evidencia de una obstrucción del asa cerrada o el compromiso vascular y la perforación inminente requieren operación inmediata.

V. **Pronóstico**
   A. La obstrucción completa del intestino delgado es mortal si no se trata.
   B. La obstrucción parcial del intestino delgado suele resolverse con tratamiento no quirúrgico adecuado.

Recordatorios

- En Estados Unidos, las adherencias son la causa más frecuente de obstrucción del intestino delgado.
- La exploración abdominal se realiza en pacientes con peritonitis y signos de obstrucción del intestino delgado.
- La obstrucción parcial se maneja con seguridad con la descompresión nasogástrica.

TUMORES

I. **Neoplasias benignas:** por lo general son asintomáticas y poco frecuentes.

 A. Puede causar hemorragia, obstrucción o invaginación intestinal; requiere intervención.

 B. **Adenomas.**

  1. Poco frecuente en el intestino delgado, pero es 10 veces más común que los tumores malignos del intestino delgado.

  2. **Duodeno:** es el sitio más frecuente.

  3. Suele descubrirse de forma incidental o como fuente de hemorragia gastrointestinal (GI), obstrucción o invaginación.

  4. **Tratamiento:** resección endoscópica o quirúrgica.

 C. **Tumores del estroma gastrointestinal (TEGI):** neoplasias mesenquimatosas del intestino delgado, antes llamadas leiomiomas.

  1. **Origen:** células de Cajal, con tinción positiva para CD 117.

  2. **Íleo:** sitio más frecuente.

  3. **Tratamiento.**

   a. Resección quirúrgica amplia.

   b. **Mesilato de imatinib:** inhibidor de la tirosina cinasa utilizado en el TEGI metastásico.

II. **Neoplasias malignas**

 A. **Generalidades.**

  1. **Incidencia.**

   a. Adenocarcinoma (45%), carcinoide (30%), linfoma (20%) y sarcoma (5%).

   b. Las metástasis de tumores malignos extraabdominales son poco frecuentes, excepto el melanoma.

  2. **Signos y síntomas:** hemorragia, diarrea, perforación u obstrucción.

  3. **Diagnóstico.**

   a. Suele realizarse en una fase tardía de la enfermedad porque los síntomas a menudo son sutiles y de aparición insidiosa.

   b. **Imagen:** enteroscopia o cápsula endoscópica.

  4. **Tratamiento:** resección segmentaria con linfadenectomía mesentérica.

 B. **Adenocarcinoma:** más frecuente en el duodeno y el yeyuno proximal.

  1. **Pancreatoduodenectomía (procedimiento de Whipple); véase fig. 11-2:**

   a. Cuando se localiza en la primera y segunda porciones del duodeno.

   b. Los tumores no resecables en esta localización pueden paliarse mediante gastroyeyunostomía o endoprótesis intraluminal.

2. **Tumores del duodeno distal y del intestino delgado:** resección local amplia del intestino.
3. **Metástasis en los ganglios linfáticos circundantes:** a menudo se encuentran en la presentación clínica.

FUENTE CONFIABLE

National Comprehensive Cancer Network: Guidelines for Treatment of Cancer by Site: Small Bowel Adenocarcinoma. Disponible en: https://www.nccn.org/professionals/physician_gls/default.aspx#small_bowel

---

C. **Tumores carcinoides:**
1. **Derivado de las células enterocromafines,** que secretan diversas aminas vasoactivas; se encuentra en el apéndice > íleon > recto.
2. **Pronóstico y tratamiento:** relacionado con el tamaño del tumor y la presencia de metástasis.
3. **Síndrome carcinoide:** la serotonina secretada por las células de Kulchitsky (células enterocromafines) provoca rubor, diarrea y broncoconstricción.
   a. Sólo se da en pacientes con metástasis hepáticas.
   b. **Diagnóstico:** se confirma por concentraciones elevadas de ácido 5-hidroxiindolacético (5-HIAA) en la orina, el producto de descomposición de la serotonina.
   c. **Tratamiento:**
      1) Resección del tumor primario y de las metástasis.
      2) Las metástasis hepáticas pueden requerir terapias paliativas (p. ej., α bloqueadores [rubores], octreótida, quimioterapia intraarterial o quimioembolización).
D. **Linfomas del intestino delgado:** suelen surgir en el íleon.
1. **Linfomas de células B no Hodgkin:** la mayoría de las lesiones primarias.
2. **Aumento de la incidencia:** enfermedades de Crohn y de Wegener, lupus eritematoso sistémico, sida y esprúe celiaco.
3. **Signos y síntomas:** dolor abdominal, fatiga y pérdida de peso.
4. **Tratamiento.**
   a. Resección local amplia, radiación y quimioterapia.
   b. Biopsia de hígado y biopsias ganglionares a distancia para una estadificación precisa.
E. **Leiomiosarcoma:** es el más frecuente de los sarcomas del intestino delgado.
1. Difícil de diferenciar del leiomioma.
2. **Tratamiento:** resección.

 Recordatorios

- El sitio más común para el TEGI del intestino delgado es el íleon.
- El síndrome carcinoide (rubor, diarrea, broncoconstricción) se asocia a las metástasis hepáticas.
- No existe una terapia adyuvante eficaz para el cáncer de intestino delgado; la resección quirúrgica es la base del tratamiento.

ENFERMEDAD DE CROHN

I. **Definición:** enfermedad inflamatoria transmural crónica que puede afectar a cualquier zona del tracto gastrointestinal (desde la boca hasta el ano).

II. **Distribución**
   A. El intestino delgado solo está involucrado en 25% de los pacientes.
   B. El intestino delgado y el intestino grueso están implicados en 50% de los pacientes.
   C. El colon solo está implicado en 25% de los casos.
   D. En la mayoría de los casos está implicado el íleon terminal.

III. **Signos y síntomas**
   A. Dolor abdominal, diarrea, letargo, fiebre, pérdida de peso y enfermedad anorrectal.
   B. Se observan fisuras anales, fístulas, úlceras o abscesos perirrectales en 20% de los pacientes con enfermedad del intestino delgado.
   C. Masa abdominal, anemia y desnutrición.
   D. Las manifestaciones extraintestinales incluyen afecciones inflamatorias: oculares (uveítis, iritis), articulares (artralgias, artritis), cutáneas (eritema nodoso, pioderma gangrenoso) y biliares (colangitis esclerosante primaria).

IV. **Diagnóstico**
   A. **Edad máxima de aparición:** entre la segunda y la cuarta década. La incidencia es mayor en judíos asquenazíes.
   B. **Hallazgos radiográficos:** el estudio con contraste puede incluir áreas de estenosis separadas por "áreas salteadas" de intestino no involucrado (signo de la cuerda).
   C. **Hallazgos endoscópicos:** aspecto de "empedrado", lesiones salteadas y posibles fístulas.
   D. **Aspecto macroscópico:** mesenterio engrosado y acortado, y crecimiento graso (crecimiento circunferencial de la grasa mesentérica alrededor de la pared intestinal).
   E. **Patología:** ulceración de la mucosa que evoluciona hacia una inflamación transmural y granulomas no caseificantes en la pared intestinal y los ganglios linfáticos.
   F. **Diagnóstico diferencial:** colitis ulcerativa (limitada al colon), linfoma y enteritis infecciosa (tuberculosis, amebiasis, *Yersinia*, *Campylobacter*, *Salmonella*).

V. **Tratamiento médico**
   A. **Medicación y estilo de vida:** la combinación de ácido 5-aminosalicílico, sulfasalazina, esteroides, antiespasmódicos, dieta baja en residuos y antibióticos intermitentes puede mejorar los síntomas.
   B. **Nutrición parenteral total (NPT):** puede ayudar a cerrar la fístula.
   C. **Los inhibidores del factor de necrosis tumoral α,** como el infliximab, son capaces de proporcionar una remisión a corto plazo y ayudar a cerrar las fístulas enterocutáneas.

FUENTE CONFIABLE

The American Journal of Gastroenterology: ACG Clinical Guideline: Management of Crohn Disease in adults. Abril de 2018. Disponible en: https://journals.lww.com/ajg/Fulltext/2018/04000/ACG_Clinical_Guideline__Management_of_Crohn_s.10.aspx

VI. Tratamiento quirúrgico

A. Reservado para las complicaciones, pero puede ser necesario en 80% de los pacientes.

B. Objetivos de la cirugía: resecar sólo el intestino gravemente comprometido.

C. Indicaciones: obstrucción, absceso, megacolon, hemorragia, fisuras, fístula enterocutánea.

   1. Obstrucción intestinal: suele estar causada por la estenosis y la inflamación; las estenosis cortas pueden repararse mediante una estricturoplastía, y las largas requieren resección.

   2. Abscesos y fístulas: frecuentes.

     a. Los abscesos pueden ser intraperitoneales o retroperitoneales.

     b. Pueden formarse fístulas del intestino a la piel, la vejiga, la vagina, la uretra u otras asas intestinales.

   3. Enfermedad perianal:

     a. Abscesos perirrectales: requieren drenaje.

     b. Fístulas y fisuras anales: podrían requerir cirugía, si son graves.

   4. Perforación, hemorragia, síntomas intratables, cáncer y retraso del crecimiento (en niños): indicaciones menos frecuentes de la cirugía.

VII. Pronóstico: el riesgo de cáncer está algo aumentado; el riesgo de adenocarcinoma de intestino delgado y de colon está asociado a la gravedad y cronicidad de la inflamación.

REFERENCIA A NMS. CIRUGÍA. CASOS CLÍNICOS

Véase *NMS. Cirugía. Casos clínicos,* 3.ª edición, Caso 8.8: Dolor abdominal cólico en paciente con enfermedad de Crohn.

Recordatorios

- El íleon terminal es la porción del intestino que con mayor frecuencia se ve afectada en la enfermedad de Crohn.
- La cirugía se reserva para las complicaciones de la enfermedad de Crohn.
- La mayoría de los pacientes con enfermedad de Crohn acabarán siendo operados.

ENFERMEDAD DIVERTICULAR

I. Divertículos duodenales

A. Incidencia: relativamente frecuente (10% de las radiografías de tubo digestivo superior), pero en su mayoría son asintomáticos.

B. Divertículos periampollares (~70%): pueden dificultar el vaciado de la bilis a través de la ampolla, provocando colangitis, pancreatitis y cálculos en el conducto biliar común.

II. Divertículos yeyunoileales: poco frecuentes. Pueden causar obstrucción (por invaginación), hemorragia o perforación.

III. Divertículo de Meckel: el divertículo más frecuente del tracto gastrointestinal.

A. La "regla del 2": incidencia = 2% de la población, localización a ~2 pies de la válvula ileocecal, proporción hombre/mujer = 2:1, edad en el momento del diagnóstico dentro de los primeros 2 años de vida (si hay sangrado), y longitud ~2 cm.

B. Divertículo verdadero: involucra todas las capas de la pared intestinal.

C. Hemorragia.

  1. Debida a una mucosa gástrica heterotópica en el divertículo, que provoca ulceración en la mucosa ileal adyacente.

  2. También se puede encontrar mucosa pancreática.

D. Complicaciones: obstrucción intestinal (por invaginación), hemorragia e inflamación aguda, que puede ser indistinguible de apendicitis.

E. Cirugía.

  1. Se indica siempre cuando el paciente es sintomático.

  2. Si se encuentra de manera incidental, las indicaciones relativas incluyen a pacientes jóvenes y a aquellos que tienen divertículos grandes.

SÍNDROME DEL INTESTINO CORTO

I Definición: complicación de la resección extensa del intestino delgado; típicamente se asocia con menos de 100 cm de intestino delgado funcional.

II. Signos y síntomas: diarrea, esteatorrea, pérdida de peso y deficiencias nutricionales.

III. Diagnóstico

A. Diagnóstico funcional: no se requiere una longitud específica de intestino delgado.

B. El diagnóstico se basa en los síntomas de diarrea y pérdida de peso en un contexto de resección intestinal previa.

IV. Tratamiento

A. NPT: la hipertrofia del intestino delgado se produce durante la NPT, lo que permite aumentar la ingesta por vía oral. La dieta debe incluir lo siguiente:

  1. Dieta alta en calorías, baja en grasas, baja en residuos o elemental.

  2. Bloqueadores de los receptores H_2 o inhibidores de la bomba de protones para reducir la acidez.

  3. Suplemento vitamínico, incluida la B_{12}, si el íleon distal está ausente.

B. Cirugía (rara vez se realiza).

  1. Procedimientos de alargamiento del intestino, como la enteroplastia transversal seriada.

  2. Trasplante de intestino delgado en casos extremos.

Recordatorios

- Considere el divertículo de Meckel por la regla de 2: 2% de la población, 2:1 hombres:mujeres, dentro de 61 cm (2 pies) de la válvula ileocecal, y 2 tipos de mucosa heterotópica.
- El síndrome de intestino corto se trata mejor inicialmente con NPT.

Trastornos del colon, el recto y el ano

Jessica Felton • *Ilaria Caturegli* • *Bryce Haac* • *Christine Schad* • *Andrea Bafford*

Puntos clave del capítulo

◆ La enfermedad inflamatoria intestinal es un espectro de enfermedades que incluye la enfermedad de Crohn y la colitis ulcerosa (CU). La CU tiene un mayor riesgo de displasia y malignidad cuando es de larga duración. El cáncer se desarrolla en las zonas planas en lugar de la progresión habitual pólipo-cáncer.

◆ Los pólipos adenomatosos conducen a cáncer de colon si no se controlan. El cáncer colorrectal es la segunda causa de muerte por cáncer en Estados Unidos, y el cribado permite su detección temprana. Por lo regular está indicada la resección, con quimioterapia para la enfermedad en estadio III o IV.

◆ La diverticulitis suele afectar al colon sigmoide. Los ataques iniciales no complicados se tratan médicamente; los casos más complicados requieren al final una resección quirúrgica.

◆ La hemorragia gastrointestinal (GI) es relativamente frecuente. El lugar de la hemorragia debe confirmarse antes de la cirugía para minimizar la morbilidad y la mortalidad.

◆ *Clostridium difficile* es una causa frecuente de diarrea asociada a antibióticos. Se trata con antibióticos o con un trasplante fecal.

Asociaciones de cirugía crítica

Si escucha/ve	Piense en
Colitis de Crohn	Enfermedad crónica, intervenir las complicaciones
Colitis ulcerosa	Curación con colectomía
Colitis ulcerosa	Mayor riesgo de cáncer
Cáncer de colon	Las mutaciones *APC/K-ras* conducen los pólipos a cáncer

(continúa)

Si escucha/ve	Piense en
Cáncer rectal	Terapia neoadyuvante
Cáncer anal	Tratamiento médico definitivo (no quirúrgico)
Neumaturia	Fístula a la vejiga desde diverticulitis
Hemorragia diverticular	Normalmente se detiene de manera espontánea
Flexión esplénica	Área de la cuenca, evitar la anastomosis
Melena	Hemorragia en el colon derecho
Hematoquecia	Sangrado del colon izquierdo (¡pero no siempre!)

ANATOMÍA Y FISIOLOGÍA

Anatomía

I. **Colon (intestino grueso)**
   A. **Descripción:** ~1.52 m (~5 pies) de longitud y dividido en el **ciego, colon ascendente, colon transverso, colon descendente** y **colon sigmoide.**
   B. **Vasculatura:** con base en el origen embriológico (**fig. 14-1**).
      1. **Irrigación sanguínea arterial.**
         a. **Arteria mesentérica superior (AMS):** suministra las estructuras del **intestino medio** (ciego, colon ascendente y colon transverso proximal).
         b. **Arteria mesentérica inferior (AMI):** suministra las estructuras del **intestino posterior** (colon transverso distal, descendente y sigmoide).
         c. **Ángulo esplénico:** zona de bajo flujo sanguíneo susceptible de **isquemia** con hipotensión.
      2. **Drenaje venoso.**
         a. **Vena mesentérica superior:** drena el colon derecho; se une a la vena esplénica para formar la vena porta.
         b. **Vena mesentérica inferior:** drena el colon izquierdo hacia la vena esplénica.
      3. **Drenaje linfático:** sigue a las arterias.
   C. **Pared intestinal.**
      1. **Capas:** mucosa, submucosa, muscular y peritoneo visceral (serosa).
      2. **Criptas de Lieberkuhn:** característica histológica distintiva de la mucosa colónica.
      3. **Tenia *coli*:** tres bandas de músculo longitudinal. Convergen en el apéndice, divergen en la unión rectosigmoidea.
      4. **Haustra:** saculaciones de la pared del colon entre la tenia *coli*.

II. **Recto**
   A. **Descripción:** se extiende desde el colon sigmoide hasta el ano y tiene una longitud de ~15 cm.

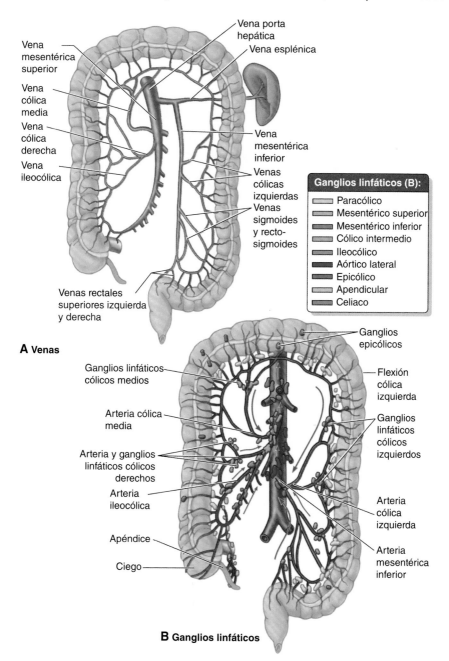

Figura 14-1. Venas, ganglios linfáticos y nervios del intestino grueso. **A.** El drenaje venoso por las venas mesentéricas superior e inferior corresponde al patrón de la arteria mesentérica superior y la arteria mesentérica inferior. **B.** La linfa del intestino grueso fluye de manera secuencial hacia los ganglios epicólicos (en el intestino), los ganglios paracólicos (a lo largo del borde mesentérico), los ganglios cólicos intermedios (a lo largo de las arterias cólicas), y luego hacia los ganglios mesentéricos superiores o inferiores y los troncos intestinales. *(continúa)*

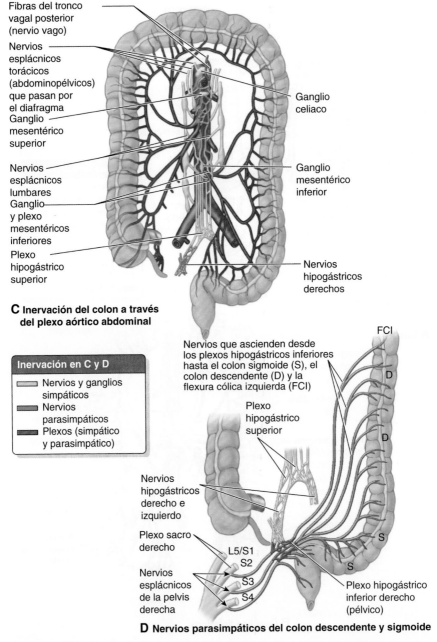

Fibras del tronco
vagal posterior
(nervio vago)

Nervios
esplácnicos
torácicos
(abdominopélvicos)
que pasan por
el diafragma
Ganglio
mesentérico
superior

Nervios
esplácnicos
lumbares
Ganglio
y plexo
mesentéricos
inferiores

Plexo
hipogástrico
superior

Ganglio
celiaco

Ganglio
mesentérico
inferior

Nervios
hipogástricos
derechos

**C Inervación del colon a través
del plexo aórtico abdominal**

FCI

Nervios que ascienden desde
los plexos hipogástricos inferiores
hasta el colon sigmoide (S), el
colon descendente (D) y la
flexura cólica izquierda (FCI)

Inervación en C y D

Nervios y ganglios
simpáticos
Nervios
parasimpáticos
Plexos (simpático
y parasimpático)

Plexo
hipogástrico
superior

D

D

Nervios
hipogástricos
derecho e
izquierdo

Plexo sacro
derecho

L5/S1
S2

Nervios
esplácnicos
de la pelvis
derecha

S3
S4

S

S

Plexo hipogástrico
inferior derecho
(pélvico)

D Nervios parasimpáticos del colon descendente y sigmoide

Figura 14-1. *(Continuación)* **C.** La inervación del colon se produce por medio de plexos periarteriales mixtos que se extienden desde los ganglios mesentéricos superiores e inferiores a lo largo de las arterias respectivas. **D.** Las fibras parasimpáticas de los niveles de la médula espinal S2 a S4 ascienden independientemente de los plexos hipogástricos inferiores (pélvicos) para alcanzar el colon sigmoide, el colon descendente y el colon transverso distal. (De Moore KL, Dalley AF, Agur AMR. *Clinically Oriented Anatomy*, 8th ed. Wolters Kluwer Health; 2017, Fig. 5-56).

B. Irrigación sanguínea arterial:

1. **Arteria rectal superior (de la AMI):** suministra al recto superior y medio.

2. **Arterias rectales media e inferior (desde la arteria iliaca interna):** suministran la parte inferior del recto.

C. Drenaje venoso.

1. **Venas rectales superiores:** drenan el recto superior y medio, y se vacían en la vena porta a través de la vena mesentérica inferior.

2. **Venas rectales medias e inferiores:** drenan el recto inferior y el conducto anal a través de las iliacas internas hasta la vena cava inferior.

D. Drenaje linfático.

1. **Ganglios mesentéricos inferiores:** filtran la linfa del recto superior y medio.

2. **Ganglios iliacos:** filtran la linfa del recto distal.

3. **Ganglios inguinales:** pueden estar implicados en los cánceres del recto inferior y el ano.

E. Pared intestinal.

1. Capas *completas* de músculo circular interno y longitudinal externo recubren el recto.

2. El tercio inferior del recto es extraperitoneal.

3. **Válvulas de Houston:** tres pliegues distales característicos de la mucosa.

III. Ano

A. Descripción: porción terminal del tracto gastrointestinal, rodeada por los esfínteres anales; el **elevador del ano** es palpable como **anillo anorrectal**.

B. Revestimiento epitelial.

1. **Margen anal:** piel epidermoide normal con pelo alrededor del ano.

2. **Vértice anal:** unión entre el conducto anal y la piel perianal.

3. **Conducto anal anatómico:**

   a. Comienza en el borde anal y termina en la línea dentada.

   b. Revestido por el **anodermo**, un epitelio epidermoide modificado que carece de apéndices cutáneos.

4. **Línea dentada:** se sitúa ~1-2 cm por arriba del borde anal.

   a. **Estructuras cefálicas a la línea dentada:** de origen endodérmico, abastecidas por el sistema nervioso autónomo y drenadas por la circulación portal.

   b. **Estructuras por debajo de la línea dentada:** de origen ectodérmico, abastecidas por el sistema nervioso somático y drenadas por la circulación sistémica.

5. **Zona de transición (6-12 mm):** reside por arriba de la línea dentada.

C. Columnas de Morgagni: pliegues longitudinales de la mucosa situados justo arriba de la línea dentada, donde se unen para formar las **criptas anales**.

D. Conducto anal: está rodeado por dos esfínteres musculares, que permiten la continencia.

1. **Esfínter interno:** músculo liso; control involuntario; inervación autonómica.

2. **Esfínter externo:** músculo estriado; control voluntario; inervación somática.

E. Glándulas anales: se encuentran entre los esfínteres.

Fisiología

I. **Absorción de agua y electrolitos:** el colon recibe a diario entre 1 y 1.5 L de quimo ileal; se absorbe todo menos 150 mL.

    A. **Sodio:** se absorbe de manera activa a través de la mucosa colónica.

    B. **Agua:** se absorbe de manera pasiva, acompañando a las moléculas de Na^+ a través de la mucosa.

II. **Fermentación bacteriana:** produce **ácidos grasos de cadena corta**, que proporcionan energía a la mucosa del colon.

III. **Almacenamiento de heces**

    A. **Desechos no digeribles:** se almacenan en el colon hasta su evacuación voluntaria.

    B. **Bacterias:** comprenden 90% del peso seco de las heces; 10^{11} bacterias/gramo.

        1. *Bacteroides:* bacteria anaerobia; es el organismo colónico más común.

        2. *Escherichia coli:* el aerobio colónico más común.

IV. **Gas colónico:** producto de la fermentación bacteriana intraluminal y del aire ingerido.

Recordatorios

- La flexión esplénica es una zona de bajo flujo sanguíneo vulnerable a la isquemia.
- El esfínter anal interno es involuntario; el externo tiene control voluntario.
- En el colon hay aproximadamente 250 especies de bacterias; predominan los anaerobios.

EVALUACIÓN DEL PACIENTE

Historia clínica

I. **Síntomas**

    A. **Cambio en los hábitos intestinales:** incluso incontinencia.

    B. **Hemorragia.**

    C. **Dolor:** abdominal o anal.

II. **Signos**

    A. Secreción rectal.

    B. Presencia de una masa.

III. **Cáncer, pólipos colorrectales o enfermedad inflamatoria intestinal (EII):** antecedentes personales o familiares.

Exploración física

I. **Limitada por el dolor:** es posible que los pacientes con dolor anal no toleren la exploración digital, por lo que podría ser necesario realizarla bajo anestesia.

II. **Exploración abdominal:** blandura/rigidez, sensibilidad, distensión, masas.

III. Exploración anorrectal:
   A. Inspección: observe cualquier anormalidad en la piel, masas o drenaje.
   B. Palpación: palpe con suavidad con el dedo índice bien lubricado (utilizar guantes). Observe el tono de los esfínteres, las zonas de sensibilidad, la presencia de sangre y cualquier masa.
   C. Anoscopia: es el mejor método para evaluar las lesiones del conducto anal.
   D. Proctosigmoidoscopia.

Estudios radiográficos

  I. Enema de bario: rentable, pero no es capaz de detectar de forma fiable los tumores pequeños.
  II. Enema de contraste hidrosoluble: el material hidrosoluble es seguro, aunque se diluye con rapidez; esto hace que estos estudios sean de menor calidad diagnóstica que el bario.
  III. Tomografía computarizada (TC): puede demostrar masas, inflamación, fístulas/abscesos y obstrucciones, y detectar metástasis en pacientes con cáncer colorrectal (CCR) conocido.
  IV. Imágenes por resonancia magnética (IRM): ofrece pocas ventajas sobre la TC, pero es útil para la estadificación de los cánceres de recto y la evaluación de las fístulas/abscesos anorrectales.
  V. Tomografía por emisión de positrones (TEP): se utiliza habitualmente para la estadificación del CCR.
  VI. Defecografía: estudio radiológico dinámico utilizado para evaluar la defecación.

Endoscopia flexible

  I. Sigmoidoscopia flexible: herramienta flexible de 65 cm, puede evaluar la porción izquierda del colon.
  II. Colonoscopia
   A. Permite evaluar toda la mucosa colorrectal con un instrumento flexible de 160 o 185 cm.
   B. Permite tomar biopsia de lesiones y la extirpación de pólipos.
   C. Indicaciones.
     1. EII: evaluación y vigilancia.
     2. Diferenciación: entre afecciones benignas (p. ej., diverticulitis) y cáncer.
     3. CCR: cribado y vigilancia.
     4. Pólipos precancerosos: detección y extirpación.
     5. Síntomas gastrointestinales (GI): hemorragia, dolor, anemia por falta de hierro.
     6. Hemorragia digestiva baja aguda: localización y tratamiento.
     7. Vólvulo sigmoide: reducción.

Estudios fisiológicos

  I. Manometría anorrectal
   A. Describe la función del esfínter anal.
   B. Puede detectar el **reflejo inhibitorio rectoanal**, ausente en la enfermedad de Hirschsprung.
  II. Electromiografía: demuestra la función del nervio pudendo (esfínter anal).

Ecografía endorrectal

I. **Cáncer rectal:** muestra la profundidad de la invasión en la pared del intestino y los ganglios linfáticos adyacentes.

II. **Lesión del esfínter anal:** revela el defecto del esfínter en el paciente incontinente.

III. **Fístula anal complicada:** define la anatomía de la fístula.

Recordatorios

- La exploración rectal digital es una parte necesaria de la exploración física completa.
- La hematoquecia es el paso por el recto de sangre roja brillante; la melena son heces oscuras y alquitranadas.
- Si se sospecha de perforación colónica, el enema de bario está contraindicado porque la extravasación de bario y heces puede causar peritonitis grave

PREPARACIÓN DEL INTESTINO

Dieta, purgantes y enemas

I. **Dieta:** líquidos claros durante 24 h antes del procedimiento.

II. **Purgantes**
   A. **Catárticos o laxantes:** se utilizan para purgar el intestino grueso de heces.
   B. **Manitol** y **aceite de ricino:** su uso se ha abandonado ampliamente.
   C. **Polietilenglicol (PEG):** solución de lavado isotónica que actúa como purgante osmótico; lo normal son 4 L, ingeridos en 4 horas.
   D. **Solución de fosfato de sodio:**
      1. La preocupación por su relación con el daño renal ha reducido su uso.
      2. Tomar las dos dosis con al menos 6 horas de diferencia minimiza este riesgo.

III. **Enemas:** limpian el colon distal y el recto; consisten en solución salina, solución de fosfato de sodio o espuma de jabón.

Antibióticos

I. **Base de neomicina/eritromicina:** los antibióticos orales antes de la cirugía reducen el recuento bacteriano.

II. **Antibiótico intravenoso (IV):** se administra dentro de los 60 min del inicio de los procedimientos colorrectales para reducir las infecciones del sitio quirúrgico.

TUMORES COLORRECTALES BENIGNOS Y MALIGNOS

Pólipos

I. **Clasificación:** cualquier proyección anormal de la superficie de la mucosa.
   A. **Pólipos pediculados:** adheridos a la pared intestinal por un tallo.
   B. **Pólipos sésiles:** crecimiento plano.

II. Etiología

A. Pólipos benignos.

1. Hiperplásico o aserrado:

a. Lesiones pequeñas (90% son < 3 mm) de mucosa engrosada sin atipia celular.

b. A menudo se extirpa para descartar cambios adenomatosos.

2. Pólipos hamartomatosos: mezcla anormal de tejido normal.

3. Pólipos juveniles: poco frecuentes, pero pueden causar hemorragia digestiva o invaginación intestinal.

4. Pólipos inflamatorios:

a. Seudopólipos: en la colitis ulcerosa.

b. Pólipos inflamatorios de tipo prolapso: por traumatismo inducido por el peristaltismo.

B. Pólipos neoplásicos/adenomatosos (más frecuentes): neoplasias precancerosas pequeñas (< 1 cm) sin invasión más allá de la membrana basal.

1. Adenomas tubulares (80%): glándulas ramificadas a menudo en un tallo.

2. Adenomas vellosos (5%): proyecciones largas, en forma de fronda.

3. Adenomas tubulovellosos (15%): elementos tanto tubulares como vellosos.

III. Historia y presentación clínicas

A. Típicamente asintomático; puede causar hemorragias.

B. Incidencia máxima (descubrimiento): edad de 50 años.

C. Pico de incidencia (desarrollo de cáncer): edad de 60 años.

IV. Diagnóstico

A. En general, se detecta a través del cribado del cáncer de colon.

B. Genética molecular:

1. Oncogenes: *Ras* (más común), *c-myc*, *c-erbB2*.

2. Genes supresores de tumores: *APC*, *DCC*, *p53*, *MCC*.

V. Tratamiento médico: ninguno para los pólipos esporádicos.

VI. Tratamiento quirúrgico: la extirpación de los pólipos reduce el riesgo de desarrollo de CCR.

A. Polipectomía endoscópica: si el pólipo es pequeño, pedunculado o puede elevarse, y no tiene evidencia de invasión de la pared intestinal.

B. Polipectomía transanal: los pólipos rectales pueden ser extirpados quirúrgicamente.

C. Colectomía segmentaria con linfadenectomía regional: para pólipos que no es posible extirpar por completo por vía endoscópica.

VII. Pronóstico: < 5% progresa a cáncer en 10 años a través de la secuencia adenoma-carcinoma.

A. Tamaño: el riesgo aumenta con el tamaño (< 1 cm, 1%; 1-2 cm, 10%; > 2 cm, 50%).

B. Histología: riesgo: histología vellosa > tubulovellosa > tubular.

REFERENCIA A NMS. CIRUGÍA. CASOS CLÍNICOS

Véase *NMS. Cirugía. Casos clínicos*, 3.ª edición, Caso 8.20: Heces hemopositivas en un paciente con pólipo.

Síndrome de Peutz-Jeghers

I. Clasificación: síndrome de poliposis.

II. Etiología: trastorno autosómico dominante; mutaciones en una serina treonina cinasa.

III. Historia y presentación clínicas

A. **Manchas hiperpigmentadas:** en la cara, y **hamartomas** en todo el tracto gastrointestinal.

B. **Riesgo de cáncer:** aumento del riesgo de malignidad del intestino (por lo regular, el duodeno).

C. **Complicaciones:** hemorragia digestiva e invaginación intestinal.

IV. Diagnóstico: manifestaciones clínicas, antecedentes familiares y confirmación histológica de los pólipos.

V. Tratamiento médico: rastreo por anemia ferropénica, asesoramiento genético.

VI. Tratamiento quirúrgico: vigilancia endoscópica superior e inferior a partir de los 8 años de edad.

VII. Pronóstico: en 10% se desarrolla cáncer.

Poliposis adenomatosa familiar

I. Clasificación: síndrome de poliposis.

A. **Síndrome de Gardner:** poliposis adenomatosa familiar (PAF) con osteomatosis, quistes epidermoides y fibromas cutáneos.

B. **Síndrome de Turcot:** PAF con neoplasias del sistema nervioso central.

II. Etiología: autosómica dominante; mutaciones en la línea germinal del gen de la poliposis adenomatosa coli (*APC*), un gen supresor de tumores en el cromosoma 5.

III. Historia y presentación clínicas

A. **Pólipos:**

1. Cientos de pólipos adenomatosos desde la pubertad, y 95% tiene pólipos a los 35 años de edad.

2. Puede provocar hemorragia o, rara vez, invaginación.

B. **Cáncer colorrectal:** a los 40 años de edad, si no se trata.

C. **Manifestaciones extraintestinales:** quistes epidermoides, osteomas, tumores desmoides abdominales, pigmentación de la retina y carcinoma periampular y tiroideo.

IV. Diagnóstico

A. Sospechar en pacientes con >10 pólipos.

B. Analizar a los familiares de primer grado para detectar la mutación del gen *APC*.

C. Rastreo endoscópico anual a partir de los 10 años de edad.

V. Tratamiento médico

Antiinflamatorios no esteroideos (AINE), inhibidor del factor de crecimiento epidérmico e inhibidor selectivo de la ciclooxigenasa 2: pueden provocar la regresión de los pólipos.

VI. Tratamiento quirúrgico

A. **Indicaciones:** adenomas displásicos de alto grado, adenomas múltiples de gran tamaño, CCR, síntomas graves.

B. **Operaciones.**

1. **Colectomía con anastomosis ileorrectal:** pacientes con >10 adenomas rectales, íleon anastomosado al recto, proctoscopia cada 6-12 meses.

2. **Proctocolectomía total con ileostomía final o anastomosis ileal:** pacientes con poliposis profusa que incluye el recto.

C. **Complicaciones:** hemorragia, sepsis, mayor probabilidad de impotencia e infertilidad, así como aumento de la frecuencia de las deposiciones e incontinencia fecal.

VII. **Pronóstico:** sin tratamiento, 100% de riesgo de por vida de CCR.

Cáncer colorrectal

I. **Clasificación:** es la neoplasia más frecuente del tracto gastrointestinal.

II. **Epidemiología**

A. Cuarto cáncer más común en Estados Unidos.

B. Segunda causa de muerte por cáncer en Estados Unidos.

III. **Etiología**

A. **Secuencia pólipo-cáncer.**

B. **Genética:** riesgo de 3-9 veces mayor en los familiares de primer grado, en especial con edad < 50 años en el momento del diagnóstico.

C. **Síndromes:** PAF, carcinoma colorrectal hereditario no poliposo (CCHNP), fibrosis quística.

D. **Antecedentes personales:** pólipos o cánceres.

E. **EII:** mayor riesgo de CCR en la colitis ulcerosa.

F. **Radiación abdominopélvica:** aumento del riesgo de CCR.

G. **Otros factores de riesgo:** aumento del riesgo con:

1. **Edad:** más de 90% mayores de 50 años de edad en el momento del diagnóstico.

2. **Raza:** afroamericanos.

3. **Dieta:** alta en grasas y baja en fibra. Un alto contenido en calcio y vitamina D disminuye el riesgo.

4. **Nivel de actividad:** personas sedentarias.

5. **Obesidad:** aumenta el riesgo de muerte por CCR.

6. **Diabetes.**

7. **Consumo de alcohol y tabaco.**

IV. **Historia y presentación clínicas**

A. Puede ser asintomática.

B. **Cánceres del lado derecho:** heces melénicas, fatiga y anemia ferropénica.

C. **Cánceres del lado izquierdo:** cambio en los hábitos intestinales, hematoquecia o dolor abdominal tipo cólico (causado por una obstrucción parcial).

V. **Diagnóstico**

A. **Exploración digital del recto:** evaluar la localización, el tamaño y la extensión de la invasión tumoral.

1. Las lesiones firmes sugieren un carcinoma, mientras que los pólipos blandos son probablemente benignos.

2. Si un tumor se siente fijo o "atado" a los tejidos pararrectales adyacentes, es probable la invasión maligna de la pared intestinal.

B. **Endoscopia.**

1. **Colonoscopia:** confirma el diagnóstico, excluye lesiones sincrónicas, es la prueba diagnóstica más precisa.

2. **Proctosigmoidoscopia rígida:** revela la distancia de un tumor con respecto al borde anal.

C. **Histología:** adenocarcinoma (más frecuente).
D. **Imagen.**
   1. **Ecografía endorrectal:** tamaño y afectación ganglionar.
   2. **IRM:** determina la profundidad del tumor y la afectación de los ganglios linfáticos, evalúa la presencia de metástasis en el hígado
   3. **TAC:** evalúa el tórax, el abdomen y la pelvis en busca de metástasis.
E. **Estudios de laboratorio:** incluyen el **antígeno carcinoembrionario (ACE)**, las enzimas hepáticas y la hemoglobina/hematócrito.
F. **Sistema de estadificación TNM:** especifica la profundidad de la invasión tumoral (**T**), el estado de los ganglios linfáticos (*nodes*) regionales (**N**) y la presencia de metástasis a distancia (**M**).

FUENTE CONFIABLE

American Joint Committee on Cancer: Colon and Rectum Cancer Staging.
Disponible en: https://www.cancer.org/cancer/colon-rectal-cancer/detection-diagnosis-staging/staged.html

---

VI. **Tratamiento médico**
   A. **Cáncer de colon:** quimioterapia, a menudo como combinaciones de **5-fluo-rouracilo (5-FU)** y **leucovorina** con **oxaliplatino (FOLFOX)** o **irinotecán (FOLFIRI)** para el estadio III y algunos estadios II con características clinicopatológicas de mal pronóstico.
   B. **Cáncer rectal:** en los cánceres rectales en estadios II y III se recomienda la quimiorradiación neoadyuvante y adyuvante para reducir el tamaño del tumor y la recidiva local.
   C. **Anticuerpos monoclonales (p. ej., bevacizumab, cetuximab), proteínas de fusión recombinantes (p. ej., aflibercept), inhibidores de la tirosina cinasa (p. ej., regorafenib), inmunoterapia (p. ej., nivolumab, pembrolizumab):** para el CCR metastásico, tanto solo como en combinación con FOLFOX o FOLFIRI.
   D. **Quimioterapia y radioterapia:** paliativo para el CCR recurrente no resecable.
VII. **Tratamiento quirúrgico**
   A. **Indicaciones:** la resección es necesaria en la mayoría de los casos.
      1. Único tratamiento curativo para el cáncer de colon localizado.
      2. **Con enfermedad metastásica:** si es hepática aislada o pulmonar solitaria.
   B. **Principios generales.**
      1. Exploración abdominal exhaustiva para buscar metástasis.
      2. Extirpación del segmento que contiene el tumor con el pedículo linfovascular.
      3. **Anastomosis** entre segmentos de intestino con Irrigación sanguínea satisfactoriA.
   C. **Operaciones:** guiadas por la localización del tumor y el estadio.
      1. **Cáncer de colon:** resección segmentaria o en bloque.
         a. **Ciego, colon ascendente o transverso proximal:** hemicolectomía derecha.

   b. Colon transverso o descendente distal: hemicolectomía izquierda.
   c. Colon sigmoide: colectomía sigmoidea.
2. **Cáncer rectal.**
   a. Tercio superior (10-15 cm por encima del ano) y tercio medio (5-10 cm por encima del ano): resección a través del abdomen con anastomosis entre el colon izquierdo y el resto del recto, o "resección anterior baja".
   b. Lesiones en el tercio inferior (0-5 cm por encima del ano).
      1) Resección del recto, el ano y los esfínteres anales (mediante un abordaje combinado abdominal y perineal): requiere la construcción de una colostomía, "resección abdominoperineal" (**RAP**, también llamada **procedimiento de Miles**).
      2) Resección del recto con anastomosis coloanal: movilización distal del recto y anastomosis por vía transanal. La ileostomía para desviación temporal permite la curación sin riesgo de sepsis por fuga anastomótica incontrolada.
   c. Escisión local transanal: se utiliza en los cánceres rectales muy favorables (T1N0), tumores bien diferenciados.

REFERENCIA A NMS. CIRUGÍA. CASOS CLÍNICOS

Véase *NMS. Cirugía. Casos clínicos*, 3.ª edición, Caso 8.25: Heces hemopositivas en paciente con adenocarcinoma rectal.

   D. Complicaciones.
   1. **Colon:** lesión ureteral, fuga anastomótica, absceso intraabdominal, fístula entérica, hemorragia y obstrucción intestinal posoperatoria.
   2. **Recto:** aumento de la frecuencia de las deposiciones, urgencia e incontinencia fecales, irritación perianal, evacuaciones incompletas.
VIII. Pronóstico: claramente relacionado con el estadio de la enfermedad.
   A. Seguimiento: detección de recidiva local o a distancia (90% en 2 años) y de segundo primario (incidencia de hasta 5%).
   B. Colonoscopia: 1 año después de la cirugía, si es negativa, cada 3-5 años.
   C. ACE: cada 3-6 meses durante los primeros 5 años posoperatorios, luego anualmente.
   1. También se eleva en la cirrosis, pancreatitis, insuficiencia renal, CU y otros tipos de cáncer, influidos por el tabaquismo.
   2. **Aumento del nivel de ACE:** indicación de un estudio adicional (a menudo PET).
   D. Detección temprana de la recidiva: podría mejorar la supervivencia.

Carcinoma colorrectal hereditario no poliposo

I. Clasificación (más común): síndrome hereditario, representa 5% de todos los CCR.
II. Etiología: autosómica dominante; mutación del gen reparador de desajustes del DNA, que conduce a la inestabilidad de los microsatélites.

III. Historia y presentación clínicas
  A. Edad de inicio temprana, normalmente entre los 40 y 49 años.
  B. **Neoplasias colónicas:** colon proximal, mayor riesgo de lesión sincrónica, lesiones metacrónicas y carcinomas poco diferenciados.
  C. **Tumores malignos extracolónicos:** mayor incidencia de cánceres de endometrio, ovario, mama, estómago, hematopoyético, intestino delgado y piel.
IV. Diagnóstico: clínico
  A. Criterios de Ámsterdam
   1. Tres o más familiares con CCR, que abarcan dos generaciones, uno de los cuales es un familiar de primer grado.
   2. Uno o más casos de CCR diagnosticados antes de los 50 años de edad.
  B. **Evaluación genética:** comience con las pruebas tumorales y luego con las pruebas de la línea germinal.
  C. Cribado.
   1. **Colonoscopia:** cada 1-2 años a partir de los 20 años de edad, anualmente después de los 35-40 años o 10 años menos que la edad de diagnóstico del familiar.
   2. **Endoscopia superior:** cada 2-3 años a partir de los 30-35 años si es de alto riesgo.
   3. **Análisis de orina:** anualmente a partir de los 30-35 años de edad.
   4. **Examen de la piel:** anualmente.
  D. **Histología:** mucinoso, anillo de sello o medular; poco diferenciado.
V. Tratamiento médico
  A. **Quimioterapia:** FOLFOX o FOLFIRI como en el caso del CCR mencionado.
  B. **Inmunoterapia:** para la enfermedad metastásica, después de la quimioterapia convencional.
VI. Tratamiento quirúrgico
  A. Indicaciones.
   1. **Cáncer comprobado por biopsia.**
   2. **Mujeres:** si se someten a una colectomía, se les debe ofrecer una histerectomía profiláctica concurrente y una salpingooforectomía bilateral.
  B. **Operación.**
   1. **Colon:** colectomía abdominal total con anastomosis ileorrectal.
   2. **Recto:** proctocolectomía total anastomosis ileoanal con reservorio (AIAR).
VII. **Pronóstico:** mejora de la supervivencia por estadio en comparación con los tumores esporádicos.

Tumores carcinoides (neuroendocrinos)

I. **Clasificación:** el tracto gastrointestinal es el sitio más frecuente: intestino delgado (45%), recto (20%), apéndice (16%), colon (12%) y estómago (7%).
II. **Etiología:** relativamente raros y derivan de células neuroectodérmicas, por ejemplo, tumores de **captación y descarboxilación de precursores de aminas (CDPA)**.
III. Historia y presentación clínicas
  A. Pequeños nódulos submucosos.
  B. **Colon:** presentación similar a la del CCR, rara vez causa **síndrome carcinoide** por metástasis hepáticas.
  C. **Recto:** en general asintomáticos, no causan síndrome carcinoide.
IV. Diagnóstico
  A. **Excreción urinaria del ácido 5-hidroxiindolacético (HIAA):** metabolismo de la serotonina.

B. Estadificación.
   1. **Imágenes:** TC o ecografía/IRM endorrectal, evaluación de la enfermedad a distancia con imágenes de receptores de somatostatina.
   2. **Endoscopia:** si se desconoce el primario.
V. Tratamiento médico: no está indicado.
VI. Tratamiento quirúrgico: relacionado con el tamaño del tumor.
   A. Tumores < 2 cm: escisión local.
   B. Tumores ≥ 2 cm: en general malignos y deben ser tratados mediante resección radical.
VII. Pronóstico: está determinado por la supervivencia a 5 años y claramente relacionado con el estadio de la enfermedad.

 Recordatorios

- La colonoscopia es el medio más preciso de diagnóstico en los pólipos; también puede identificar las lesiones sincrónicas.
- El riesgo de cáncer aumenta con la histología de las vellosidades: tubular < tubulovellosa < vellosa.
- La cirugía es la única modalidad curativa para el carcinoma colorrectal.
- El ACE es el marcador más sensible para la recidiva del carcinoma de colon y recto.

ENFERMEDAD DIVERTICULAR

Diverticulosis y enfermedad diverticular sintomática no complicada

I. Clasificación: presencia de una bolsa que sobresale de la pared de un órgano hueco.
   A. Verdadero: compuesto por todas las capas de la pared intestinal (raro).
   B. Falso: falta de una parte de la pared intestinal (frecuente en el colon, falta de capa muscular).
II. Etiología: hernia de la mucosa donde las arteriolas atraviesan la pared del colon.
   A. Factores de riesgo: dieta baja en fibra y alta en grasas; inactividad física; obesidad.
   B. Patogenia: aumento de la presión intraluminal.
III. Historia y presentación clínicas
   A. Edad de aparición: los divertículos se presentan en aproximadamente dos tercios de las personas mayores de 80 años de edad.
   B. Localización: es más común en el colon sigmoide, raro en el recto.
   C. Síntomas: típicamente asintomático.
IV. Diagnóstico: clínico, hallazgo incidental en la colonoscopia o la TC.
V. Tratamiento médico: sintomático.
   A. Dieta: la fibra y los probióticos pueden ser beneficiosos.
   B. Rifaximina (antibiótico): puede considerarse, inhibe el crecimiento bacteriano, es antiinflamatorio y aumenta la resistencia a la infección.
   C. Mesalazina (ácido 5-aminosalicílico): antiinflamatorio utilizado para la EII.
VI. Tratamiento quirúrgico: no está indicado para la diverticulosis.
VII. Pronóstico: puede provocar hemorragias o inflamarse de forma aguda (diverticulitis).

Diverticulitis

I. Clasificación: inflamación diverticular, "complicada" si se da alguno de los siguientes casos:
   A. **Flemón pericólico:** inflamación localizada.
   B. **Absceso intraabdominal:** en 15-65%.
   C. **Peritonitis purulenta generalizada:** por rotura de absceso o perforación.
   D. **Peritonitis feculenta:** fuga fecal persistente de la perforación.
   E. **Fístula:** incluye del colon a la vejiga, la vagina o la piel.
   F. **Obstrucción.**

II. Etiología: la perforación puede causar infección bacteriana del colon.

III. Historia y presentación clínicas
   A. **Dolor abdominal en el cuadrante inferior izquierdo:** es el síntoma más frecuente, puede irradiarse a la zona suprapúbica, a la ingle o a la espalda, acompañado de sensibilidad.
   B. **Masa abdominal o pélvica:** flemón o absceso.
   C. **Fiebre, cambio de hábitos intestinales, síntomas urinarios** y **leucocitosis:** frecuentes.
   D. **Íleo asociado:** náusea y vómito.
   E. **Peritonitis generalizada:** con contractura abdominal, rigidez, hipersensibilidad de rebote (signo de Blumberg).
   F. **Fístula colovesical/colovaginal:** puede causar neumaturia, disuria o fecaluria.

IV. Diagnóstico
   A. **Imágenes.**
      1. **TC de abdomen y pelvis (con contraste oral e intravenoso):**
         a. Muestra un engrosamiento localizado de la pared del intestino, estriación de grasa y divertículos.
         b. Quizá revele un absceso, obstrucción, perforación o fístula colovesical (aire en la vejiga).
      2. **Ecografía o IRM:** si la TC no está disponible.
   B. **Exámenes abdominales seriados.**
   C. **Colonoscopia:** tras la resolución de la inflamación aguda para excluir neoplasias malignas.
   D. **Cistoscopia:** si se sospecha de fístula colovesical para descartar cáncer de vejiga.

V. Tratamiento médico
   A. **Sin complicaciones:** líquidos intravenosos, reposo intestinal y antibióticos intravenosos de amplio espectro.
   B. **Absceso intraabdominal:** drenaje percutáneo del absceso guiado por TC; si tiene éxito, sigmoidectomía electiva con anastomosis colorrectal 6-8 semanas después.

VI. Tratamiento quirúrgico
   A. **Indicaciones:** complicaciones de la diverticulitis o síntomas persistentes.
      1. **Resección quirúrgica urgente:** procedimiento de Hartmann en caso de perforación con peritonitis, obstrucción o fracaso del tratamiento médico.
      2. **Resección de colon electiva:** para episodios recurrentes de diverticulitis no complicada, episodio previo de diverticulitis complicada o pacientes inmunocomprometidos.
   B. **Operaciones.**
      1. **Principios generales.**
         a. Extirpar sólo la porción con segmento muscular hipertrofiado (enfermedad activa).

    b. La línea proximal de resección es el intestino no involucrado, la línea distal es el recto.

  2. Procedimiento de Hartmann: resección del segmento intestinal enfermo, **cierre del muñón rectal** y creación de **colostomía.**

  3. Sigmoidectomía y anastomosis colorrectal primaria: al nivel del recto para evitar recidivas.

 C. Complicaciones:

  1. Hemorragia, infección del sitio quirúrgico, fuga anastomótica o del muñón rectal, estenosis, fístula, lesión del uréter izquierdo.

  2. Con una inflamación pélvica importante: es posible colocar catéteres ureterales antes de la cirugía para ayudar a identificar los uréteres.

VII. Pronóstico

 A. Recurrencia de la diverticulitis: un tercio de los pacientes tienen recidiva.

 B. Pacientes más jóvenes: una vida más larga significa mayor riesgo acumulado de diverticulitis recurrente; por tanto, se puede recomendar la cirugía antes.

 C. Dolor abdominal crónico.

 D. Mortalidad: no complicada (~0%), complicada (0-5%), perforada (hasta 20%).

REFERENCIA A NMS. CIRUGÍA. CASOS CLÍNICOS

Véase *NMS. Cirugía. Casos clínicos*, 3.ª edición, Caso 8.29: Dolor en el cuadrante inferior izquierdo y fiebre.

Hemorragia diverticular

I. Clasificación: es la causa más frecuente de hemorragia digestiva baja manifiesta en adultos.

II. Etiología: la arteriola del divertículo se debilita por lesiones y roturas recurrentes.

III. Historia y presentación clínicas

 A. Hematoquecia indolora: gran cantidad de sangrado rojo brillante por el recto.

 B. Choque: debido a la pérdida rápida de sangre.

IV. Diagnóstico: concurrente con la reanimación.

 A. Estudios de laboratorio: hemograma completo de referencia y estudios de coagulación.

 B. Sonda nasogástrica: para descartar hemorragia gastroduodenal.

 C. Anoscopia: para descartar hemorragia anorrectal.

 D. Colonoscopia: prueba inicial para la localización de hemorragias

 E. Gammagrafía (gammagrafía de glóbulos rojos marcados): alta sensibilidad, baja especificidad.

 F. Arteriografía mesentérica: si la colonoscopia no logra controlar la hemorragia.

V. Tratamiento médico

 A. Reanimación inmediata: cristaloides y hemoderivados intravenosos.

 B. Colonoscopia: hemostasia con clipaje e inyección de epinefrina.

 C. Arteriografía mesentérica: embolización o infusión de **vasopresina** para la vasoconstricción.

VI. Tratamiento quirúrgico
A. Indicaciones.
  1. **Hemorragia persistente:** la colonoscopia y la angiografía no logran controlar la fuente.
  2. **Episodios recurrentes de hemorragia.**
B. Operaciones.
  1. **Colectomía segmentaria:** si se identifica la fuente.
  2. **Colectomía abdominal total con ileostomía:** sin fuente identificada.
C. **Complicaciones:** fuga, absceso; el resangrado es poco frecuente.

VII. Pronóstico
A. En la mayoría de los casos, se resuelve de forma espontánea (75%) o con transfusión (99%).
B. **Repetición de la hemorragia:** después de la segunda hemorragia, el riesgo va de 21-50%.

ANGIODISPLASIA

I. Clasificación
A. Lesión vascular adquirida; también llamada *angiectasia* o *malformación arteriovenosa*.
B. Se clasifica por su ubicación, tamaño y número de lesiones.

II. Etiología: resultado de la obstrucción crónica de la vena submucosa.

III. Historia y presentación clínicas
A. **Edad de inicio:** la mayoría de veces en pacientes de edad avanzada.
B. **Sitio:** el ciego es el más común; la mitad tiene lesiones múltiples.
C. **Hemorragia:** masiva, intermitente, recurrente o crónica.

IV. Diagnóstico
A. **Endoscopia (superior e inferior):** revela "manchas rojo cereza" pequeñas y planas en la mucosa.
B. **Gammagrafía o angiografía:** si la endoscopia no revela la fuente.

V. Tratamiento médico
A. **Indicaciones:** si hay hemorragia activa o con antecedentes de hemorragia oculta o manifiesta.
B. **Endoscópico:** electrocoagulación, coagulación con plasma de argón o clips.
C. **Inhibidores de la angiogénesis (p. ej., bevacizumab):** para las hemorragias refractarias.
D. **Octreótida:** se puede considerar.

VI. Tratamiento quirúrgico
A. Indicaciones.
  1. **Manejo definitivo de la fuente identificada:** para las hemorragias persistentes o recurrentes.
  2. **Hemorragia potencialmente mortal.**
B. Operaciones.
  1. **Colectomía segmentaria:** con fuente identificada.
  2. **Colectomía abdominal total con ileostomía:** sin fuente identificada.
C. **Complicaciones:** sangrado recurrente, fuga, absceso.

VII. Pronóstico: variable, por lo regular bueno.

Recordatorios

- Los divertículos colónicos son falsos divertículos y frecuentes en los ancianos.
- Operar las complicaciones de la diverticulitis o en episodios recurrentes.
- Pueden producirse hemorragias, desde crónicas y leves hasta agudas y potencialmente mortales.

ENFERMEDAD INFLAMATORIA INTESTINAL

I. Clasificación (tabla 14-1)

    A. Colitis ulcerosa (CU) y **enfermedad de Crohn (CU):** Son los dos tipos principales de EII, y sus presentaciones pueden coincidir.

    B. Colitis indeterminada: se diagnostica en ~15% de los pacientes en los que no es posible hacer una distinción patológica ni clínica.

Tabla 14-1. Enfermedad inflamatoria del colon

Características	Colitis ulcerosa	Colitis de Crohn
Ubicación habitual	Recto, colon izquierdo	Cualquier segmento del colon; la enfermedad ileo-cólica es la más frecuente
Sangrado rectal	Frecuente, continuo	Menos frecuente, intermitente
Afectación rectal	Casi siempre	< 50%
Fístula	Rara	Frecuente
Úlceras	Distribución irregular y continua	Lineal con fisuras transversales ("empedrado")
Estenosis intestinal	Rara; debe despertar la sospecha de que se trata de cáncer	Frecuente
Carcinoma	El aumento de la incidencia justifica la proctocolectomía	Aumento de la incidencia, se puede considerar la resección segmentaria
Anticuerpos citoplasmáticos antineutrófilos perinucleares (pANCA)	60-70%	5-10%
Anticuerpos *anti-Saccharomyces cerevisiae* (ASCA)	10-15%	60-70%

II. Etiología

A. La patogenia de ambas enfermedades aún es poco conocida.

B. Se han sugerido mecanismos genéticos, ambientales, infecciosos y autoinmunitarios.

C. Ambas enfermedades suelen presentarse en adultos jóvenes.

Colitis ulcerosa

I. Historia y presentación clínicas

A. Inflamación: limitada a la mucosa; el recto está prácticamente siempre afectado, con inflamación continua que se extiende en sentido proximal.

B. Afectación: no existe enfermedad perianal ni afectación del intestino delgado con la CU.

C. Histología: quizá haya abscesos de las criptas y seudopólipos.

D. Colitis: la gravedad va desde diarrea ocasional hasta colitis fulminante.

1. La diarrea con sangre es el síntoma más frecuente.

2. Dolor abdominal tipo cólico, malestar, fiebre, pérdida de peso y anemia.

3. **Complicaciones agudas:** hemorragia, colitis fulminante y megacolon tóxico.

E. Manifestaciones extraintestinales: espondilitis anquilosante y sacroilitis, artritis periférica, eritema nodoso y pioderma gangrenoso, estomatitis aftosa, iritis y epiescleritis, y colangitis esclerosante primaria.

II. Diagnóstico

A. Antecedentes de diarrea crónica e inflamación activa en la endoscopia.

B. Endoscopia.

1. **Proctoscopia:** prueba más valiosa para establecer el diagnóstico.

   a. Inflamación que involucra el recto y se extiende proximalmente en un patrón continuo y circunferencial.

   b. La biopsia confirma el diagnóstico.

2. **Colonoscopia:** se utiliza para evaluar si los síntomas son leves.

C. Muestras de heces: cultivo para patógenos, y huevos y parásitos.

III. Tratamiento médico

A. Abordaje "escalonado" con base en la gravedad de la enfermedad.

B. Aminosalicilatos orales o tópicos (ácido 5-aminosalicílico [5-ASA], mesalamina): se utilizan como terapia primaria en pacientes con CU leve a moderada.

C. Agentes inmunomoduladores: para enfermedades más graves.

1. **Esteroides:** terapia a corto plazo.

2. **Ciclosporina IV:** puede inducir la remisión en pacientes con colitis grave.

D. Biológicos: el **infliximab** (anticuerpo monoclonal anti-TNF) puede utilizarse para inducir la remisión o para mantenimiento.

IV. Tratamiento quirúrgico

A. Indicaciones: hemorragia, colitis fulminante o megacolon tóxico, enfermedad resistente a medicamentos, estenosis colónica y displasia o cáncer.

B. Operaciones.

1. **Colectomía abdominal total con ileostomía terminal:**

   a. Elección para indicaciones emergentes o urgentes.

   b. La proctectomía completa con reconstrucción puede realizarse posteriormente.

2. **Proctocolectomía restauradora con AIAR (PCR-AIAR):**
   a. Procedimiento de elección para la mayoría de los pacientes sometidos a cirugía electiva.
   b. Puede realizarse en una, dos o tres etapas.
3. **Proctocolectomía total con ileostomía terminal:**
   a. Para pacientes que aceptan un estoma permanente.
   b. Para pacientes que no pueden tolerar la AIAR debido a comorbilidades.

C. **Complicaciones.**
   1. **Tasa de mortalidad** del tratamiento quirúrgico de la CU: < 1%.
   2. **Tasa de morbilidad** global: 30%.
   3. **Complicaciones mayores:** estenosis, sepsis pélvica, fallo del reservorio, incontinencia fecal, displasia o cáncer del reservorio, disfunción sexual, infertilidad femenina.

V. **Pronóstico:** riesgo de cáncer de colon: con base en la extensión de la colitis y la duración de la enfermedad.

A. El riesgo es mayor en quienes tienen pancolitis.

B. El riesgo comienza a aumentar entre 8 y 10 años después del inicio de los síntomas.

C. **Colonoscopia de vigilancia:** el proceso de detección debe comenzar 8 años después del inicio de los síntomas.

REFERENCIA A NMS. CIRUGÍA. CASOS CLÍNICOS

Véase *NMS. Cirugía. Casos clínicos*, 3.ª edición, Caso 8.11: Complicaciones de la colitis ulcerosa de larga duración.

Colitis de Crohn (granulomatosa)

I. **Historia y presentación clínicas**

A. **Inflamación transmural:** pared intestinal de espesor total.

B. **Inflamación no continua:** algunas áreas del intestino son normales.

C. **Participación:**
   1. Puede afectar a todo el tracto gastrointestinal.
   2. Con frecuencia, el intestino delgado (íleon terminal) está afectado.
   3. La enfermedad perianal (p. ej., fístulas, abscesos, fisuras) es frecuente.

D. **Histología:** los granulomas están presentes en ~30% de los pacientes y son patognomónicos.

E. **Presentación clínica:** fatiga, diarrea, dolor abdominal, pérdida de peso y fiebre.
   1. **Abscesos abdominales y fístulas:** pueden producirse.
   2. **Colitis fulminante:** suele ser tan grave como en la CU.

F. **Manifestaciones extraintestinales:** similares a las de la CU.

II. **Diagnóstico**

A. **Estudios de laboratorio:**
   1. Puede revelar anemia, deficiencia de hierro, leucocitosis, deficiencia de vitamina B_{12} o elevación de la tasa de sedimentación de eritrocitos o la proteína C reactiva.
   2. Si hay diarrea, enviar una muestra de heces para cultivo.

B. Estudios radiográficos: SEGD (Serie esofagogastroduodenal) con tránsito intestinal, TC/IRM o enterografía por TC o por IRM.

C. Endoscopia:
1. La colonoscopia es la modalidad diagnóstica más sensible para la afectación colónica.
2. La cápsula endoscópica visualiza el intestino delgado.

III. Tratamiento médico

A. Pacientes de bajo riesgo: tratar con terapia "escalonada".

B. Pacientes de alto riesgo: iniciar a los pacientes con enfermedad de Crohn grave en una terapia biológica o inmunomoduladora en un enfoque "descendente".

C. Budesonida u otros glucocorticoides orales, agentes 5-ASA: tratamiento común.

D. Agentes inmunomoduladores: la azatioprina, la 6-mercaptopurina o el metotrexato se utilizan para mantener la remisión.

E. Biológicos:
1. **Agentes anti-TNF (infliximab, adalimumab, certolizumab pegol):** se utilizan para inducir y mantener la remisión en pacientes con EC de moderada a grave.
2. **Anticuerpo anti-integrina o anticuerpos anti-IL-12/23 (ustekinumab, vedolizumab, natalizumab):** uso para la inducción y el mantenimiento de la remisión en pacientes con EC de moderada a grave.

IV. Tratamiento quirúrgico

A. Indicaciones: perforación intestinal, absceso/fístula, estenosis/obstrucción, cáncer y hemorragia gastrointestinal; enfermedad debilitante refractaria al tratamiento médico y cáncer.

B. Operaciones:
1. **Procedimientos comunes:** resección del intestino y estricturoplastía.
2. **Consideraciones:** alta tasa de recurrencia (~50% en 10 años) tras la resección.
3. **Objetivos de la cirugía:**
   a. Sólo se debe resecar el intestino gravemente afectado.
   b. **Estricturoplastía:** se realiza para conservar el intestino.
4. **Anastomosis anal del reservorio ileal:** por regla general, no debe realizarse en pacientes con EC debido al alto riesgo de recurrencia o fracaso del reservorio.

V. Pronóstico

A. Riesgo de cáncer: el riesgo de CCR en la colitis de Crohn de larga duración es comparable al de la CU.

B. La mayoría de los pacientes requiere hospitalización durante el curso de su enfermedad.

C. En la mayoría de los pacientes, los síntomas son crónicos e intermitentes.

FUENTE CONFIABLE

Crohn's & Colitis Foundation of America: Virtual IBD Clinic Program. Disponible en: https://www.crohnscolitisfoundation.org/science-and-professionals/educationresources/virtual-ibd-clinic

Colitis seudomembranosa

I. Clasificación
  A. Colitis *por Clostridium difficile.*
  B. Colitis asociada con antibióticos.

II. Etiología
  A. **Antibióticos:** los antibióticos alteran la función de barrera de la microbiota normal del colon, lo cual permite que *C. difficile* se multiplique.
  B. **Elaboración de toxinas A y B por *C. difficile*:** actúan sobre las células epiteliales del intestino y las células inflamatorias, provocando así lesiones en los tejidos y diarrea.
  C. **Seudomembranas:** compuestas por fibrina y restos de células y bacterias.
  D. **Enfermedad recurrente:** puede deberse a la persistencia de las esporas, o a la alteración de la respuesta inmunitaria.

III. Historia y presentación clínicas
  A. **Colitis difícil:** va desde la portación asintomática hasta la enfermedad fulminante que pone en peligro la vida.
  B. **Enfermedad leve a moderada:** se presenta como diarrea acuosa (tres o más deposiciones sueltas en 24 h) con leucocitosis.
  C. **Colitis grave y fulminante:** diarrea con signos de sepsis y leucocitosis marcada (40 000 leucocitos/mL o más), o choque.
  D. **Común en hospitales y residencias de ancianos:** se han registrado epidemias.

IV. Diagnóstico
  A. **Antecedentes:** la diarrea después del tratamiento con un antibiótico es sospechosa.
  B. **Muestra de heces:** prueba de heces para detectar la(s) toxina(s) de *C. difficile* o el gen de la toxina B de *C. difficile* (reacción en cadena de la polimerasa).
  C. **Imágenes radiográficas:** evalúa la presencia de megacolon tóxico o perforación.
  D. **Proctoscopia o colonoscopia:** puede revelar seudomembranas, que son diagnósticas.

V. Tratamiento médico
  A. **Suspender el antibiótico causante.**
  B. **Metronidazol (oral o IV), vancomicina (oral) o fidaxomicina (PO).**
  C. **Evitar los agentes que causan estreñimiento** (p. ej., loperamida).
  D. **Trasplante de microbiota fecal:** puede recolonizar las bacterias del colon.
  E. **Recurrencia:** frecuente (25%), tratada inicialmente con antibióticos orales.

VI. Tratamiento quirúrgico
  A. **Indicaciones.**
    1. Perforación colónica o isquemia de espesor total.
    2. Síndrome compartimental abdominal.
    3. Deterioro cardiopulmonar.
    4. Insuficiencia respiratoria.
    5. Empeoramiento disfunción orgánica terminal.
    6. Signos clínicos de peritonitis o empeoramiento con la exploración abdominal.
    7. Hemograma > 50 000 células/mL o concentraciones de lactato sérico > 5 mmol/L, o ambos.

B. Operaciones.

1. Colectomía abdominal total con ileostomía terminal: procedimiento de elección con perforación del colon, necrosis o síndrome compartimental abdominal.

2. Ileostomía en asa de protección/lavado colónico: es probable que haya disminuido la mortalidad en determinados pacientes.

C. Complicaciones: infección de la herida, hernia, pérdidas de líquidos y electrolitos.

Colitis isquémica

I. Etiología

A. Hipoperfusión: el colon es relativamente vulnerable, ya que recibe menos flujo sanguíneo en comparación con el resto del tracto gastrointestinal.

B. Zonas marginales:

1. Los puntos de comunicación entre las arterias colaterales tienen, en sentido teórico, un mayor riesgo de isquemia.

2. Estos puntos incluyen el **ángulo esplénico** y el **colon sigmoide medio**; sin embargo, cualquier segmento del colon puede estar involucrado.

3. La afectación rectal es muy rara.

C. Factores de riesgo:

1. Cirugía aórtica: con ligadura de la AMI.

2. Hipercoagulabilidad: anticuerpos antifosfolípidos, mutaciones del factor V de Leiden.

3. Enfermedad vascular: aterosclerosis, vasculitis, enfermedades vasculares del colágeno.

4. Estados de bajo flujo: entorno de infarto de miocardio, sepsis o insuficiencia cardiaca congestiva.

II. Medicamentos: fármacos que inducen al estreñimiento, inmunomoduladores, drogas ilícitas.

III. Historia y presentación clínicas

A. Aguda.

1. Dolor abdominal leve de aparición rápida, sangrado rectal leve/moderado o diarrea con sangre.

2. Puede tener un aumento del lactato sérico; pedir estudios de heces para descartar la etiología infecciosa de la diarrea con sangre.

3. Radiografía de abdomen con frecuencia inespecífica.

B. Crónica.

1. Evolución prolongada, síntomas menos graves que en la isquemia aguda.

2. Dolor abdominal recurrente, diarrea con sangre, pérdida de peso, bacteriemia recurrente, estenosis colónicas sintomáticas.

IV. Diagnóstico

A. Sospecha basada en la historia clínica, la exploración física y el entorno clínico.

B. Imágenes: la TC del abdomen con contraste intravenoso suele revelar edema y engrosamiento de la pared intestinal en un patrón segmentario.

C. Endoscopia inferior: los hallazgos incluyen mucosa edematosa y friable, eritema y áreas pálidas intercaladas.

V. Tratamiento médico: cuidados de apoyo: líquidos intravenosos, antibióticos, reposo intestinal si no hay evidencia de perforación del colon, necrosis o gangrena.

VI. Tratamiento quirúrgico

   A. Indicaciones: necesario en 20% de los casos.

      1. Infarto y necrosis del colon.

      2. Dolor desproporcionado con respecto al examen clínico.

      3. Inestabilidad hemodinámica.

      4. Evidencia endoscópica de isquemia o necrosis.

   B. Operaciones: depende de la ubicación de la parte del colon afectada.

      1. Lado derecho: resección del segmento isquémico, con ileostomía y fístula mucosa del colon transverso frente a anastomosis primaria.

      2. Lado izquierdo: resección sigmoidea o hemicolectomía izquierda, con estoma proximal y fístula mucosa distal o procedimiento de Hartmann.

      3. Relaparotomía: repetir la exploración en las siguientes 12-24 h para evaluar la viabilidad del intestino restante.

VII. Pronóstico

   A. Depende de la etiología, la gravedad de la enfermedad, la distribución y las comorbilidades.

   B. Baja mortalidad (< 5%) en pacientes con isquemia colónica no gangrenosa.

   C. Tasa de mortalidad estimada en hasta 40% con intervención quirúrgica.

Vólvulo

I. Clasificación

   A. Definición: torcedura o torsión en el pedículo vascular, que a menudo conduce a obstrucción intestinal.

   B. Tipos:

      1. Sigmoide.

      2. Cecal.

II. Etiología

   A. Vólvulo sigmoide.

      1. Patogenia: el colon sigmoide suele girar en sentido contrario a las agujas del reloj en torno al eje del mesenterio, lo que puede obstruir la luz, perjudicar la perfusión vascular y provocar isquemia.

      2. Factores de riesgo: colon sigmoide largo y redundante, dismotilidad colónica.

      3. Características de los pacientes: la edad promedio es 60 años; estos pacientes suelen residir en centros de cuidados de larga duración.

   B. Vólvulo cecal.

      1. Ocurre con mucho menor frecuencia que el vólvulo sigmoide.

      2. Patogenia:

         a. En condiciones normales, el ciego y el colon ascendente del paciente son móviles, lo que puede ser una situación congénita o adquirida.

         b. Lo más común es que el ciego se tuerza en la extensión de su eje largo o que un ciego redundante se tuerza en sentido contrario a las agujas del reloj y se reubique en el cuadrante superior izquierdo.

      3. Características de los pacientes: más frecuente en mujeres, y los pacientes suelen ser menores de 40 años de edad.

III. Historia y presentación clínicas: dolor abdominal que progresa con lentitud, náusea, distensión, estreñimiento; timpanismo y distensión en la exploración.

IV. Diagnóstico

A. **Vólvulo sigmoide en la radiografía de abdomen:** colon sigmoide masivamente dilatado, con ambos extremos en la pelvis y el arco cerca del diafragma en el cuadrante superior derecho (signo del **tubo doblado**).

B. **Vólvulo cecal en la radiografía abdominal:** gran distension del ciego que ocupa el cuadrante superior izquierdo (signo del "**grano de café**" o de la "**coma**").

V. Tratamiento médico

A. **Vólvulo sigmoide:**

1. Intentar la reducción endoscópica para el vólvulo no estrangulado.

2. Dejar una sonda rectal en su lugar después de la reducción exitosa, para prevenir la recurrencia.

B. **Vólvulo cecal:** la reducción no operativa (mediante colonoscopia o enema de bario) rara vez tiene éxito (< 5%) y podría causar una perforación; no debe intentarse.

VI. Tratamiento quirúrgico

A. **Indicaciones.**

1. **Vólvulo sigmoide:** todos los pacientes deben ser sometidos a resección sigmoidea, incluso si son descomprimidos por vía endoscópica.

2. **Vólvulo cecal:** siempre indicado.

B. **Operaciones.**

1. **Vólvulo sigmoide:**

a. **Sigmoidectomía electiva con anastomosis colorrectal:** se recomienda luego de una descompresión exitosa, normalmente durante el mismo ingreso hospitalario.

b. **Sigmoidectomía con colostomía (procedimiento de Hartmann):** se indica si no es posible lograr la descompresión o si hay intestino gangrenado, realizada de forma urgente o emergente.

2. **Vólvulo cecal:**

a. **Colectomía derecha con anastomosis primaria:** en general, se realiza después de la detorsión para pacientes estables sin compromiso intestinal.

b. **Colectomía derecha con ileostomía terminal:** para pacientes inestables con compromiso intestinal.

c. **Cecopexia:** para pacientes inestables sin compromiso intestinal; sin embargo, hay una alta tasa de recurrencia.

VII. Pronóstico

A. **Vólvulo sigmoide:**

1. La **mortalidad** es < 10% en los pacientes que no han desarrollado gangrena.

2. La **recurrencia** de un episodio inicial no tratado con cirugía puede ocurrir hasta en 60% de los pacientes.

B. **Vólvulo cecal:**

1. La **tasa de recurrencia** después de la colectomía derecha es esencialmente cero, pero **tasa de mortalidad** oscila entre < 5 y 18%.

2. Las **tasas de recurrencia** tras la cecopexia oscilan entre 0 y 28%, y las **tasas de mortalidad** son de 0-14%.
3. Para los pacientes con **vólvulo cecal gangrenoso**, la **tasa de mortalidad** es de 30%.

Recordatorios

- Existe un traslape clínico importante entre la colitis ulcerosa y la colitis de Crohn.
- La colectomía es curativa en la colitis ulcerosa.
- Se espera que la enfermedad de Crohn reaparezca; el objetivo de la cirugía es minimizar los síntomas y evitar las complicaciones.

DISFUNCIÓN ANORRECTAL

Incontinencia

I. **Clasificación y etiología**
   A. **Defectos mecánicos del esfínter anal:** incluyen lesiones iatrógenas (p. ej., episiotomía o fistulotomía previa) y traumatismos anorrectales (p. ej., lesiones por empalamiento).
   B. **Causas neurógenas:** incluyen la lesión del nervio pudendo debido a parto prolongado y a enfermedad neurológica sistémica (p. ej., esclerosis múltiple).
   C. **Enfermedad sistémica:** esclerodermia, diabetes.
   D. **Causas no relacionadas con el esfínter anal:** incluyen diarrea intensa, proctitis grave, impactación fecal con incontinencia por rebosamiento y tumores rectales grandes.

II. **Historia y presentación clínicas:** incapacidad de controlar la eliminación del contenido rectal.

III. **Diagnóstico:** la historia clínica y la exploración anorrectal suelen ser suficientes.
   A. **Defecto del esfínter anterior:** confirmado por ecografía endoanal.
   B. **Evaluación fisiológica:** útil en el estudio de la incontinencia.
   C. **Manometría anal**
      1. Documenta las presiones de reposo y de compresión, la longitud del esfínter y el volumen sensorial mínimo del recto.
      2. Puede detectar defectos anatómicos.
   D. **Latencia motora terminal del nervio pudendo:** detecta el deterioro neurógeno.

IV. **Tratamiento médico:** tránsito lento o heces voluminosas, ejercicios de esfínter y entrenamiento de biorretroalimentación.

V. **Tratamiento quirúrgico**
   A. **Indicación:** fracaso del tratamiento médico.
   B. **Operaciones:**
      1. Los defectos del esfínter pueden corregirse mediante la **reparación del esfínter con superposición**.
      2. **Transposición del músculo grácil (recto interno) o implantación de un esfínter anal artificial:** para una pérdida más extensa del esfínter anal.
      3. **Estimulación del nervio sacro:** método más reciente, con buenos resultados iniciales.
      4. **Colostomía:** puede ser necesaria en caso de lesiones graves o incontinencia.

VI. **Pronóstico:** puede disminuir gravemente la calidad de vida.

DEFECACIÓN OBSTRUIDA (OBSTRUCCIÓN DE LA SALIDA DEL SUELO PÉLVICO)

Estenosis anal

I. **Etiología:** podría ser causada por hemorroidectomía circunferencial, traumatismo o radiación.

II. **Tratamiento:** dilatación repetida o avance de los pedículos cutáneos de espesor total.

Ausencia de relajación del puborrectal (anismo)

I. **Etiología:** trastorno funcional; contracción paradójica del puborrectal al defecar.

II. **Historia y presentación clínicas**
1. Sensación de evacuación incompleta y esfuerzo intenso durante la defecación.
2. Sucede con más frecuencia en mujeres que en hombres.

III. **Diagnóstico**
1. Confirmado por defecografía y manometría.
2. Los pacientes tienen un **tiempo de tránsito normal**, medido por el seguimiento del marcador radioopaco a través del colon (**estudio del marcador de Sitz**).

IV. **Tratamiento médico:** la **biorretroalimentación** es el tratamiento de elección. No hay tratamiento quirúrgico.

V. **Pronóstico:** en general, bueno.

Invaginación interna (prolapso rectal interno)

I. **Etiología:** el recto distal se extiende hacia sí mismo, lo que provoca una obstrucción parcial.

II. **Historia y presentación clínicas**
A. Necesidad de defecar, plenitud rectal y dolor pélvico.
B. **Úlcera rectal solitaria:**
1. Se localiza en la pared rectal anterior.
2. De forma crónica, puede provocar isquemia, lo que da lugar a **colitis quística profunda** (atrapamiento de las glándulas secretoras de mucina bajo la mucosa).

III. **Diagnóstico:** son necesarias la anoscopia y defecografía.

IV. **Tratamiento médico:** aumento de la fibra dietética, ablandadores de heces y supositorios de glicerina.

V. **Tratamiento quirúrgico**
A. **Indicaciones:**
1. **Síntomas debilitantes:** a pesar de la terapia médica máxima.
2. **Incontinencia anal inminente:** debido a la lesión por estiramiento de los nervios pudendos.
3. **Hemorragia crónica:** a partir de una úlcera rectal solitaria.
B. **Operaciones:** rectopexia con o sin resección rectosigmoidea.

VI. **Pronóstico:** bueno con cirugía.

Prolapso rectal

I. Clasificación: protrusión de todo el espesor del recto a través del ano en pliegues *concéntricos* de la mucosa.

II. Etiología: los pacientes suelen tener diástasis del elevador del ano, un fondo de saco (*cul-de-sac*) profundo, colon sigmoide redundante, esfínteres anales patulosos, pérdida de las inserciones rectales sacras, o combinaciones de todos ellos.

III. Historia y presentación clínicas
  A. Mayor incidencia en mujeres que han sido sometidas a histerectomía y en mujeres de edad avanzada.
  B. Signos y síntomas: intestino revestido de mucosa que sobresale por el ano, hemorragia, dolor anal, secreción mucosa e incontinencia fecal.

IV. Diagnóstico: historia clínica y exploración física. Puede reducirse con azúcar tópica.

V. Tratamiento quirúrgico: el tratamiento médico solo (fibra o cambios en la dieta) no tiene éxito.
  A. Indicaciones: diagnóstico de prolapso rectal sintomático.
  B. Operaciones:
    1. Rectopexia con o sin resección rectosigmoidea: tratamiento de elección; resección rectosigmoidea en pacientes con estreñimiento crónico y grave.
    2. Proctectomía perineal (procedimiento de Altemeier): para pacientes con comorbilidades significativas; las tasas de recurrencia son más altas.
    3. Colostomía: para la incontinencia total.

VI. Pronóstico: bueno con cirugía, pero puede reaparecer.

Recordatorios

- Las lesiones iatrógenas son una causa frecuente de defectos del esfínter anal y de incontinencia.
- La colostomía puede utilizarse para los problemas de defecación, pero se reserva para los casos graves y refractarios de incontinencia o defecación obstruida.
- El prolapso se trata bien con rectopexia.

ENFERMEDAD ANORRECTAL BENIGNA

Hemorroides

I. Clasificación: tres posiciones: anterolateral derecha, posterolateral derecha y lateral izquierda.
  A. Hemorroides internas: se localizan por arriba de la línea dentada y están cubiertas por la mucosa rectal; normalmente no son dolorosas.
    1. Primer grado: sangra, pero no prolifera.
    2. Segundo grado: sangrado y prolapso, pero se reducen de forma espontánea.
    3. Tercer grado: hemorragia y prolapso, éste debe ser reducido manualmente.
    4. Cuarto grado: sobresalen por el ano y no pueden ser reducidas.
  B. Hemorroides externas.
    1. Residen bajo el borde del ano y están revestidas por epitelio epidermoide.
    2. La **trombosis** puede causar hinchazón y dolor agudos.

II. **Etiología:** cojinetes de tejido vascular y conectivo que se cree que protegen el esfínter durante la defecación.
  A. **Congestión del tejido vascular:** provoca el crecimiento de los cojinetes/complejos.
  B. **Agrandamiento hemorroidal:** esfuerzo prolongado durante la defecación.
III. **Historia y presentación clínicas**
  A. **Hemorroides internas:** sangrado y prolapso; las hemorroides internas agudamente prolapsadas y encarceladas pueden causar dolor.
  B. **Hemorroides externas:** molestias, prurito y dolor si están trombosadas.
IV. **Tratamiento médico:** aumentar la fibra y el líquido en la dieta, ablandadores de heces y evitar el esfuerzo.
V. **Tratamiento quirúrgico**
  A. **Indicaciones:** fracaso de la terapia médica.
  B. **Hemorroides trombosadas:** escisión para aliviar el dolor; sin embargo, la mayoría de los casos se resuelven en 2 semanas sin terapia específica alguna.
  C. **Operaciones:**
    1. **Ligadura con banda elástica:** es el tratamiento más común para las hemorroides internas.
      a. Las bandas deben colocarse por encima de la línea dentada o se producirá un intenso dolor.
      b. Evitar la ligadura involuntaria del tejido rectal de espesor total, que puede dar lugar a una sepsis potencialmente mortal.
    2. **Escleroterapia y fotocoagulación con infrarrojos:** se utilizan con menos frecuencia.
    3. **Hemorroidectomía:** quizá sea necesaria para las hemorroides refractarias.
      a. **Escisión quirúrgica:** de una o varias columnas hemorroidales dejando la mucosa abierta o suturada.
      b. **Hemorroidectomía con grapas:** se extirpa un anillo de mucosa y submucosa por encima de las hemorroides y se devuelve los cojinetes anales a su posición anatómica.
  D. **Complicaciones:** dolor, recidiva, estenosis anal.
VI. **Pronóstico:** bueno. La mayoría de los casos se resuelve con tratamiento médico; la enfermedad más importante responde bien a la intervención quirúrgica.

Fisura anal

I. **Etiología**
  A. Desgarro en el anodermo, comúnmente causado por estreñimiento.
  B. Aproximadamente 90% de las fisuras se encuentran en la línea media posterior.
II. **Historia y presentación clínicas:** dolor anal y sangrado asociados a la defecación.
III. **Diagnóstico:** datos físicos:
  A. **Fisura o úlcera:** distal a la línea dentada.
  B. **Pliegue cutáneo centinela:** externamente o, de forma interna, papila anal hipertrofiada, o ambos.
  C. **Espasmo o hipertrofia del esfínter interno:** en los casos crónicos.
IV. **Tratamiento médico**
  A. Ablandadores de heces, aumento de la fibra dietética y baños de asiento.
  B. **Nitroglicerina o diltiazem:** la aplicación tópica facilita la curación de las fisuras.

   C. Toxina botulínica: la inyección paraliza temporalmente el músculo para permitir la curación.
V. Tratamiento quirúrgico
   A. Indicación: fracaso de la terapia médica.
   B. Operación: esfinterotomía interna lateral.
   C. Complicaciones: incontinencia.
VI. Pronóstico: bueno.

Absceso y fístula anorrectales

I. Clasificación: el **absceso** es agudo, la fístula puede ser una secuela crónica.
   A. Infecciones criptoglandulares: comienzan en las glándulas anales.
   B. Abscesos interesfinterianos: se originan entre los esfínteres interno y externo (fig. 14-2).
      1. Absceso perianal: se extiende hacia abajo.
      2. Absceso de la fosa isquiorrectal: extensión lateral a través del esfínter externo.
      3. Absceso supraelevador: se extiende hacia arriba (poco frecuente).
II. Etiología: infección, enfermedad de Crohn, traumatismo, neoplasia maligna, inmunodeficiencia.
III. Historia y presentación clínicas
   A. Dolor anorrectal, fiebre y leucocitosis.
   B. Hinchazón y fluctuación: signos tardíos.
   C. Drenaje de pus y sangre: significa una rotura espontánea.

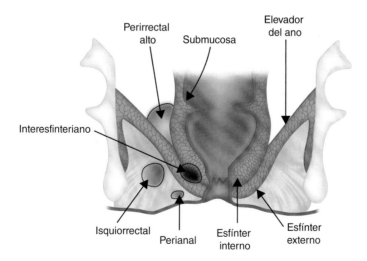

Figura 14-2. Los abscesos perirrectales se desarrollan a partir de tractos fistulosos que comienzan en las úlceras rectales de las glándulas anorrectales. Estas fístulas se extienden hasta el espacio interesfinteriano y luego siguen los planos de los tejidos hasta una variedad de localizaciones pélvicas donde pueden formarse abscesos. (De Yamada T, Alpers DH, Kaplowitz N, et al. *Textbook of Gastroenterology,* 4th ed. Filadelfia: Lippincott Williams & Wilkins; 2003).

IV. Diagnóstico
  A. Historia clínica y exploración física.
  B. La IRM y la TC también pueden conducir al diagnóstico.
V. Tratamiento médico
  A. En caso de celulitis importante podrían necesitarse antibióticos *además de la cirugía.*
  B. Los baños de asiento ayudan a la curación.
VI. Tratamiento quirúrgico
  A. Indicaciones: absceso no drenado, absceso recurrente, fístula.
  B. Operaciones.
    1. Para el absceso anorrectal: se debe realizar una incisión y drenaje (I&D).
      a. La **fosa isquiorrectal:** es posible que contenga un gran volumen de pus antes de que la fluctuación sea evidente.
      b. Abscesos interesfinterianos: en general, no presentan signos externos.
    2. Para la fístula anorrectal: comunicación entre la luz anorrectal y la piel perianal.
      a. Cripta anal posterior: sitio más frecuente del orificio interno.
      b. Regla de Goodsall:
        1) Visualizar una línea transversal que biseca el ano.
        2) Las aberturas externas posteriores a esta línea se curvarán y conectarán con la cripta posterior de la línea media.
        3) Las aberturas externas anteriores a la línea se comunicarán con una cripta anterior por un tracto corto y radial.
      c. Fistulotomía: destecha la fístula anal simple.
      d. Fístulas complicadas: erradicar el orificio interno.
VII. Pronóstico: regular. Aunque nunca pone en peligro la vida, la enfermedad fistulosa puede reaparecer y ser difícil de tratar.

REFERENCIA A NMS. CIRUGÍA. CASOS CLÍNICOS

Véase *NMS. Cirugía. Casos clínicos*, 3.ª edición, Caso 8.37: Problemas perianales.

Enfermedad pilonidal

  I. Clasificación: quiste pilonidal, seno y absceso.
  II. Etiología
    A. El mecanismo exacto no está claro.
    B. Se caracteriza por atrapamiento del pelo de la piel de la hendidura glútea superior bajo la superficie, lo que da lugar a una reacción de cuerpo extraño y a infección local (es decir, un absceso) o a senos.
  III. Historia y presentación clínicas: va desde lo mínimamente sintomático hasta absceso y dolor.
  IV. Diagnóstico: historia clínica y exploración física con fosetas únicas o múltiples en la línea media.
  V. Tratamientos médicos: modificación de los factores de riesgo (pérdida de peso, corte de pelo, higiene).

VI. Tratamiento quirúrgico
  A. I&D por absceso agudo.
  B. Escisión con cierre por intención primaria o secundaria para un tracto sinusal crónico.
  C. Pueden ser necesarios procedimientos de colgajo.
  D. Complicaciones: incluyen la recurrencia de la herida, dehiscencia de la herida e infecciones.
VII. Pronóstico: puede reaparecer en 10% de los pacientes.

Hidradenitis supurativa

I. Etiología
  A. Trastorno inflamatorio crónico de las glándulas sudoríparas apocrinas.
  B. Oclusión e infección secundaria con tracto sinusal resultante y cicatrización.
    1. Vías sinusales subcutáneas: desde las glándulas infectadas hasta el perineo, el escroto o los labios.
    2. Distinguir de la enfermedad criptoglandular: no afecta al conducto anal.
II. Historia y presentación clínicas: varía desde tractos sinusales agudos hasta fístulas complicadas.
III. Diagnóstico: se basa principalmente en la exploración física, con tejido indurado, engrosado y drenante del periné, la axila, las zonas inguinales o inframamarias.
IV. Tratamiento médico: terapia combinada con antibióticos tópicos y sistémicos, corticoesteroides, inmunosupresores, retinoides.
V. Tratamiento quirúrgico
  A. Indicado en caso de enfermedad grave o fracaso del tratamiento médico.
  B. Extirpación de la piel afectada, que a menudo requiere la cobertura con colgajos o injertos de piel.
VI. Pronóstico: enfermedad crónica desafiante.

Condiloma acuminado (verrugas anogenitales)

I. Etiología: el agente causante es el virus del papiloma humano (VPH).
  A. Cepas de VPH 16 y 18: se asocian a un mayor riesgo de cáncer anal.
  B. Transmisión.
    1. Por lo general, sexual.
    2. Mayor incidencia en pacientes que practican el coito anorreceptivo.
    3. Viaja junto con el VIH.
II. Historia y presentación clínicas: varían desde pequeñas protuberancias hasta masas en forma de coliflor.
  A. Sitio: se localiza en la piel perianal, pene, vulva, vagina o cuello uterino, o en el conducto anal.
  B. Signos y síntomas: prurito, sangrado, humedad perianal, molestias y masas.
III. Diagnóstico
  A. Exploración física.

B. La adición de ácido acético al 5% cambia a blanco el color de las lesiones.

C. Biopsia para evaluar si hay displasia o neoplasia.

IV. Tratamiento médico

A. Tratamientos tópicos: ácido bicloroacético o imiquimod.

B. Vigilancia: riesgo de progresión a cáncer y alto riesgo de recurrencia.

V. Tratamiento quirúrgico: la escisión local y la electrocoagulación ofrecen las mejores posibilidades de curación.

VI. Pronóstico

A. Se requiere vigilancia.

B. Las lesiones pueden contener displasia y posible precursor de cáncer de células epidermoides.

NEOPLASIAS PERIANALES Y DEL CONDUCTO ANAL

Neoplasias del margen anal (por debajo de la línea dentada)

I. Clasificación

A. Incluye el **carcinoma de células epidermoides (CCE), el carcinoma de células basales, la enfermedad de Bowen y la enfermedad de Paget perianal.**

B. Lesiones intraepiteliales anales: carcinoma epidermoide *in situ*; lesiones precursoras de CCE.

II. Presentación clínica y tratamiento: tabla 14-2.

Tabla 14-2. Neoplasias del margen anal

Tipo de tumor	Presentación	Tratamiento
Carcinoma de células epidermoides	Masa polipoide, fungiforme o ulcerada; prurito; hemorragia	Escisión local o radiación si es grande o recurrente
Carcinoma de células basales	Ulceración central con bordes perlados irregulares y elevados	Escisión local; radiación o resección perineal abdominal para lesiones raras y avanzadas
Enfermedad de Bowen (carcinoma de células epidermoides *in situ*)	Cambios cutáneos variables: placas eritematosas, costrosas y epidermoides; escozor; ardor; hemorragia; el 10% desarrolla un carcinoma de células epidermoides	Escisión local amplia o 5-fluorouracilo tópico.
Enfermedad perianal de Paget (adenocarcinoma intraepitelial)	Erupción eritematosa y eccematosa con ulceraciones blancas; prurito intratable; alta incidencia de carcinoma visceral	Escisión local amplia o ácido retinoico tópico; si hay cáncer rectal subyacente, resección abdominoperineal

Neoplasias del conducto anal (por arriba de la línea dentada)

I. **Clasificación:** carcinoma epidermoide.

II. **Etiología:** el VPH es el factor más importante.

III. **Historia y presentación clínicas:** quizá haya hemorragia, dolor o masa anal.

IV. **Diagnóstico**
  A. **Exploración física:** para evaluar el tamaño del tumor, la profundidad de la invasión, la ulceración y los ganglios linfáticos regionales.
  B. **Anoscopia** con biopsia.
  C. **Imágenes:**
    1. TC de tórax y TC o IRM de abdomen/pelvis o ecografía endorrectal.
    2. Evaluar la profundidad de la lesión y los ganglios linfáticos locales.

V. **Tratamiento médico:** terapia de modalidad combinada consistente en 5-FU y mitomicina C con radiación externa y ganglios linfáticos locorregionales (protocolo "Nigro").

VI. **Tratamiento quirúrgico**
  A. **Reservado para enfermedades recurrentes o fracasos de tratamiento.**
  B. **Operación: RAP** para la mayoría de los tumores en los pacientes.

VII. **Pronóstico:** tasa de respuesta global de 90% y tasa de supervivencia a 5 años > 80%.

Adenocarcinoma

I. **Etiología**
  A. El cáncer surge de las glándulas y conductos anales.
  B. Puede presentarse como una fístula anal.

II. **Historia y presentación clínicas**
  A. Puede ser asintomático.
  B. Cambio en los hábitos intestinales, hematoquecia o dolor abdominal tipo cólico (causado por una obstrucción parcial).

III. **Diagnóstico**
  A. **Exploración digital del recto:** evalúe la localización, el tamaño y la extensión de la invasión tumoral.
    1. Las lesiones firmes sugieren un carcinoma.
    2. Si un tumor se siente fijo o "atado" a los tejidos pararrectales adyacentes, es probable que haya invasión maligna de la pared intestinal.
  B. **Endoscopia:**
    1. **Colonoscopia:** confirma el diagnóstico, excluye lesiones sincrónicas, es la prueba diagnóstica más precisa.
    2. **Proctosigmoidoscopia rígida:** revela la distancia de un tumor al margen anal.
  C. **Histología:** adenocarcinoma (más frecuente).
  D. **Imágenes:**
    1. **Ecografía endorrectal.**
    2. **IRM:** determina la profundidad del tumor y la afectación de los ganglios linfáticos, evalúa el hígado en busca de metástasis.
    3. **TC:** evalúa el tórax, el abdomen y la pelvis en busca de metástasis.

E. Estudios de laboratorio: incluir **ACE**, enzimas hepáticas y hemoglobina/hematócrito.

F. Sistema de estadificación TNM: identifica la profundidad de la invasión tumoral (**T**), el estado de los ganglios linfáticos (*nodes*) regionales (**N**) y la presencia de metástasis a distancia (**M**).

IV. Tratamiento: es paralelo al cáncer de recto y puede incluir quimioterapia, radioterapia o resección quirúrgica.

V. Pronóstico: aproximadamente 60-65% de supervivencia a 5 años.

Melanoma

I. Clasificación: el conducto anal es el tercer sitio más común (después de la piel y los ojos).

II. Etiología: no se conocen factores de riesgo.

III. Historia y presentación clínicas
A. La masa anal, el dolor y el sangrado son los más frecuentes.
B. Las metástasis regionales linfáticas y a distancia son comunes en el diagnóstico.

IV. Diagnóstico: anoscopia con biopsia.

V. Tratamiento: la clave del tratamiento quirúrgico es una *escisión completa*.

VI. Pronóstico: la tasa de supervivencia a 5 años es < 15%.

Recordatorios

- El prolapso rectal se distingue clínicamente del prolapso de hemorroides internas. El prolapso rectal tiene una protuberancia circunferencial y concéntrica, mientras que las hemorroides tienen pliegues radiales.
- Las hemorroides internas sangran y se prolapsan; las externas se trombosan y causan dolor.
- El 50% de los abscesos perirrectales conduce a una fístula.
- Las neoplasias del conducto anal están asociadas al VPH.

Trastornos por hernias

Hossam Abdou • *Ifeanyi Chinedozi* • *Stephen M. Kavic*

Puntos clave del capítulo

◆ Las hernias son un trastorno común que se presenta como protuberancias que se producen en puntos naturales de debilidad, a menudo en la pared abdominal anterior.

◆ Las hernias pueden causar dolor, pero la complicación más grave es el compromiso intestinal (estrangulamiento), que es una urgencia quirúrgica.

◆ Hay opciones tradicionales abiertas y de mínima invasión para la reparación de hernias.

◆ La malla protésica es útil para disminuir la recurrencia de la hernia. Puede haber un mayor riesgo de complicaciones con la implantación de material extraño.

Asociaciones de cirugía crítica

Si escucha/ve	Piense en
Hernia umbilical en el lactante	Cierre espontáneo
Hernia umbilical en el adulto	Reparación primaria
Hernia umbilical, enfermedad hepática	Controlar la ascitis, luego reparar la hernia
Hernia sensible, no reducible	Emergencia quirúrgica
Examen equívoco	Ecografía
Hernia inguinal indirecta	Saco peritoneal
Hernia inguinal directa	Debilidad del piso inguinal
Reparación de hernia incisional	Malla protésica
Hernia y resección del intestino delgado	Reparación del tejido (sin malla)
Dolor en la ingle después de la reparación de una hernia	Inguinodinia, fisioterapia
Herida crónica tras la reparación de una hernia	Infección de la malla, normalmente requiere su retirada
Recurrencia después de una cirugía abierta	Reparación laparoscópica

(continúa)

Si escucha/ve	Piense en
Recurrencia después de la cirugía laparoscópica	Reparación abierta
Hernias inguinales bilaterales, adultos	Reparación laparoscópica

PRINCIPIOS GENERALES

I. **Definición:** las hernias son protuberancias anormales de una estructura en un espacio que, en condiciones normales, no ocupa anatómicamente.

II. **Anatomía**

A. **Anatomía de la hernia inguinal:** fig. 15-1.

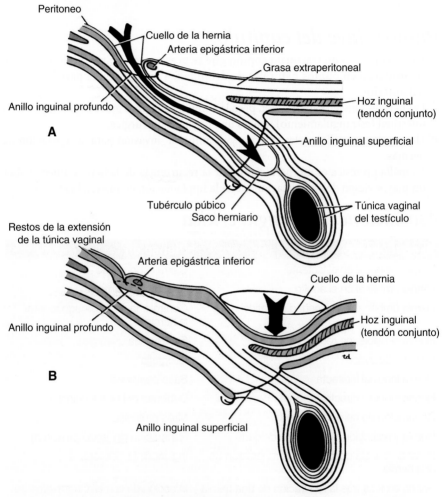

Figura 15-1. Hernias inguinales. **A.** Hernia inguinal indirecta. **B.** Hernia inguinal directa. Se observa que el cuello de la hernia inguinal indirecta se encuentra lateral a la arteria epigástrica inferior, y el cuello de la hernia inguinal directa se encuentra medial a la arteria epigástrica inferior. (De Wineski LE. *Snell's Anatomy by Regions,* 10th ed. Wolters Kluwer Health; 2018, Fig. 6-40).

B. Pared abdominal: las hernias suelen producirse en puntos naturales de debilidad a lo largo de la pared abdominal (p. ej., ombligo, inserción del ligamento falciforme).

III. Términos descriptivos

A. Reducible: capaz de volver a la posición anatómica normal.

B. Encarcelada: no se puede reducir.

   1. Las vísceras quedan atrapadas ("aprisionadas") en el defecto.

   2. Puede caracterizarse por síntomas obstructivos o dolor intenso.

C. Estrangulada: encarcelada con compromiso de lrrigación sanguínea; puede tener signos y síntomas sistémicos.

D. Deslizamiento: una de las paredes de la hernia está compuesta por un órgano, a menudo la vejiga; alto riesgo de lesión del órgano visceral si no se reconoce.

IV. Circunstancias especiales

A. Estrangulación: urgencia quirúrgica; suele provocar isquemia y muerte de órganos si no se trata con prontitud.

B. Hernias recurrentes.

   1. Se desarrollan después de una reparación previa, a menudo medialmente.

   2. Se maneja mejor con abordaje laparoscópico si la reparación inicial fue abierta.

C. Pacientes frágiles: podrían no tolerar la reparación, tratados con suspensorio (cinturón externo).

D. Hernias inguinoescrotales masivas: tal vez requieran reparación por etapas.

E. Hernias bilaterales: a menudo se abordan por laparoscopia.

Recordatorios

- En las hernias reducibles, se puede restablecer la anatomía normal; las hernias encarceladas están atascadas.
- La estrangulación, o la pérdida del flujo sanguíneo adecuado, es una emergencia porque puede ser mortal.
- Las hernias grandes y recurrentes pueden requerir técnicas alternativas de reparación.

HERNIA INGUINAL

I. Clasificación

A. Directa: debilitamiento del piso del conducto inguinal (sobresale directamente a través de la fascia transversal, medial a los vasos epigástricos).

B. Indirecta: el saco de la hernia se desplaza por el canal inguinal y se origina en el lateral de los vasos epigástricos.

C. En pantalón: combinación de directos e indirectos.

II. Etiología

A. Indirecta: por lo general congénita, a menudo en varones con extension de la túnica vaginal persistente.

B. Directa: es el resultado de una debilidad del piso del conducto, que suele observarse en hombres mayores, ya que los tejidos conectivos se relajan con la edad.

III. Historia y presentación clínicas

A. Por lo general, presenta un abultamiento de la ingle.

B. Puede ser asintomática, o con dolor sordo que se irradia al testículo ipsilateral.

IV. Diagnóstico

A. La **exploración física** es la mejor prueba; la palpación a lo largo de la región inguinal revela una protuberancia.

B. La **maniobra de Valsalva o la posición vertical** hacen que las hernias sean más prominentes.

C. La **ecografía** también puede ser útil en casos equívocos.

V. Tratamiento médico

A. La **reducción manual** es el único tratamiento médico eficaz.

B. Los **"cinturones de hernia"** o suspensorios proporcionan presión externa.

C. La **espera vigilante** es razonable en pacientes asintomáticos y mínimamente sintomáticos, aunque muchos llegan a ser sintomáticos.

REFERENCIA A NMS. CIRUGÍA. CASOS CLÍNICOS

Véase *NMS. Cirugía. Casos clínicos*, 3.ª edición, Caso 10.11: Hernia inguinal.

VI. Tratamiento quirúrgico

A. Indicaciones: hernia inguinal sintomática, a menudo con dolor.

B. Operaciones.

   1. Reparación primaria: uso de sutura únicamente (p. ej., ligadura del saco o reparación de Bassini).

     a. Exitosa en pacientes pediátricos.

     b. Utilizar en adultos cuando haya contaminación.

     c. La técnica avanzada (reparación de Shouldice) puede realizarse con anestesia local, con excelentes resultados.

   2. Reparación con malla: utilice la malla para reforzar el piso y crear un nuevo anillo interno (p. ej., reparación de Lichtenstein) (fig. 15-2).

     a. Estándar de tratamiento.

     b. Puede realizarse por vía laparoscópica o abierta.

C. Complicaciones.

   1. Hemorragia posoperatoria.

   2. Infección del sitio quirúrgico.

   3. Recurrencia: 1-5% de riesgo de por vida; puede minimizarse disminuyendo la tensión abdominal en el posoperatorio temprano.

   4. Infertilidad por lesión del conducto deferente.

   5. Lesiones nerviosas, dolor inguinal crónico.

   6. Orquitis isquémica: rara vez requiere orquiectomía.

VII. Pronóstico.

A. Reparación con malla: recurrencia de por vida 1-2%.

B. Reparación primaria: recurrencia de por vida 10%.

FUENTE CONFIABLE

Americas Hernia Society: International Guidelines for Groin Hernia Management.
Disponible en: https://americasherniasociety.org/resources-for-surgeons/guidelines/

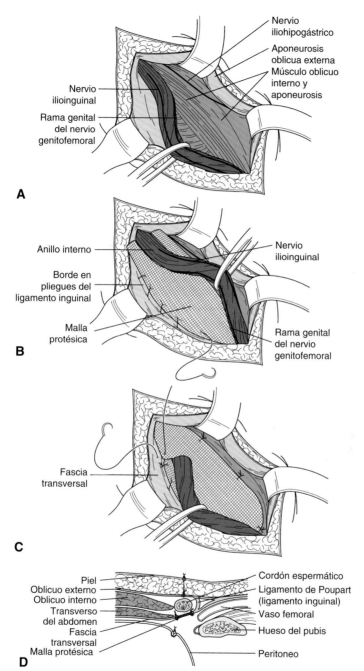

Figura 15-2. Reparación de Lichtenstein. La malla se utiliza para crear un puente entre el arco aponeurótico medialmente y el ligamento inguinal lateralmente. **A.** Anatomía del conducto inguinal. **B.** Malla suturada al ligamento inguinal. **C.** Cola superior unida a la fascia transversal con la creación de un nuevo anillo inguinal. **D.** Sección transversal que ilustra la reparación finalizada. (De Hawn M. *Operative Techniques in Foregut Surgery.* Wolters Kluwer Health; 2015, Fig. 33-19).

HERNIA VENTRAL

I. Clasificación
A. Protrusión a través de la fascia de la pared abdominal anterior.
  1. **Hernia umbilical:** defecto umbilical.
  2. **Hernia epigástrica:** defecto supraumbilical; a menudo se produce en la inserción del ligamento falciforme.
  3. **Hernia incisional:** resultado secundario a una incisión quirúrgica previa.

II. Etiología
A. Factores de riesgo: aumento de la presión intraabdominal, obesidad, edad avanzada, sexo masculino, apnea del sueño, enfisema.
B. Hernias umbilicales: a menudo congénitas, la incidencia es de 1 de cada 8 niños.
C. Hernias incisionales: adquiridas; 10% de los pacientes con incisiones desarrolla una hernia, resultado de tensión excesiva y cicatrización inadecuada.

III. Historia y presentación clínicas
A. Historia clínica:
  1. **Embarazo:** muchas hernias umbilicales aparecen durante el embarazo.
  2. **Operación previa.**
B. Desarrollo y, posiblemente, crecimiento posterior que provoca dolor.

IV. Diagnóstico
  1. **Exploración física** con protrusión en el sitio respectivo +/- dolor.
  2. Puede considerarse **imágenes transversales**.

V. Tratamiento médico: es posible vigilar las hernias umbilicales congénitas en lactantes; muchas se cierran solas a los 4 años de edad.

REFERENCIA A NMS. CIRUGÍA. CASOS CLÍNICOS

Véase *NMS. Cirugía. Casos clínicos,* 3ª edición, Caso 10.13: Hernia ventral.

VI. Tratamiento quirúrgico
A. Indicaciones: la presencia de una hernia ventral es suficiente para proceder a su reparación.
B. Operaciones.
  1. La reparación con malla es típica; abierta, laparoscópica o robótica.
  2. Reparación primaria de hernias pequeñas.
  3. Quizá se necesiten técnicas más complejas para las hernias grandes.
     a. Separación de componentes: la liberación fascial puede ayudar a proporcionar una cobertura de la línea media.
     b. Refuerzo con malla biológica.

FUENTE CONFIABLE

Society of American Gastrointestinal and Endoscopic Surgeons: Virtual Hernia Clinic.
Disponible en: https://www.sages.org/virtual-hernia-clinic/

C. **Complicaciones:**
1. **Hemorragia.**
2. **Infección.**
3. **Lesión visceral** (p. ej., enterotomía).
4. **Formación de seromas.**
5. **Recurrencia.**
VII. **Pronóstico:** tasa de recurrencia de 10-50% que depende de varios factores, como el tamaño de la hernia.

HERNIA FEMORAL

I. **Clasificación:** protrusión a través del conducto femoral, inferior al ligamento inguinal y medial a la vena femoral.
II. **Etiología:** el anillo femoral puede ensancharse con el aumento de la edad.
III. **Historia y presentación clínicas**
A. Más frecuente en **mujeres.**
B. Puede presentarse con protuberancia, pero más a menudo con **obstrucción +/− estrangulación.**
IV. **Diagnóstico:** la exploración física revela una protuberancia en la parte anterior del muslo.
V. **Tratamiento médico:** no se aconseja debido al alto riesgo de complicaciones (p. ej., estrangulamiento).
VI. **Tratamiento quirúrgico**
A. **Indicaciones:** por regla general, todas las hernias femorales deben ser reparadas.
B. **Operaciones.**
1. Malla o reparación primaria del defecto.
2. Abordaje inguinal o en el muslo, también es posible el laparoscópico.
C. **Complicaciones:** infección de la malla.
VII. **Pronóstico:** recurrencia de 2% después de la reparación.

HERNIA OBTURADORA

I. **Clasificación:** protrusión en el agujero obturador, que normalmente está lleno de grasa.
II. **Etiología:** El foramen obturador puede hacerse más permeable.
A. Pérdida excesiva de peso y senescencia, sobre todo en mujeres.
B. También causada por el debilitamiento y ampliación de la membrana obturadora.
III. **Historia y presentación clínicas**
A. **Masa dolorosa** a lo largo de la porción anteromedial del muslo por compresión del nervio obturador.
B. A menudo se presenta con **obstrucción intestinal completa o parcial** (50%).
IV. **Diagnóstico**
A. **Signo de Howship-Romberg:** dolor con la rotación interna del muslo.
B. La **tomografía computarizada (TC)** puede ser útil.
V. **Tratamiento médico:** no procede.
VI. **Tratamiento quirúrgico**
A. **Indicaciones:** bajo umbral de reparación debido al alto riesgo de obstrucción.

B. Operaciones.

  1. Reparación primaria de la apertura del conducto después de la reducción del contenido, abierta o por laparoscopia.

  2. Laparotomía con resección intestinal si hay compromiso del intestino.

C. Complicaciones.

  1. Morbilidad y mortalidad de 38% y 12-70%, respectivamente.

  2. Lesión visceral (p. ej., enterotomía).

  3. Hemorragia posoperatoria.

  4. Infección del sitio quirúrgico.

VII. Pronóstico: tasa de recurrencia de aproximadamente 10%.

HERNIA LUMBAR

I. Clasificación: protuberancia a lo largo de la cara posterior del tronco.

II. Etiología: congénita o adquirida tras una operación en el flanco.

III. Historia y presentación clínicas

  A. Por lo general, las **hernias pequeñas** son asintomáticas.

  B. Las **hernias más grandes** pueden presentarse con dolor de espalda.

IV. Diagnóstico

  A. Abultamiento reducible en la espalda.

  B. La **TC** es útil.

V. Tratamiento médico: observación si es asintomático.

VI. Tratamiento quirúrgico

  A. Indicaciones: síntomas.

  B. Operaciones: reparación de la malla por vía abierta o laparoscópica.

  C. Complicaciones.

  1. Lesión visceral.

  2. Infección de la malla.

  3. Recurrencia.

VII. Pronóstico: las hernias grandes pueden tener una alta tasa de recidiva.

HERNIA PARAESTOMAL

I. Clasificación: complicación de una intervención quirúrgica previa (formación de un estoma) en la que una porción de intestino sobresale adyacente al estoma.

II. Etiología

  A. El **defecto fascial** para el estoma puede agrandarse con el tiempo y provocar una hernia.

  B. Con mayor frecuencia es **adyacente a las colostomías** (50% de colostomías).

III. Historia y presentación clínicas

  A. En general es asintomático.

  B. Presencia de un **bulto** adyacente al estoma.

IV. Diagnóstico

  A. Protuberancia reducible en la exploración física.

  B. Irritación de la piel y ruptura por problemas de los dispositivos de estoma (p. ej., mal ajuste y fugas).

V. Tratamiento médico: no procede.

VI. Tratamiento quirúrgico

    A. Indicaciones: hernias sintomáticas (p. ej., obstrucción, dificultad de ajuste de la bolsa, cosmesis).

    B. Operaciones.

        1. Reparación local de la hernia +/- malla.

        2. Reparación laparoscópica con malla.

        3. Reubicación del estoma en otro lugar +/- malla biológica.

        4. Retirada del estoma, si procede.

    C. Complicaciones.

        1. Lesión visceral (p. ej., enterotomía).

        2. Infección de la malla.

        3. Recurrencia.

VII. Pronóstico

    A. La obstrucción/estrangulación intestinal es poco frecuente.

    B. Alta tasa de recurrencia con la reparación primaria de la fascia.

    C. La reubicación no elimina la posibilidad de reincidencia.

    D. Reparación protésica con excelentes resultados a largo plazo, pero mayor tasa de complicaciones protésicas (p. ej., erosión, obstrucción).

HERNIA DE SPIEGEL

I. Clasificación: defecto en la línea semilunar en la pared abdominal lateral, generalmente por debajo de la línea arqueada.

II. Etiología

    A. Ausencia de la fascia del recto posterior por debajo de la línea arqueada, lo que puede llevar a debilidad inherente en esta zona.

    B. Se produce entre la **4.ª y la 7.ª décadas de la vida.**

III. Historia y presentación clínicas

    A. Dolor localizado en esta región sin abultamiento.

    B. En ocasiones se presenta con **obstrucción intestinal.**

IV. Diagnóstico

    A. Difícil de identificar en la exploración, ya que las capas anteriores pueden estar intactas y "ocultar" el defecto de la hernia posterior.

    B. Ecografía, TC o IRM son útiles para el diagnóstico.

V. Tratamiento médico: por lo general se repara quirúrgicamente porque hay un alto riesgo de encarcelación secundaria al estrechamiento del cuello.

VI. Tratamiento quirúrgico

    A. Indicaciones: presencia de la hernia.

    B. Operaciones.

        1. Reparación abierta a través de una incisión transversal.

        2. Utilizar malla si la hernia es grande.

        3. Reparación laparoscópica con malla.

    C. Complicaciones.

        1. Infección del sitio quirúrgico o de la malla.

        2. Formación de seromas o hematomas.

VII. Pronóstico: la recurrencia es poco frecuente.

Recordatorios

- Las hernias inguinales son frecuentes en varones y se desarrollan alrededor de la abertura para el cordón espermático. La reparación es abierta o laparoscópica, cirugía ambulatoria, y muy eficaz.
- Las hernias umbilicales pequeñas pueden repararse de manera primaria; las hernias incisionales suelen requerir un refuerzo con malla.
- Las hernias femorales y obturadoras son más frecuentes en mujeres. Es más difícil diagnosticarlas, porque los signos externos pueden ser sutiles.
- Las hernias paraestomales son frecuentes, ya que el propio estoma requiere un defecto fascial.
- En general, todas las hernias sintomáticas (incluidas las lumbares y las de Spiegel) deben someterse a reparación quirúrgica.

Parte IV. Preguntas de repaso

Instrucciones: *cada uno de los puntos numerados de esta sección va seguido de varias respuestas posibles. Seleccione la MEJOR respuesta en cada caso.*

1. Una mujer de 47 años de edad se presenta con disfagia a sólidos y a líquidos por igual. Ha experimentado pérdida de peso de 10 kg en los últimos meses. El esofagograma por trago de bario revela estrechamiento en pico de pájaro en el esófago distal. ¿Cuál es la causa subyacente de sus síntomas?

   A. Contracciones no peristálticas fuertes y desorganizadas en el esófago
   B. Falta de relajación del esfínter esofágico inferior
   C. Hernia hiatal
   D. Esófago de Barrett
   E. Estenosis esofágica secundaria a reflujo gastroesofágico no tratado

2. Un ejecutivo de 45 años de edad acude a consulta porque ha vomitado sangre roja brillante. No hay síntomas previos. El sujeto admite beber una vez a la semana y no tiene otros antecedentes significativos. En el hospital, sangra cinco unidades de sangre antes de la endoscopia. ¿Cuál es el diagnóstico más probable?

   A. Gastritis
   B. Úlcera duodenal
   C. Esofagitis
   D. Desgarro de Mallory-Weiss
   E. Varices esofágicas

3. Un paciente varón de 80 años de edad es remitido por disfagia con reflujo de alimentos no digeridos. El paciente nota ocasionalmente un abultamiento en la porción izquierda del cuello. ¿Cuál de los siguientes es el tratamiento definitivo más adecuado?

   A. Esofagograma por trago de bario
   B. Endoscopia superior
   C. Miotomía cricofaríngea
   D. Tomografía computarizada (TC) de tórax
   E. Dieta líquida

4. A una paciente de 42 años de edad se le diagnostica reflujo gastroesofágico y se le inicia un tratamiento médico. ¿Cuál de los siguientes casos sería una indicación para un procedimiento quirúrgico antirreflujo?

   A. Desarrollo de estenosis esofágica
   B. Esófago de Barrett con displasia grave
   C. Esofagitis por biopsia
   D. Presión elevada del esfínter esofágico inferior demostrada por manometría esofágica
   E. Deglución lenta y descoordinada por estudio con bario

5. Un paciente de 75 años de edad acude al servicio de urgencias 2 h después de desarrollar un fuerte dolor torácico con episodios repetidos de vómito. Está taquicárdico y febril. La radiografía de tórax muestra un derrame pleural izquierdo. El estudio con trago de bario de urgencia revela una extravasación de contraste en la porción izquierda del tórax. ¿Cuál de los siguientes tratamientos sería el definitivo para este paciente?

A. Observación

B. Intervención quirúrgica de urgencia

C. Colocación de sonda torácica en la porción izquierda

D. Antibióticos intravenosos e ingreso hospitalario

E. Endoscopia superior

Preguntas 6-7. Un paciente de 65 años de edad ha sido tratado con terapia farmacológica para úlcera gástrica antral durante 12 semanas. Una serie gastrointestinal superior repetida muestra reducción de la úlcera de aproximadamente 50%.

6. ¿Cuál es el tratamiento adicional que debe seguir el paciente en este momento?

A. Continuación del tratamiento farmacológico con repetición de la serie gastrointestinal superior en 8-12 semanas

B. Un cambio en la terapia farmacológica con repetición de la serie gastrointestinal superior en 12 semanas

C. Endoscopia superior con múltiples biopsias

D. Gastrectomía total

E. Cirugía con escisión limitada de la úlcera

Tras un estudio diagnóstico adicional, se descubre que el paciente tiene un adenocarcinoma gástrico. El estudio en busca de metástasis es negativo.

7. ¿Cuál de las siguientes quedaría implícita en la terapia con intención curativa?

A. Radioterapia seguida de quimioterapia sola

B. Gastrectomía distal seguida de quimiorradioterapia adyuvante

C. Gastrectomía total

D. Gastrectomía total y esplenectomía

E. Escisión local de la úlcera con márgenes claros seguida de radioterapia

8. ¿Cuál de las siguientes afirmaciones es cierta sobre la realización de una vagotomía de células parietales?

A. Divide el nervio vago en la unión gastroesofágica

B. Mantiene la inervación del píloro para que no sea necesario un procedimiento de drenaje

C. La tasa de recurrencia es inferior a 5%

D. No se puede realizar por laparoscopia

E. Está contraindicada en caso de úlceras sangrantes o perforada

9. ¿Qué es lo que inerva el estómago y provoca la secreción de células parietales y liberación de gastrina?

A. Nervio frénico
B. Nervio vago
C. Nervios esplénicos mayores
D. Ganglio celiaco
E. Raíz T4

10. ¿Cuál de las siguientes afirmaciones es cierta en relación con la absorción intestinal de nutrimentos?

A. La bilis o las sales biliares son esenciales para la absorción de la vitamina B_{12}
B. Un individuo con deficiencia de hierro puede absorber hasta 80% del hierro de la dieta
C. La parathormona aumenta la absorción intestinal del calcio alimentario
D. Las células del epitelio intestinal resintetizan los triglicéridos antes de su liberación a la circulación portal
E. Los triglicéridos se absorben intactos en un proceso dependiente de las micelas de sales biliares

Preguntas 11-12. Un hombre de 43 años de edad, previamente sano, se presenta con el antecedente de 6 meses de diarrea no sanguinolenta, fiebre y pérdida de peso de más de 4.5 kg (10 libras). Ahora ha desarrollado urosepsis. En la evaluación, se encuentra una fístula enterovesical (del íleon a la vejiga). En la laparotomía, los hallazgos incluyen inflamación y "envoltura de grasa" de tres segmentos separados del íleon; cada segmento tiene aproximadamente 20 cm de longitud y está separado por segmentos de menos de 20 cm de intestino de apariencia normal (zonas de omisión). La inflamación del más distal de los tres segmentos es más grave que en los demás y afecta al íleon terminal hasta el ciego. Este segmento de íleon está densamente adherido a la cara superior derecha de la vejiga.

11. ¿Cuál de las siguientes afirmaciones es cierta?

A. Todo el intestino de apariencia anormal debe ser resecado
B. Este paciente tiene complicaciones de diverticulitis de Meckel
C. Debe eliminarse toda la pared de la vejiga implicada en el proceso inflamatorio
D. La resección extensa puede reducir el potencial de recurrencia a menos de 10%
E. Se prefiere el cierre de la fístula y la resección del intestino afectado

12. El paciente vuelve a la consulta 3 años después quejándose de dolor abdominal, distensión abdominal, hinchazón después de comer y estreñimiento intermitente intercalado con diarrea. Ha perdido 9 kg durante los últimos 3 meses, lo que atribuye a los síntomas abdominales mencionados. Una serie gastrointestinal superior con un seguimiento del intestino delgado revela una zona de estenosis intensa en el intestino delgado distal; la estenosis parece tener 10 cm de longitud. ¿Cuál de las siguientes afirmaciones es cierta?

A. Todas las estenosis requieren resección; la derivación del segmento afectado no es una opción

B. En el posoperatorio, la probabilidad de que este paciente sufra otra recidiva que requiera cirugía es de 50%

C. Debido a que este paciente requiere cirugía por segunda vez, su riesgo de cáncer es extremadamente alto, y debe tener una resección extensa del intestino delgado

D. Las estenosis anastomóticas posoperatorias suelen causar síntomas años después

E. Debido a la cirugía previa del paciente, la sustitución de folatos es esencial

Preguntas 13-15. Un hombre de 32 años de edad, con enfermedad de Crohn de larga duración, presenta una obstrucción completa del intestino delgado. En la laparotomía, la cicatrización del íleon distal y del ciego causa una obstrucción. Un segmento de 10 cm del intestino delgado medio muestra enfermedad de Crohn no obstructiva moderada.

13. ¿Qué procedimiento quirúrgico debe realizarse en este momento?

A. Resección radical del segmento afectado del intestino delgado medio, todo el íleon, el ciego y el colon derecho

B. Resección del íleon distal y del colon derecho con el mesenterio y los ganglios linfáticos afectados

C. Derivación del segmento obstructivo con una anastomosis latero-lateral entre el íleon y el colon derecho, y sin resección

D. Estricturoplastía de la obstrucción más resección del segmento corto implicado del intestino delgado medio

E. Resección del íleon distal y del ciego

14. En el posoperatorio, el paciente necesita una sonda vesical permanente durante 5 días para tratar la retención urinaria. Evoluciona bien hasta el décimo día del posoperatorio, momento en el que presenta fiebre de 39.4 °C (103 °F), dolor en el cuadrante inferior derecho y un íleo. La herida de la línea media no está inflamada. ¿Cuál de las siguientes situaciones es más probable que se haya desarrollado?

A. Síndrome de asa ciega

B. Pielonefritis

C. Enfermedad de Crohn recurrente

D. Absceso intraabdominal

E. Enterocolitis seudomembranosa

15. Tras una intervención quirúrgica exitosa y el alta hospitalaria, ¿cuál de las siguientes afirmaciones es cierta?

A. Si se extirpa el intestino enfermo, la terapia con prednisona y metronidazol es la mejor manera de prevenir una recurrencia

B. La probabilidad de curación es superior a 60%

C. La tasa de recurrencia es superior a 50% durante los próximos 5-10 años

D. Si se extirpa el íleon terminal, el riesgo de recidiva disminuye

E. Si se extirpa el íleon terminal, el paciente necesitará terapia a largo plazo con hierro oral para prevenir la anemia

Preguntas 16-17. *Un hombre de 63 años de edad se presenta con el antecedente de 3 días de dolor abdominal creciente, estreñimiento y vómito intermitente. Sigue expulsando gases. Aparte de las quejas actuales, ha estado sano. La exploración revela un abdomen distendido con ruidos intestinales agudos. No se encuentra sensibilidad localizada y no hay masas rectales. Las heces son hemo positivas.*

16. Desde el punto de vista del diagnóstico, el primer paso debería ser realizar cuál de los siguientes:

A. Colonoscopia total

B. Angiografía mesentérica

C. Radiografía simple de abdomen en posición erecta

D. Radiografías gastrointestinales superiores con seguimiento del intestino delgado

E. Enema de bario

17. Desde el punto de vista terapéutico, ¿cuál de los siguientes pasos debería ser el primero?

A. Un enema de Fleet, líquidos claros por la boca, y observación cuidadosa

B. Colonoscopia urgente para la descompresión del colon

C. Líquidos intravenosos, succión nasogástrica y observación cuidadosa

D. Descompresión colonoscópica con uso de una sonda rectal, si es necesario

E. Laparotomía exploratoria inmediata

Preguntas 18-19. *Un paciente de 60 años de edad que está terminando un tratamiento con antibióticos para neumonía bacteriana desarrolla dolor abdominal tipo cólico y diarrea acuosa profusa. Se sospecha un diagnóstico de colitis seudomembranosa o asociada a antibióticos.*

18. ¿Cuál de las siguientes opciones es la más eficaz para establecer el diagnóstico?

A. Cultivo de heces

B. Enema de bario

C. Título de heces para la toxina de *Clostridium difficile*

D. Proctoscopia

E. Hemocultivo

19. ¿En qué consistiría el tratamiento inicial?

A. Metronidazol

B. Vancomicina

C. Loperamida

D. Cefalexina

E. Colectomía abdominal total

20. Durante la exploración de un tumor en el colon transverso, el cirujano observa incidentalmente un divertículo de 2 cm en el intestino delgado situado a 60 cm de la válvula ileocecal. ¿Cuál de las siguientes afirmaciones es **falsa**?

A. Este divertículo debe ser resecado cuando se encuentra debido al mayor riesgo de neoplasia asociado

B. Es un ejemplo del tipo más frecuente de divertículo del tracto gastrointestinal, presente en 2% de la población

C. Es más frecuente en hombres que en mujeres

D. Cuando es sintomática en los niños, se presenta como una fuente de hemorragia

E. Puede provocar obstrucción por invaginación intestinal

21. Un hombre de 55 años de edad se presenta con antecedente de 24 h de dolor abdominal en el cuadrante inferior izquierdo cada vez más intenso. En la exploración, se observa sensibilidad localizada en el cuadrante inferior izquierdo con rebote; presenta fiebre y leucocitosis. ¿Cuál de las siguientes pruebas confirmaría mejor la sospecha clínica de diverticulitis?

A. Esofagograma por enema de bario

B. Colonoscopia

C. Tomografía computarizada de abdomen y pelvis

D. Resonancia magnética de abdomen y pelvis

E. Radiografía de tórax

22. Una mujer de 45 años de edad, con diabetes, se presenta con una historia de 2 días de dolor perirrectal agudo. En la exploración se encuentra una masa fluctuante y sensible a la izquierda del ano. ¿Qué tratamiento debe administrarse en este momento?

A. Terapia con antibiótico de amplio espectro

B. Drenaje del absceso y escisión del tracto fistuloso

C. Incisión y drenaje del absceso

D. Observación continua

E. Tratamiento para enfermedad de Crohn

Preguntas 23-24. Una paciente de 34 años de edad, con buena salud previa, se presenta en el servicio de urgencias con hemorragia intraperitoneal espontánea. Su única medicación es un anticonceptivo oral que ha tomado durante los últimos 5 años. Durante la reanimación, una ecografía a pie de cama revela gran cantidad de sangre intraperitoneal y una masa de 3 cm en el lóbulo derecho del hígado.

23. ¿Cuál es la causa probable de su hemorragia?

A. Hepatoma

B. Hemangioma

C. Hiperplasia nodular focal

D. Adenoma de células hepáticas

E. Neoplasia metastásica

La paciente sigue sangrando y requiere transfusión.

24. ¿Qué tratamiento adicional debe seguirse?

    A. Observación en la unidad de cuidados intensivos

    B. Ligadura de la arteria hepática derecha

    C. Lobectomía hepática derecha

    D. Embolización angiográfica de la arteria hepática

    E. Portograma por tomografía computarizada

25. Un hombre de 45 años de edad acude a urgencias con dolor abdominal en el cuadrante inferior izquierdo de 24 horas de duración. La exploración revela fiebre y sensibilidad focal en el cuadrante inferior izquierdo, pero sin signos peritoneales generalizados. La tomografía computarizada revela una acumulación que contiene aire y líquido. ¿Cuál es el tratamiento óptimo para este paciente?

    A. Admisión para antibióticos intravenosos y exámenes abdominales seriados

    B. Cirugía urgente con resección del intestino enfermo y anastomosis primaria

    C. Cirugía urgente con resección del intestino enfermo y colostomía de derivación

    D. Colonoscopia para descartar la posibilidad de cáncer perforado, seguida de drenaje guiado por tomografía computarizada

    E. Drenaje guiado por tomografía computarizada seguido de resección intestinal una vez que el paciente se haya recuperado por completo

Preguntas 26-28. Un hombre de 52 años de edad, con alcoholismo y cirrosis conocida, acude al servicio de urgencias con hematemesis.

26. Tras la reanimación y la estabilización, ¿qué procedimiento debe llevarse a cabo?

    A. Arteriografía

    B. Serie gastrointestinal superior

    C. Endoscopia

    D. Marcado de eritrocitos

    E. Biopsia de hígado

Los exámenes revelan hemorragia aguda de varices esofágicas.

27. ¿Cuál debe ser el siguiente tratamiento?

    A. Derivación portosistémica intrahepática transyugular

    B. Derivación portocava de emergencia

    C. Esplenectomía

    D. Escleroterapia

    E. Desvascularización gastroesofágica

28. Tras un tratamiento adecuado, la hemorragia cesa y el paciente se estabiliza. Se descubre que presenta cirrosis alcohólica grado C de Child con abstinencia durante un año. Se ha iniciado la evaluación para trasplante de hígado ortotópico. Si la hemorragia por varices se repite, se podría tratar con todas las siguientes opciones, *excepto*:

    A. Derivación portocava
    B. Derivación mesocava
    C. Escleroterapia
    D. Derivación portosistémica intrahepática transyugular
    E. Derivación selectiva de Warren

29. Un hombre de 73 años de edad, previamente sano, acude a urgencias con varios días de ictericia seguidos de 12 h de dolor en el cuadrante superior derecho y fiebre. Está ligeramente hipotenso. La tomografía computarizada de abdomen revela dilatación del árbol biliar. ¿Cuál es el siguiente paso en el tratamiento?

    A. Colecistectomía laparoscópica
    B. Colecistectomía abierta y colocación de sonda en T
    C. Colecistectomía abierta y coledocoyeyunostomía
    D. Reanimación con líquidos, antibióticos y colangiopancreatografía retrógrada endoscópica (CPRE)
    E. Reanimación con líquidos y serologías de hepatitis

Preguntas 30-31. Un hombre de 33 años de edad, sin antecedentes médicos significativos, acude al servicio de urgencias con dolor abdominal y náusea. Está afebril y los estudios de laboratorio revelan concentración sérica de amilasa de 1200 U/L.

30. ¿Cuál de las siguientes opciones *no forma* parte del manejo inicial?

    A. Hidratación intravenosa
    B. Descompresión nasogástrica
    C. Imágenes abdominales con ecografía o tomografía computarizada, o ambas
    D. CPRE para evaluar la anatomía del conducto pancreático
    E. Analgésicos narcóticos intravenosos

31. A los diez días de la pancreatitis, este paciente presenta acumulación de líquido de 4 cm de diámetro cerca de la cola del páncreas. El dolor abdominal reapareció cuando se le reinició la dieta 2 días antes, pero por lo demás está asintomático. Sigue con nutrición parenteral total. El tratamiento adecuado de esta acumulación incluiría cuál de los siguientes:

    A. Aspiración guiada por tomografía computarizada para evaluar la infección
    B. Drenaje endoscópico a través de una cistogastrostomía guiada por ecografía
    C. Desbridamiento quirúrgico y drenaje externo
    D. Drenaje percutáneo guiado por tomografía computarizada
    E. Sólo observación

32. Un paciente de 59 años de edad se somete a exploración por una masa de 4 cm en la cabeza del páncreas que ha causado ictericia obstructiva. Al paciente se le colocó una endoprótesis biliar por vía endoscópica antes de la intervención, con resolución completa de la ictericia. En el momento de la cirugía se observan dos pequeñas metástasis hepáticas. ¿Cuál de las siguientes opciones *no* forma parte del tratamiento adecuado en este momento?

A. Biopsia pancreática transduodenal
B. Hepatoyeyunostomía
C. Gastroyeyunostomía
D. Colecistectomía
E. Bloqueo del nervio del ganglio celiaco

33. Un paciente de 65 años de edad se presenta con antecedentes significativos de ictericia obstructiva y pérdida de peso. Un estudio revela una masa de 2.5 cm en la cabeza del páncreas; la aspiración con aguja revela un adenocarcinoma. ¿Cuál de los siguientes hallazgos en la tomografía computarizada preoperatoria excluiría la exploración quirúrgica para una resección curativa?

A. Presencia de arteria hepática derecha sustituida
B. Pérdida del plano graso entre el tumor y la vena porta
C. Pérdida del plano graso entre el tumor y la arteria mesentérica superior
D. Oclusión de la arteria gastroduodenal
E. Oclusión de la vena mesentérica superior

Preguntas 34-38. El grupo de reactivos de esta sección consta de opciones con literales seguidas de un conjunto de reactivos numerados. Para cada elemento, seleccione la(s) letra(s) de la(s) opción(es) con que esté(n) más relacionada(s). Cada opción con letra puede ser seleccionada una vez o más, o ninguna. Relacione la porción del estómago, el duodeno o el páncreas con la irrigación arterial apropiado.

A. Arteria gástrica izquierda
B. Arteria gastroepiploica derecha
C. Arteria esplénica
D. Arterias gástricas cortas (*vasa brevia*)
E. Arteria mesentérica superior

34. Cuerpo y cola del páncreas.

35. Duodeno y cabeza del páncreas.

36. Curvatura menor proximal del estómago.

37. Curvatura mayor distal del estómago.

38. Fondo del estómago.

39. Un hombre de 59 años de edad tiene dolor abdominal superior, fatiga y pérdida de peso aproximada de 9 kg (20 libras) en 6 meses, a pesar de seguir dieta regular. Se realiza una esofagogastroduodenoscopia (EGD) que revela un adenocarcinoma gástrico proximal de 4 cm. La tomografía por emisión de positrones (TEP) sugiere nódulos pulmonares bilaterales además de la masa gástrica. El tratamiento más adecuado para este paciente es:

A. Gastroyeyunostomía
B. Gastrectomía con reconstrucción en Y de Roux
C. Quimioterapia paliativa
D. Radiación en el abdomen
E. Resección pulmonar seguida de gastrectomía total

40. Una mujer de 60 años de edad, con escasa asistencia médica, se presenta en el servicio de urgencias con diaforesis, taquicardia y dolor abdominal. La radiografía del abdomen revela aire libre, y la paciente es llevada al quirófano. A pesar de la reanimación con líquidos, la paciente sigue taquicárdica; se le encuentra una ulceración de 1.5 cm con perforación en la parte distal del estómago. ¿Cuál es la acción a seguir más adecuada?

A. Cerrar a la paciente y comenzar la quimioterapia con ciclofosfamida, hidroxidaunomicina, vincristina y prednisona (CHOP)
B. Reparación primaria
C. Vagotomía y antrectomía selectiva
D. Escisión local (resección en cuña)
E. Gastrectomía distal con reconstrucción en Y de Roux

41. Un hombre de 49 años de edad presenta dolor abdominal desde hace un año. Describe un dolor epigástrico ardoroso que se alivia parcialmente al comer. Ha tomado antiácidos de venta libre con un alivio significativo, pero informa que sus síntomas están empeorando. ¿Cuál es la prueba inicial de elección para el diagnóstico?

A. EGD
B. Tomografía computarizada
C. Radiografía de abdomen
D. Tránsito intestinal
E. Colangiopancreatografía por resonancia magnética

Preguntas 42-43. Una mujer de 45 años de edad que se ha sometido a histerectomía acude al servicio de urgencias con dolor abdominal y vómito. En la radiografía abdominal se observa una obstrucción mecánica del intestino delgado.

42. ¿Cuál es la causa más probable de esta obstrucción?

A. Carcinoma de colon
B. Cáncer de intestino delgado
C. Adherencias

D. Hernia inguinal encarcelada

E. Diverticulitis

43. La paciente se sometió a laparotomía previa por traumatismo hace una década. Ahora tiene dolor sordo y difuso, náusea, un episodio de emesis y canaliza gases. Aparece distendida, sin hernias y sin angustia. La radiografía del abdomen muestra múltiples niveles de aire-líquido. El tratamiento inicial para esta paciente es:

A. Líquidos intravenosos y descompresión nasogástrica

B. EGD

C. Cápsula endoscópica

D. Laparotomía urgente

E. TEP

44. Una mujer de 64 años de edad presenta dolor abdominal. La paciente se sometió a una laparotomía previa por enfermedad de Crohn hace una década. Ahora tiene un dolor sordo y difuso, náusea, un episodio de emesis y canaliza gases con múltiples deposiciones líquidas. Su frecuencia cardiaca es de 100 latidos por minuto, presión arterial sistólica de 120 mm Hg, sensibilidad en el cuadrante inferior derecho en la exploración, sin distensión. El tratamiento más adecuado para esta paciente es:

A. Líquidos intravenosos y descompresión nasogástrica

B. EGD

C. Tomografía computarizada

D. Laparotomía urgente

E. TEP

45. La absorción de grasas en el intestino delgado se caracteriza por:

A. Absorción pasiva en la porción distal del duodeno

B. Absorción activa en la porción distal del duodeno

C. Absorción por micelas en el yeyuno

D. Digestión por amilasa y absorción directa en el yeyuno

E. Transporte activo a través del íleon distal como un complejo

46. Una mujer de 67 años de edad se somete a colonoscopia de cribado y se le descubre un adenocarcinoma sésil en el colon sigmoide. No hay evidencia de enfermedad metastásica en la tomografía computarizada de tórax y abdomen. El siguiente paso más apropiado es:

A. Colonoscopia anual

B. Polipectomía endoscópica

C. Quimioterapia FOLFOX

D. Colectomía segmentaria con linfadenectomía

E. Resección abdominoperineal (RAP)

47. Una mujer de 23 años de edad tiene dolor abdominal tipo cólico y una nueva fístula perianal. El estudio debe incluir todas las pruebas siguientes, *excepto*:

A. Recuento de leucocitos y valor de proteína C reactiva (PCR)
B. Colonoscopia
C. Exploración bajo anestesia
D. Anticuerpo citoplasmático antineutrófilo (ACAN)/anticuerpo anti-*Saccharomyces cerevisiae* (AASC)
E. Cápsula endoscópica

48. Un hombre de 45 años de edad, con alergia a la penicilina, se somete a reparación electiva de hernia ventral con malla y recibe clindamicina. Dos días después presenta diarrea severa con evacuaciones frecuentes con algo de dolor abdominal en el lado izquierdo, pero sin fiebre ni taquicardia. El tratamiento inicial de elección es:

A. Loperamida
B. Vancomicina intravenosa
C. Metronidazol oral
D. Rifampicina oral
E. Colectomía

49. Una mujer de 34 años de edad se ve implicada en una colisión automovilística menor y se somete a una tomografía computarizada. No hay lesiones viscerales, pero se observa una masa de 1 cm en la periferia del lóbulo derecho del hígado. El radiólogo observa que hay una cicatriz central visible. Una gammagrafía con coloide de azufre sólo muestra la apariencia de un parénquima normal. El tratamiento más adecuado para esta lesión es:

A. Sólo observación
B. Terapia anticonceptiva oral
C. Ligadura de la arteria hepática
D. Biopsia hepática abierta
E. Escisión quirúrgica

50. Una mujer de 55 años de edad es remitida para colecistectomía. Tres años antes, tenía algo de dolor y se le diagnosticaron cálculos biliares en una ecografía ambulatoria, sin embargo, aplazó la operación. Ahora tiene antecedentes de 1 mes de ictericia y dolor en el cuadrante superior derecho. En la exploración tiene signos vitales normales, ictericia obvia en la esclerótica e hígado firme palpable cuatro dedos por debajo del margen costal. El siguiente paso en su tratamiento debe ser:

A. Colecistectomía laparoscópica
B. Ecografía del cuadrante superior derecho
C. Colecistectomía abierta
D. Tomografía computarizada
E. Exploración con ácido iminodiacético hepatobiliar (AIDH)

51. Una mujer de 40 años de edad se presenta con antecedentes de cálculos biliares y una historia reciente de dolor en el cuadrante superior derecho después de comer comidas grasas. Ha tenido orina de color oscuro y algo de prurito. Las pruebas de función hepática demuestran concentración elevada de bilirrubina total de 4 mg/dL y transaminitis. El siguiente paso apropiado en su tratamiento es:

A. Colecistectomía laparoscópica
B. CPRE
C. Exploración con AIDH
D. Sonda de colecistostomía
E. Hepatoyeyunostomía

Preguntas 52-53. Un hombre de 34 años de edad, sin antecedentes médicos previos, se presenta con dolor abdominal agudo de 2 días de duración que se irradia a la espalda. En la exploración, presenta sensibilidad epigástrica. El examen de laboratorio es más significativo por un recuento elevado de leucocitos de 15 000/mm³ y amilasa de 1100 U/L.

52. La razón más probable de su pancreatitis es:

A. Ingesta de alcohol
B. Uso de esteroides
C. Cálculos biliares
D. Infección vírica
E. Páncreas dividido

53. El paciente es ingresado y se le administran líquidos y antibióticos por vía intravenosa. Al cabo de 24 horas, está taquicárdico, hipotenso y con mínima diuresis. El dolor aumenta drásticamente, con sensibilidad de rebote en la exploración, y el recuento de leucocitos es de 24 000/mm³. La intervención más adecuada es:

A. Serie gastrointestinal superior
B. EGD
C. CPRE
D. Desbridamiento quirúrgico
E. Biopsia guiada por tomografía computarizada

54. La conexión más directa entre el bazo y el estómago es a través de:

A. El ligamento pancreatoesplénico
B. Las arterias gástricas cortas
C. El epiplón mayor
D. El eje celiaco
E. La arteria gastroepiploica

55. Un paciente de 68 años de edad tiene historial de esplenectomía 2 años antes de la presentación. La indicación más probable para esplenectomía electiva en un adulto es:

A. Hiperesplenismo primario
B. Esferocitosis hereditaria
C. Eliptocitosis hereditaria
D. Rasgo de células falciformes
E. Púrpura trombocitopénica idiopática

56. Un hombre de 30 años de edad presenta una masa en la ingle derecha. No es sensible y es una protuberancia que se hace más prominente al estar de pie y con el ejercicio. En la exploración, se encuentra una protuberancia de 3 cm en el escroto derecho que se resuelve por completo con una presión suave. El tratamiento más adecuado es:

A. Antibióticos de amplio espectro
B. Marcadores tumorales, incluso α fetoproteína
C. Reparación quirúrgica electiva
D. Sólo observación
E. Tomografía computarizada de abdomen y pelvis

57. Una mujer de 66 años de edad, con antecedentes personales de *Helicobacter pylori* y dos hermanos que murieron por cáncer de colon a los 40 años, acude a su médico de cabecera con sensación de saciedad después de ingerir comidas pequeñas, pérdida de peso de 6.8 kg (15 libras) en los últimos 2 meses, y fatiga progresiva. Una EGD visualiza una masa ulcerada de 3 cm en el cuerpo gástrico que invade la submucosa en la ecografía endoscópica. Una biopsia confirma el diagnóstico, y la tomografía computarizada muestra un único ganglio linfático agrandado pero sin invasión local ni ascitis. El siguiente paso del tratamiento es:

A. Pantoprazol, amoxicilina y claritromicina con repetición de EGD en 3 meses
B. Exploración TEP para descartar enfermedad metastásica
C. Laparoscopia de estadificación para descartar enfermedad metastásica
D. Gastrectomía distal con márgenes de 4 cm, reconstrucción Billroth II y linfadenectomía
E. Ecografía endoscópica, TEP y quimioterapia R-CHOP

58. Una mujer de 25 años de edad se somete a tomografía computarizada por dolor en el recto y se le diagnostica apendicitis aguda. También se observa incidentalmente una lesión hepática de 2 cm con realce centrípeto. ¿Cuál es el diagnóstico más probable?

A. Hemangioma
B. Adenoma hepático
C. Hiperplasia nodular focal
D. Absceso
E. Enfermedad metastásica

59. Durante la apendicectomía del paciente de la pregunta 1, ¿qué debe hacerse con respecto a la lesión hepática?

A. Biopsia de la lesión
B. Resección (hepatectomía parcial)
C. Nada
D. Quimioterapia intraarterial
E. Colocación de los drenajes

Preguntas 60-61. Un hombre de 75 años de edad está en la UCI durante un periodo prolongado por neumonía e insuficiencia cardiaca. Actualmente requiere ventilación mecánica e inotrópicos. El estudio de sepsis incluyó una ecografía del cuadrante superior derecho que mostraba lodo en la vesícula biliar.

60. ¿Cuál de los siguientes pares representa la prueba confirmatoria correcta y el diagnóstico más probable para este paciente?

A. Tomografía computarizada – colecistitis aguda
B. Tomografía computarizada – colecistitis acalculosa
C. Gammagrafía AIDH – colecistitis aguda
D. AIDH – colecistitis acalculosa
E. CPRM – coledocolitiasis

61. Tras establecer el diagnóstico, ¿cuál es el tratamiento más adecuado?

A. Antibióticos solos
B. Antibióticos y colecistectomía laparoscópica
C. Antibióticos y colecistectomía abierta
D. Antibióticos y colocación de sonda de colecistostomía percutánea
E. Colecistectomía parcial y drenaje

62. La evacuación indolora de sangre roja brillante por el recto en un lactante se debe probablemente a:

A. Divertículo de Meckel
B. Invaginación intestinal
C. Obstrucción del intestino delgado
D. Enterocolitis necrosante
E. Hemorroides

63. ¿Cuál de las siguientes opciones no se considera parte del tratamiento conservador de una obstrucción del intestino delgado?

A. Descompresión de la sonda NG
B. Dieta con líquidos claros
C. Repleción de electrolitos
D. Exámenes abdominales seriados
E. Reanimación intravenosa

64. El pilar del tratamiento de la enfermedad de Crohn es:

A. Resección de todas las estenosis del intestino delgado
B. Nutrición parenteral total de por vida y nada por vía oral
C. Tratamiento médico con esteroides, antiinflamatorios, inmunosupresores y antibióticos
D. Trasplante de intestino delgado
E. Restricción dietética intensa

65. ¿Cuál es la modalidad de imagen de elección cuando hay preocupación por la etiología precisa de la obstrucción del intestino delgado?

A. Enterografía por resonancia magnética
B. Ecografía abdominal
C. Tomografía computarizada
D. Radiografía de abdomen vertical
E. Angiografía mesentérica

66. La vitamina B_{12} forma complejos con el factor intrínseco y se absorbe en el:

A. Duodeno
B. Íleon terminal
C. Yeyuno
D. Colon
E. Estómago

67. Una mujer de 64 años de edad presenta dolor abdominal. La paciente se sometió a laparotomía previa por enfermedad de Crohn hace una década. Ahora tiene un dolor sordo y difuso, náusea, un episodio de emesis y canalización de gases con múltiples deposiciones líquidas. Tiene una frecuencia cardiaca de 100 latidos por minuto, una presión arterial sistólica de 120 mm Hg, sensibilidad del cuadrante inferior derecho en el examen y no hay distensión. El mejor tratamiento para esta paciente es

A. Líquidos intravenosos y descompresión nasogástrica
B. EGD
C. Tomografía computarizada
D. Laparotomía urgente
E. TEP

68. ¿En qué paciente está más indicada la resección sigmoidea?

A. Mujer de 63 años de edad, con 2 episodios previos de diverticulitis aguda no complicada, ninguno de los cuales requirió hospitalización
B. Mujer de 63 años de edad, con 2 episodios previos de diverticulitis aguda no complicada, uno de los cuales requirió hospitalización
C. Hombre con obesidad de 35 años de edad, con un episodio previo de diverticulitis aguda no complicada que requirió hospitalización

D. Mujer de 54 años de edad, con antecedentes de trasplante renal en inmunosupresión con 1 episodio previo de diverticulitis aguda no complicada

E. Hombre de 85 años de edad, con enfermedad coronaria, insuficiencia cardiaca congestiva y enfermedad renal crónica con 1 episodio previo de diverticulitis aguda complicada con absceso, tratado con éxito con drenaje percutáneo del absceso

69. Un hombre de 65 años de edad presenta hemorroides que le producen sangrado, molestias y picor perianal. ¿Cuál es el tratamiento inicial más adecuado?

A. Aumento de la ingesta de fibra y líquidos, suplemento de fibra, evitar el esfuerzo

B. Aumento de la ingesta de fibra y líquidos, baños de asiento y nitroglicerina tópica

C. Ligadura con banda elástica

D. Escleroterapia

E. Hemorroidectomía por escisión

Respuestas y explicaciones

1. **La respuesta es B.** Esta paciente presenta los síntomas clásicos de acalasia. La disfagia a sólidos y líquidos es clásica, así como el estrechamiento en pico de pájaro en las radiografías. El defecto subyacente es un fallo en la relajación del esfínter esofágico inferior, que provoca un aumento de la presión en el esófago y disfunción de la deglución. Las contracciones no peristálticas fuertes y desorganizadas en el esófago son características del espasmo esofágico difuso. Las estenosis suelen presentar disfagia a los sólidos mucho antes de que los líquidos provoquen síntomas.

2. **La respuesta es B.** La hemorragia digestiva superior masiva suele deberse a una fuente de sangrado proximal al ligamento de Treitz. La causa más probable es una úlcera duodenal posterior que está erosionando la arteria gastroduodenal. La gastritis, la esofagitis, un desgarro de Mallory-Weiss y las varices esofágicas son causas menos probables de hemorragia digestiva alta masiva.

3. **La respuesta es C.** Los síntomas de este paciente son compatibles con un divertículo de Zenker. Un trago de bario sería diagnóstico pero no terapéutico. La endoscopia está contraindicada por el riesgo de que el endoscopio cause perforación diverticular. La miotomía quirúrgica del músculo cricofaríngeo con resección o suspensión del divertículo es el tratamiento de elección. No es necesario realizar tomografía computarizada de tórax. La modificación de la dieta no alteraría la patología subyacente.

4. **La respuesta es A.** El desarrollo de estenosis esofágicas es una indicación para los procedimientos quirúrgicos antirreflujo. El esófago de Barrett no complicado es una indicación controvertida para un procedimiento antirreflujo, ya que los estudios disponibles no se ponen de acuerdo sobre si la cirugía revierte o no los cambios de la mucosa asociados al esófago de Barrett. La displasia grave confirmada es una indicación para la esofagectomía, no para la cirugía antirreflujo. El reflujo gastroesofágico se asocia a una presión inferior del esfínter esofágico. La dismotilidad esofágica es una contraindicación para la cirugía del reflujo. La esofagitis debe curarse con un tratamiento médico adecuado.

5. **La respuesta es B.** La historia clínica, la exploración física y los estudios diagnósticos de este paciente son consistentes con una perforación esofágica aguda, y la situación representa una emergencia quirúrgica. Siempre que sea posible, la reparación quirúrgica primaria está indicada independientemente del tiempo transcurrido desde la perforación. Si la sepsis y la inflamación regional impiden la reparación primaria, debe realizarse una resección con esofagostomía cervical e inserción de una sonda de gastrostomía y yeyunostomía. El restablecimiento de la continuidad alimentaria con el estómago o el colon puede realizarse entonces en 2-3 meses.

6. **La respuesta es C.** Las úlceras gástricas benignas deberían curarse en 8-12 semanas con un tratamiento médico máximo. Si la úlcera no se cura por completo durante este periodo de tiempo, se debe repetir la endoscopia con biopsia.

7. **La respuesta es B.** Si se diagnostica un adenocarcinoma gástrico en esta localización, el tratamiento quirúrgico óptimo para esta afección sería una gastrectomía distal con disección de los ganglios linfáticos D1 (regional). Una cirugía más extensa, como la gastrectomía total o la esplenectomía, se reservaría para las lesiones gástricas más proximales. Ni la radioterapia seguida de quimioterapia sola sin cirugía, ni la cirugía limitada seguida de radioterapia son planes de tratamiento con intención curativa.

8. **La respuesta es B.** La vagotomía de las células parietales, también denominada *vagotomía altamente selectiva*, mantiene los nervios de Latarjet que inervan el píloro. Al dividir sólo las ramas que inervan las células parietales, se preserva la función pilórica y se mantiene el flujo de salida del estómago. Se trata de una operación de alta exigencia técnica, ya que si no se seccionan de forma adecuada los nervios correctos, se producen recidivas de más de 10%. Sin embargo, la vagotomía de las células parietales puede realizarse en caso de hemorragia o úlceras perforadas.

9. **La respuesta es B.** Los nervios vagales son uno de los principales estimulantes de la secreción ácida gástrica mediante la estimulación directa de las células parietales y a través de la liberación de gastrina de las células antrales. Aunque los ganglios esplácnico y celiaco son importantes en la motilidad y la sensibilidad gástricas, no estimulan la secreción de ácido. La raíz T4 y el nervio frénico no participan en la inervación gástrica.

10. **La respuesta es C.** Tanto la parathormona como la vitamina D aumentan la absorción intestinal del calcio alimentario. Las sales biliares son esenciales para la absorción de las grasas y las vitaminas liposolubles. La vitamina B_{12} es una vitamina hidrosoluble que forma un complejo con el factor intrínseco, que es una proteína producida por el estómago, y el complejo proteína-vitamina B_{12} se absorbe en el íleon terminal. El rango de absorción del hierro es sólo de 10%-26% del hierro de la dieta. Los triglicéridos no se absorben intactos, sino que primero deben descomponerse en ácidos grasos libres y monoglicéridos. Una vez absorbidos, se resintetizan en triglicéridos, pero no se liberan en la circulación portal. En cambio, los triglicéridos se empaquetan como quilomicrones y se liberan en la circulación linfática.

11. **La respuesta es E.** El diagnóstico de enfermedad de Crohn se apoya en la fístula enterovesical, la presencia de "envoltura grasa" del intestino, la inflamación y la historia clínica. Para evitar la contaminación continua de la vía urinaria, la fístula debe cerrarse, y la resección del segmento de intestino involucrado sería el enfoque estándar. En cuanto a la extensión de la resección, el riesgo de recurrencia de 50% no disminuye con resecciones más extensas; por lo tanto, cuanto menos intestino se extraiga, mejor. En este caso, con tres segmentos del íleon muy separados, la extirpación de todo el intestino afectado podría provocar la pérdida de más de la mitad del íleon y no sería aconsejable. La enfermedad de Crohn no afecta directamente a la vejiga, por lo que la resección de la pared de la vejiga es innecesaria, excepto cuando se requiere para cerrar la apertura de la fístula. El divertículo de Meckel se produce proximal al íleon terminal; no afectaría a múltiples segmentos intestinales y no causa "envoltura de grasa".

12. La respuesta es B. Este paciente presenta una enfermedad de Crohn recurrente en forma de obstrucción por estenosis, que es la manifestación más frecuente que requiere cirugía. Después de la operación, el riesgo de manifestaciones recurrentes de la enfermedad de Crohn que requieren reintervención es de 50%, y sigue siendo de 50% después de cada procedimiento quirúrgico. Las estenosis, a diferencia de las fístulas y las perforaciones, pueden tratarse mediante la derivación del segmento de intestino implicado, aunque se prefiere la resección excepto cuando el riesgo es demasiado grande. El riesgo de cáncer está relacionado con la cronicidad de la enfermedad y casi nunca requerirá resección extensa del intestino delgado, que puede dejar al paciente con un síndrome de intestino corto (un trastorno difícil de tratar en esta población). Las estenosis anastomóticas posoperatorias causan síntomas muy pronto en el posoperatorio, no años después. Si este paciente hubiera tenido previamente una resección del íleon terminal, desarrollaría una deficiencia de vitamina B_{12}, no de folato.

13. La respuesta es E. Cuando la cirugía es necesaria para tratar las complicaciones de la enfermedad de Crohn, las operaciones son "conservadoras", según la longitud de la resección; por tanto, cuando hay una lesión obstructiva, sólo es necesario resecar un tramo corto de intestino. En el caso descrito, hay que extirpar el íleon distal y el ciego. Las resecciones radicales no son necesarias, ya que no reducen el riesgo de recidiva y, en última instancia, pueden contribuir a la aparición del síndrome de intestino corto si se requieren varias resecciones durante largos periodos. Además, la resección del mesenterio y los ganglios linfáticos (p. ej., para una cirugía de cáncer) es innecesaria. Los procedimientos de derivación sin resección se reservan sólo para los casos más difíciles, en los que la resección no puede realizarse con seguridad. La estricturoplastía es apropiada ocasionalmente para estenosis sintomáticas cortas en el intestino delgado.

14. La respuesta es D. La segunda semana posoperatoria es el momento habitual para el desarrollo de complicaciones graves, como la dehiscencia de la herida abdominal, la rotura de la anastomosis intestinal y el absceso intraperitoneal. El síndrome del asa ciega ocurre de forma poco frecuente, y aunque provoca dolor y diarrea, no causa fiebre ni íleo. La pielonefritis suele causar dolor en el costado y piuria. La enfermedad de Crohn no reaparece de inmediato ni provoca signos a menos que se hayan producido complicaciones. La enterocolitis seudomembranosa causa sensibilidad sobre el colon transverso y, en ocasiones, sobre el colon descendente, con diarrea. De las opciones mencionadas, un absceso intraabdominal es el diagnóstico más probable.

15. La respuesta es C. El pronóstico de la enfermedad de Crohn, que requiere una intervención quirúrgica, no es bueno porque 50% de los pacientes necesita otras intervenciones quirúrgicas en los 5 años siguientes a la primera operación; de modo que la probabilidad de curación es inferior a 50%. El tratamiento médico (incluidos los agentes antiinflamatorios y los fármacos antibióticos) no ha resultado eficaz para prevenir la reaparición de la enfermedad. La extirpación del íleon terminal no tiene efecto alguno sobre la recurrencia de la enfermedad o la absorción de hierro; sin embargo, la absorción de vitamina B_{12} se ve afectada significativamente.

16. La respuesta es C. En primer lugar deben realizarse radiografías simples y en posición erecta del abdomen. Es posible que se necesiten más estudios en función de los resultados de este estudio inicial.

17. La respuesta es C. Como en el caso de todas las obstrucciones intestinales, el tratamiento inicial consiste en la aspiración nasogástrica, administración de líquidos intravenosos y reanimación, prestando atención especial a la corrección de las anomalías metabólicas y electrolíticas. Una vez que el paciente ha sido reanimado de forma adecuada, se puede tomar la decisión de observar cuidadosamente o intervenir de manera operatoria.

18. La respuesta es D. El dolor abdominal y la diarrea después de un tratamiento con antibióticos es altamente sugerente de colitis asociada a antibióticos o seudomembranosa. El diagnóstico puede hacerse mediante proctoscopia, que demuestra la presencia de seudomembranas, o mediante el título de heces para la toxina de *Clostridium difficile*. La proctoscopia establece el diagnóstico de inmediato. El enema de bario está contraindicado.

19. La respuesta es A. Es preciso suspender los antibióticos y empezar a administrar metronidazol. La vancomicina oral también es eficaz, pero es más costosa. La colectomía rara vez es necesaria sólo en casos graves.

20. La respuesta es A. El divertículo de Meckel es el divertículo más común del tracto gastrointestinal y se rige por la regla de los 2: 2 pies (60.9 cm) desde la válvula ileocecal, 2% de incidencia, 2 cm de longitud y proporción 2:1 entre hombres y mujeres. Pueden provocar hemorragias debido a la heterotropía de la mucosa gástrica, así como invaginación y obstrucción. Un divertículo de Meckel asintomático no debe ser resecado.

21. La respuesta es C. La tomografía computarizada del abdomen y la pelvis es la prueba más útil para confirmar el diagnóstico de sospecha de diverticulitis. El aire libre se detecta en la radiografía de tórax en menos de 3% de los pacientes con diverticulitis. El enema de contraste debe evitarse en general en las fases iniciales de la diverticulitis. La colonoscopia para excluir un cáncer de sigmoides puede ser útil después de que el estado del paciente se haya estabilizado.

22. La respuesta es C. Esta paciente presenta una historia clásica y hallazgos físicos de absceso perirrectal. La terapia antibiótica no curará el absceso. Es necesario el drenaje definitivo. Esta terapia será curativa en aproximadamente 50% de los pacientes, y el resto desarrollará una fístula; sin embargo, el médico debe tratar el absceso en sí mismo en la presentación inicial. No se recomiendan los intentos de tratar de forma definitiva cualquier tracto fistuloso en la presentación inicial debido a las posibles complicaciones, como la lesión de los músculos del esfínter y las dificultades de continencia.

23. La respuesta es D. Aunque muchos tumores hepáticos sufren una hemorragia espontánea, esta condición ocurre con mayor frecuencia con los adenomas de células hepáticas. Hasta 30% de los pacientes presenta rotura espontánea en la cavidad peritoneal como hallazgo inicial.

24. La respuesta es D. Cuando la paciente sigue sangrando, la resección hepática de urgencia tras una rotura aguda se asociaría a una elevada morbilidad y mortalidad. Aunque la ligadura de la arteria hepática puede controlar la hemorragia, probablemente pueda realizarse de forma menos invasiva mediante embolización radiológica. Una vez que la hemorragia esté controlada y la paciente se recupere, debe realizarse una resección electiva para evitar futuras hemorragias.

25. La respuesta es E. Los casos de diverticulitis complicados con perforación y formación de abscesos se tratan mejor mediante drenaje percutáneo en ausencia de evidencia de peritonitis difusa. Los pacientes jóvenes (en general, considerados menores de 50 años de edad) con un único caso grave como éste deben ser considerados para una resección a intervalos de la sección enferma del intestino debido al alto riesgo de episodios graves posteriores. Los pacientes de mayor edad suelen ser remitidos tras un segundo episodio. La colonoscopia no debe realizarse de forma sistemática durante la fase aguda de un episodio de diverticulitis, sino que debe realizarse previamente en un intervalo. La intervención quirúrgica durante la fase aguda se reserva para los casos que presentan peritonitis difusa, perforación o empeoramiento continuo del cuadro clínico a pesar del tratamiento no quirúrgico adecuado. La anastomosis primaria suele evitarse en caso de infección y contaminación graves.

26. La respuesta es C. La hemorragia aguda por varices suele producirse debido a la hipertensión portal derivada de la cirrosis subyacente. Otras causas de hemorragia digestiva alta que también deben considerarse en estos pacientes son la gastritis y la úlcera péptica. La endoscopia gastrointestinal superior es la forma más rápida de hacer el diagnóstico del lugar e identificar la causa de la hemorragia gastrointestinal superior.

27. La respuesta es D. Una vez realizado el diagnóstico, la escleroterapia es el método preferido para tratar la hemorragia aguda por varices. Tiene éxito en 90% de los pacientes.

28. La respuesta es A. La derivación portocava, la derivación mesocava, la escleroterapia, la derivación portosistémica intrahepática transyugular y la derivación selectiva de Warren para la hemorragia recurrente podrían tener éxito en la prevención de la hemorragia a largo plazo. Sin embargo, la derivación portocava haría que un posterior trasplante de hígado fuera en extremo difícil y peligroso.

29. La respuesta es D. La colangitis es una enfermedad potencialmente mortal. Este paciente presenta la tríada de Charcot de dolor, fiebre e icteria.

30. La respuesta es D. La pancreatitis aguda no complicada se trata mejor de forma conservadora con descompresión nasogástrica, hidratación intravenosa, reposo intestinal y analgésicos. El diagnóstico por imagen con ecografía, tomografía computarizada, resonancia magnética o colangiopancreatografía por resonancia magnética puede ser útil para establecer una posible etiología (cálculos biliares) o detectar complicaciones. La CPRE no debe utilizarse de forma sistemática durante la presentación aguda debido al riesgo de que la pancreatitis asociada a la CPRE complique la situación aguda. La CPRE debe reservarse para casos específicos en los que haya evidencia de obstrucción biliar. La evaluación de la anatomía del conducto pancreático puede ser útil a intervalos para ayudar a evaluar las causas de pancreatitis crónica o recurrente.

31. La respuesta es E. El paciente tiene un seudoquiste en desarrollo. Si está infectado, se indica el drenaje percutáneo. Si es de larga duración, está indicado el drenaje interno (como una cistogastro anastomosis). Sin embargo, es posible que haya resolución en la fase inicial, por lo que no está indicada intervención alguna.

32. La respuesta es A. Cuando los pacientes son irresecables debido a las metástasis a distancia en el momento de la cirugía, el cirujano debe llevar a cabo varias acciones. Una derivación biliar (hepatoyeyunostomía) alivia la ictericia obstructiva, y junto a ella se efectúa una colecistectomía. Una derivación gástrica (gastroyeyunostomía) evita la obstrucción de la salida gástrica que se observa en 19% de los pacientes con cáncer periampollar no resecados. Se ha demostrado que un bloqueo del nervio del tronco celiaco reduce de manera significativa el dolor relacionado con cáncer. El cirujano también debe realizar un diagnóstico tisular, en este caso tomando una biopsia de una de las metástasis hepáticas. Una biopsia pancreática adicional es innecesaria y añade riesgos.

33. La respuesta es E. Los hallazgos que determinan la irresecabilidad en la tomografía computarizada preoperatoria incluyen el revestimiento de la arteria mesentérica superior o el tronco celiaco proximal y la oclusión de la vena mesentérica superior o la vena porta. Los tumores que colindan con estos vasos, pero que no los rodean ni los ocluyen, no son una contraindicación para la resección. La arteria gastroduodenal se liga durante una pancreatoduodenectomía, por lo que su oclusión no impide la resección. Una arteria hepática derecha sustituida no es infrecuente y debe ser preservada; sin embargo, esto no excluye la resección.

34. La respuesta es C. La irrigación sanguínea de las vísceras es importante en la cirugía gastrointestinal. Es factible sacrificar tres de las cuatro arterias principales, y el flujo sanguíneo al estómago seguirá conservándose a través de la circulación colateral. El cuerpo y la cola del páncreas son irrigados por ramas de la arteria esplénica.

35. La respuesta es E. El duodeno y la cabeza del páncreas son irrigados por las arterias pancreatoduodenales superior e inferior que nacen de las arterias gastroduodenal y mesentérica superior, respectivamente.

36. La respuesta es A. La curvatura menor proximal del estómago es irrigada por la arteria gástrica izquierda (que surge del tronco celiaco).

37. La respuesta es B. La arteria gastroepiploica derecha irriga la curvatura mayor distal del estómago.

38. La respuesta es D. El fondo del estómago es irrigado por las arterias gástricas cortas.

39. La respuesta es C. El paciente presenta una enfermedad metastásica y la mejor opción es la quimioterapia paliativa. La derivación, como la gastroyeyunostomía, puede utilizarse en casos de obstrucción irresecable. La gastrectomía puede utilizarse para los tumores en etapas tempranas, y la terapia agresiva, como la gastrectomía total, no ha aumentado la supervivencia. La radioterapia no es eficaz en el tratamiento del cáncer gástrico.

40. La respuesta es D. La paciente sigue comprometida en sentido hemodinámico, por lo que el procedimiento de elección es la resección en cuña y no los procedimientos definitivos de la úlcera que implican una resección formal. La muestra de la úlcera puede ser examinada en busca de evidencia de neoplasia maligna. La quimioterapia por CHOP se reserva para los casos de linfoma gástrico y no se utiliza en el contexto de la perforación aguda. La reparación primaria, o el cierre con sutura, no cubre la cuestión de la neoplasia maligna.

41. La respuesta es A. El paciente tiene signos y síntomas de enfermedad ulcerosa. La prueba más sensible para los síntomas de la úlcera es la EGD. Es poco probable que la tomografía computarizada proporcione información sobre la enfermedad luminal. La radiografía de abdomen es útil para la perforación, pero es poco probable que aporte hallazgos en casos no complicados. El seguimiento permite evaluar el intestino delgado, aunque una serie gastrointestinal superior con bario puede identificar la ulceración del estómago. La colangiopancreatografía por resonancia magnética es una prueba razonable para la enfermedad hepatobiliar, pero no tiene papel alguno en los pacientes con úlcera.

42. La respuesta es C. Las bandas adhesivas obstructivas tras la cirugía abdominal son la causa más frecuente de obstrucción intestinal, y pueden ser difusas o solitarias. Una obstrucción parcial del intestino delgado suele responder a un tratamiento conservador con descompresión nasogástrica e hidratación. La obstrucción completa del intestino delgado suele requerir intervención quirúrgica.

43. La respuesta es A. La paciente tiene signos y síntomas de obstrucción parcial del intestino delgado, probablemente debido a adherencias de su cirugía anterior. El tratamiento inicial consiste en cuidados de apoyo, con líquidos intravenosos para la reanimación de volumen, corrección de desequilibrios electrolíticos y colocación de una sonda nasogástrica para la descompresión. La EGD no será diagnóstica para la mayor parte del intestino delgado. La cápsula endoscópica proporciona una visión de la mucosa y es más útil para identificar lesiones masivas. La laparotomía puede estar indicada si el paciente evoluciona hacia una obstrucción intestinal completa. El estudio TEP identifica las zonas de mayor captación metabólica (tumor).

44. La respuesta es C. La paciente tiene las características de un brote de la enfermedad de Crohn. El medio más apropiado para el diagnóstico sería la tomografía computarizada, y luego el tratamiento con antiinflamatorios. Los líquidos intravenosos rara vez están contraindicados, pero esta paciente no tiene obstrucción o íleo que justifique la colocación de una sonda nasogástrica. La EGD no sería útil para el diagnóstico del intestino delgado en este caso. La laparotomía sería demasiado agresiva y podría no ayudar a la paciente. La TEP es más útil para detectar neoplasias, que no es una preocupación principal en este caso.

45. La respuesta es C. La grasa se procesa en micelas para ser absorbida en el intestino. Los hidratos de carbono son digeridos por la amilasa y absorbidos directamente. La vitamina B_{12} se transporta de forma activa en el íleon terminal en forma de complejo con el factor intrínseco.

46. La respuesta es D. La paciente tiene una neoplasia conocida y, en este caso, el tratamiento primario es quirúrgico. Es factible emplear vigilancia anual en el entorno posoperatorio. La quimioterapia puede utilizarse para la enfermedad en etapa avanzada. La RAP (resección abdominoperineal) es la técnica de elección sólo para los tumores rectales bajos.

47. La respuesta es E. La paciente puede tener una enfermedad inflamatoria intestinal, que se analiza con marcadores de inflamación (recuento de leucocitos, PCR [proteína C reactiva]), tasa de sedimentación eritrocitaria), anticuerpos (ACAN/AASC) y colonoscopia. La cápsula endoscópica se utiliza para evaluar la luz del intestino delgado y puede estar indicada, pero no forma parte del estudio inicial.

48. La respuesta es C. El paciente tiene una colitis asociada a antibióticos; el organismo causante más probable es *Clostridium difficile*. Los antidiarreicos como la loperamida están contraindicados. La vancomicina intravenosa no es eficaz, y la rifampicina puede utilizarse sólo en raras ocasiones en algunos casos refractarios. La colectomía es razonable en los casos de megacolon, pero primero debe intentarse la terapia antibiótica.

49. La respuesta es A. La paciente presenta hallazgos característicos de hiperplasia nodular focal. Es un hallazgo incidental, sin necesidad de tratamiento específico para las lesiones pequeñas, ya que la rotura espontánea es rara. Existe relación con los anticonceptivos orales, por lo que éstos deben evitarse. La ligadura de la arteria hepática es una técnica útil sólo en casos de rotura. La escisión quirúrgica se reserva para las lesiones más grandes o sintomáticas.

50. La respuesta es D. La paciente necesita más pruebas diagnósticas antes de ser intervenida. La ictericia, el hígado palpable y el dolor sugieren una obstrucción del árbol biliar. La tomografía computarizada es la más apropiada entre las opciones enumeradas, ya que demostraría una causa anatómica, aunque la resonancia magnética o la CPRE también serían pertinentes. La ecografía del cuadrante superior derecho podría demostrar dilatación ductal, pero no aportará información suficiente para un diagnóstico definitivo. La AIDH es más útil para la colecistitis. La colecistectomía puede estar indicada, pero primero debe descartarse una lesión masiva.

51. La respuesta es B. La paciente demuestra evidencia de coledocolitiasis. La CPRE ofrece la mejor información anatómica que confirma la presencia de cálculos y la posibilidad de aliviar la obstrucción mediante esfinterotomía. La colecistectomía laparoscópica es una opción, pero es poco probable que solucione sus síntomas principales y está relativamente contraindicada sin otra intervención. Es poco probable que la gammagrafía ofrezca información relevante más allá de confirmar la obstrucción del árbol biliar. Una sonda de colecistostomía también aliviará la obstrucción, pero por lo general se reserva para aquéllos con colangitis que están demasiado enfermos para tolerar procedimientos más invasivos. La hepatoyeyunostomía es un medio eficaz de derivación biliar, pero sólo en caso de estenosis biliar benigna y no de enfermedad litiásica.

52. La respuesta es C. Los cálculos biliares son la causa más importante de pancreatitis. El consumo de alcohol es otra etiología principal, pero es menos probable dado el aumento de la amilasa. Los esteroides causan pancreatitis de forma infrecuente, y este paciente no ha informado de su uso. La infección viral es menos probable sin un pródromo. El páncreas dividido es una causa congénita poco frecuente.

53. La respuesta es D. Este paciente presenta choque, probablemente debido a pancreatitis infectada o a necrosis pancreática. Es probable que el paciente se deteriore sin un desbridamiento rápido. La prueba gastrointestinal superior no sería diagnóstica, al igual que la EGD. La CPRE está contraindicada, ya que es probable que empeore el proceso agudo. La biopsia es razonable, pero dada la descompensación aguda, se prefiere el desbridamiento quirúrgico.

54. La respuesta es B. Las arterias gástricas cortas nacen del bazo. Constituyen una red anastomótica importante en los casos de trombosis de la vena porta, cuando pueden dar lugar a varices gástricas. El ligamento gastroesplénico contribuye de forma importante a la estabilización esplénica; no existe un ligamento pancreatoesplénico.

55. La respuesta es E. La esferocitosis hereditaria y la eliptocitosis hereditaria son indicaciones de esplenectomía, pero son muy poco frecuentes. La drepanocitosis, no el rasgo, puede ser una indicación si hay esplenomegalia. El hiperesplenismo primario es una indicación de esplenectomía, pero es muy poco frecuente.

56. La respuesta es C. El paciente presenta signos y síntomas de una hernia inguinal. La presencia de hernia es una indicación de reparación quirúrgica. Los antibióticos pueden estar indicados en casos de infección, pero el paciente no presenta signos de linfadenopatía. Los marcadores tumorales son útiles en el estudio de las masas testiculares sospechosas de neoplasia. En general, no es necesario realizar pruebas de imagen antes de emprender la reparación de la hernia.

57. La respuesta es C. Este caso describe un adenocarcinoma gástrico en una paciente con factores de riesgo de *Helicobacter pylori* y probables antecedentes familiares de cáncer de colon hereditario no poliposico. De acuerdo con la estadificación de esta paciente mediante imágenes, tiene un tumor T1b con posible enfermedad N1, que es un adenocarcinoma gástrico en etapa IIA. El siguiente paso es descartar la enfermedad metastásica mediante laparoscopia diagnóstica para evaluar si hay metástasis peritoneales no detectadas en la tomografía computarizada (C), lo que llega a ocurrir en un tercio de los pacientes. El adenocarcinoma gástrico no se detecta de forma fiable en la TEP (B), y ésta no se utiliza de forma sistemática para la estadificación. Si la laparoscopia de estadificación es negativa para la enfermedad metastásica, una gastrectomía distal, reconstrucción Billroth II y linfadenectomía (D) constituyen una estrategia de resección adecuada. La opción E describe los pasos siguientes en la estadificación y el tratamiento del linfoma gástrico. El tratamiento de *H. pylori* (A) es inadecuado, ya que no permite diagnosticar el cáncer.

58. La respuesta es A. Los hemangiomas son la lesión hepática benigna más común y son más frecuentes en mujeres que en hombres. El realce centrípeto es característico.

59. La respuesta es C. Se trata de una lesión benigna y no es necesario resecarla. NO se debe hacer una biopsia.

60. La respuesta es D. Este paciente en estado crítico probablemente tiene colecistitis acalculosa. La ecografía no muestra cálculos biliares. Es posible que la gammagrafía AIDH muestre falta de llenado de la vesícula biliar y esto confirmaría el diagnóstico.

61. La respuesta es D. Los antibióticos por sí solos son insuficientes para tratar la colecistitis. Este paciente en estado crítico con ventilación mecánica e inotrópicos no es buen candidato para la cirugía y, por tanto, debe someterse a la colocación de una sonda de colecistostomía percutánea para la descompresión.

62. La respuesta es A. La mucosa gástrica ectópica provoca hemorragia indolora cuando está presente en el divertículo de Meckel.

63. La respuesta es B. Los pacientes pueden ser monitorizados durante 3 a 5 días con una sonda nasogástrica, fluidos intravenosos y monitorización de exámenes/valores de laboratorio para ver si una obstrucción parcial del intestino delgado se resuelve sin intervención quirúrgica. Una dieta con líquidos claros exacerbaría los síntomas obstructivos de los pacientes durante este tiempo.

64. La respuesta es C. La cirugía se utiliza para tratar las complicaciones de la enfermedad de Crohn, mientras que el tratamiento médico trata la enfermedad en sí.

65. La respuesta es C. La tomografía computarizada con contraste intravenoso del abdomen y la pelvis puede obtenerse con facilidad en la mayoría de los servicios de urgencias, y es capaz de identificar, caracterizar y localizar el lugar de la obstrucción.

66. La respuesta es B. El factor intrínseco es secretado por el estómago y se une a la vitamina B_{12} para ayudar a su absorción en el íleon terminal. La carencia de vitamina B_{12} puede producirse tras la resección del íleon terminal (p. ej., en pacientes con enfermedad de Crohn).

67. La respuesta es C. La paciente tiene las características de un brote de la enfermedad de Crohn. El medio más apropiado para el diagnóstico sería la tomografía computarizada, seguida por tratamiento con fármacos antiinflamatorios. Los líquidos intravenosos rara vez están contraindicados, pero esta paciente no tiene obstrucción o íleo que justifique la colocación de una sonda nasogástrica. La EGD no sería útil para el diagnóstico del intestino delgado en este caso. La laparotomía sería demasiado agresiva y podría no ayudar a la paciente. La TEP es más útil para detectar neoplasias, que no es una preocupación principal en este caso.

68. La respuesta es D. La colectomía sigmoidea está indicada tras un solo episodio de diverticulitis, complicada o no, en pacientes inmunodeprimidos. En pacientes no inmunodeprimidos, la decisión de recomendar la colectomía sigmoidea electiva tras la recuperación de una diverticulitis aguda no complicada debe ser individualizada. La colectomía sigmoidea electiva se suele aconsejar tras episodios complicados de diverticulitis, pero se evita en los pacientes que no toleran la cirugía (como los de edad avanzada y aquellos que presentan comorbilidades importantes).

69. La respuesta es A. El tratamiento conservador de las hemorroides sintomáticas debe intentarse siempre antes de los tratamientos invasivos, excepto en los casos de hemorroides internas encarceladas/estranguladas o de hemorroides externas trombosadas que se presenten dentro de las 72 horas siguientes al inicio de los síntomas. La nitroglicerina tópica se utiliza para tratar las fisuras anales, no las hemorroides.

Parte V: Trastornos
mamarios y endocrinos

Capítulo
16

Trastornos mamarios

Christina Paluskievicz • Steven Feigenberg • Emily Bellavance

Puntos clave del capítulo

◆ El cáncer de mama es muy frecuente. La mamografía reduce la mortalidad por cáncer de mama.

◆ Un fuerte antecedente familiar o el diagnóstico a una edad temprana podrían estar asociados a mutaciones genéticas, incluido el *BRCA*. La presencia de estas mutaciones puede influir en la elección del tratamiento.

◆ En las lesiones que se diagnostican como carcinoma ductal *in situ*, 15% tiene un componente invasivo en el momento de la escisión.

◆ El carcinoma lobular *in situ* confiere mayor riesgo de cáncer mamario en ambas mamas.

◆ Las tasas de supervivencia son las mismas para las pacientes tratadas con resección agresiva y aquellas que reciben terapias de conservación de la mama (tumorectomía y radiación).

◆ Los tumores suelen drenar primero a un ganglio concreto, denominado ganglio "centinela". En el cáncer de mama, éste suele estar en la axila. Si el ganglio centinela es negativo para el tumor, la paciente puede ahorrarse la morbilidad de una disección de los ganglios axilares.

◆ El cáncer de mama localmente avanzado y el cáncer de mama inflamatorio requieren terapia multimodal.

◆ La secreción del pezón es preocupante si es unilateral, sanguinolenta o espontánea. La causa más frecuente es el papiloma intraductal, y el tratamiento es la escisión.

Asociaciones de cirugía crítica

Si escucha/ve	Piense en
Carcinoma ductal *in situ*	Resección y radiación
Carcinoma lobular *in situ*	Mayor riesgo de cáncer de mama bilateral
Lumpectomía (mastectomía parcial)	Supervivencia equivalente a la de la mastectomía
Cáncer de mama inflamatorio	Tratamiento inicial con quimiorradiación

(continúa)

Si escucha/ve	Piense en
Secreción sanguinolenta del pezón	Papiloma intraductal
Escápula alada	Lesión del nervio torácico largo

PRINCIPIOS GENERALES
Anatomía (figura 16-1)

I. **Bordes**
   A. **Borde superior:** clavícula.
   B. **Borde medial:** borde lateral del esternón.
   C. **Borde inferior:** pliegue inframamario/sexta costilla.
   D. **Borde lateral:** dorsal ancho.
   E. **Borde posterior:** pectoral mayor.

II. **Vasculatura:** dado que la mama está bien vascularizada, los cirujanos de mama deben conocer varios vasos importantes (figura 16-2).
   A.**Irrigación arterial.**
      1. **Arteria axilar:**
         a. **Arteria toracoacromial.**
         b. **Arteria torácica lateral.**
      2. **Arteria mamaria interna:**
         a. **Perforadoras intercostales anteriores.**
   B. **Retorno venoso.**
      1. **Vena axilar (primaria).**
      2. **Venas intercostales posteriores.**
      3. **Venas mamarias internas.**
   C. **Drenaje linfático:** sigue al drenaje venoso.
      1. **Cadena axilar:** dividida en tres niveles en relación con el músculo pectoral menor.
      2. **Ganglios de Rotter:** entre los músculos pectorales mayor y menor.
      3. **Cadena mamaria interna:** sigue a los vasos mamarios internos y proporciona un drenaje medial.

EVALUACIÓN DE LA MAMA
Exploración física

I. **Inspección visual:** el paciente se sienta, levanta los brazos rectos hacia arriba y luego presiona las caderas para contraer el músculo pectoral mayor.
   A. **Simetría y retracción del pezón.**
   B. **Cambios en la piel:** observe el color, la textura, los hoyuelos, el edema ("piel de naranja") y la ulceración (tumor visible).

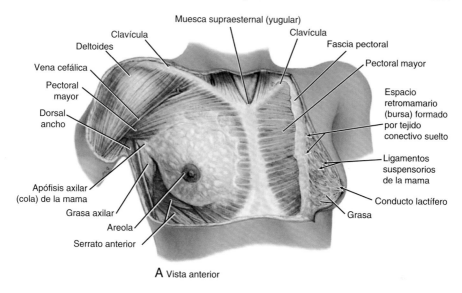

A Vista anterior

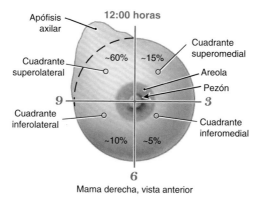

B Cuadrantes de la mama: porcentaje de tumores malignos

Figura 16-1. Anatomía de la mama femenina, disección superficial. **A.** Disección. En el lado izquierdo de la figura, se ha retirado la piel; en el lado derecho se observa la sección sagital de la mama. Dos tercios de la mama descansan sobre la fascia pectoral que cubre el pectoral mayor; el otro tercio descansa sobre la fascia que cubre el músculo serrato anterior. La región de tejido conectivo suelto entre la fascia pectoral y la superficie profunda de la mama, denominado espacio retromamario (*bursa*), permite que la mama se mueva sobre la fascia profunda. El cáncer puede propagarse por contigüidad (invasión del tejido adyacente). Cuando las células del cáncer de mama invaden el espacio retromamario, se adhieren o invaden la fascia pectoral que recubre el pectoral mayor, o hacen metástasis en los ganglios interpectorales, la mama se eleva cuando el músculo se contrae. Este movimiento es un signo clínico de cáncer de mama avanzado. **B.** Cuadrantes mamarios. Para la localización anatómica y la descripción de los tumores y quistes, la superficie de la mama se divide en cuatro cuadrantes. (De Agur AMR, Dalley AF. *Grant's Atlas of Anatomy*, 15th ed. Wolters Kluwer Health; 2020, Fig. 3-4).

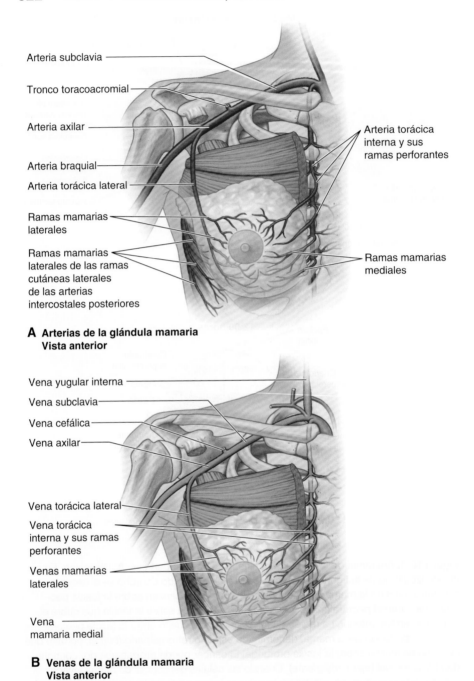

Arteria subclavia

Tronco toracoacromial

Arteria axilar

Arteria braquial

Arteria torácica lateral

Ramas mamarias laterales

Ramas mamarias laterales de las ramas cutáneas laterales de las arterias intercostales posteriores

Arteria torácica interna y sus ramas perforantes

Ramas mamarias mediales

A Arterias de la glándula mamaria
Vista anterior

Vena yugular interna

Vena subclavia

Vena cefálica

Vena axilar

Vena torácica lateral

Vena torácica interna y sus ramas perforantes

Venas mamarias laterales

Vena mamaria medial

B Venas de la glándula mamaria
Vista anterior

Figura 16-2. Drenaje linfático y vasculatura de la mama. **A.** Arterias. **B.** Venas.

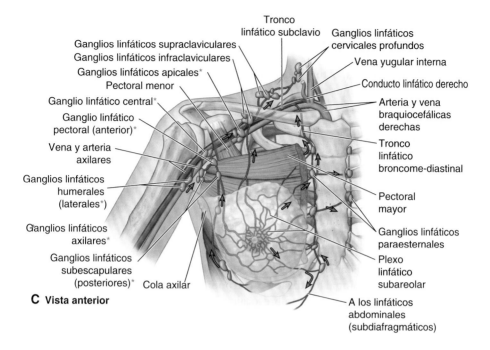

Tronco linfático subclavio
Ganglios linfáticos supraclaviculares
Ganglios linfáticos infraclaviculares
Ganglios linfáticos apicales*
Pectoral menor
Ganglio linfático central*
Ganglio linfático pectoral (anterior)*
Vena y arteria axilares
Ganglios linfáticos humerales (laterales*)
Ganglios linfáticos axilares*
Ganglios linfáticos subescapulares (posteriores)*
Cola axilar
C Vista anterior

Ganglios linfáticos cervicales profundos
Vena yugular interna
Conducto linfático derecho
Arteria y vena braquiocefálicas derechas
Tronco linfático broncome-diastinal
Pectoral mayor
Ganglios linfáticos paraesternales
Plexo linfático subareolar
A los linfáticos abdominales (subdiafragmáticos)

Figura 16-2. *(Continuación)* **C.** Drenaje linfático. Los ganglios linfáticos axilares se indican con asteriscos (verde). A, arteria(s); V, vena(s). (De Agur AMR, Dalley AF. *Moore's Essential Clinical Anatomy*, 6th ed. Wolters Kluwer Health; 2019, Fig. 4-9).

II. Palpación: con el paciente en decúbito supino y con el brazo ipsilateral por encima de la cabeza, palpar en busca de masas o densidades asimétricas.

    A. Secreción del pezón: provocada con la presión sobre el conducto dañado; también puede ser espontánea.

    B. Ganglios: examine las cadenas ganglionares axilar, cervical, mamaria interna y supraclavicular.

Examen radiológico

I. Mamografía

    A. Mamografía de referencia: a partir de los 40 años de edad.

    B. Pacientes de alto riesgo: inicie la detección a una edad más temprana.

    C. Mamografía: muestra la arquitectura de la mama, asimetría, engrosamiento de la piel, masas irregulares y microcalcificaciones.

REFERENCIA A NMS. CIRUGÍA. CASOS CLÍNICOS

Véase *NMS. Cirugía. Casos clínicos*, 3.ª edición, Caso 11.2: Evaluación de una anomalía mamográfica.

II. Ecografía: no se recomienda para la detección; es útil para evaluar los ganglios linfáticos axilares.

III. Resonancia magnética

A. Muy sensible, pero no es una evaluación específica de la mama.

B. Pemite detectar el tumor dentro de la mama o las cadenas de los ganglios linfáticos y el tumor residual después de la lumpectomía o la terapia sistémica.

Biopsia

I. Biopsia con aguja

A. **Aspiración con aguja fina:** uso limitado para la mama; mejor para la biopsia de ganglios axilares.

B. **Biopsia con aguja gruesa:** preferible para las lesiones mamarias.

1. **Biopsia estereotáctica:** utiliza un equipo mamográfico para desplegar una aguja gruesa en las anomalías.

2. **Biopsia guiada por ecografía.**

II. Biopsia quirúrgica (biopsia escisional). Extirpa por completo la lesión

A. **Biopsia escisional después de una biopsia de aguja benigna:** (tabla 16-1).

B. **Biopsia escisional localizada con arpón:** biopsia escisional después de que el radiólogo coloque un alambre localizador para identificar el sitio.

Recordatorios

- La biopsia es necesaria para diagnosticar las masas palpables y las anomalías detectadas por imagen.
- Se prefiere la biopsia de núcleo para las lesiones mamarias.

ENFERMEDAD MAMARIA BENIGNA

Enfermedades infecciosas e inflamatorias de la mama

I. **Celulitis y mastitis:** la infección de la mama suele estar asociada a la lactancia.

A. **Signos y síntomas:** enrojecimiento, sensibilidad.

B. **Diagnóstico:** eritema que palidece con la presión.

Tabla 16-1. Indicaciones de escisión tras una biopsia con aguja gruesa

Falla en el muestreo de calcificaciones
Diagnóstico de hiperplasia ductal atípica
Diagnóstico de hiperplasia lobular atípica o carcinoma lobular *in situ**
Falta de concordancia entre los hallazgos de imagen y el diagnóstico histológico
Cicatriz radial (lesión mamaria proliferativa no relacionada con la cirugía)
Lesiones papilares
Atipia epitelial plana

* La escisión quirúrgica para la hiperplasia lobular atípica y el carcinoma lobular *in situ* es controvertida.

C. **Etiología: bacterias (*Staphylococcus* o *Streptococcus*),** que entran por el pezón.

D. **Tratamiento.**

1. Curso de 10-14 días de antibióticos y mejora de la técnica de amamantamiento.

2. Las lesiones que no se resuelven requieren un estudio adicional para el absceso.

II. **Absceso:** acumulación de líquido purulento; se trata mediante drenaje quirúrgico con un ciclo de antibióticos.

A. **Signos y síntomas:** enrojecimiento, sensibilidad, fluctuación en la exploración física.

B. **Diagnóstico**

1. Exploración física.

2. La ecografía puede delinear lesiones profundas o sutiles.

C. **Etiología:** bacterias de la piel.

D. **Tratamiento:** requiere drenaje quirúrgico, antibióticos para la celulitis.

E. **Absceso subareolar crónico:** se desarrolla un tracto sinusal desde el conducto galactóforo hasta la areola.

1. **Signos y síntomas:** drenaje maloliente.

2. **Diagnóstico:** exploración física.

3. **Tratamiento:** requiere la escisión completa del tracto sinusal.

4. **Recurrencia:** frecuente.

F. **Enfermedad de Mondor:**

1. **Etiología:** flebitis de la vena toracoepigástrica.

2. **Diagnóstico:** cordón palpable y sensible que recorre el cuadrante superior.

3. **Tratamiento:** curso autolimitado, por lo que el tratamiento es con antiinflamatorios no esteroideos (AINE) y compresas calientes.

Lesiones benignas

I. **Cambios fibroquísticos:** nodularidad benigna con o sin dolor.

II. **Fibroadenoma:** tumor mamario benigno con tejido estromal fibroso con un componente epitelial, más frecuente en mujeres jóvenes.

III. **Tumores filoides:** tumores mamarios fibroepiteliales con anomalías del tejido conectivo.

A. **Neoplasia maligna:** poco frecuente, relacionada con el número de mitosis por campo de alta potencia.

B. **Tratamiento:** escisión local amplia o mastectomía.

IV. **Adenosis esclerosante:** proliferación de acinos en los lobulillos, que al parecer habrían invadido el estroma mamario circundante.

V. **Necrosis grasa**

A. Asociado a traumatismo o a radioterapia.

B. Puede simular cáncer con una masa o una retracción de la piel.

VI. **Ectasia del conducto mamario**

A. Dilatación de los conductos subareolares, que pueden llenarse de restos celulares.

B. Quizá se presente como una masa retroareolar palpable o secreción del pezón.

VII. **Quistes:** diagnóstico por ecografía. Aspiración con aguja para los quistes sintomáticos grandes.

A. **Color.**
1. **Quiste simple:** líquido claro o verde y es benigno.
2. **Galactocele:** quiste benigno lleno de leche.
3. **Quiste sanguinolento:** quizá represente atipia o malignidad.
B. **Resolución del quiste.**
1. **Resolución completa:** realice ecografía de seguimiento.
2. **Resolución incompleta:** trate como una masa mamaria y extirpar.

FUENTE CONFIABLE

Susan G. Komen: Benign Breast Conditions. Disponible en: https://ww5.komen.org/BreastCancer/BenignConditions.html

---

VIII. Lesiones de alto riesgo: confieren un mayor riesgo de cáncer de mama.
A. **Hiperplasia ductal atípica (HDA)**
1. Lesión proliferativa epitelial del conducto.
2. **Tamoxifeno:** permite reducir el riesgo de desarrollar cáncer de mama en 86% en pacientes con HDA.
3. Se recomienda la escisión quirúrgica.
B. **Neoplasia lobular.**
1. **Hiperplasia lobular atípica.**
a. **Extensión:** lesión proliferativa epitelial en menos de la mitad de los acinos lobulares.
b. **Riesgo de patología reportada como maligna en la escisión:** 1-20%.
2. **Carcinoma lobular *in situ* (CLIS).**
a. **Extensión:** lesión proliferativa epitelial en más o menos la mitad de los acinos lobulares.
b. **Riesgo de patología reportada como maligna en la escisión:** 4-25%.
c. **Prevención:** el tamoxifeno puede reducir el riesgo de cáncer de mama en ~50%.
d. El raloxifeno puede disminuir el riesgo de cáncer de mama en mujeres posmenopáusicas con CLIS.
C. **Atipia epitelial plana:** lesión de células columnares en unidades lobulares del conducto terminal.
1. El riesgo de cáncer en la escisión es de **10-15%**.
2. Se recomienda la escisión quirúrgica.
D. **Papiloma intraductal:** pólipo del conducto mamario.
1. El riesgo de atipia adyacente o neoplasia en la escisión es de **10%**.
2. Se recomienda la escisión quirúrgica.
E. **Cicatriz radial:** lesión esclerosante compleja.
1. El riesgo de que la patología se convierta en cáncer en la escisión es de **8-30%**.
2. Se recomienda la escisión quirúrgica.

Descarga del pezón

I. **Características**
A. **Por lo general benigno:** secundario a un cambio fibroquístico o a papiloma.
B. **Secreción benigna:** bilateral con líquido claro, verde o blanco que se produce con la estimulación/palpación de la mama.

II. Evaluación y tratamiento
  A. **Mamografía y ecografía:** descarte una masa asociada.
  B. **Drenaje:** de un conducto aislado del pezón que debe ser extirpado.

REFERENCIA A NMS. CIRUGÍA. CASOS CLÍNICOS

Véase *NMS. Cirugía. Casos clínicos*, 3.ª edición, Caso 11.9: Estadificación y pronóstico del carcinoma ductal infiltrante.

Mastalgia

I. Dolor cíclico
  A. **Se relaciona con el ciclo menstrual.**
  B. **Tratamiento:** sostén de soporte y analgésicos.

II. Dolor no cíclico
  A. **Tratamiento.**
    1. Restricción del consumo de cafeína.
    2. Llevar un sostén de soporte de apoyo.
    3. AINE, vitamina E (400 IU/día) y tamoxifeno o danazol (para casos graves).
  B. **Cáncer.**
    1. Debe excluirse como causa del dolor.
    2. Todas las pacientes deben someterse a examen exhaustivo y a mamografía.
    3. La ecografía está indicada para el dolor focal.

 Recordatorios

• Las pacientes pueden continuar amamantando mientras reciben tratamiento para celulitis o mastitis.
• Considere el papiloma intraductal en caso de secreción unilateral y sanguinolenta del pezón.

NEOPLASIAS

Epidemiología y factores de riesgo

I. Epidemiología
  A. **Incidencia.**
    1. Se estimó que en 2020 fueron diagnosticadas 275 000 mujeres con cáncer de mama sólo en Estados Unidos, y se calculó que 42 000 murieron por esta causa.
    2. El sexo femenino y el aumento de la edad son los factores de riesgo más importantes del cáncer de mama.
  B. **Tasa de mortalidad:** disminuyó de forma significativa en las últimas dos décadas debido a la detección más temprana y a las mejoras en el tratamiento.

II. Factores de riesgo: tabla 16-2.
  A. **Antecedentes familiares:** produce un riesgo tres veces mayor.
    1. Familiares de primer grado (es decir, madre, hija, hermana): se ven afectadas. El riesgo es mayor si la familiar es premenopáusica.

Tabla 16-2. Factores de riesgo para el desarrollo de cáncer de mama

No modificable	Modificable
Sexo femenino	Obesidad
Edad	Consumo de alcohol
Antecedente familiar	Edad de la paridad
Lesiones mamarias de alto riesgo	Estilo de vida sedentario
Radiación de la pared torácica	Estrógeno exógeno
Menarquia temprana	Fumar
Densidad mamaria elevada	
Mutación heredada	

2. **Cáncer de mama y ovario hereditario:** el gen del cáncer de mama (*BRCA*) tiene dos formas.
   a. ***BRCA-1:*** 60-80% de riesgo de cáncer de mama a lo largo de la vida; 40% de riesgo de cáncer de ovario.
   b. ***BRCA-2:*** 50-80% de riesgo de cáncer de mama a lo largo de la vida; 15-30% de riesgo de cáncer de ovario.
B. **Factores reproductivos:** menarquia temprana, nuliparidad, edad del primer parto superior a 30 años, menopausia tardía.
C. **Estrógeno exógeno:** aumenta el riesgo de cáncer de mama en mujeres posmenopáusicas.
D. **Estimación del riesgo.**
   1. El modelo Gail modificado es el modelo estadístico más utilizado para estimar el riesgo de cáncer de mama.
   2. Tiene en cuenta el riesgo relacionado con la edad, edad de la menarquia, edad de la paridad, antecedentes de biopsias de mama previas, antecedentes familiares en un familiar de primer grado y origen étnico.

FUENTE CONFIABLE

NIH National Cancer Institute: The Breast Cancer Risk Assessment Tool. Disponible en: calculator. www.bcrisktool.cancer.gov

---

Quimioprofilaxis: reducción del riesgo con medicación

I. **Moduladores selectivos de los receptores de estrógenos**
   A. **Tamoxifeno:** bloquea los receptores de estrógeno en la mama y estimula los receptores en el útero, el hígado y la vagina.
      1. **Reducción del riesgo:** ~50% en pacientes elegibles; > 80% en pacientes con HDA.
      2. **Efectos secundarios:** síntomas vasomotores (sofocos, sudores nocturnos), aumento del riesgo de cáncer de endometrio y eventos tromboembólicos.
   B. **Raloxifeno:** reduce el riesgo en mujeres **posmenopáusicas** elegibles.

II. Inhibidores de la aromatasa (IA)

A. Bloquean la enzima que convierte los andrógenos en estrógenos.

B. Eficaces en **mujeres posmenopáusicas** en las que el estrógeno se deriva de la conversión de andrógenos.

C. Exemestano: puede disminuir el riesgo en mujeres posmenopáusicas elegibles en ~60%.

D. Efectos adversos: osteoporosis, artralgia, sofocos y sudores nocturnos.

Signos y síntomas del cáncer de mama

I. Cánceres tempranos: a menudo asintomáticos.

II. Masa mamaria: síntoma de presentación común, pero es un hallazgo tardío.

III. Dolor: infrecuente.

IV. Enfermedad metastásica: quizá sea el síntoma inicial.

A. Ganglios axilares.

1. El 2% de los pacientes presenta ganglios axilares, pero no tiene un tumor primario identificable.

2. Si los resultados de todos los estudios son negativos, el tratamiento es la mastectomía radical modificada o la radiación de toda la mama con disección axilar.

B. Metástasis en órganos distantes: hueso, cerebro, hígado o pulmones.

Cánceres de mama no invasivos

I. Carcinoma ductal *in situ* (CDIS): limitado a las células ductales; no hay invasión de la membrana basal subyacente.

A. Evaluación: frecuentemente no es palpable, se identifica en la mamografía.

B. Tratamiento.

1. **Mastectomía parcial:** escisión con márgenes limpios.

   a. Recidiva local: varía y está relacionada con el grado, el tamaño del tumor y la amplitud del margen.

   b. Aproximadamente la mitad de las recidivas son invasivas.

2. **Lumpectomía y radiación:** la radiación reduce el riesgo de recidiva en 50%.

3. **Mastectomía total (simple):** extirpación del tejido mamario y de la areola/pezón; la reconstrucción puede hacerse en el momento de la mastectomía.

4. **Tamoxifeno:** cuando se toma durante 5 años, reduce el riesgo de recurrencia invasiva y no invasiva en la mama, y el riesgo de cáncer de mama contralateral en ~50%.

II. Enfermedad de Paget: en la muestra histológica se observan células vacuoladas (células de Paget) en la epidermis del pezón que dan lugar a una dermatitis eccematosa.

A. CDIS o carcinoma invasivo: presente en los conductos subyacentes.

B. Evaluación: mamografía y ecografía para evaluar una masa subareolar.

C. Tratamiento: lumpectomía con radiación adyuvante o mastectomía.

Cáncer de mama invasivo

I. **Histología favorable:** carcinoma tubular, carcinoma mucinoso y carcinoma papilar.

II. **Lesiones menos favorables**

  A. **Cáncer medular:** implica una infiltración linfocítica y una lesión bien circunscrita.

  B. **Cáncer de mama inflamatorio.**

   1. La histología muestra linfáticos subdérmicos taponados por el tumor.

   2. El diagnóstico se basa clínicamente en el examen (p. ej., calor, hinchazón y dolor).

Estadificación

I. **Estadificación clínica**

  A. **Mamografía de diagnóstico.**

  B. **Ecografía mamaria:** para definir el tumor primario ± el ganglio axilar.

  C. **Radiografía de tórax:** para detectar metástasis pulmonares u óseas.

  D. **Tomografía computarizada (TC) del tórax:** puede obtenerse en los pacientes con ganglios positivos o superiores o iguales a la etapa III.

  E. **Fosfatasa alcalina:** sensible para la metástasis hepática.

  F. **Gammagrafía ósea:** si los ganglios son positivos en sentido clínico, o si son clínicamente negativos pero el paciente tiene síntomas de dolor óseo y etapa III o superior.

  G. **TC craneal:** si hay signos o síntomas neurológicos.

II. **Estadificación clínica/patológica.** Véase recuadro Fuente confiable.

FUENTE CONFIABLE

American Society of Clinical Oncology: Breast Cancer Stages: TNM Stages System.
Disponible en: https://www.cancer.net/cancer-types/breast-cancer/stages

---

Tratamiento

I. **Riesgo de recurrencia**

  A. **Riesgo de recurrencia:** varía y está relacionado con muchos factores como la edad, estado de los ganglios, tamaño del tumor, estado de los márgenes y lumpectomía con radiación.

  B. La cirugía suele reducir el riesgo de recidiva entre 60-75%.

II. **Operaciones**

  A. **Mastectomía.**

   1. Extirpación de la mama y del complejo areola/pezón.

   2. Las pacientes con un tumor grande en relación con el tamaño de la mama pueden tener resultados cosméticos superiores con la mastectomía.

   3. No hay diferencia de supervivencia entre la conservación de la mama y la mastectomía.

  B. **Tipos de mastectomía.**

   1. **Mastectomía radical modificada:** incluye la extirpación de la mama y los niveles I y II de los ganglios linfáticos axilares.

2. **Mastectomía con preservación de la piel.**
   a. Se conserva la piel mamaria no areolar.
   b. La reconstrucción inmediata proporciona un resultado más cosmético y no aumenta el riesgo de recidiva.
3. **Mastectomía radical.**
   a. Incluye los músculos pectorales mayor y menor, y los niveles I-III de los ganglios axilares.
   b. *No* mejora la supervivencia respecto a otros tipos de cirugía mamaria.

C. **Muestreo axilar:** debe acompañar a la cirugía para estadificar con precisión a la paciente.

1. **Biopsia del ganglio centinela.**
   a. Indicada para ganglios clínicamente negativos.
   b. Se utiliza la radiotrazadora, el colorante azul vital o ambos para identificar los primeros ganglios drenados por la mama.
   c. **Ventajas:** disección mínima con una disminución sustancial del linfedema.
   d. **Ganglio(s) examinado(s) en busca de cáncer:**
      1) Si es negativo, no se realiza ninguna otra linfadenectomía.
      2) Si es positivo, se realiza la disección axilar.
2. **Disección axilar.**
   a. Indicada para pacientes con ganglios clínicamente positivos o con ganglios centinela positivos.
   b. **Ganglios de nivel I y II:** extirpados en relación con la vena axilar (fig. 16-2).
   c. **Metástasis saltada** (es decir, ganglios del nivel III afectados con ganglios de los niveles I y II negativos): ocurre en menos de 5% de los casos.
   d. **Nervio torácico largo.**
      1) Se conserva para evitar la desnervación del músculo **serrato anterior**. Los daños dan lugar a una **escápula alada**.
      2) El **nervio toracodorsal** y la irrigación sanguínea al músculo **dorsal ancho** también se conservan.

III. **Radiación adyuvante:** la radiación a toda la mama implica 45-50 Gy.
   A. Se utiliza en la conservación de la mama para disminuir las tasas de recidiva.
   B. **Ventajas:** reduce las recidivas locales y mejora la supervivencia tras una mastectomía en pacientes con tumores grandes (> 5 cm), ganglios positivos o afectación de la pared torácica.
   C. **Entorno posmastectomía:** la radiación ganglionar se administra de forma uniforme en la axila, la fosa supraclavicular con o sin los ganglios mamarios internos, y la pared torácica.

IV. **Quimioterapia adyuvante**
   A. Las candidatas tienen ganglios positivos, tumor mayor de 1 cm, receptor de estrógeno/receptor de progesterona (RE/RP) negativo, patología positiva al receptor HER2/neu.
   B. **Fármacos comunes de quimioterapia:** ciclofosfamida, doxorrubicina, docetaxel y paclitaxel durante 3-6 meses.
   C. **Trastuzumab:** trata los cánceres positivos a HER2/neu (receptor del factor de crecimiento epidérmico 2).

　　D. Efectos secundarios: mielosupresión, alopecia y cardiomiopatía (doxorrubicina y trastuzumab).
　V. Terapia hormonal adyuvante: para pacientes RE/RP +.
　　A. Premenopáusica: tamoxifeno ± supresión o ablación ováricas.
　　B. Posmenopáusica: inhibidores de la aromatasa.
　VI. Terapia neoadyuvante: terapia sistémica administrada antes de la terapia quirúrgica para la enfermedad local.
　　A. Cáncer de mama inflamatorio: requiere quimioterapia antes de la cirugía (mastectomía radical modificada), seguida de radiación.
　　B. Tumores grandes y fijos o enfermedad por ganglios grandes: puede reducir el estadio de la enfermedad y permitir la resecabilidad o disminuir el tamaño del tumor y permitir la conservación de la mama.

Seguimiento del cáncer de mama operable (mamas ipsilaterales y contralaterales)

　I. Observación: para la recurrencia del tumor y las complicaciones.
　　A. Exploración anual o bianual de las mamas: por un médico.
　　B. Mamografía anual.
　　C. Otros: las radiografías de tórax, los rastreos por TC y los marcadores tumorales no son necesarios a menos que exista sospecha clínica.
　II. Linfedema del brazo: el 15% desarrolla edema en el brazo tras la disección axilar, que empeora con la radiación si se extirpan más de 10 ganglios linfáticos.
　　A. Signos y síntomas: hinchazón significativa de la extremidad superior, rango de movimiento limitado.
　　B. Tratamiento.
　　　1. Cada infección aumenta la obstrucción linfática al obliterar los canales abiertos restantes.
　　　2. Los vendajes de compresión y la elevación quizá ayuden a aliviar los síntomas agudos.
　　　3. El edema crónico puede tratarse con una manga elástica.
　　C. Complicaciones: el edema crónico que dura 10 años o más rara vez conduce al desarrollo de **linfangiosarcoma** en el brazo afectado.

Enfermedad recurrente

　I. Enfermedad metastásica: presente en alrededor de 10% de los pacientes con recidiva.
　II. Tratamiento estándar (de una recidiva mamaria aislada tras la radioterapia primaria): mastectomía.
　III. Recurrencias de la pared torácica
　　A. Después de la mastectomía: se trata con radiación y resección.
　　B. Recidivas ipsilaterales (después de la conservación de la mama): tratadas con mastectomía.
　IV. Metástasis a distancia
　　A. Terapia hormonal: las pacientes con cáncer de mama positivo a hormona que responden a una modalidad de tratamiento hormonal, por lo general continúan respondiendo a la terapia hormonal secuencial.

B. Quimioterapia: para pacientes con enfermedad recurrente que son negativos para RE o que no responden a la terapia hormonal.

1. **Fármacos comunes:** antraciclinas (doxorrubicina), taxanos (paclitaxel) y antimetabolitos (capecitabina).
2. **Respuestas favorables temporales** (p. ej., disminución del tamaño del tumor o alivio del dolor): ocurren en **70% de los pacientes** con enfermedad en etapa IV.

Casos especiales

I. Cáncer de mama en el embarazo

A. Incidencia: se produce en 1.5% de las mujeres en edad fértil.

B. Diagnóstico: suele ser tardío, secundario a la nodularidad normal que se forma en las mamas durante el embarazo.

1. **Masa sospechosa:** garantiza una ecografía y, luego, una biopsia de aguja gruesa.
2. **Tinción azul vital para el ganglio centinela:** contraindicada.
3. **Radiotrazador:** parece ser seguro.
4. **Quimioterapia:** puede administrarse al final del embarazo.
5. **Radiación:** está siempre contraindicada.

REFERENCIA A NMS. CIRUGÍA. CASOS CLÍNICOS

Véase *NMS. Cirugía. Casos clínicos*, 3.ª edición, caso 11.19: Problemas mamarios en el embarazo y el periodo periparto.

II. Mama masculina

A. Ginecomastia: agrandamiento del tejido mamario directamente detrás del pezón.

1. **Tipos.**
   a. **Ginecomastia prepuberal:** rara; causada por carcinoma suprarrenal y testicular.
   b. **Ginecomastia puberal:** puede darse en 60% de los varones.
   c. **Ginecomastia senescente:** debido a la disminución de la testosterona y al aumento del estradiol y de las hormonas luteinizantes.
2. **Causas.**
   a. **Idiopática.**
   b. **Tratamientos farmacológicos:** diuréticos tiazídicos, digoxina, teofilina, antidepresivos y hormonas.
   c. **Abuso de alcohol y marihuana.**
   d. **Condiciones de enfermedad:** cirrosis, insuficiencia renal y desnutrición.
3. **Evaluación y tratamiento.**
   a. Evalúe la masa con mamografía y exploración física.
   b. Biopsia de cualquier masa dominante.
   c. El aumento de las mamas en un adolescente varón sano no requiere tratamiento y remitirá con la edad.
   d. **Biopsia negativa:** trate la condición médica subyacente; intente tranquilizar al paciente.

   e. Tumor testicular:

     1) En raras ocasiones, la ginecomastia es secundaria a un tumor testicular.

     2) Comprobar las concentraciones séricas de estrógeno, gonadotropina coriónica humana β, estrógeno y dehidroepiandrosterona; realizar un examen testicular.

B. Cáncer: el cáncer de mama masculino corresponde a 1% de todos los cánceres de mama; la edad media es de 65 años y la mayoría son RE+.

   1. Síndrome de Klinefelter: asociado al cáncer de mama masculino.

   2. Signos y síntomas: la mayoría de los pacientes presenta una masa unilateral indolora.

   3. Estudio de diagnóstico: idéntico al del cáncer de mama femenino.

   4. Tratamiento.

     a. Mastectomía simple: el más frecuente.

     b. Conservación de la mama con radiación: una opción.

     c. Biopsia del ganglio centinela: ± disección axilar.

     d. Tamoxifeno: para cánceres RE/RP+.

   5. Supervivencia: similar a la del cáncer de mama femenino por etapa.

 Recordatorios

- Una mujer tiene una posibilidad entre ocho de desarrollar cáncer de mama.
- De todos los tipos de cáncer de mama, 20% son no invasivos.
- La cirugía no es curativa para el cáncer de mama inflamatorio, los tumores paraesternales y aquéllos con metástasis.
- La mayoría de las recidivas se producen en el mismo cuadrante de la lesión original.

Trastornos de la tiroides, la paratiroides y las glándulas suprarrenales

Shannon M. Larabee • *John A. Olson, Jr*

Puntos clave del capítulo

◆ El estudio de los nódulos tiroideos incluye historia clínica y exploración física completas, ecografía tiroidea y aspiración con aguja fina (AAF) de los nódulos identificados como sospechosos.

◆ Si el paciente presenta una nueva anomalía de la voz, debe evaluarse la función de las cuerdas vocales mediante laringoscopia.

◆ La complicación más importante de la cirugía tiroidea es la lesión del nervio laríngeo recurrente. La lesión de un nervio recurrente provoca ronquera y disfagia; la lesión de ambos nervios recurrentes quizá requerirá una traqueotomía.

◆ El cáncer papilar es el más común de los cánceres de tiroides y tiene una alta tasa de curación, en particular en pacientes jóvenes.

◆ El hiperparatiroidismo primario se debe a una secreción excesiva de hormona paratiroidea (PTH, *parathyroid hormone*). El hiperparatiroidismo primario es curable mediante paratiroidectomía, que debe realizarse en pacientes sintomáticos ("alteraciones óseas, nefrolitiasis, trastornos psiquiátricos y dolor abdominal") y en pacientes asintomáticos determinados.

◆ El hiperparatiroidismo secundario se asocia a la insuficiencia renal e implica la hiperplasia de las cuatro glándulas.

◆ Las masas suprarrenales deben extirparse cuando son grandes (> 5 cm) o cuando se descubre que segregan cortisol (síndrome de Cushing), aldosterona (síndrome de Conn) o catecolaminas (feocromocitoma).

◆ Las neoplasias endocrinas múltiples (NEM) 1 y 2 son síndromes tumorales endocrinos hereditarios. La NEM 1 incluye el hiperparatiroidismo, los prolactinomas hipofisarios y los tumores pancreatoduodenales ("3 P"). Los NEM 2A y B incluyen el cáncer medular de tiroides, feocromocitoma, hiperparatiroidismo (A) y neuroma mucoso (B).

Asociaciones de cirugía crítica

Cuando escuche/vea	Piense en
Nódulo tiroideo	AAF
Cáncer papilar de tiroides	95% de supervivencia a 5 años con tiroidectomía,
	Propagación linfática
Cáncer folicular de tiroides	80% de supervivencia a los 5 años, propagación hematógena
CMT	NEM 2, descartar feocromocitoma
Cáncer anaplásico de tiroides	El mal pronóstico rara vez se ve favorecido por la cirugía
Ronquera después de una tiroidectomía	Lesión de NLR
Hiperparatiroidismo primario	Tumores benignos únicos o múltiples, curación quirúrgica 95%+
Hiperparatiroidismo secundario	Hiperplasia de las cuatro glándulas, tratamiento médico primero
NEM 1	Páncreas, hipófisis, paratiroides
NEM 2A	CMT, feocromocitoma, hiperplasia paratiroidea
NEM 2B	CMT, feocromocitoma, hábito marfanoide, neuromas mucosos
WDHA	VIPoma
Eritema migratorio necrolítico	Glucagonoma
Insulinoma	Tríada de Whipple

AAF, aspiración con aguja fina; CMT, cáncer medular de tiroides; NEM, neoplasia endocrina múltiple; NLR, nervio laríngeo recurrente; WDHA, diarrea acuosa, hipopotasemia, aclorhidria (*watery diarrhea, hypokalemia achlorhydria*).

GLÁNDULA TIROIDEA

Vasculatura (fig. 17-1)

I. Irrigación arterial
  A. **Arteria tiroidea superior:** primera rama de la carótida externa; irriga el polo superior.
  B. **Arteria tiroidea inferior:** surge del tronco tirocervical de la arteria subclavia y suministra al polo inferior.
  C. **Arteria tiroidea media:** en ocasiones nace del arco innominado o aórtico y se conecta con el istmo tiroideo en sentido inferior.
II. **Drenaje venoso:** drena en la yugular interna.
III. **Drenaje linfático:** hacia los ganglios cervicales situados en la parte central del cuello, entre las carótidas y la tráquea.

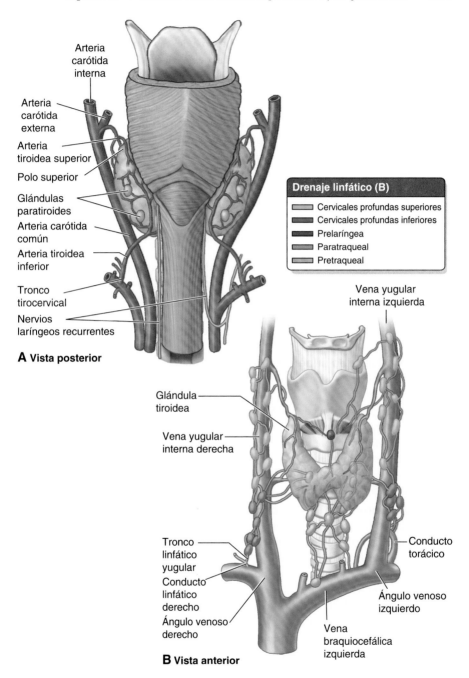

Figura 17-1. Glándulas tiroideas y paratiroideas. **A.** Irrigación sanguínea. **B.** Drenaje venoso y linfático. (De Agur AMR, Dalley AF. *Moore's Essential Clinical Anatomy*, 6th ed. Wolters Kluwer Health; 2019, Fig. 9-14).

Nervios

I. Nervio laríngeo recurrente (NLR): rama del vago (par craneal [CN, *cranial nerve*] X) que discurre por el surco traqueoesofágico (TE) en la cara posteromedial del tiroides.

A. A la derecha: el NLR vuelve a rodear la arteria subclavia y sigue un curso oblicuo, cruzando la arteria tiroidea inferior antes de entrar en el surco TE.

B. A la izquierda: el NLR se repliega alrededor del ligamento arterioso en el mediastino y sigue un curso paralelo al surco TE.

C. Divisiones: el NLR se divide en lugares variables en ramas anteriores y posteriores.

D. Función.

1. La rama anterior inerva los músculos aductores (tiroaritenoideo, interaritenoideo y cricoaritenoideo lateral).

2. La rama posterior inerva los músculos abductores (cricoaritenoideos posteriores).

E. Lesión: lo más frecuente es que se produzca donde el nervio cruza la arteria tiroidea inferior o donde penetra en la membrana cricotiroidea.

1. **Lesión unilateral:** da lugar a parálisis de las cuerdas vocales, causando ronquera importante y pérdida sensorial, lo que provoca disfagia y aspiración.

2. **Precauciones:** las lesiones se evitan identificando el nervio a lo largo de su recorrido.

II. Nervio laríngeo superior (NLS): íntimamente entrelazado con las ramas de la arteria tiroidea superior.

A. Función.

1. La rama interna del NLS es sensorial a la laringe.

2. La rama externa es motora del músculo cricotiroideo.

B. Lesión: durante la movilización del polo superior, sobre todo cuando el lóbulo está agrandado ("nervio del cantante de ópera").

Hormonas tiroideas

I. Triyodotironina (T_3) y Tiroxina (T_4): las **células foliculares** de la tiroides se derivan principalmente del piso del intestino anterior y producen T_3 y T_4.

A. Síntesis y liberación de hormonas.

1. **Síntesis:** el yodo y la tirosina se combinan para formar T_3 y T_4; estas hormonas se unen a la tiroglobulina y se almacenan en la glándula.

2. **Liberación.**

a. Bajo el control de la hormona estimulante del tiroides (TSH, *thyroid-stimmulating hormone*) de la hipófisis.

b. La TSH se libera al ser estimulada por la hormona liberadora de tirotropina (TRH, *thyrotropin-releasing hormone*) del hipotálamo.

3. **Liberación de TRH y TSH:** mediada por las concentraciones circulantes de T_3 y T_4.

B. Acción.

1. Aumentar la tasa metabólica y el consumo de oxígeno, aumentar la glucogenólisis (elevación del azúcar en sangre) y potenciar las acciones de las catecolaminas.

2. **Resultado:** aumento del pulso, del gasto cardiaco y del flujo sanguíneo.
3. **Signos y síntomas:** es posible que aparezcan también nerviosismo, irritabilidad, y temblores y desgaste musculares.

II. **Tirocalcitonina:** las células parafoliculares (células C) forman parte del sistema celular de captación y descarboxilación de precursores de aminas que produce calcitonina.

Anomalías del descenso de la tiroides

I. **Descenso normal:** la tiroides migra hacia abajo desde su punto de origen en el agujero ciego en la base de la lengua, a través del hueso hioides y el conducto tirogloso.

II. **Descenso anormal:** puede dar lugar a tejido tiroideo en la lengua, la línea media del cuello o el mediastino.

A. **Tiroides glótica (lingual):** la tiroides no desciende al cuello y permanece en la base de la lengua.

1. **Signos y síntomas:** dificultad para hablar relacionada con la formación de bocio en la masa lingual.

2. **Diagnóstico:**

a. Por inspección o laringoscopia indirecta.

b. Se debe realizar una gammagrafía con yodo (^{131}I) radiado para identificar la masa como tejido tiroideo.

3. **Manejo.**

a. Tiroxina (T_4) porque el tejido tiroideo glótico suele ser hipofuncional.

b. Se debe considerar la extirpación quirúrgica en caso de obstrucción.

B. **Tiroides mediastínica (bocio subesternal):** la mayoría se localiza en el mediastino anterosuperior y puede representar extensiones subesternales del tejido tiroideo, resultado del descenso embriológico aberrante de la tiroides en el mediastino.

1. **Evaluación:** por lo general, con tomografía computarizada (TC).

2. **Extensiones subalternas.**

a. Pueden ser causadas por una hiperplasia adenomatosa y no suelen ser malignas.

b. Por lo general, ocurren en grupos de edad avanzada.

3. **Signos y síntomas:** compresión de ET y disfagia o disnea.

4. **Tratamiento:** en general, no responden a la terapia médica; se suele aconsejar la cirugía para aliviar los síntomas de presión.

Glándulas paratiroideas

I. **Ubicación:** (fig. 17-2)

A. Las **paratiroideas superiores** suelen estar situadas en la unión del tercio superior y medio de la tiroides en la cara posteromedial.

B. **Paratiroideas inferiores:** variable, por lo general anterior al NLR.

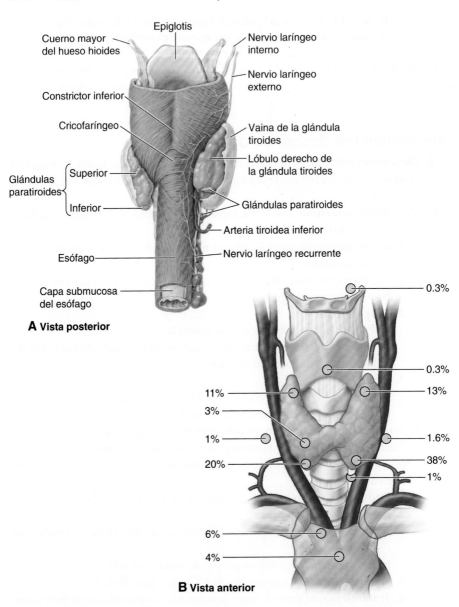

Figura 17-2. Glándulas tiroideas y paratiroideas. **A.** La vaina tiroidea ha sido disecada de la superficie posterior de la glándula tiroidea para revelar las tres glándulas paratiroideas incrustadas. Las dos glándulas paratiroideas del lado derecho están bastante bajas, y la glándula inferior es inferior a la glándula tiroidea. **B.** Se muestran los lugares y frecuencias de aparición de tejido glandular paratiroideo aberrante. (De Moore KL, Dalley AF, Agur AMR. *Clinically Oriented Anatomy*, 8th ed. Wolters Kluwer Health; 2017, Fig. 9-31).

II. Lesión: suele ser consecuencia de la interrupción del riego sanguíneo o de la extirpación inadvertida durante la cirugía de tiroides.

Recordatorios

- El nervio laríngeo recurrente puede resultar dañado en la cirugía de tiroides y provocar ronquera o pérdida de la vía respiratoria.
- En condiciones normales hay cuatro glándulas paratiroideas, con ubicaciones variables alrededor del tiroides.
- El descenso atípico puede llevar al tejido tiroideo a la línea media del cuello, desde la base de la lengua hasta el mediastino.

DISFUNCIÓN TIROIDEA QUE REQUIERE CIRUGÍA

Enfermedad de Graves
(bocio tóxico difuso no nodular)

I. **Patogenia**
   A **Enfermedad autoinmunitaria.**
   B. El **estimulador tiroideo de acción prolongada** aumenta el tamaño de la tiroides y la producción de hormonas tiroideas.

II. **Historia y presentación clínica**
   A. **Estado hipermetabólico.**
      1. **Síntomas:** palpitaciones, sudoración, intolerancia al calor, irritabilidad, insomnio, nerviosismo, pérdida de peso involuntaria y fatiga.
      2. **Signos:** soplo audible sobre la glándula, temblores de la mano y la lengua, y arritmias cardiacas.
   B. **Depósito anormal de mucopolisacáridos e infiltración de células redondas:** se caracteriza por exoftalmos, quemosis y edema palpebral y pretibial.

III. **Diagnóstico:** confirmado por el aumento total en suero de T_4, T_3 y de la captación de resina T_3 (T_3RU, *resin uptake*).
   A. **Índice de T_4 libre:** el aumento del valor de T_3RU multiplicado por la T_4 sérica total y de la captación de yodo radiactivo (CYR) distingue la enfermedad de Graves de la tirotoxicosis sin hipertiroidismo.
   B. **Gammagrafía tiroidea con ^{131}I:** muestra un agrandamiento tiroideo con captación elevada y uniforme.
   C. **Estudios de laboratorio:** la concentración de colesterol sérico está disminuida, y el azúcar en sangre y la fosfatasa alcalina (FAL) están aumentados.

IV. **Tratamiento médico**
   A. **Fármacos antitiroideos:** controlan la liberación de la hormona tiroidea y bloquean los efectos sistémicos; son eficaces en la mitad de los pacientes, sobre todo en aquéllos con síntomas de inicio reciente y una glándula pequeña.
      1. **Acción:** alteran varias etapas del metabolismo del yodo.
         a. **Metimazol y propiltiouracilo (PTU).**
            1) El metimazol controla las concentraciones séricas elevadas de la tiroides, pero es teratógeno.
            2) El PTU se reserva para el embarazo y la tormenta tiroidea porque también bloquea la conversión periférica de T_4 en T_3.

  b. Yodo: las concentraciones elevadas bloquean la liberación de hormonas tiroideas, pero el efecto sólo dura 10-14 días.

  c. Propranolol: el β bloqueo reduce los efectos del hipermetabolismo.

  2. Recurrencia: alta si se dejan de tomar los medicamentos.

  3. Toxicidad: los medicamentos deben suspenderse si se produce fiebre, erupción cutánea, artralgia, un síndrome similar al lupus o agranulocitosis.

B. Dosis ablativas de ^{131}I: la administración oral es eficaz y suele ser preferible en la enfermedad de Graves.

  1. Ventajas: la ablación con ^{131}I evita la necesidad de cirugía.

  2. Contraindicaciones: embarazo o embarazo planificado; bocios grandes y sintomáticos; nódulos tiroideos concurrentes con riesgo de neoplasia maligna; oftalmopatía de Graves (relativa), y pacientes que necesiten una resolución rápida de su hipertiroidismo.

V. Tratamiento quirúrgico (tratamiento de segunda línea)

A. Indicaciones: la tiroidectomía está indicada cuando el tratamiento con ^{131}I está contraindicado o fracasa.

B. Objetivos: eliminar el tejido tiroideo para corregir el hipertiroidismo.

C. Preparación preoperatoria.

  1. Fármacos antitiroideos.

  a. Se administra hasta que el paciente esté eutiroideo, en los sentidos clínico y bioquímico (T_3 libre < 5 pM/L).

  b. La solución de Lugol o el yoduro de potasio saturado se administra durante 7-10 días antes de la cirugía para disminuir la vascularidad de la glándula.

  2. β bloqueo: se utiliza si hay taquicardia o hipertensión.

D. Complicaciones.

  1. Tormenta tiroidea: estado hipermetabólico grave que provoca hiperpirexia y taquiarritmias debido a un hipertiroidismo no controlado.

  a. Incidencia: rara vez se encuentra, a menos que un paciente tenga hipertiroidismo no diagnosticado y sea intervenido por alguna emergencia no relacionada.

  b. Tratamiento: fármacos antitiroideos, hidrocortisona, yodo y propranolol.

  2. Hemorragia: posible en el posoperatorio debido a la extirpación de una glándula tiroidea hipervascular y agrandada.

  a. Obstrucción de las vías respiratorias: causada por una hemorragia, que provoca compresión traqueal.

  b. Tratamiento.

    1) Asegurar la vía respiratoria, evacuar el coágulo y controlar la hemorragia.

    2) Quizá sea necesario realizar primero la evacuación del coágulo para asegurar la vía respiratoria.

  3. Hipoparatiroidismo: en general, se desarrolla dentro de las primeras 24 h después de la cirugía secundaria a una cantidad inadecuada de tejido paratiroideo vascularizado que se preservó durante la cirugía.

  a. Síntomas de hipocalcemia:

    1) Adormecimiento y hormigueo perioral.

    2) Se hace evidente por un signo de Chvostek (contracción facial con golpeteo del nervio facial) o signo de Trousseau (espasmo carpopedal con insuflación del manguito de presión arterial) positivo.

b. Tratamiento de la hipocalcemia:

1) Sales de calcio vía oral (PO) o intravenosa (IV).

2) El tratamiento con vitamina D activada (calcitriol) puede ser necesario si la concentración de hormona paratiroidea (PTH) intacta en suero es baja.

3) Se prefiere el calcio PO; el calcio IV debe evitarse a menos que se produzca una hipocalcemia grave (Ca < 7.5 mg/dL) y haya síntomas.

4. Lesión del NLR: produce parálisis de las cuerdas vocales.

a. Lesión unilateral:

1) Se manifiesta con ronquera.

2) Si el nervio está intacto (paresia), el paciente suele recuperar la voz normal en 3 meses.

3) Si la lesión es permanente, se requiere terapia para medializar la cuerda vocal verdadera.

b. Bilateral:

1) Se produce obstrucción de las vías respiratorias debido a la parálisis de las cuerdas vocales en la posición de aducción de la línea media, que requiere intubación de emergencia o traqueotomía.

2) Si los nervios están intactos, la recuperación suele producirse en 3-6 meses.

5. Lesión de la rama externa del NLS.

a. Este nervio motor puede lesionarse durante la ligadura de la arteria tiroidea superior.

b. Causa fatiga de la voz y pérdida del timbre y la proyección.

VI. Pronóstico: bueno con cirugía. La cirugía se complica con la enfermedad avanzada.

Bocio multinodular tóxico (enfermedad de Plummer)

I. Patogenia

A. Estado hipertiroideo causado por varios nódulos hiperfuncionantes en una glándula multinodular.

B. Se encuentra con mayor frecuencia en mujeres mayores de 50 años de edad.

II. Historia y presentación clínicas

A. Son frecuentes la taquicardia, palpitaciones y arritmias (fibrilación auricular).

B. Desgaste muscular ocasional.

C. Presencia de bocio multinodular.

III. Diagnóstico

A. Las concentraciones de T_4 y T_3 están aumentadas.

B. La **CYR** está aumentada en los nódulos, que no serán suprimidos por la T_4 administrada de forma exógena.

IV. Tratamiento

A. **Las opciones son las indicadas para la enfermedad de Graves:** fármacos antitiroideos, terapia ablativa con yodo y cirugía; de éstas, se prefiere la cirugía.

B. El ^{131}I tiende a ser menos eficaz para el bocio multinodular tóxico que para la enfermedad de Graves.

    C. Preparación preoperatoria y manejo perioperatorio: PTU o metimazol.
    D. Tiroidectomía total: tratamiento preferido, sobre todo si hay síntomas compresivos.
V. Pronóstico: bueno con cirugía.

Adenoma tóxico

I. Patogenia: hipertiroidismo debido a un nódulo solitario hiperfuncionante autónomo en una glándula por lo demás normal.

II. Historia y presentación clínicas
    A. Síntomas.
        1. Al inicio, el paciente puede ser asintomático porque la producción de hormonas está suprimida.
        2. Con el tiempo, quizá aparezcan síntomas de hipertiroidismo.
    B. Signos: el nódulo tiroideo solitario puede ser palpable en una glándula por lo demás normal.

III. Diagnóstico
    A. Las concentraciones de T_3 y T_4 están aumentadas.
    B. La CYR está aumentada en el nódulo (nódulo caliente), y la secreción de la hormona no será suprimida por la T_4 exógena.

IV. Tratamiento: escisión quirúrgica del ganglio con lobectomía tiroidea o ablación con ^{131}I.

V. Pronóstico: bueno con lobectomía quirúrgica.

REFERENCIA A NMS. CIRUGÍA. CASOS CLÍNICOS

Véase *NMS. Cirugía. Casos clínicos*, 3.ª edición, Caso 9.1: Nódulo tiroideo encontrado en la exploración.

Bocio tiroideo

I. Patogenia
    A. Bocio: agrandamiento de la glándula tiroidea.
    B. Puede ser **difuso** o **focal** y liso o nodular.
    C. La función tiroidea puede ser normal o anormal.

II. Etiología
    A. Los bocios difusos con función normal o disminuida tienen causas benignas.
    B. Los bocios focales o nodulares con función normal pueden deberse a neoplasias.

III. Bocios coloides y por deficiencia de yodo: ocurren con poca frecuencia (en Estados Unidos).
    A. Presentación clínica: crecimientos voluminosos y blandos.
    B. Tratamiento.
        1. La cirugía está indicada en caso de síntomas de compresión o nódulos preocupantes de neoplasia maligna.
        2. La supresión de la hormona tiroidea no suele ser eficaz.

IV. Tiroiditis

A. Tiroiditis aguda supurativa: poco frecuente; causada por la diseminación hematógena de microorganismos en la glándula tiroides.

1. **Presentación clínica:** dolor y sensibilidad.
2. **Diagnóstico:** aspiración con aguja fina (AAF).
3. **Tratamiento:** drenaje abierto o resección localizada con antibióticos.

B. Tiroiditis subaguda (de células gigantes, granulomatosa o de Quervain).

1. **Presentación clínica.**
   a. A menudo precedida por una **infección de las vías respiratorias superiores.**
   b. El curso es autolimitado, con duración de 2-6 meses.
2. **Tratamiento:** antiinflamatorios no esteroideos (AINE).

C. Tiroiditis crónica.

1. **Tiroiditis de Hashimoto (estroma linfomatoso).**
   a. **Presentación clínica:**
      1) Trastorno autoinmunitario relativamente frecuente que ocurre de forma predominante en mujeres.
      2) La función tiroidea es normal o hipotiroidea.
   b. **Tratamiento:** por lo general, suplementación de T_4 a largo plazo.
2. **Tiroiditis de Riedel (fibrosa).**
   a. Forma relativamente rara en la que el parénquima es reemplazado por tejido fibroso denso.
   b. El tratamiento puede ser quirúrgico.

V. Agrandamientos nodulares tiroideos: el bocio multinodular difuso es la forma más común y es la causa de un nódulo palpable en la tiroides hasta en 10% de la población adulta.

A. Presentación clínica.

1. Causado por una hiperplasia adenomatosa de la glándula tiroidea, que se cree que se debe a estimulación prolongada de la tiroides por la TSH.
2. Los estudios de la función tiroidea son normales, así como los anticuerpos tiroideos.

B. Diagnóstico: ecografía o exploración física.

C. Tratamiento.

1. Si no hay signos clínicos de neoplasia maligna, no hay tratamiento.
2. La cirugía está indicada para los síntomas compresivos.

VI. Pronóstico: excelente; a menudo no se requiere tratamiento alguno.

Recordatorios

- La enfermedad de Graves se presenta con signos de hipertiroidismo y se trata mejor con yodo radiactivo.
- El bocio puede ser compresivo y la mejor manera de abordarlo es mediante cirugía.
- La mayoría de las tiroiditis se tratan médicamente, excepto las infecciones agudas (tiroiditis supurativa aguda).

Neoplasias tiroideas

I. Patogenia

A. Con frecuencia, se detecta un nódulo tiroideo solitario asintomático en la exploración física.

B. La mayoría de los nódulos tiroideos solitarios son benignos, pero la preocupación es el cáncer.

II. Historia y presentación clínicas

A. Edad.

1. En niños, 20-25% de los nódulos tiroideos son malignos.

2. Durante la edad fértil, la mayoría de los nódulos son benignos.

B. Sexo: el cáncer de tiroides es más frecuente en mujeres que en hombres; los nódulos tiroideos benignos también son más frecuentes en mujeres.

C. Otros factores de riesgo: antecedentes familiares de neoplasias tiroideas y antecedentes de exposición a radiaciones terapéuticas, que aumentan la incidencia entre 5 y 10 veces.

D. Características del nódulo.

1. Consistencia: la firmeza sugiere una neoplasia maligna.

2. Infiltración (en las estructuras circundantes): sugiere neoplasia maligna que, a menudo, causa disfunción del NLR y voz ronca, o disfagia, o ambas.

3. Nodulación.

a. Los **nódulos solitarios** tienen 5% de posibilidades de ser malignos.

b. Los **nódulos múltiples** están presentes hasta en 40% de los casos probados de malignidad tiroidea.

4. Patrones de crecimiento: los nódulos que de forma súbita aumentan de tamaño deben despertar la sospecha de ser neoplasias tiroideas.

E. Agrandamiento de los ganglios linfáticos ipsilaterales.

1. Sugiere neoplasia maligna tiroidea.

2. En niños, hasta 50% de los cánceres de tiroides se detecta por primera vez debido al aumento de tamaño de los ganglios linfáticos cervicales.

F. Movilidad de las cuerdas vocales: las cuerdas vocales deben ser evaluadas preoperatoriamente mediante laringoscopia indirecta o directa en todos los pacientes con cambios en la voz que se sometan a cirugías de tiroides.

III. Diagnóstico: determinar si un nódulo es funcional o probablemente maligno.

FUENTE CONFIABLE

2015 American Thyroid Association Management Guidelines for Adult Patients with Thyroid Nodules and Differentiated Thyroid Cancer. Disponible en: https://www.liebertpub.com/doi/pdf/10.1089/thy.2015.0020

A. Análisis de sangre: la TSH sérica es la primera prueba para los nódulos tiroideos.

1. Supresión de TSH: el paciente debe ser evaluado por hipertiroidismo y luego ser programado para una gammagrafía tiroidea con tecnecio-99m (^{99m}Tc) pertecnetato/^{131}I.

2. TSH normal o elevada: ecografía con posible AAF basada en la apariencia y tamaño del nódulo.

3. **Calcitonina sérica:** biomarcador específico del carcinoma medular de tiroides (CMT); su uso como herramienta de cribado de nódulos tiroideos no es sistemático en Estados Unidos.

B. **Ecografía.**
   1. **Características que sugieren neoplasia maligna:** presencia de calcificaciones, textura ecográfica sólida, bordes indistintos, invasión local y aumento de la vascularidad (tabla 17-1).
   2. Según el aspecto ecográfico y el tamaño del nódulo, se decide la realización de una biopsia por AAF (tabla 17-2).

Tabla 17-1. Clasificación del sistema de información y datos sobre la tiroides

Categoría	Definición
TI-RADS 1	Glándula tiroidea normal
TI-RADS 2	Afección benigna (0% de riesgo de neoplasia maligna)
TI-RADS 3	Nódulos probablemente benignos (< 5% de riesgo de neoplasia maligna)
TI-RADS 4 TI-RADS 4a TI-RADS 4b	Nódulos sospechosos (5-80% de riesgo de neoplasia maligna) Indeterminado (5-10% de riesgo de neoplasia maligna) Sospechoso (10-80% de riesgo de neoplasia maligna)
TI-RADS 5	Nódulos probablemente malignos (< 80% de riesgo de neoplasia maligna)
TI-RADS 6	Neoplasia maligna probada por biopsia

TI-RADS, Thyroid Imaging Reporting and Data System.
De Grant EG, Tessler FN, Hoang JK, *et al*. Thyroid ultrasound reporting lexicon: White paper of the ACR thyroid imaging, reporting and data system (TIRADS) committee. *J Am Coll Radiol*. 2015;12(12):1272-1279.

Tabla 17-2. Indicaciones para la aspiración con aguja fina de nódulos tiroideos

Categoría de riesgo del paciente	Función de la ecografía	Tamaño
Alto*	Todas	> 5 mm
Promedio	Todas	> 1.5 cm
Promedio	Microcalcificaciones Hipoecoico Margen irregular Más alto que ancho Ganglios linfáticos anormales	> 1 cm[†]
Promedio	Espongiforme Mezcla sólido-quística Quística	> 2 cm > 1.5-2.0 cm NR[‡]

* Pacientes con antecedentes familiares de cáncer de tiroides, exposición previa a la radiación de cabeza y cuello, antecedentes de estado de cáncer de tiroides después de una lobectomía de tiroides, o miembro de la familia de la neoplasia endocrina múltiple tipo 2.
[†] Considerar biopsia para las lesiones más pequeñas, de acuerdo con la sospecha clínica.
[‡] Puede hacerse para aliviar los síntomas de compresión.
NR, no reportado.

C. **Biopsia de tiroides con aguja:** permite el examen citopatológico de las células como ayuda en el diagnóstico de los nódulos tiroideos y en la planificación de la terapia.
  1. **AAF y citología.**
     a. Las células se aspiran aplicando succión a una jeringa conectada a una aguja de calibre 21-25.
     b. La técnica tiene buen grado de precisión y especificidad (tasa de falsos negativos < 3%) en el diagnóstico de lesiones malignas, y tiene pocas complicaciones.
     c. Se realiza un análisis citológico y se asigna una categoría de riesgo con base en el aspecto celular y nuclear (tabla 17-3).
  2. **Diagnóstico molecular de la tiroides.**
     a. Para las muestras de AAF de tiroides que buscan la presencia de mutaciones *BRAF*, reordenamientos del gen *RET-PTC*, mutaciones *RAS* y patrones de expresión del ácido ribonucleico mensajero (ARNm).
     b. Se utiliza cada vez más para asignar el riesgo a los nódulos tiroideos indeterminados por citología (Bethesda III y IV).
  3. **Biopsia de núcleo e histología.**
     a. Con una aguja de calibre 14 o 18 especialmente diseñada (Tru-Cut), se obtiene un cilindro de tejido.
     b. Debido a la incidencia relativamente alta de hemorragias, la técnica se realiza rara vez.
D. **Exploración con radioisótopos (del tiroides).**
  1. **Indicación:** pacientes con nódulos y TSH suprimida; puede hacerse con ^{131}I y ^{99m}Tc.

Tabla 17-3. Criterios de clasificación de Bethesda para las aspiraciones con aguja fina de tiroides

Clasificación	Acción adicional/Próximo paso
I. No diagnóstico o insatisfactorio	Repetir AAF con guía ecográfica
II. Benigno	Observar
III. Atipia de importancia indeterminada o lesión folicular de importancia indeterminada	Repetir AAF con pruebas moleculares o lobectomía diagnóstica
IV. Neoplasia folicular o sospecha de neoplasia folicular	Repetir AAF, pruebas moleculares o lobectomía diagnóstica
V. Sospecha de neoplasia maligna	Lobectomía frente a tiroidectomía casi total
VI. Maligno	Lobectomía frente a tiroidectomía casi total

AAF, aspiración con aguja fina.
De Cibas ES, Ali SZ. The 2017 Bethesda system for reporting thyroid cytopathology. *Thyroid.* 2017;27(11):1341-1346. doi:10.1089/thy.2017.0500

2. Trazadores isotópicos.

   a. El tejido tiroideo que funciona de forma normal aparece como una zona "caliente".

   b. Los nódulos que no captan el trazador aparecen como zonas "frías".

3. Ganglios calientes: deben ser explorados con ^{131}I para determinar su función.

IV. Tratamiento quirúrgico: la extirpación quirúrgica es la piedra angular del tratamiento.

  A. **Las glándulas paratiroideas y el NLR deben ser siempre identificados y preservados.**

  B. Alcance de la operación.

    1. Depende del tipo histológico, la extensión del tumor y la agresividad biológica de éste.

    2. Los cánceres de bajo riesgo (la mayoría de los CPT < 4 cm sin invasión o diseminación de los ganglios linfáticos (GL), la mayoría de los CFT < 2 cm sin invasión capsular o angioinvasión generalizada) pueden ser tratados de forma segura con lobectomía tiroidea.

  C. Resección de ganglios linfáticos: está indicada cuando los ganglios están gravemente afectados.

V. Pronóstico: depende del subtipo (véase más adelante).

Tipos de malignidad tiroidea: tabla 17-4

I. Carcinoma papilar de tiroides (CPT)

  A. Patogenia

    1. Representa 80% de todos los cánceres de tiroides en niños, y 60% en adultos.

    2. Afecta a las mujeres dos veces más que a los hombres.

    3. Características: tasa de crecimiento lenta; 50% de propagación a los linfáticos regionales; 40% de los tumores es de origen multicéntrico.

  B. Tratamiento.

    1. Tiroidectomía total: tratamiento de elección para la mayoría de los CPT > 1 cm y para los CPT más pequeños con diseminación significativa del GL (> 5 ganglios o extensión extracapsular) o invasión local en músculo o tejido blando.

    2. Linfadenectomía cervical: indicada en caso de metástasis ganglionares macroscópicas.

Tabla 17-4. Tipos de cáncer de tiroides y tratamiento

Tipo de cáncer	Porcentaje de cáncer tiroideo	Pronóstico	Tratamiento
Papilar	80-85	Excelente	Tiroidectomía, supresión de TSH, ablación ± ^{131}I
Folicular	10-15	Bueno	Tiroidectomía, supresión de TSH, ablación ± ^{131}I
Medular	5	Intermedio	Tiroidectomía + DGL
Anaplásico	< 2	Malo	Terapia multimodal

DGL, disección de ganglio linfático; TSH, hormona estimulante del tiroides.

3. **Terapia con** ^{131}**I.**
   a. Para eliminar el remanente tiroideo y tratar la enfermedad ganglionar microscópica.
   b. Indicado para pacientes de riesgo intermedio y alto.
C. **Pronóstico.**
   1. Excelente con carcinoma intratiroideo oculto o bien encapsulado.
   2. Peor cuando hay invasión extratiroidea o si la edad del paciente es > 45 años.

II. Carcinoma folicular de tiroides (CFT)

A. **Patogenia.**
   1. Entre 10-15% de todas las neoplasias tiroideas.
   2. Más común en zonas donde el bocio por deficiencia de yodo es frecuente.
   3. **Incidencia.**
      a. Afecta a las mujeres dos veces más que a los hombres.
      b. La frecuencia aumenta después de los 40 años de edad.
   4. **Características:** el tumor, de crecimiento lento y por lo general unifocal, se disemina principalmente a través del torrente sanguíneo y, con poca frecuencia (< 10%), a los ganglios linfáticos regionales.
B. **Tratamiento.**
   1. **La tiroidectomía total** es el tratamiento de elección para la mayoría de los CFT > 2 cm con invasión capsular o angioinvasión generalizada > 1 cm.
   2. **Metástasis en los ganglios linfáticos:** ocurre en o 10% de los pacientes con CFT; la linfadenectomía está indicada para las metástasis ganglionares gruesas.
   3. Terapia con ^{131}I.
      a. Para eliminar el remanente tiroideo y tratar la enfermedad microscópica.
      b. Indicado para pacientes de riesgo intermedio y alto.
C. **Pronóstico.**
   1. Bueno con mínima invasión vascular (tasa de supervivencia a 20 años de 80%).
   2. Más pobre con invasión capsular o vascular generalizada (tasa de supervivencia a 20 años < 20%).

III. Cáncer medular de tiroides

A. **Patogenia.**
   1. Representa 5% de todos los cánceres de tiroides.
   2. Suele ocurrir de forma esporádica, pero también puede ser familiar (síndrome de NEM tipo 2).
   3. **Características.**
      a. Es característica la propagación a los ganglios linfáticos.
      b. Surge de las células C del tiroides.
      c. Produce calcitonina.
B. **Tratamiento.**
   1. La **tiroidectomía total** y el compartimiento central (nivel 6 bilateral) están indicados para todos los pacientes con cáncer medular de tiroides (CMT).
   2. La **linfadenectomía cervical orientada al compartimiento lateral** está indicada en pacientes con adenopatías macroscópicas.
C. **Pronóstico.**
   1. Más pobre que para el CPT o el CFT.
   2. Relacionado con el estadio.
   3. **Supervivencia global:** ~86% a 5 años y ~65% a 10 años.

4. **Factores de mal pronóstico:** edad avanzada, estadio TNM III o IV, reoperación y tener NEM 2B.

IV. Carcinoma anaplásico de tiroides (CAT)

A. Patogenia.

1. Representa menos de 2% de todos los cánceres de tiroides, pero es la causa más frecuente de muerte específica por cáncer de tiroides.

2. **Incidencia.**
   a. Más frecuente entre las edades de 50 y 70 años.
   b. Tres veces más frecuente en mujeres.

3. **Características.**
   a. Se diagnostica de forma fiable por medio de AAF, que muestra células pequeñas, células gigantes o células fusiformes.
   b. Puede surgir de una neoplasia tiroidea bien diferenciada preexistente.

4. **Crecimiento.**
   a. Por lo general es rápido con afectación de las estructuras cervicales, incluidos la tráquea y el esófago.
   b. Metástasis temprana.
   c. Por lo regular irresecable.

B. Tratamiento.

1. Los CAT pequeños (< 5 cm) limitados al tiroides son poco frecuentes pero tienen la mayor posibilidad de supervivencia prolongada con tiroidectomía total y quimiorradiación adyuvante, si son resecables.

2. Los pacientes con enfermedad localmente avanzada pueden beneficiarse de la quimiorradiación inicial.

3. **Asegurar la vía respiratoria.**
   a. A menudo la necesidad inmediata de los pacientes de CAT.
   b. Es posible realizar una traqueotomía, pero se prefiere la colocación de una endoprótesis endotraqueal.

C. Pronóstico.

1. Malo, con un resultado fatal en casi todos los pacientes, independientemente del tratamiento.

2. La paliación tiene como objetivo mantener la permeabilidad del esófago y la vía respiratoria.

V. Linfoma tiroideo

A. Patogenia.

1. Corresponde a 2% de todas las neoplasias tiroideas.

2. Afecta sobre todo a mujeres de 50-70 años de edad.

3. La **tiroiditis crónica de Hashimoto** es el principal factor de riesgo.

4. **Características:** bocio de rápido crecimiento con dolor de cuello, disfagia, ronquera, disnea y tos.

5. **Tipo:** casi exclusivamente de tipo no Hodgkin y de origen de células B.

B. Diagnóstico.

1. **Hallazgos físicos:** bocio tiroideo firme con fijación a las estructuras circundantes.

2. La **AAF y la biopsia con aguja gruesa** son los pilares principales.

3. **Rastreo por TC** del cuello, el tórax y el abdomen para evaluar la extensión de la enfermedad.

C. Tratamiento.
    1. Quimioterapia y radiación.
    2. La **cirugía** tiene un papel limitado.
    3. La **traqueostomía** debe considerarse en cualquier paciente con compromiso de las vías respiratorias.
D. Pronóstico.
    1. El **resultado** depende de la etapa y del grado del linfoma.
    2. La supervivencia global a 5 años se ha estimado en 35%.

FUENTE CONFIABLE

Patel KN, Yip L, Lubitz CC, *et al.* The American Association of Endocrine Surgeons guidelines for the definitive surgical management of thyroid disease in adults. *Ann Surg.* 2020;271(3):e21-e93. doi:10.1097/SLA.000000003580. Disponible en: https://journals.lww.com/annalsofsurgery/Fulltext/2020/03000/The_American_Association_of_Endocrine_Surgeons.28.aspx

---

 Recordatorios

- La razón más común para la cirugía de tiroides es diagnosticar o tratar una supuesta neoplasia tiroidea.
- La biopsia con aguja es la herramienta de diagnóstico más útil para distinguir los nódulos tiroideos benignos de los malignos.
- La lobectomía tiroidea diagnóstica debe reservarse para los nódulos tiroideos indeterminados desde el punto de vista citológico.
- La lobectomía tiroidea por sí sola es suficiente para el CPT de bajo riesgo y el CFT selecto.
- La tiroglobulina y la calcitonina son marcadores tumorales útiles para detectar la recurrencia del CPT y del CMT, respectivamente.
- Casi todos los bocios subesternales son susceptibles a extirparse a través de una incisión cervical sin necesidad de esternotomía porque su irrigación sanguínea procede del cuello.
- En NEM 2, el desarrollo de CMT puede prevenirse mediante tiroidectomía total profiláctica.

GLÁNDULAS PARATIROIDEAS

Principios generales

I. Embriología
    A. Glándulas paratiroideas superiores.
        1. Nacen de la cuarta bolsa branquial, muy cerca del origen del tiroides y descienden al cuello.
        2. Las localizaciones anormales pueden ser intratiroideas o dentro del mediastino posterior.
    B. Glándulas paratiroideas inferiores.
        1. Surgen de la tercera bolsa branquial en relación con el primordio tímico y atraviesan las glándulas superiores en su descenso hacia el cuello.
        2. Con frecuencia se asocia a la glándula del timo en el mediastino anterosuperior.

II. Anatomía

A. Peso: la glándula paratiroidea media pesa 40-70 mg.

B. Glándulas paratiroideas superiores: suelen situarse en la parte posterior del NLR y en la proximidad de la tiroides.

C. Glándulas paratiroideas inferiores: se encuentran dentro de un círculo de 3 cm desde el lugar en que el NLR cruza la arteria tiroidea inferior; en condiciones normales son anteriores al NLR.

D. Irrigación arterial.

1. Derivado principalmente de la arteria tiroidea inferior.
2. Las glándulas paratiroideas superiores reciben su irrigación sanguínea de la arteria tiroidea superior en 10-25% de los casos.

E. Drenaje venoso: en las venas tiroideas superior, media e inferior.

F. Histopatología: la glándula paratiroidea normal tiene una cantidad importante de grasa intercalada con células principales y oxífilas.

Hormona paratiroidea

I. Metabolismo del calcio: la PTH es un importante regulador del metabolismo del calcio.

A. Acción: la PTH actúa junto con la vitamina D_3 activada para regular la concentración de calcio: a medida que disminuyen las concentraciones séricas de calcio, aumenta la secreción de PTH.

B. Órganos afectados: la PTH afecta al hueso (moviliza el calcio), al intestino (aumenta la absorción del calcio) y al riñón (reabsorción activa del calcio en la nefrona distal).

II. Aumento de la secreción de PTH sin oposición: los efectos clínicos incluyen hipercalcemia, alteración de la excreción de calcio (inicialmente se produce hipocalciuria por aumento de la reabsorción, que revierte en hipercalciuria en los estados de hiperparatiroidismo crónico cuando la hipercalcemia supera el umbral renal), hipofosfatemia e hiperfosfaturia.

III. Pruebas de laboratorio

A. Las concentraciones séricas de PTH pueden medirse por radioinmunoanálisis.

B. La vida media corta (~5 min) permite la medición en la sala de operaciones para confirmar el éxito quirúrgico.

FUENTE CONFIABLE

Parathyroid.com, un servicio educativo del Norman Parathyroid Center: Parathyroid Glands, High Calcium, and Hyperparathyroidism. Disponible en: www.parathyroid.com

---

Hiperparatiroidismo

I. Hiperparatiroidismo primario (HPTP)

A. Patogenia.

1. **Trastorno relativamente frecuente** que suele ocurrir de forma esporádica.
2. **Etiología y patología:** la mayoría de los casos de HPTP se debe a un adenoma solitario.

B. Historia y presentación clínicas

1. En su mayoría, los pacientes son clínicamente asintomáticos.
2. **Cálculos renales:** la nefrolitiasis se produce en la mitad de los pacientes con HPTP.
3. **Huesos:** la osteítis fibrosa quística (enfermedad ósea de von Recklinghausen) se encuentra sobre todo en el hiperparatiroidismo secundario y terciario (HPTS).
4. **Manifestaciones psiquiátricas** ("gemidos"): pueden encontrarse síntomas leves, pero la psicosis franca es infrecuente.
5. **Manifestaciones gastrointestinales (GI)** ("ruidos abdominales"):
   a. Puede producirse una úlcera péptica, por lo general asociada a una hipergastrinemia.
   b. También pueden producirse colelitiasis o pancreatitis.
   c. Muchos pacientes presentan síntomas inespecíficos, como debilidad, fatiga fácil, letargo.

C. Diagnóstico.

1. **Estudios de laboratorio:** la relación anormal de calcio y PTH con pérdida de retroalimentación negativa es la piedra angular del diagnóstico.
   a. La hipercalcemia debe mostrarse en al menos dos muestras de sangre extraídas en diferentes ocasiones. La corrección de albúmina puede ser útil.
   b. Una PTH elevada o inapropiadamente normal en el contexto de la hipercalcemia confirma el HPTP.
   c. **Otras causas de calcio sérico elevado:** enfermedad ósea metastásica, mieloma, sarcoidosis, diuréticos tiazídicos, síndrome lácteo-alcalino, hipervitaminosis, tirotoxicosis y enfermedad de Addison.
   d. **25-hidroxivitamina D en suero:** se mide para excluir el hiperparatiroidismo secundario en el contexto de calcio normal y PTH elevada.
   e. La concentración sérica de fósforo disminuye.
   f. La relación cloruro-fósforo en suero suele ser superior a 33:1.
2. **Estudios radiográficos.**
   a. Se puede utilizar ecografía, TC o gammagrafía.
   b. Los estudios negativos no excluyen la enfermedad, ya que las glándulas pequeñas pero aún anormales quizá no sean bien visualizadas.

D. Tratamiento quirúrgico.

1. **Indicaciones:** tabla 17-5.
   a. **Pacientes sintomáticos:** todos deben ser considerados para cirugía.
   b. **Pacientes asintomáticos:** si son menores de 50 años de edad, con concentraciones séricas de calcio superiores a 1 mg/dL por encima del rango normal; disminución de la densidad ósea (puntuación T < -2.5 en cualquier sitio), hipercalciuria (> 400 mg/día); disminución de la depuración de creatinina inferior a 60 mL/min, cálculos renales asintomáticos en las placas abdominales.
2. **Localización preoperatoria de las glándulas paratiroideas.**
   a. **Propósito:**
      1) Permite un abordaje quirúrgico dirigido.
      2) Identifica las glándulas anormales nuevas o restantes en pacientes que han sido operados con anterioridad.
      3) Ayuda a definir la patología en pacientes que tienen hipercalcemia persistente o recurrente.

Tabla 17-5. Indicaciones de la cirugía en el hiperparatiroidismo

Tipo de HPT	Estado de los síntomas	Pacientes elegibles	Tratamiento
Primario	Sintomático	Todos	Paratiroidectomía*
	"Vagamente" sintomático[tt]	La mayoría[t]	Paratiroidectomía*
	Asintomático	Se cumplen las directrices de los NIH[+]	Paratiroidectomía*
		No se cumplen las directrices de los NIH	Observación
Secundario	Sintomático[§]	Todos	Paratiroidectomía subtotal o paratiroidectomía total con autotrasplante
	Asintomático	PTH > 300-500 pg/mL a pesar del tratamiento médico máximo	
Terciario	Asintomático	$Ca^{+2} > 12$ mg/dL	Paratiroidectomía**
	Sintomático	Todos	Paratiroidectomía**

* Paratiroidectomía dirigida con monitorización intraoperatoria de la hormona paratiroidea o exploración de 4 glándulas.
[t] Los síntomas mejoran entre 30 y 50% de las veces.
[+] (Cualquiera) elevación de Ca^{+2} 1 mg/dL, edad < 50 años, puntuación T < 2.5 en cualquier sitio, tasa de filtración glomerular < 60 mL/min, o seguimiento improbable.
[§] Los síntomas del hiperparatiroidismo secundario (HPTS) que justifican la paratiroidectomía incluyen calcifilaxia, dolor óseo, osteodistrofia y prurito grave.
** Exploración de 4 glándulas.
[tt] "Vagamente sintomático", paciente con quejas musculoesqueléticas, neuropsiquiátricas y abdominales.
HPT, hiperparatiroidismo; NIH, National Institutes of Health; PTH, hormona paratiroidea.

b. Ecografía: permite definir una paratiroides agrandada en la mayoría de los casos; primera prueba menos costosa para la localización de las paratiroides.

c. Gammagrafía.

1) El uso de ^{99m}Tc sestamibi es capaz de localizar 75% de los adenomas paratiroideos.

2) **Imágenes retardadas:** muestran una captación persistente por parte de las glándulas paratiroideas agrandadas.

3) **Exploración con sestamibi:** útil para demostrar las glándulas ectópicas.

4) **TC por emisión de positrones simple (TCEPS):** puede mostrar lo que las imágenes planas tradicionales no revelan.

d. TC: particularmente exitosa en la localización de paratiroides agrandadas en el mediastino.

e. Imágenes por resonancia magnética (IRM): tan exitosa como la TC en la localización de las paratiroides en la imagen ponderada en T2; es costosa.

f. Muestreo venoso selectivo y ensayo de PTH: se reserva para pacientes con HPTP recurrente/persistente con imagen no invasiva negativa.

1) **Concentración de PTH elevada:** una PTH desproporcionadamente alta en una o más de las muestras venosas ayuda a localizar la lesión en un lado del cuello.

2) **Hiperplasia cuatripartita:** sugerida por un aumento significativo en las muestras obtenidas de las venas de ambos lados del cuello.

3. **Operaciones.**
   a. **Adenoma solitario:** en la actualidad, las técnicas de localización y el análisis intraoperatorio de las concentraciones de PTH permiten un abordaje de mínimo acceso y una escisión completa.
   1) Concentraciones de PTH.
      (a) Se traza al comienzo de la intervención, y luego se realiza una disección limitada para extirpar el adenoma.
      (b) Tras la escisión, se extraen concentraciones adicionales de PTH a intervalos específicos.
      (c) **Descenso significativo:** debido a la corta vida media de la PTH (5 min), se produce un descenso si se ha eliminado todo el tejido paratiroideo anormal.
      (d) **Si los valores no descienden lo suficiente:** el tejido anormal permanece: ¡se debe continuar la búsqueda!
   2) **Si no se encuentra el tumor en las localizaciones normales:** la exploración debe continuar en las regiones donde es posible encontrar paratiroideas ectópicas (timo profundo, espacio prevertebral detrás del esófago e intratiroideo).
   b. **Hiperplasia cuatripartita.**
   1) **Paratiroidectomía subtotal:**
      (a) Deja un remanente bien vascularizado (50-100 mg de tejido paratiroideo) para asegurar la función paratiroidea normal.
      (b) Se obtienen las concentraciones de PTH intraoperatorias para garantizar que se ha realizado una escisión adecuada del tejido paratiroideo.
      (c) Tasa de recurrencia de 5%.
   2) **Paratiroidectomía total** (con autotrasplante de tejido paratiroideo fragmentado); riesgo de hipoparatiroidismo permanente.
   c. **Tratamiento posoperatorio.**
   1) Suele aparecer hipocalcemia después de una terapia exitosa.
   2) La hipocalcemia asintomática superior a 8 mg/dL no requiere tratamiento.
   3) **Hipocalcemia sintomático:**
      (a) El calcio < 8.0 mg/dL siempre requiere tratamiento.
      (b) **Tratamiento:** comenzar con gluconato de calcio intravenoso.
   4) **Pacientes ligeramente sintomáticos:**
      (a) Puede recibir calcio por vía oral.
      (b) El tracto gastrointestinal es capaz de absorber un máximo de 30% del calcio ingerido por vía oral diariamente, lo que corresponde a dosis de sales de calcio que oscilan entre 3 y 4 g/día.
   5) La vitamina D puede ser necesaria si la hipocalcemia sigue siendo sintomática a pesar de los suplementos de calcio.

REFERENCIA A NMS. CIRUGÍA. CASOS CLÍNICOS

Véase *NMS. Cirugía. Casos clínicos*, 3.ª edición, Caso 9.2: Hipercalcemia sintomática.

II. Hiperparatiroidismo secundario (HPTS)

A. Patogenia.
1. Se encuentra en la insuficiencia renal crónica.
2. Los pacientes son incapaces de sintetizar la vitamina D activa y desarrollan hipocalcemia e hiperfosfatemia.
3. **Agrandamiento de glándulas múltiples:** resultado de la hipocalcemia crónica.
4. **Falta de respuesta al calcio/vitamina D:** los receptores sensores de calcio están regulados a la baja.

B. Historia y presentación clínicas.
1. Los **signos y síntomas** incluyen fatiga, debilidad muscular, prurito, dolor óseo, dolor articular y calcificaciones metastásicas en los tejidos blandos que causan necrosis tisular (calcifilaxia).
2. El HPTS no tratado puede dar lugar a osteodistrofia renal sintomática (hueso adinámico, osteomalacia y osteítis) con riesgo de fractura.

C. Diagnóstico.
1. **Estudios de laboratorio:** aumento del nivel de PTH intacta en suero, hipocalcemia, deficiencia de vitamina D, hiperfosfatemia y FAL elevada.
2. **Imágenes:** la ecografía, el ^{99m}Tc sestamibi o la TC no suelen ser diagnósticos.

D. Tratamiento médico.
1. **Indicación:** indicado en la mayoría de los pacientes.
2. Quelantes del fosfato, análogos de la vitamina D y calcimiméticos como el cinacalcet.

E. Tratamiento quirúrgico.
1. La **paratiroidectomía subtotal** o la **paratiroidectomía total** con autotrasplante de tejido paratiroideo para pacientes refractarios al tratamiento médico o con síntomas intratables.
2. Considerar la **timectomía concurrente** para eliminar los restos de paratiroides ectópicos.

III. HPTS

A. Patogenia.
1. Hiperparatiroidismo que persiste en pacientes con trasplante renal.
2. **Etiología:** los clones autónomos de células paratiroideas hipersecretoras que no responden se desarrollan a partir de la hiperplasia paratiroidea de la enfermedad renal de larga duración.

B. Historia y presentación clínicas: produce los mismos síntomas que el HPTP.

C. Diagnóstico.
1. **Estudios de laboratorio:** PTH elevada; hipercalcemia, hipofosfatemia y FAL elevada.
2. **Imágenes:** pueden incluir ecografía, ^{99m}Tc sestamibi o TC 4D.

D. **Tratamiento quirúrgico.**
   1. **Indicación:** cuando la afección persiste más de 12 meses después del trasplante.
   2. **Paratiroidectomía subtotal.**

Recordatorios

- Los síntomas del HPTP siguen la mnemotecnia "piedras, huesos, gemidos y quejidos abdominales".
- El HPTP es la causa más frecuente de hipercalcemia en pacientes ambulatorios. Una concentración sérica de PTH inapropiadamente alta para la concentración de calcio en suero es diagnóstica de HPTP.
- El hiperparatiroidismo secundario se asocia siempre a hiperplasia cuatripartita.

GLÁNDULA SUPRARRENAL
Principios generales

I. **Embriología**
   A. **Médula.**
      1. **Origen embriológico:** a partir de células ectodérmicas con origen en la cresta neural.
      2. **Otros tejidos medulares extrasuprarrenales** pueden encontrarse en los paraganglios, el órgano de Zuckerkandl justo por debajo del origen de la arteria mesentérica inferior, y el mediastino.
   B. **Corteza suprarrenal.**
      1. **Origen embriológico:** se deriva de células mesodérmicas, que pueden separarse y formar restos adrenocorticales.
      2. Se encuentra con frecuencia en el ovario o en los testículos.

II. **Anatomía**
   A. **Dos glándulas suprarrenales**, cada una situada en la cara medial del polo superior de cada riñón; su peso normal combinado es ~10 g.
   B. **Histología:** es posible reconocer tres áreas distintas en la corteza.
      1. **Zona glomerulosa:** zona externa que produce mineralocorticoides (p. ej., aldosterona).
      2. **Zona fasciculada:** produce cortisol y glucocorticoides.
      3. **Zona reticular:** zona interna donde se fabrican los andrógenos y los estrógenos.
   C. **Irrigación arterial:** tres fuentes primarias: la arteria frénica, la aorta y las arterias renales.
   D. **Drenaje venoso.**
      1. La vena suprarrenal derecha corta (~1 cm) drena en la vena cava.
      2. La vena suprarrenal izquierda se une a la vena frénica para desembocar en la vena renal izquierda.
   E. **Sistema portal suprarrenal:** la sangre venosa de la corteza tiene altas concentraciones de glucocorticoides y drena hacia la médula, lo que induce la feniletanolamina-*N*-metiltransferasa.

Hormonas suprarrenales y catecolaminas

I. **Hormonas esteroides:** glucocorticoides, mineralocorticoides y esteroides sexuales (andrógenos y estrógenos).

A. **Glucocorticoides:** el más importante, desde el punto de vista fisiológico, es el cortisol, que tiene una variación diurna, con las concentraciones séricas más altas alrededor de las 6:00 a.m.

1. **Regulación.**

a. La hormona adrenocorticotrópica (ACTH), producida por la hipófisis anterior, estimula la producción de cortisol por parte de las suprarrenales.

b. **Factor liberador de corticotropina (CRF,** *corticotropin-releasing factor***):** producido por el hipotálamo; estimula la liberación de corticotropina de la hipófisis.

c. **Cortisol libre:** es la hormona activa. Su exceso puede producir hipertensión (véase la tabla 17-6).

2. **Metabolismo.**

a. El cortisol se metaboliza en el hígado por conjugación con glucurónido, lo que lo hace hidrosoluble para su excreción urinaria.

b. El nivel de 17-hidroxicorticoesteroides en la orina refleja la producción y el metabolismo de los glucocorticoides.

B. **Mineralocorticoides:** la principal hormona producida es la aldosterona.

1. **Regulación:** la producción de aldosterona está regulada por el sistema renina-angiotensina y los cambios en las concentraciones plasmáticas de sodio y potasio. Su exceso puede producir hipertensión (tabla 17-6).

a. **Renina:** es liberada por las células yuxtaglomerulares del riñón en respuesta a la disminución de la presión arterial; convierte el angiotensinógeno (elaborado en el hígado) en angiotensina I.

b. **Angiotensina I:** es convertida en angiotensina II por la enzima convertidora de angiotensina, que es producida por las células endoteliales.

Tabla 17-6. Causas suprarrenales de la hipertensión

Nombre(s)	Hormona(s)	Fuente suprarrenal	Prueba(s) diagnóstica(s)
Aldosteronoma (síndrome de Conn)	Aldosterona	Corteza: zona glomerulosa	Aldo*/ARP Supresión de aldo[†] AVS
Adenoma productor de cortisol (síndrome de Cushing)	Cortisol	Corteza: zona fasciculada	Prueba de supresión con 1 mg de dexametasona ACTH
Feocromocitoma	Epinefrina Norepinefrina	Médula	MFP Catecolaminas de 24 h

* Aldo, aldosterona sérica.
[†] Supresión de aldo, respuesta de la aldosterona a la carga de sal.
ACTH, hormona adrenocorticotrópica; ARP, actividad de renina en plasma; AVS, muestreo de vena suprarrenal para aldosterona/cortisol; MFP, metanefrinas fraccionadas en plasma.

    c. Angiotensina II: estimula la corteza suprarrenal para que libere aldosterona.

    d. Sistema nervioso simpático (SNS): también puede estimular la liberación de aldosterona.

  2. Metabolismo.

    a. La aldosterona se metaboliza de forma similar al cortisol.

    b. Se excreta en la orina y puede medirse por radioinmunoanálisis.

C. Esteroides sexuales.

  1. Los andrógenos y los estrógenos se producen en la zona reticular de la corteza.

  2. La concentración urinaria de 17-cetosteroides refleja la producción de andrógenos. Los estrógenos pueden medirse directamente en la orina.

II. Catecolaminas: la médula suprarrenal es el lugar de producción de catecolaminas, incluso dopamina, norepinefrina y epinefrina. Pueden producir hipertensión (tabla 17-6).

A. Regulación: la producción de catecolaminas está bajo el control del SNS.

B. Metabolismo.

  1. Las concentraciones de metanefrina, normetanefrina, ácido vanililmandélico (AVM) y catecolaminas pueden medirse en la orina.

  2. Los metabolitos fraccionados de las catecolaminas pueden medirse en el plasma.

Insuficiencia adrenocortical (enfermedad de Addison)

I. Patogenia.

A. Enfermedad primaria: resulta en una función disminuida de la corteza causada por una enfermedad autoinmunitaria, tuberculosis suprarrenal bilateral, infecciones fúngicas o hemorragia suprarrenal bilateral.

B. Enfermedad secundaria: el corticoesteroide exógeno inhibe la liberación de ACTH, lo que provoca la atrofia de la corteza suprarrenal.

II. Historia y presentación clínicas

A. Signos y síntomas: anorexia, malestar, pérdida de peso, poca tolerancia al estrés, hipoglucemia, hipotensión y, ocasionalmente, hiperpigmentación de la piel.

B. Deficiencia de aldosterona: produce depleción de volumen, hiponatremia, hipercalemia, azoemia y acidosis.

III. Diagnóstico

A. Las concentraciones de cortisol en suero son diagnósticas.

B. Las pruebas de ACTH y de estimulación confirman la enfermedad primaria o secundaria.

IV. Tratamiento médico: hidrocortisona o prednisona para sustituir el cortisol; fludrocortisona para sustituir la aldosterona.

V. Cirugía

A. En general, no está indicada para la enfermedad de Addison.

B. Si un paciente con enfermedad de Addison necesita una intervención quirúrgica de cualquier tipo, están indicados los esteroides en dosis de estrés: 100-150 mg de hidrocortisona por vía intravenosa diariamente durante 2-3 días; la dosis oral preoperatoria se reanuda después de 3 días.

VI. Pronóstico: bueno con tratamiento; los pacientes sometidos a cirugía tienen mayor riesgo de complicaciones.

Hipercortisolismo (síndrome de Cushing)

Esta condición es el resultado de un aumento crónico de las concentraciones de cortisol.

I. Dependiente de la ACTH

A. Fuente hipofisaria (enfermedad de Cushing).

1. Corresponde a 70% de los casos de síndrome de Cushing endógeno.

2. Más frecuente en mujeres de mediana edad.

3. **Causa:** la sobreproducción de ACTH por parte de la hipófisis da lugar a hiperplasia suprarrenal bilateral; la mayoría proviene de un adenoma hipofisario.

4. **Tratamiento del síndrome de Cushing hipofisario.**

   a. **Resección transesfenoidal del tumor:** es el procedimiento de elección.

   b. Irradiación hipofisaria de una fuente externa.

   1) Ha sido eficaz hasta en 80% de los niños.

   2) La tasa de curación es sólo de 15-20% para adultos.

   c. **Adrenalectomía total bilateral:** se reserva para los casos en que no se encuentra un adenoma hipofisario, la radiación ha fracasado o el paciente no tolera el proceso de radiación prolongado.

   1) **Ventaja:** control inmediato y completo del estado cushingoide.

   2) **Desventajas:** mayor morbilidad y mortalidad; en 15% de los casos se desarrolla un tumor hipofisario secretor de ACTH (síndrome de Nelson).

5. **Pronóstico:** sin tratamiento, malo; con tratamiento quirúrgico del tumor, bueno.

B. Síndrome de Cushing ectópico.

1. Significa 15% de los casos de síndrome de Cushing.

2. Es más frecuente en hombres de edad avanzada.

3. **Causa.**

   a. La ACTH es producida por una neoplasia extrasuprarrenal, extrahipofisaria, con mayor frecuencia un carcinoma de células pequeñas del pulmón.

   b. También puede ocurrir con carcinoides bronquiales, timomas y tumores de páncreas o hígado.

4. **Presentación clínica:** concentración de ACTH: bastante elevada (> 500 ng/mL).

5. **Tratamiento del síndrome de Cushing ectópico.**

   a. Dirigido a la neoplasia subyacente.

   b. La extirpación del tumor es curativa; sin embargo, debido a la naturaleza difusa de los cánceres de pulmón de células pequeñas, a menudo sólo se puede ofrecer una terapia paliativa.

6. **Pronóstico:** en general, malo debido a la irresecabilidad del tumor primario.

II. Independiente de la ACTH

A. Determinación de la concentración de ACTH.

1. **Concentración plasmática de ACTH:** indicador fiable del síndrome de Cushing dependiente o independiente de ACTH.

2. **Valores extremadamente bajos:** se encuentran en el síndrome de Cushing suprarrenal debido a los efectos supresores del cortisol.

3. **Concentraciones muy altas:** ocurren con el síndrome de Cushing ectópico debido a la producción autónoma de ACTH.

4. **Valores normales:** presentes en 50% de los casos de síndrome de Cushing hipofisario.

5. **Rango intermedio.**

   a. Prueba de supresión con altas dosis de dexametasona.

   1) El paciente recibe dexametasona, 8 mg/día durante 2 días.

   2) Se colecta la orina para medir los 17-hidroxicorticoesteroides.

   3) En la enfermedad hipofisaria, las concentraciones de 17-hidroxicorticoesteroides suelen disminuir a menos de 50% de lo normal.

   4) Las concentraciones de 17-hidroxicorticoesteroides no muestran supresión alguna en el síndrome ectópico.

   b. La hormona liberadora de corticotropina (CRH, *corticotropin-releasing hormone*), las concentraciones yugulares y periféricas de ACTH y la hormona lipotrópica plasmática pueden ser útiles.

B. Causa.

1. El síndrome de Cushing suprarrenal representa 15% de los casos.

2. Exceso de cortisol producido de forma autónoma por la corteza suprarrenal debido a adenoma, carcinoma o displasia nodular bilateral y tumores ectópicos productores de cortisol.

3. El tejido adrenocortical restante se atrofia y las concentraciones de ACTH son bajas debido a la supresión por el exceso de cortisol.

C. Historia y presentación clínicas: aumento de peso, depósitos de grasa en el cuello o en la espalda, estrías moradas en el abdomen.

D. Diagnóstico.

1. El ritmo diurno normal de la secreción de cortisol suele perderse; el síndrome de Cushing es un estado de exceso de cortisol.

2. **Mejor prueba para el hipercortisolismo:** muestra matinal elevada (> 2 μg/dL) después de una dosis supresora de 1 mg de dexametasona la noche anterior.

3. **Prueba alternativa:** medir el cortisol salival a medianoche, que en condiciones normales es inferior a 1.6 ng/mL.

4. **Cortisol libre urinario de 24 horas elevado (> 55 μg/día):** índice fiable de hipercortisolismo debido al aumento de la depuración renal del cortisol no metabolizado.

E. Localización de tumores.

1. **Tumores hipofisarios y ectópicos.**

   a. La IRM y la TC son las mejores pruebas para identificar adenomas hipofisarios pequeños.

   b. La radiografía de tórax suele mostrar una neoplasia ectópica.

   c. Pueden ser necesarias una TC o IRM.

2. **Tumores suprarrenales.**

   a. La TC o la IRM pueden identificar correctamente más de 90%, incluso adenomas de < 1 cm de diámetro, carcinomas e hiperplasia bilateral.

   b. **Exploración con radioisótopos:** el análogo del radiocolesterol NP-59 puede localizar tumores adrenocorticales funcionantes; se utiliza en raras ocasiones.

   c. **Muestreo de vena suprarrenal para cortisol:** es capaz de localizar la producción de cortisol en la hiperplasia bilateral. Se utiliza con poca frecuencia.

F. Tratamiento del síndrome de Cushing suprarrenal: adrenalectomía total.

G. Quimioterapia paliativa.

1. **Indicación:** pacientes con neoplasias malignas no resecables y sometidos a tratamientos de radiación.

2. **Agentes:** pueden incluir bromocriptina y ciproheptadina o mitotano.

3. **Remisión:** se obtiene en ~60% de los casos, pero la recaída es rápida tras el cese del fármaco.

H. **Pronóstico:** bueno con resección quirúrgica completa.

Hiperaldosteronismo

I. Patogenia

A. Exceso de secreción de aldosterona por la suprarrenal, como resultado de un adenoma unilateral (85%), adenomas bilaterales (5%) e hiperplasia (10%).

B. **Tipos.**

1. **Primario:** las **concentraciones** de renina plasmática son normales o bajas (síndrome de Conn).

2. **Secundario:** aumento de la renina por disminución de la presión sobre las células yuxtaglomerulares renales.

II. Historia y presentación clínicas: el aumento de la aldosterona provoca hipertensión, debilidad muscular, fatiga, poliuria y polidipsia, y cefaleas.

III. Diagnóstico

A. La espironolactona o la eplerenona deben suspenderse 6 semanas antes de la prueba.

B. **Electrolitos plasmáticos:** un valor de potasio sérico inferior a 3.5 mEq/L y una excreción urinaria de potasio superior a 30 mEq/día apoyan el diagnóstico de hiperaldosteronismo primario.

C. **Cribado:** aldosterona sérica y renina plasmática concurrentes; una concentración plasmática de aldosterona (CPA) superior a 20 ng/dL y una relación CPA/actividad de renina plasmática (ARP PRA, *plasma renin activity*) superior a 30 son diagnósticos de aldosteronoma con una sensibilidad de ~90%.

D. **Confirmación.**

1. Demostrar una secreción inadecuada de aldosterona con carga de sal y colecta de orina de 24 horas.

2. La prueba de infusión salina intravenosa o la provocación con captopril es también un método fiable, pero no suele ser necesario.

IV. Localización de los adenomas

A. **TC suprarrenal de alta resolución:** es la prueba más eficaz para la localización de un tumor suprarrenal.

B. **Muestreo de la vena suprarrenal** (para lateralizar la fuente de producción de aldosterona)

1. **Indicación:** útil en pacientes cuando la TC no muestra anomalías suprarrenales, pero es difícil.

2. **Técnica.**

a. Se realiza la canulación transfemoral percutánea de ambas venas suprarrenales.

b. Se administra ACTH IV (50 μg/h).

c. Se toman muestras de sangre de vena suprarrenal simultáneas para aldosterona y cortisol.

3. **Resultados:** la CPA es notablemente mayor (al menos cuatro veces) en el lado de un adenoma.

V. Tratamiento médico con espironolactona

A. El antagonismo directo de la aldosterona en el túbulo renal conduce gradualmente a una reducción de la presión arterial y a un retorno a las concentraciones normales de potasio.

B. Indicado en el hiperaldosteronismo primario causado por hiperplasia suprarrenal y en el restablecimiento preoperatorio de las concentraciones séricas normales de potasio en pacientes que tienen adenomas.

C. La espironolactona es el pilar del tratamiento del hiperaldosteronismo secundario.

VI. Tratamiento quirúrgico: para el hiperaldosteronismo primario debido a un adenoma, el tratamiento de elección es la adrenalectomía laparoscópica.

VII. Pronóstico: sin tratamiento, malo; con tratamiento médico, excelente.

Feocromocitoma

I. Patogenia

A. Tumores funcionalmente activos que se desarrollan a partir del tejido cromafín derivado de la cresta neural; a estos tumores se les ha aplicado la "regla del 10%" (tabla 17-7).

B. Causa: puede deberse a mutaciones en los genes de la succinato deshidrogenasa.

C. Características: producen cantidades excesivas de catecolaminas.

D. Puede ocurrir como parte de NEM 2 y suelen ser bilaterales en estos pacientes.

E. Neoplasia maligna

    1. En su mayoría (90%), estos tumores son benignos.

    2. Determinación: el examen histológico no es un medio preciso; la presencia de metástasis o la invasión directa del tumor determinan la malignidad.

II. Historia y presentación clínicas

A. Signos y síntomas.

    1. Ocurre hipertensión como resultado de la producción excesiva de catecolaminas.

    2. Otros hallazgos incluyen ataques de cefalea, sudoración, palpitaciones, temblores, nerviosismo, pérdida de peso, fatiga, dolores abdominales o torácicos, polidipsia y poliuria, y convulsiones.

    3. Comprobar los antecedentes familiares y remitir a todos los pacientes a genética médica para evaluar la presencia de MEN, Von Hippel Lindau o neurofibromatosis.

III. Diagnóstico

A. Los valores urinarios de metanefrina/AVM son la prueba de detección más fiable.

B. Valores fraccionados de catecolaminas plasmáticas y urinarias: aumentan la precisión a 100%.

C. Pruebas de provocación: rara vez se utilizan.

IV. Localización del tumor: la TC o la IRM son las pruebas iniciales

V. Localización de tumores

A. El 90% se encuentra en la médula suprarrenal; de ellos, 10% son bilaterales.

B. De los tumores extrasuprarrenales, la mayoría se encuentra en los órganos de Zuckerkandl, los paraganglios extrasuprarrenales, la vejiga urinaria y el mediastino.

Tabla 17-7. Regla del 10% del feocromocitoma

10% Maligno	10% Múltiple
10% Bilateral	10% Familiar
10% Extrasuprarrenal	10% Niños

C. La TC y la IRM son las herramientas de localización más precisas.

D. La gammagrafía con m-yodobenzilguanidina (MIBG) marcada con ^{131}I ha sido útil para los pequeños tumores extrasuprarrenales.

E. El muestreo venoso selectivo rara vez es necesario.

VI. Tratamiento quirúrgico

A. Preparación para la cirugía: incluye el bloqueo adrenérgico con α y β bloqueadores.

  1. Bloqueo adrenérgico: proporciona control preoperatorio de la hipertensión, reduce el riesgo de oscilaciones excesivas de la presión arterial durante la cirugía y proporciona vasodilatación, lo que permite la restauración de un volumen sanguíneo normal.

    a. α bloqueo: la terapia con fenoxibenzamina se inicia 2 semanas antes de la cirugía.

    b. β bloqueo: se inicia el propranolol para controlar la taquicardia.

  2. Regímenes farmacológicos alternativos: antagonistas adrenérgicos selectivos α 1 (terazosina y doxazosina) y bloqueadores de los canales de calcio (nifedipina y nicardipina).

B. Operación.

  1. Monitorizar con una línea arterial y otra venosa central.

  2. Se prefiere el **abordaje laparoscópico, transabdominal.**

  3. Feocromocitomas esporádicos: la adrenalectomía laparoscópica es el procedimiento de elección para los tumores <5 cm.

  4. Feocromocitomas malignos.

    a. Escisión quirúrgica del tumor.

    b. Puede utilizarse quimioterapia (por lo general, ineficaz) o MIBG ^{131}I terapéutica para la enfermedad metastásica extensa.

  5. Componente de NEM: debe considerarse la adrenalectomía de corteza bilateral.

REFERENCIA A NMS. CIRUGÍA. CASOS CLÍNICOS

Véase *NMS. Cirugía. Casos clínicos*, 3.ª edición, Caso 9.5: Hiperparatiroidismo e hipertensión grave en el mismo paciente.

Quistes suprarrenales y otros tumores suprarrenales

I. Masas suprarrenales incidentales

A. Descubierto en la autopsia hasta en 9% de pacientes.

B. Diagnóstico.

  1. Cribado de rutina: incluye pruebas de feocromocitoma (metanefrinas fraccionadas en plasma), hipercortisolismo (prueba de supresión de dexametasona a dosis bajas durante la noche) e hiperaldosteronismo (relación CPA/ARP).

  2. Imágenes: los tumores de > 4-5 cm tienen riesgo de cáncer y deben ser extirpados.

  3. Biopsia de rutina: debe evitarse a menos que el paciente tenga un riesgo previo de neoplasia maligna (p. ej., pulmón o melanoma) y se haya descartado bioquímicamente el feocromocitoma.

FUENTE CONFIABLE

American Association of Endocrine Surgeons: AACE and AAES Medical Guidelines for the Management of Adrenal Incidentalomas. Disponible en: https://www.aace.com/disease-state-resources/adrenal/clinical-practice-guidelines/aace-and-aaes-medicalguidelines

II. Carcinoma adrenocortical

A. Incidencia: rara (0.5-2 casos por millón al año).

B. Características.

1. Muy agresivo (la mayoría de los pacientes presenta enfermedad avanzada).
2. Producen frecuentes síndromes de sobreproducción hormonal (hipercortisolismo, hiperaldosteronismo o virilización)

C. Diagnóstico: la TC con contraste del abdomen y el tórax es importante para diagnosticar invasión tumoral local y lesiones metastásicas, así como para confirmar la existencia de un riñón contralateral funcional.

D. Tratamiento.

1. La resección quirúrgica es el pilar para todas las etapas.
2. La diseminación distante o local es evidente en 65% de los casos en el momento de la presentación.
3. El mitotano y la radiación suelen utilizarse como terapia adyuvante.

E. Pronóstico: malo; la supervivencia media tras el diagnóstico es de 18 meses.

III. Quistes suprarrenales

A. Incidencia: infrecuente.

B. Tipos.

1. La mayoría son quistes endoteliales (linfangiomatosos o angiomatosos) o seudoquistes, que son resultado de una hemorragia en el tejido suprarrenal normal o en una neoplasia suprarrenal.
2. Rara vez son quistes de retención o adenomas quísticos.

C. Historia y presentación clínicas: puede presentarse como una masa palpable y causar síntomas GI debido a la presión.

D. Diagnóstico: la TC y la IRM son los mejores métodos disponibles.

E. Tratamiento: dado que no se puede excluir una neoplasia, estos quistes deben ser extirpados quirúrgicamente.

F. Pronóstico: excelente.

Recordatorios

- El cortisol ejerce una retroalimentación negativa sobre la ACTH a nivel hipotálamo-hipofisario.
- Los pacientes con enfermedad de Addison no pueden tolerar el estrés de la cirugía sin recibir apoyo de corticoesteroides.
- En la mayoría de casos, el síndrome de Cushing está causado por la supresión de la corteza secundaria a los corticoesteroides exógenos.
- La concentración de ACTH es más útil para dirigir la búsqueda de la fuente de cortisol. (bajo = suprarrenal, alto = hipofisario, muy alto = cáncer en otra parte).
- El bloqueo α debe preceder al bloqueo β en los pacientes con feocromocitoma.
- En general, no se requiere hacer una biopsia de la glándula suprarrenal.

TUMORES DEL PÁNCREAS ENDOCRINO

Principios generales

I. **Tumores neuroendocrinos pancreáticos (TNEP)**
   A. Surgen de las células neuroendocrinas normales situadas en los islotes pancreáticos.
   B. En su mayoría son esporádicas, pero pueden ser hereditarias.

II. **Clasificación:** según su virulencia clínica.
   A. **Tumores bien diferenciados:** tienen crecimiento lento y curso indoloro.
   B. **Tumores poco diferenciados:** de grado alto y pueden ser muy agresivos.

III. **Funcionalidad:** la mayoría de los TNEP no son funcionales; sin embargo, pueden secretar una variedad de hormonas, incluso insulina, gastrina, glucagón y péptido intestinal vasoactivo (VIP, *vasoactive intestinal peptide*).

Insulinoma

I. **Patogenia**
   A. Tumor originado en las células β de los islotes pancreáticos que libera cantidades anormalmente altas de insulina.
   B. En su mayoría son adenomas solitarios y benignos.
   C. Aproximadamente 10% son malignos con potencial de metástasis.

II. **Historia y presentación clínicas**
   A. La **hipoglucemia** puede provocar un comportamiento extraño, episodios de inconsciencia, palpitaciones, nerviosismo y otros síntomas de descarga simpática.
   B. **Tríada de Whipple.**
      1. Síntomas de hipoglucemia.
      2. Hipoglucemia (concentración de glucosa en sangre < 50 mg/dL).
      3. Alivio de los síntomas tras la ingestión de glucosa.

III. **Diagnóstico**
   A. Ayuno bajo supervisión durante 72 horas para buscar la tríada de Whipple y luego medir las concentraciones de insulina y glucosa.
   B. Medición del péptido C de la insulina y de la sulfonilurea en sangre para identificar la insulina iatrógena y la sobredosis de hipoglucemia oral, respectivamente.

IV. **Tratamiento quirúrgico:** se basa en la localización preoperatoria del tumor, que puede ser detectable mediante ecografía, TC o IRM.
   A. **Ecografía endoscópica:** es la prueba de imagen más eficaz porque la mayoría son menores de 1.5 cm.
   B. **Cateterismo percutáneo** (de la vena porta con mediciones seriadas de insulina): puede localizar el tumor en la cabeza, el cuerpo y la cola.
   C. **Resección quirúrgica:** enucleación o pancreatectomía distal.
   D. **Exploración quirúrgica** (de todo el páncreas).
      1. A menudo se necesita para identificar un pequeño insulinoma radiográficamente oculto.
      2. La ecografía intraoperatoria es esencial.
   E. **Extensión.**
      1. Cuando la hiperplasia de células de los islotes está presente, una pancreatectomía subtotal de 80-90% suele controlar los síntomas.
      2. En raras ocasiones debe emplearse como último recurso.

V. **Pronóstico:** bueno.

Gastrinoma (síndrome de Zollinger-Ellison)

I. Patogenia
A. Tumores neuroendocrinos que surgen de las células enteroendocrinas del páncreas o del intestino (duodeno).

B. En su mayoría son esporádicas, pero pueden ser un componente de la NEM tipo 1.

C. Puede preceder al desarrollo de hiperparatiroidismo.

II. Historia y presentación clínicas
A. Los **signos y síntomas** son el resultado de la hipersecreción de gastrina, lo que provoca una ulceración péptica debido a la elevada secreción de ácido gástrico, que puede causar dolor abdominal, hemorragia gastrointestinal, perforación u obstrucción de la salida gástrica.

B. Inhibición de las enzimas pancreáticas.

   1. Produce diarrea, esteatorrea y aumento de la motilidad intestinal.

   2. Puede haber deshidratación profunda y desnutrición.

III. Diagnóstico
A. El síndrome de Zollinger-Ellison (SZE) debe considerarse en cualquier paciente con úlcera refractaria al tratamiento intensivo con inhibidores de la bomba de protones (IBP).

B. Hallazgos de laboratorio: establecer el diagnóstico.

   1. Nivel de gastrina en ayuno: más de 1000 pg/mL (normal < 110 pg/mL) en presencia de ácido gástrico (pH gástrico < 2.0) hace el diagnóstico de SZE.

   2. Prueba de estimulación de la secretina.

      a. Puede esclarecer la causa de los incrementos leves de gastrina.

      b. En el SZE, una infusión de secretina aumentará la gastrina en 120-200 pg/mL o más.

C. Localización del tumor.

   1. La **ecografía endoscópica** es la forma más eficaz de identificar pequeños gastrinomas en la pared duodenal y el páncreas.

   2. TC y IRM: estudios de imagen transversales más eficaces.

   3. Gammagrama de receptores de somatostatina con 111-indio-penetreótido con TCEPS: menos precisa que la TC, pero se utiliza para determinar las localizaciones metastásicas.

IV. Tratamiento
A. Objetivo: controlar la hiperacidez gástrica y eliminar todo el tumor macroscópico.

B. Triángulo del gastrinoma: definido por:

   1. Unión de los conductos biliares cístico y común, en sentido superior.

   2. Unión de las porciones 2.ª y 3.ª del duodeno, en sentido inferior.

   3. Unión del cuello y el cuerpo del páncreas, en la porción medial.

C. Abordaje quirúrgico estándar.

   1. Extirpar todos los tumores identificables (con frecuencia multifocales).

   2. Transiluminar el duodeno.

   3. Abrir el duodeno y resecar los tumores submucosos.

   4. Extirpar los ganglios linfáticos circundantes.

D. SZE en el entorno de NEM 1: no es frecuente la curación quirúrgica; se prefiere la terapia médica hasta que los tumores alcancen un tamaño de 2 cm.

E. Gastrectomía total: tratamiento histórico; se realiza en pocas ocasiones.

V. Pronóstico

A. Bueno si se puede controlar la hiperacidez gastrointestinal.

B. Dos tercios de los tumores causantes son malignos, pero son de crecimiento muy lento.

VIPoma (cólera pancreático)

I. Patogenia

A. Síndrome de diarrea secretora grave (brecha osmótica baja [< 50 mOsm/kg] en la muestra de heces) debido a la hipersecreción de VIP.

B. El TNEP es solitario en 80% de los casos y suele estar localizado en el cuerpo o la cola del páncreas.

C. El 50% de los TNEP son malignos.

II. Historia y presentación clínicas: también conocido como "síndrome WDHA" por la diarrea acuosa (*watery diarrhea*), hipopotasemia (*hypokalemia*; con profunda debilidad muscular resultante) y aclorhidria.

III. Diagnóstico: en su mayoría, los VIPomas tienen un tamaño superior a 3 cm en el momento del diagnóstico y pueden ser localizados eficazmente con la TC.

IV. Tratamiento

A. **Análogos del receptor de somatostatina** (octreótida o lanreótida) para controlar la diarrea secretora.

B. **Escisión quirúrgica** para la enfermedad localizada.

V. Pronóstico: a menudo es malo debido a la presencia de metástasis en el momento del diagnóstico.

Glucagonomas

I. Patogenia

A. **Incidencia:** es raro que los TNEP produzcan el síndrome del glucagonoma.

B. Se debe a tumores de las células de los islotes pancreáticos α.

C. La mayoría de los glucagonomas se originan en la cola del páncreas y son malignos.

II. Historia y presentación clínicas: los signos y síntomas incluyen eritema migratorio necrolítico (placas eritematosas en la cara, el perineo y las extremidades), pérdida de peso, diabetes mellitus, anemia, diarrea, trombosis venosa y síntomas neuropsiquiátricos.

III. Diagnóstico

A. Medición del glucagón sérico, por lo general > 500-1000 pg/mL.

B. **TC o IRM:** para localizar el tumor.

C. **Ecografía endoscópica:** para guiar la biopsia y evaluar las adenopatías sospechosas.

IV. Tratamiento

A. Resección quirúrgica de toda la enfermedad macroscópica localizada, incluidas las metástasis hepáticas.

B. Dado que la mayoría de los pacientes (50-100%) tiene enfermedad metastásica, el tratamiento suele ser paliativo.

C. Para los pacientes con enfermedad generalizada, la octreótida puede ser útil.

V. Pronóstico: 50% tiene metástasis en el momento del diagnóstico, con malos desenlaces.

NEOPLASIA ENDOCRINA MÚLTIPLE (TABLA 17-8)

Neoplasia endocrina múltiple tipo 1

I. **Patogenia**
   A. Condición rara autosómica dominante que predispone a tumores de las glándulas paratiroides, la glándula hipófisis y las células endocrinas enteropancreáticas.
   B. **Definición clínica:** dos o más tumores primarios tipo NEM 1 o la aparición de un solo tipo de tumor en un miembro afín a NEM 1.
   C. **Causa.**
      1. Herencia de un gen NEM 1 mutado en el cromosoma 11q13.
      2. Aunque es un supresor tumoral, se comporta como autosómico dominante.
II. **Historia y presentación clínicas**
   A. **Signos y síntomas** de ulceración péptica relacionados con gastrinoma pancreático o con síntomas asociados con el tumor hipofisario.
   B. **Hiperparatiroidismo.**
      1. Se presenta en 90% o más de los pacientes, por lo general antes de los 50 años de edad, y la mayoría tiene múltiples adenomas de la glándula paratiroides.
      2. Típicamente asintomático.
   C. **Adenomas hipofisarios:** se presentan en 40% de los casos y suelen ser adenomas.
   D. **Tumores enteropancreáticos (TNEP):** presentes hasta en 80% de los pacientes.
   E. El **gastrinoma** es el tumor sintomático más frecuente y ocurre hasta en 60% de los pacientes con NEM 1.
   F. El **insulinoma, el glucagonoma y el VIPoma sintomáticos** son menos frecuentes.
   G. **Metástasis.**
      1. Tanto los TNEP funcionantes como los no funcionantes pueden hacer metástasis en el hígado.
      2. El TNEP maligno es la causa más frecuente de mortalidad específica por NEM 1.

Tabla 17-8. Síndromes de neoplasia endocrina múltiple

Síndrome	Presentación clínica	Tratamiento	Gen/prueba
NEM 1	Hiperparatiroidismo primario Prolactinoma Gastrinoma/insulinoma/ PPoma/ VIPoma/ glucagonoma/ tumor enteropancreático no funcional	Paratiroidectomía Bromocriptina Pancreatectomía/ enucleación de tumor duodenal	*Menin*
NEM 2A	Cáncer medular de tiroides Feocromocitoma Hiperparatiroidismo primario	Tiroidectomía/DGLC Adrenalectomía Paratiroidectomía	*RET*
NEM 2B	Cáncer medular de tiroides Feocromocitoma Ganglioneuroma Hábito marfanoide	Tiroidectomía/DGLC Adrenalectomía Ninguno Ninguno	*RET*

DGLC, disección ganglionar cervical central; NEM, neoplasia endocrina múltiple; PP, polipéptido pancreático; RET, protooncogén tirosina cinasa reordenado durante la transfección; VIP, péptido intestinal vasoactivo.

III. Diagnóstico

A. Pruebas genéticas: mutaciones en el gen *MEN 1*.

B. Cribado bioquímico asintomático: con calcio, y puede incluir el diagnóstico de gastrina, glucosa en ayuno, insulina, factor de crecimiento similar a la insulina 1, prolactina y cromogranina A.

IV. Tratamiento: la cirugía no es curativa, pero la paratiroidectomía es capaz de reducir la PTH circulante.

A. Paratiroidectomía subtotal (3.5 glándulas): un abordaje frecuente consiste en dejar un remanente de tejido paratiroideo de tamaño normal y bien vascularizado.

B. Paratiroidectomía total (con autotrasplante de paratiroides en el antebrazo no dominante): también puede llevarse a cabo, pero el hipoparatiroidismo es una complicación frecuente.

C. TNEP (localizados en el páncreas y el duodeno): la resección se efectúa para reducir tanto la amenaza de diseminación maligna como los síntomas hormonales; se debe considerar la resección de los TNEP no funcionales con una lesión > 2 cm.

1. **SZE:** enucleación del tumor situado en el triángulo del gastrinoma.

2. **Insulinoma:** enucleación o pancreatectomía subtotal distal.

D. Tumores hipofisarios.

1. Suele tratarse médicamente con bromocriptina.

2. En algunos casos tal vez se requiera una hipofisectomía transesfenoidal.

V. Pronóstico: esperanza de vida más corta debido al riesgo de neoplasia maligna.

Neoplasia endocrina múltiple tipo 2A

I. Patogenia

A. Comprende el CMT, el feocromocitoma y, en la NEM 2A, la hiperplasia paratiroidea.

B. Los síndromes NEM 2 son provocados por la mutación del gen *RET*, que se sitúa en 10q11.2 y actúa como oncogén dominante.

II. Historia y presentación clínicas

A. Carcinoma medular tiroideo.

1. Ocurre en todos los pacientes; suele ser multifocal.

2. Las concentraciones séricas de calcitonina están aumentadas.

B. Feocromocitomas.

1. Ocurren en ~40% de los pacientes.

2. A menudo son bilaterales, asíncronos y por lo general benignos.

3. Suelen presentarse más tarde que el cáncer medular tiroideo.

C. Hiperplasia paratiroidea (con el consiguiente hiperparatiroidismo).

1. Se desarrolla en 60% de los pacientes con NEM 2A.

2. A menudo es más leve que la hiperplasia paratiroidea de la NEM 1.

III. Diagnóstico

A. Sospechar en cualquier paciente con CMT.

B. Remitir al paciente para que reciba asesoramiento genético y se le realicen pruebas para detectar una mutación del protooncogén *RET*.

C. El hallazgo de una concentración sérica elevada de calcitonina conduce al diagnóstico.

D. Hiperparatiroidismo: aumento de las concentraciones séricas de calcio y PTH.

E. Feocromocitomas o hiperplasia medular suprarrenal: pueden ser asintomáticos, pero deben ser detectables mediante cribado bioquímico.

IV. Tratamiento: los pacientes con mutaciones *RET* deben someterse a tiroidectomía total profiláctica, que es curativa.

A. Feocromocitoma o hiperplasia medular suprarrenal: la adrenalectomía puede provocar crisis hipertensivas durante la tiroidectomía.

B. Hiperparatiroidismo: el tratamiento consiste en paratiroidectomía subtotal o paratiroidectomía total y autotrasplante paratiroideo en antebrazo.

V. Pronóstico: la esperanza de vida se acorta debido al desarrollo de neoplasia maligna.

Neoplasia endocrina múltiple tipo 2B

I. Patogenia

A. Como en la NEM 2A, comprende carcinoma medular tiroideo y feocromocitoma.

B. Características: hábito corporal marfanoide y múltiples ganglios neuromatosos en la mucosa.

II. Historia y presentación clínicas: se presenta en la primera o segunda década de la vida con un curso agresivo.

III. Diagnóstico

A. La mayoría de los pacientes se diagnostica en la primera infancia.

B. Debido a su agresividad, es importante el diagnóstico temprano.

C. La aparición precoz de neuromas mucosos y el hábito del cuerpo marfanoide ayudan al diagnóstico.

IV. Tratamiento

A. Se trata de forma similar a la NEM 2A.

B. Dado que la NEM 2B asume un curso tan agresivo, es importante un tratamiento rápido y eficaz.

V. Pronóstico: regular, pero mejora con un diagnóstico temprano.

✎ Recordatorios

- **Tríada de Whipple:** episodios de síntomas neuroglucopénicos, hipoglucemia durante los episodios y alivio de los síntomas mediante la administración de glucosa.
- La mayoría de los gastrinomas se localiza en el "triángulo del gastrinoma".
- **La NEM 1 tiene las tres P:** enfermedad paratiroidea, adenomas hipofisarios (pituitarios) y tumores pancreáticos.
- El autotrasplante de tejido paratiroideo al antebrazo preserva la función y tiene la ventaja de evitar la repetición de la cirugía de cuello si se produce una recidiva.

Parte V. Preguntas de repaso

Instrucciones: *cada uno de los puntos numerados de esta sección va seguido de varias respuestas posibles. Seleccione la MEJOR respuesta en cada caso.*

1. A un hombre de 40 años de edad se le realiza una tiroidectomía subtotal por enfermedad de Graves; varias horas después se queja de dificultad para respirar. En la exploración se encuentra estridor y una herida en el cuello con marcada hinchazón y tensa. ¿Cuál debería ser uno de los primeros pasos en el tratamiento de este paciente?

   A. Intubar con una sonda endotraqueal
   B. Realizar una traqueostomía
   C. Controlar el lugar de la hemorragia en el quirófano
   D. Abrir la herida para evacuar el hematoma
   E. Aspirar el hematoma

2. Un hombre con hipertensión de 50 años de edad tiene evidencia bioquímica definitiva de feocromocitoma. La tomografía computarizada (TC) y las imágenes por resonancia magnética (IRM) no revelan anomalía alguna, y no se dispone de una exploración con metayodobenzilguanidina (MIBG). ¿Cuál debería ser el siguiente paso en el tratamiento de este paciente?

   A. Exploración abdominal
   B. Observación clínica continua
   C. Mediastinoscopia
   D. Muestreo venoso selectivo
   E. Exploración del mediastino

3. Un familiar de primer grado de un paciente al que se le ha detectado cáncer medular de tiroides (CMT) avanzado es remitido para su evaluación. ¿Cuál es la medida de cribado más adecuada para detectar la patología medular de tiroides?

   A. Exploración física cuidadosa
   B. Concentración de calcitonina en suero
   C. Concentración de calcitonina sérica estimulada (calcio y pentagastrina)
   D. Concentración de gastrina
   E. Concentración de antígeno carcinoembrionario (CEA, *carcinoembryonic antigen*)

4. Cuando un familiar de primer grado de un paciente con síndrome NEM2A presenta una patología medular que requiere la exploración quirúrgica de la glándula tiroidea, ¿qué debe incluir el cribado preoperatorio?

   A. Concentración de cortisol en suero
   B. Glucosa e insulina en ayuno
   C. Tomografía computarizada de la cabeza
   D. Aldosterona y renina urinarias
   E. Ácido vanililmandélico (AVM) y metanefrinas urinarias

5. Una paciente de 60 años de edad se somete a un estudio por síntomas episódicos de palpitaciones, nerviosismo y comportamiento extraño, que tienden a ocurrir durante los estados de ayuno. En función de los datos bioquímicos se le diagnostica un insulinoma. ¿Cuál es la mejor opción para localizar este tumor?

   A. Tomografía computarizada
   B. Imágenes por resonancia magnética
   C. Arteriografía selectiva
   D. Cateterismo percutáneo de la vena porta con muestreo venoso selectivo
   E. Exploración quirúrgica y ecografía intraoperatorio

6. Una paciente de 55 años de edad es evaluada por el surgimiento de diabetes mellitus. Su historia clínica no es nada destacable. La exploración física no es reveladora, excepto por la presencia de una erupción cutánea eritematosa. La evaluación posterior debe incluir una investigación de la posibilidad de cuál de los siguientes:

   A. Insulinoma
   B. Glucagonoma
   C. Gastrinoma
   D. Tumor carcinoide
   E. Cólera pancreático

7. Una mujer de 23 años de edad tiene una masa palpable en la mama izquierda; la ecografía sugiere una lesión quística. Al aspirar, se extrae un poco de líquido oscuro, pero la masa no se resuelve por completo. ¿Cuál es el siguiente paso del tratamiento?

   A. Observación
   B. Antiinflamatorios no esteroideos (AINE)
   C. Repetir la aspiración
   D. Escisión
   E. Mastectomía simple

8. El tratamiento más eficaz para el carcinoma ductal *in situ* es:

   A. Observación y brindar tranquilidad
   B. Lumpectomía
   C. Mastectomía parcial con radiación
   D. Mastectomía simple
   E. Mastectomía radical modificada

9. ¿Qué nervio suministra al músculo dorsal ancho y puede lesionarse durante la disección del ganglio axilar?

   A. Torácico largo
   B. Toracodorsal
   C. C7
   D. Intercostal braquial
   E. Braquial lateral

10. Un hombre con hipertensión de 30 años de edad se queja también de debilidad y fatiga. Su exploración física es normal, así como los laboratorios de rutina, excepto por un potasio de 3.0 mEq/L. Se le realiza tomografía computarizada abdominal que muestra una masa suprarrenal izquierda de 3 cm. El mejor paso siguiente en el manejo es:

A. Imágenes por resonancia magnética del abdomen con imágenes en T2
B. Control del cortisol urinario
C. β bloqueo
D. Estimulación de la hormona adrenocorticotrópica
E. Adrenalectomía laparoscópica

11. Una mujer de 56 años de edad es intervenida por un adenoma paratiroideo del lado izquierdo. La concentración inicial de paratiroides es de 100 pg/mL. Después de la incisión, se identifica y se extrae la glándula inferior, y la concentración de paratiroides a los 10 min desciende a 90 pg/mL. El siguiente paso en el manejo de la paciente es:

A. Cierre de la incisión
B. Control de las concentraciones de hormona paratiroidea (PTH) a los 20 min
C. Exploración de la glándula superior izquierda
D. Paratiroidectomía total con autotrasplante
E. Medición inmediata del calcio

12. ¿Cuál de las siguientes situaciones *no* se asocia a una mayor incidencia de carcinoma ductal invasivo de mama?

A. Adenosis esclerosante
B. Carcinoma lobular *in situ*
C. Hiperplasia ductal atípica
D. Hiperplasia epitelial
E. Papilomatosis

Preguntas 13-16. Relacione el tratamiento correcto con cada proceso inflamatorio o infeccioso de la mama.

A. Drenaje quirúrgico
B. Escisión del tracto sinusal
C. Antibióticos
D. Antiinflamatorios no esteroideos (AINE)

13. Mastitis.

14. Absceso.

15. Absceso subareolar crónico.

16. Enfermedad de Mondor.

17. El tratamiento preferido para la ginecomastia puberal de nueva aparición es:

A. Escisión radical con colgajo del dorsal ancho
B. Observación
C. Lipectomía por succión
D. Terapia con tamoxifeno
E. Mastectomía simple

Preguntas 18-19. *Una mujer de 65 años de edad, sin otros antecedentes médicos significativos, presenta una masa grande en la mama derecha. La masa mide aproximadamente 6 cm de diámetro y parece estar fija a la pared torácica. Además, hay adenopatías voluminosas en la región axilar derecha. La paciente afirma que la masa ha aumentado de tamaño durante los últimos años.*

18. Tras la mamografía, ¿cuál debería ser el siguiente paso en la evaluación de esta paciente?

A. AAF
B. Biopsia incisional o con aguja gruesa
C. Biopsia por escisión
D. Mastectomía radical modificada
E. Mastectomía radical

El diagnóstico de esta paciente es carcinoma ductal invasivo. La mamografía no revela alguna otra lesión en la mama derecha y tampoco anomalías en la mama izquierda. La radiografía de tórax, la gammagrafía ósea y las pruebas de función hepática son normales.

19. ¿Cuál debería ser el siguiente paso en el tratamiento de esta paciente?

A. Quimioterapia neoadyuvante
B. Radioterapia en la mama y la axila
C. Mastectomía radical
D. Mastectomía radical modificada
E. Mastectomía simple

Respuestas y explicaciones

1. La respuesta es D. La hemorragia posoperatoria después de una tiroidectomía puede comprometer las vías respiratorias debido a la compresión traqueal. El primer paso debe ser abrir la herida para evacuar el hematoma, seguido por el regreso a quirófano para controlar el sitio de sangrado. Los intentos de realizar una intubación endotraqueal o una traqueostomía pueden ser difíciles hasta que se alivie la compresión externa del hematoma.

2. La respuesta es D. Aunque 90% de los feocromocitomas se localiza en las glándulas suprarrenales, pueden aparecer en cualquier tejido derivado del neuroectodermo. Cuando la tomografía computarizada y las imágenes por resonancia magnética no identifican un tumor, la exploración con MIBG puede ser útil; sin embargo, no siempre está disponible. Antes de la exploración quirúrgica deben obtenerse mediciones selectivas de catecolaminas extraídas a distintos niveles de la vena cava y sus ramas principales.

3. La respuesta es B. Todos los familiares de primer grado de los pacientes con CMT deben ser examinados para detectar este trastorno, porque puede ocurrir en un patrón familiar. Se debe realizar la exploración física de la glándula tiroidea para detectar cualquier nódulo. Un aumento de la calcitonina sérica o un aumento de la prueba de calcitonina sérica estimulada también indicará una patología medular subyacente, ya sea hiperplasia o carcinoma. Las pruebas de estimulación detectarán la enfermedad en una fase más temprana y curable. El aumento de las concentraciones de gastrina se asocia a síndrome de Zollinger-Ellison (SZE) y no forma parte de este síndrome de MEN tipo 2. El CEA está elevado en algunas neoplasias gastrointestinales.

4. La respuesta es E. El CMT puede presentarse como una forma esporádica o familiar relacionada con MEN tipo 2A o 2B. Ambos están asociados a feocromocitomas. Si hay un feocromocitoma, debe diagnosticarse y tratarse primero para evitar la morbilidad de la exploración cervical en un paciente con feocromocitoma no tratado. El AVM y las metanefrinas urinarias deben evaluarse antes de la operación.

5. La respuesta es E. La paciente tiene un diagnóstico bioquímico definitivo de insulinoma; estos tumores pueden estar presentes en cualquier parte del páncreas. Dado que suelen ser pequeños, la arteriografía, la tomografía computarizada y las imágenes por resonancia magnética son menos sensibles de lo que serían para tumores más grandes. Con exploración quirúrgica cuidadosa y ecografía intraoperatoria, aproximadamente 90% de estos tumores puede ser localizado en el momento de la cirugía.

6. La respuesta es B. Los tumores de páncreas que producen glucagón secretan éste en grandes cantidades. Los pacientes suelen presentar diabetes mellitus de nueva aparición (hiperglucemia). Los individuos afectados también tienen una erupción cutánea eritematosa migratoria característica.

7. La respuesta es D. Los quistes que no se resuelven por completo con la aspiración deben tratarse como lesiones sólidas y extirparse. Los antiinflamatorios no esteroideos son útiles en la enfermedad de Mondor (tromboflebitis). Puede intentarse repetir la aspiración, pero es probable que un quiste que reaparece una vez, vuelva a hacerlo. La mastectomía es una terapia demasiado radical.

8. La respuesta es C. La escisión con márgenes libres es el tratamiento estándar, y la radiación reduce el riesgo de recurrencia en 50%.

9. La respuesta es B. El nervio toracodorsal suministra al músculo dorsal ancho. El torácico largo suministra al serrato anterior, y la lesión produce una escápula alada.

10. La respuesta es E. El paciente tiene signos y síntomas de aldosteronoma y una imagen consistente con adenoma suprarrenal izquierdo. No es necesario realizar más pruebas de imagen transversales. La prueba de cortisol se utiliza ante la sospecha de hiperfunción o insuficiencia suprarrenales, pero no es necesaria en este caso. El β bloqueo puede ser útil para el tratamiento de la hipertensión, pero no estaría indicado en el tratamiento inicial del feocromocitoma. En la práctica, podría comprobarse la concentración de aldosterona en el preoperatorio para confirmar el diagnóstico, y luego realizar adrenalectomía laparoscópica izquierda.

11. La respuesta es C. La paciente tiene evidencia de pérdida de tejido paratiroideo, pero no una respuesta suficiente para considerar la extirpación de la glándula anormal. Se espera que haya tanto una reducción de 50% en la concentración de PTH como un movimiento hacia el rango normal. Dado que esto no ocurrió, el siguiente paso es la exploración de las glándulas restantes. La paratiroidectomía total es demasiado agresiva, y el control de los valores de laboratorio adicionales de PTH o calcio no altera el proceso de toma de decisiones.

12. La respuesta es A. La hiperplasia epitelial, la hiperplasia ductal atípica y la papilomatosis son lesiones proliferativas de la mama que conllevan un mayor riesgo de carcinoma ductal invasivo de mama. La papilomatosis es simplemente una descripción del patrón que adoptan las células (papilar). El carcinoma lobular *in situ* de la mama conlleva un mayor riesgo bilateral de padecer cáncer de mama invasivo, que puede ser ductal o lobular. La adenosis esclerosante es una proliferación de los acinos que parecen invadir, pero no es una lesión maligna o premaligna.

13. La respuesta es C. La celulitis de la mama (mastitis) requiere tratamiento con antibióticos para cubrir la infección por *estafilococos* y *estreptococos*.

14. La respuesta es A. Un absceso agudo requiere drenaje quirúrgico.

15. La respuesta es B. Un absceso crónico recidivante requiere la escisión del tracto sinusal para evitar la recidiva.

16. La respuesta es D. La enfermedad de Mondor es una flebitis de las venas superficiales, y aunque es autolimitada, el tratamiento con antiinflamatorios no esteroideos puede aliviar las molestias.

17. La respuesta es B. La ginecomastia representa el crecimiento de las mamas en un varón debido a un desequilibrio hormonal. Debe observarse la presentación inicial durante la pubertad, ya que la lesión suele remitir. Es posible tratar los casos sintomáticos médicamente con tamoxifeno, o quirúrgicamente con lipectomía por succión. Una cirugía más agresiva, como la mastectomía, no está justificada.

18. La respuesta es B. Aunque se puede realizar una AAF, ésta quizá no sea concluyente para justificar un tratamiento adicional. La biopsia con aguja gruesa puede realizarse con facilidad en una masa de este tamaño. La escisión es inapropiada en masas de más de 5 cm.

19. La respuesta es A. La terapia quirúrgica definitiva no debe realizarse hasta después de la administración de quimioterapia neoadyuvante.

Capítulo

18

Urgencias quirúrgicas abdominales agudas

Megan Birkhold • Laura S. Buchanan • Jose J. Diaz

Puntos clave del capítulo

◆ Un "abdomen quirúrgico" se caracteriza por un dolor abdominal intenso con signos de peritonitis: rebote, contractura abdominal involuntaria y rigidez.

◆ El juicio clínico se complementa con estudios radiográficos, como la ecografía o la tomografía computarizada. Sin embargo, el examen clínico siempre dicta el curso en situaciones de emergencia.

◆ La hemorragia gastrointestinal requiere localizar la hemorragia *antes* de la intervención; hacerlo en el quirófano es notoriamente difícil.

◆ La transfusión de sangre más allá de varias unidades da lugar a un aumento de la morbilidad y la mortalidad porque la sangre tiene efectos secundarios, como reacciones a la transfusión, hemólisis, transmisión de agentes infecciosos e inmunosupresión.

◆ La localización del dolor puede indicar una patología común.

Asociaciones de cirugía crítica

Si escucha/ve	Piense en
Aire libre	Perforación, emergencia quirúrgica
Abdomen rígido	Peritonitis, cirugía
Cirugía abdominal previa	Adherencias
Flato	Obstrucción
Pérdida de peso involuntaria	Neoplasia maligna
Dolor en el cuadrante superior derecho (CSD)	Vesícula biliar
Dolor en el cuadrante inferior derecho (CID)	Apéndice
Dolor en el cuadrante inferior izquierdo (CII)	Diverticulitis

ABDOMEN AGUDO

Principios generales

I. Abdomen quirúrgico agudo: inicio agudo de dolor abdominal intenso; evaluación quirúrgica emergente (inmediata) o urgente (demora mínima).

II. Características del dolor: pueden dar pistas sobre la patología (fig. 18-1).

A. **Dolor abrupto, lancinante:** sugiere perforación, cólico o infarto de miocardio.

B. **Inicio rápido de dolor intenso y constante:** sugiere estrangulación de intestino, pancreatitis aguda o embarazo ectópico.

C. **Dolor gradual y constante:** sugiere colecistitis aguda, diverticulitis o apendicitis.

D. **Dolor intermitente y cólico:** sugiere obstrucción del intestino delgado (OID) o enfermedad inflamatoria intestinal.

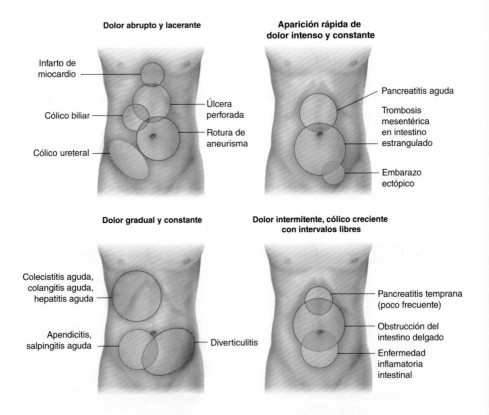

Figura 18-1. El diagnóstico diferencial del abdomen agudo puede reducirse por la localización y el carácter del dolor. De Britt LD, Peitzman AB, Barie PS, Jurkovich GJ: Acute Care Surgery, 2nd ed. Wolters Kluwer Health, 2018, Fig. 41.1 (Adaptado de Doherty GM, ed. The acute abdomen. En: Doherty GM, eds. Current Surgical Diagnosis and Treatment. 13th ed. New York, NY: McGraw-Hill/Lange; 2009:454; Fig. 21.3).

III. Dieta y cambios intestinales

A. Anorexia, náusea y vómito: con frecuencia acompañan a la inflamación intraabdominal.

B. Cambios en los hábitos intestinales: inespecíficos en la mayoría de las condiciones.

1. Diarrea con sangre: sugiere isquemia o infección.

2. Ausencia de movimiento intestinal o de flatos: posible obstrucción.

IV. Signos sistémicos

A. Escalofríos y fiebre: inespecíficos, pero hacen temer una sepsis.

1. Apendicitis/diverticulitis no complicada: se asocia a fiebre de grado bajo.

2. Perforación: por lo general, fiebre superior a 38 °C.

B. Pérdida de peso no planificada: hace temer una neoplasia maligna no diagnosticada.

C. Distensión abdominal: preocupación por distensión intestinal patológica o masa intraabdominal.

D. Abdomen rígido.

1. Habitual en casos de perforación del tracto gastrointestinal (GI), sinónimo de peritonitis difusa.

2. Casi siempre indica la necesidad de una intervención quirúrgica urgente.

V. Historia clínica pertinente

A. Cirugía abdominal previa.

1. Predispone a la enfermedad por adherencias, que en Estados Unidos es la causa más frecuente de obstrucción intestinal.

2. Se debe obtener una historia clínica completa y síntomas previos, incluso con la obtención de registros anteriores.

B. Enfermedad en otros sistemas.

1. Infección de las vías urinarias (IVU): suele presentarse con dolor abdominal agudo.

2. Sistema reproductor (sobre todo en mujeres): puede simular una patología abdominal aguda con rotura de quiste ovárico, endometriosis y dolor con la ovulación (*mittelschmerz*).

3. Fibrilación auricular: sugiere un proceso embólico que causa isquemia intestinal.

4. Diabetes mellitus: el aumento repentino de glucosa se asocia con la infección.

Exploración física

I. Signos sistémicos: fiebre, taquipnea, hipotensión y disritmias.

II. Exploración abdominal

A. Observación: puede revelar hernias, eritema local, distensión o asimetría.

B. Auscultación.

1. La ausencia de ruidos intestinales sugiere una inflamación peritoneal.

2. Los sonidos aumentados, frecuentes o agudos quizá indiquen una obstrucción.

C. Palpación.

1. Para minimizar la angustia del paciente, comenzar lejos del punto de máximo dolor.

2. Examinar la zona inguinal y la ingle; algunas hernias sólo pueden encontrarse a la palpación.

D. Signos peritoneales.

1. Incluyen el dolor de rebote, contractura abdominal involuntaria y dolor con un ligero movimiento de la cama.

2. Los pacientes permanecerán acostados y quietos, por lo general, en posición horizontal.

3. Indican irritación visceral.

III. Exploración rectal

1. Parte esencial del examen.

2. Ayuda a localizar la sensibilidad.

3. **Presencia de sangre:** hace temer la presencia de isquemia, neoplasia maligna o hemorroides.

IV. Exploración genital

A. **Mujeres:** la exploración pélvica puede sugerir un embarazo intrauterino o ectópico, enfermedad inflamatoria pélvica (EIP) o una masa ovárica.

B. **Varones:** la torsión testicular se presenta con dolor repentino y requiere intervención urgente.

V. Signos específicos

A. **Signo de Murphy**

1. Dolor en el cuadrante superior derecho (CSD) con la inspiración durante la palpación abajo del margen costal.

2. El paciente deja de hacer esfuerzos inspiratorios.

3. Se observa en la colecistitis aguda.

B. **Signo de McBurney:** dolor en el punto de McBurney (un tercio de la distancia entre la espina iliaca anterosuperior y el ombligo); se observa típicamente en la apendicitis (fig. 18-2).

C. **Signo de Rovsing:** dolor (o dolor de rebote) en el cuadrante inferior derecho (CID) con palpación del cuadrante inferior izquierdo (CII); se observa en la apendicitis.

D. **Signo del obturador:** dolor con la rotación interna de una pierna flexionada; asociado a apendicitis.

E. **Signo del psoas:** dolor con la extensión o flexión de la cadera contra la presión; se observa con la apendicitis retrocecal.

F. **Signo de Markle:** dolor al sacudir la cama o el pie del paciente; sugiere una peritonitis generalizada.

G. **Tríada de Charcot:** fiebre, ictericia y dolor en el CSD; ocurre en la colangitis.

H. **Péntada de Reynold:** fiebre, ictericia, dolor en el CSD, cambio de estado mental y choque/sepsis; indica una forma grave de colangitis.

I. **Signo de la araña:** dolor a la palpación manual del cuello uterino en el examen bimanual; debido a una peritonitis pélvica (EIP o absceso).

J. **Signo de Cullen:** equimosis azulada en la región periumbilical causada por una hemorragia retroperitoneal.

K. **Signo de Kehr:** dolor referido en el hombro izquierdo por irritación peritoneal en el cuadrante superior izquierdo (CSI), que sugiere rotura esplénica o absceso subdiafragmático.

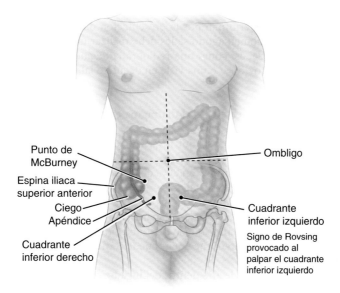

Punto de McBurney
Espina iliaca superior anterior
Ciego
Apéndice
Cuadrante inferior derecho
Ombligo
Cuadrante inferior izquierdo
Signo de Rovsing provocado al palpar el cuadrante inferior izquierdo

Figura 18-2. Cuando el apéndice está inflamado, se nota sensibilidad en el cuadrante inferior derecho en el punto McBurney, que está entre el ombligo y la espina iliaca anterosuperior. (De Honan L: Focus on Adult Health, 2nd ed. Wolters Kluwer Health, 2018, Fig. 24-2).

Pruebas de diagnóstico

I. Evaluación de laboratorio

A. Hemograma completo con diferencial.

1. Es capaz de revelar anemia o deshidratación y sugerir infección.

2. El recuento normal o bajo de leucocitos puede observarse con la infección en pacientes inmunodeprimidos, adultos mayores y con diabetes.

B. Electrolitos séricos: suele detectar anomalías (p. ej., lesión renal aguda, acidosis y alcalosis).

C. Concentraciones elevadas de lactato.

1. Quizá indiquen falta de reanimación, isquemia o tejido necrótico.

2. Elevadas en la insuficiencia hepática.

D. Análisis de orina: puede identificar una ITU o un cálculo renal.

E. Amilasa y lipasa: las elevaciones sugieren pancreatitis; la amilasa es menos específica.

F. Estudios de coagulación: imprescindibles en pacientes con sospecha de que necesitan someterse a algún procedimiento.

G. Gonadotropina coriónica humana β: indicada para mujeres en edad fértil.

II. Imágenes

A. Indicaciones: se determinan por la presentación del paciente, pero a todos los sujetos con abdomen agudo se les debe realizar una radiografía de tórax en posición erguida, así como una radiografía de abdomen en posición erguida y en decúbito dorsal o una vista en decúbito lateral.

B. Manifestaciones.

   1. Aire libre.

   a. Aire que suele verse bajo el diafragma en una radiografía de tórax en bipedestación (fig. 18-3).

   b. Representa una urgencia quirúrgica.

   c. Causas:

   1) Perforación: presente en 80% de las perforaciones proximales, pero sólo en 25% de las distales.

   2) Manipulación abdominal: es la causa menos frecuente; debido a la diálisis peritoneal o cirugía laparoscópica reciente.

   2. Neumatosis intestinal: pequeñas acumulaciones de aire en forma de burbuja dentro de la pared intestinal; puede indicar isquemia o perforación contenida.

   3. Neumobilia: rastro de aire dentro del hígado; causado por colangitis, íleo biliar o colangiopancreatografía retrógrada endoscópica (CPRE) reciente.

   4. Gas venoso portal: se observa con tejido necrótico en el lecho de drenaje del sistema portal, normalmente el intestino delgado, el apéndice o el colon.

   5. Aire del asa centinela (en adultos): anormal; por lo regular se debe a una obstrucción.

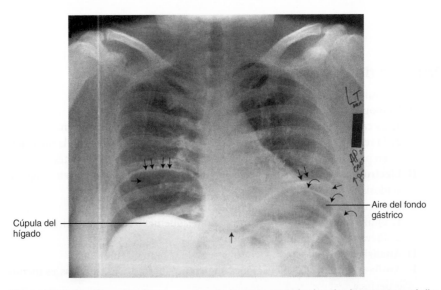

Figura 18-3. Aire libre. Las flechas rectas de la parte superior izquierda muestran el diafragma. La flecha horizontal de la izquierda señala el aire libre. A la derecha, las flechas superiores muestran el diafragma y las flechas curvas ilustran el contorno del estómago. La flecha central solitaria señala la unión gastroesofágica. (Smith W. Radiology 101, 4th ed. Philadelphia: Lippincott Williams & Wilkins; 2013).

C. **Ecografía abdominal:** prueba de imagen de elección para la colecistitis.

1. **Hallazgos:** engrosamiento de la pared de la vesícula biliar, líquido pericolecístico y sombras de cálculos biliares.

2. **En el embarazo:** a menudo se utiliza para evaluar la sospecha de apendicitis.

D. **Tomografía computarizada (TC) del abdomen/pelvis.**

1. Aporta más información específica que cualquier otro estudio.

2. A menudo tarda más en obtenerse; en condiciones idóneas requiere contraste oral (PO) e intravenoso (IV).

Diagnóstico diferencial

I. Dolor en el CSD

A. **Colecistitis.**

1. El dolor suele empeorar con los alimentos grasos, a menudo con antecedentes de episodios anteriores.

2. Tratar con antibióticos y colecistectomía.

B. **Hepatitis.**

1. De forma aguda puede presentar dolor y sensibilidad en el CSD.

2. Se confirma por pruebas de función hepática elevadas y serología positiva.

3. Tratamiento de apoyo no quirúrgico.

C. **Enfermedad por úlcera péptica**

1. Se localiza en el estómago y el duodeno.

2. Asociada a infección *por H. pylori.*

3. **Presentación:** dolor, hemorragia, obstrucción o perforación.

4. **Tratamiento:** antibióticos e inhibidores de la bomba de protones.

D. **Pancreatitis.**

1. Los pacientes suelen inclinarse hacia adelante para aliviar el dolor.

2. Con frecuencia es causado por el alcohol o los cálculos biliares.

3. **Diagnóstico:** amilasa y lipasa elevadas; es necesario realizar una TC con contraste intravenoso para determinar la presencia de necrosis.

4. **Tratamiento:** reanimación agresiva con líquidos y vigilancia estrecha.

E. **Masa hepática.**

1. Suele causar dolor sólo si la cápsula hepática se distiende.

2. La obstrucción biliar por una masa se caracteriza por ictericia indolora.

F. **Gastritis.**

1. Puede presentarse con dolor abdominal agudo.

2. Se debe descartar causas más graves de dolor y ofrecer cuidados de apoyo.

G. **Coledocolitiasis.**

1. Es provocada por el alojamiento de cálculos biliares en el conducto biliar común, y por lo general se asocia a algún elemento de obstrucción biliar.

2. **Diagnóstico:** se confirma con resonancia magnética, colangiopancreatografía o CPRE.

3. **Tratamiento:** la CPRE puede ser terapéutica con esfinterotomía y extracción de cálculos; tanto la patología como el tratamiento pueden provocar pancreatitis.

  H. Colangitis.
    1. Infección ascendente del sistema biliar asociada a la tríada de Charcot y a la péntada de Reynold.
    2. El 95% de los casos está asociado a cálculos biliares.
  I. Pielonefritis y nefrolitiasis.
    1. Típicamente se presenta con dolor en el flanco.
    2. La nefrolitiasis suele tener hematuria asociada.
  J. Apendicitis: el dolor puede ser atípico, sobre todo en embarazadas.
II. Dolor en el CID
  A. Apendicitis.
    1. El dolor suele comenzar en la zona periumbilical y luego se desplaza al punto McBurney, por lo regular en un día.
    2. Presentación notoriamente variable.

  B. Diverticulitis: el dolor del lado izquierdo o pélvico es típico, pero puede presentarse con dolor del lado derecho.
  C. Vólvulo cecal: la torsión da lugar a una obstrucción de asa cerrada y a dolor.
  D. Cáncer de colon.
    1. Puede presentarse como dolor, obstrucción, hemorragia o perforación.
    2. El rastreo de heces ocultas y las colonoscopias sistemáticas aumentan la detección antes de que la masa se vuelva sintomática.
  E. Divertículo de Meckel: regla de los 2: 2% de la población, 2% sintomático y la mayoría a 2 pies (61 cm) de la válvula ileocecal.
  F. Sistema renal: ITU, nefrolitiasis y pielonefritis.
  G. Sistema reproductor: dolor ginecológico, prostatitis y torsión testicular.

REFERENCIA A NMS. CIRUGÍA. CASOS CLÍNICOS

Véase *NMS. Cirugía. Casos clínicos*, 3.ª edición, Caso 8.14. Dolor en el cuadrante inferior derecho con disuria y aumento de leucocitos.

III. Dolor en el CSI

A. **Enfermedad por úlcera péptica.**

B. **Gastritis.**

C. **Rotura o inflamación esplénica:** el dolor puede ser focal, referido o difuso.

D. **Hernia hiatal:** en su mayoría es asintomática, puede presentarse con reflujo o dolor torácico.

E. **Síndrome de Boerhaave:** suele ser un dolor intenso de aparición súbita tras repetidas arcadas/vómito.

F. **Desgarro de Mallory-Weiss:** dolor con hematemesis asociada.

IV. Dolor en el CII

A. **Diverticulitis:** puede presentarse con inflamación, absceso, perforación o hemorragia.

B. **Vólvulo sigmoide:** dolor con torsión del colon sigmoide.

C. **Cáncer de colon.**

D. **ITU, nefrolitiasis, pielonefritis.**

E. **Ginecológico, prostatitis, torsión testicular.**

V. Condiciones médicas que simulan abdomen quirúrgico

A. **Neumonía.**

B. **Infarto de miocardio.**

C. **Pericarditis.**

D. **Neoplasia maligna.**

E. **Cetoacidosis diabética.**

F. **Hepatitis aguda.**

G. **Causas poco frecuentes:** fiebre reumática, porfiria, crisis de células falciformes e intoxicación por plomo.

Recordatorios

- "Emergente" significa inmediato; "urgente" significa con un retraso mínimo.
- Las localizaciones y los signos específicos suelen dar pistas sobre la patología intraabdominal.
- Por lo general, el "aire libre" significa que el paciente necesita una laparotomía de emergencia.
- Un concepto clave es mantener un amplio diferencial para el dolor abdominal: el dolor abdominal superior puede deberse a problemas en el tórax, y los síntomas gastrointestinales y genitourinarios se superponen.

OBSTRUCCIÓN

Historia clínica y exploración física

I. Signos y síntomas

A. Náusea, vómito, dolor abdominal tipo cólico y disminución o ausencia de flatos y heces.

B. El carácter de la emesis (biliar, no biliar, feculenta) puede sugerir la localización de la obstrucción.

II. Antecedentes quirúrgicos

A. La obstrucción con cirugía abdominal previa suele ser una enfermedad adherencial y suele mejorar con un tratamiento no quirúrgico (descompresión nasogástrica [NG] y cuidados de apoyo).

B. En ausencia de cirugía previa, el origen de la obstrucción puede ser una neoplasia, una perforación o un vólvulo y requiere una intervención.

III. Exploración física

A. Exploración abdominal: significativo para la distensión.

B. Hernias encarceladas: la exploración debe revelar hernias (inguinales, femorales, umbilicales y ventrales).

Estudios de diagnóstico

I. Análisis de laboratorio: importante, ya que los pacientes suelen presentar deshidratación y anomalías electrolíticas y acidobásicas significativas.

II. Radiografía de abdomen: puede revelar aire en una localización no anatómica.

A. Vólvulos cecal y sigmoide: se observan en la radiografía las características asas de colon distendidas.

B. Obstrucción del intestino delgado (OID).

1. Muestra un patrón de aire normal en el estómago y el colon, con asas de intestino delgado distendidas y llenas de aire.

2. Los niveles múltiples hidroaéreos en la radiografía indican obstrucción.

Diagnóstico diferencial

I. Obstrucción mecánica: obstrucción física del intestino delgado o grueso por masa interna o externa, estenosis o torsión intestinal.

A. Terminología.

1. **Obstrucción aguda:** se produce a lo largo de horas.

2. **Obstrucción crónica:** se desarrolla durante semanas o meses y se caracteriza por desnutrición y enfermedad crónica.

3. **Obstrucción por estrangulamiento.**

   a. Ocurre cuando la irrigación sanguínea a un segmento del intestino está comprometido, lo que lleva a gangrena y perforación.

   b. Los signos incluyen fiebre, taquicardia, signos peritoneales, acidosis y leucocitosis.

   c. Constituye una urgencia quirúrgica.

4. **Encarcelación:** una hernia que no se puede reducir; también puede ser estrangulada.

5. **Obstrucción de asa cerrada:** ambos extremos de un segmento intestinal están obstruidos.

   a. **Distensión:** el intestino proximal se distiende y aparecen síntomas de obstrucción.

   b. **Asa cerrada:** más propensa a la perforación porque no puede descomprimirse.

6. **Obstrucción parcial.**
   a. Permite el paso de pequeñas o intermitentes cantidades de materia; es posible que los pacientes expulsen pequeñas cantidades de gas o heces.
   b. Radiografías: se observa gas o contraste que pasa al colon.
   c. Puede responder bien al tratamiento conservador.
7. **Invaginación.**
   a. Ocurre cuando un segmento del intestino se pliega dentro de otro (como un catalejo).
   b. Puede ocurrir de forma espontánea en pacientes pediátricos, pero en adultos, el punto de mira es sospechoso de un tumor y debe ser investigado.
8. **Obstrucción perforante:** perforación por sobredistensión intestinal proximal.

B. **Ubicación.**
   1. **Obstrucción de la salida gástrica:** produce saciedad temprana y emesis no biliar; típicamente crónica.
   2. **Obstrucción del intestino delgado:** produce emesis biliar o feculenta.
   3. **Obstrucción del intestino grueso:** es probable que no dé lugar a emesis hasta el final de su curso, después de que todo el intestino delgado proximal se haya dilatado.

C. **Causas.**
   1. **Adherencias derivadas de una intervención quirúrgica previa:** es la causa más frecuente.
   2. **Neoplasia maligna.**
      a. Diagnóstico más frecuente con antecedentes quirúrgicos negativos.
      b. Requiere extirpación o derivación y tratamiento específico del tumor.
   3. **Hernias:** fuente común de obstrucción.
      a. **Hernias internas:** el segmento intestinal migra a través de una abertura interna dentro de la cavidad abdominal.
      b. **Tratamiento:** reducción del contenido de la hernia y reparación de ésta.
   4. **Causas menos frecuentes:** lesiones congénitas (bridas, malrotación), lesiones inflamatorias (enfermedad de Crohn, diverticulitis), cuerpos extraños, radiación y traumatismos.

FUENTE CONFIABLE

Society for Academic Emergency Medicine: Clerkship Directors in Emergency Medicine: Small Bowel Obstruction, 2019. Disponible en: http://www.saem.org/cdem/education/online-education/m4-curriculum/group-m4-gastrointestinal/small-bowel-obstruction

---

II. **Obstrucción funcional:** incapacidad de mover el contenido intestinal, por lo regular debido a una alteración de la motilidad; puede ser indolora hasta que se produce la perforación.

A. **Íleo (paralítico o adinámico):** falta de motilidad intestinal difusa.
   1. **Causas:** después de la cirugía, irritación peritoneal y anomalías electrolíticas.
   2. **Tratamiento:** líquidos, soporte nutricional y sustitución de electrolitos.

B. **Seudoobstrucción colónica (síndrome de Ogilvie):** deterioro de la motilidad del colon, con frecuencia se observa después de una cirugía de espalda o de cadera.

Recordatorios

• La OID adhesiva a menudo puede tratarse de forma no quirúrgica.
• En un paciente sin cirugía previa, la OID aguda debe ser intervenida de urgencia.
• Las hernias encarceladas están atascadas en su lugar; las estranguladas tienen irrigación sanguínea comprometida.
• Suele ser difícil diferenciar entre el íleo y la obstrucción.

HEMORRAGIA

Terminología

I. **Hemorragia digestiva**
   A. Consulta quirúrgica de urgencia frecuente.
   B. La prioridad del tratamiento es la reanimación y, cuando sea necesario, la transfusión.

II. **Hematemesis:** emesis de color rojo brillante o en posos de café debida a una hemorragia digestiva alta.

III. **Hematoquecia:** salida de sangre roja y brillante por el recto, de origen superior o inferior.

IV. **Melena:** paso de heces negras debido a la sangre en el sistema GI; puede ocurrir con una hemorragia digestiva alta o baja.

V. **Heces en jalea de grosella:** mezcla de sangre y moco que se observa en niños con invaginación intestinal.

Estudios de evaluación y diagnóstico

I. **Localización**
   A. Primer paso en la evaluación.
   B. La hemorragia digestiva alta puede presentarse como hemorragia digestiva baja en forma de hematoquecia, melena o sangre roja brillante por el recto.
   C. **Lavado nasogástrico (NG) y gástrico.**
      1. Evalúa las fuentes gástricas y duodenales.
      2. El lavado nasogástrico debe contener bilis para que sea negativo; si no la contiene, se puede pasar por alto una hemorragia duodenal.
   D. **Endoscopia:** visualiza el estómago, el duodeno y el colon.
   E. **Imágenes radiográficas:** incluye la gammagrafía de eritrocitos y la angiografía; más útil en las hemorragias digestivas bajas.
   F. **Endoscopia de cápsula o enteroscopia de empuje:** es capaz de visualizar el intestino delgado en pacientes estables con hemorragias resueltas o intermitentes.

Diagnóstico diferencial

I. **Hemorragia digestiva alta:** hemorragia proximal al ligamento de Treitz.
   A. **Antecedentes de enfermedad ulcerosa:** úlcera péptica sangrante.
   B. **Antecedentes de enfermedad por reflujo gastroesofágico:** esofagitis.
   C. **Antecedentes de consumo excesivo de alcohol:** varices sangrantes o gastritis.
   D. **Náusea reciente:** desgarro de Mallory-Weiss.
   E. **Pérdida de peso:** neoplasia maligna del tracto gastrointestinal superior.

II. Hemorragia digestiva baja

A. Todas las demás fuentes de sangrado gastrointestinal: yeyuno, íleon, colon y recto.

B. Causas frecuentes: hemorragia diverticular y malformaciones vasculares sangrantes.

C. Causas menos frecuentes: neoplasia maligna, pólipos, hemorroides, fisuras, colitis isquémica o infecciosa, divertículo de Meckel y enfermedad inflamatoria intestinal.

REFERENCIA A NMS. CIRUGÍA. CASOS CLÍNICOS

Véase *NMS. Cirugía. Casos clínicos*, 3.ª edición, Caso 8.33: Hemorragia digestiva baja masiva.

III. Tratamiento: requiere reanimación, localización del origen de la hemorragia, cese inmediato de la hemorragia y prevención de futuros episodios.

A. Enfoque inicial: los pacientes con hemorragia digestiva pueden presentar choque hemorrágico; debe tratarse de forma agresiva con reanimación y un estudio rápido.

B. Localización.

1. **Exploración rectal:** es primordial.

2. **Sonda NG para lavado y aspiración:** puede diagnosticar un origen gastrointestinal superior, pero no descarta un origen GI superior si es negativo.

3. **Esofagogastroduodenoscopia (EGD):** puede localizar y tratar o descartar fuentes de hemorragia digestiva alta.

4. **Gammagrafía de eritrocitos marcados.**

   a. Identifica las hemorragias activas por su localización macroscópica, pero no da la localización anatómica específica.

   b. Detecta hemorragias de 0.5 mL/min, pero requiere un retraso hasta de varias horas mientras se realiza el estudio.

   c. Las células marcadas permanecen en circulación; si el estudio es negativo y el paciente vuelve a sangrar, se puede repetir en 24 horas.

5. **Angiografía.**

   a. Puede identificar el vaso sangrante y, potencialmente, crear un émbolo para permitir el tratamiento.

   b. Es capaz de detectar hemorragias a una velocidad de 0.5-1.0 mL/minuto.

6. **Colonoscopia:** difícil en un colon no preparado y lleno de sangre, pero con buena visualización puede ser terapéutica con clips, inyecciones de epinefrina y cauterización.

C. Tratamiento no quirúrgico: endoscopia, angiografía y embolización.

1. **Infusión de vasopresina:** no detendrá la hemorragia, pero puede temporizarla.

2. **Úlceras:** inhibidores de la bomba de protones y tratamiento del *H. pylori*.

D. Tratamiento quirúrgico.

1. **Indicaciones:** choque hemorrágico persistente (falla la reanimación) y hemorragia recurrente a pesar de la terapia máxima; alrededor de 10% de las hemorragias digestivas altas.

2. **Operaciones.**
   a. Gastroduodenostomía: se realiza si no se ha identificado alguna lesión.
   b. Gastrectomía proximal: se realiza si no se observa la fuente.
   c. Colectomía subtotal.
      1) Se realiza si la hemorragia digestiva baja no se ha localizado antes de la intervención quirúrgica.
      2) Alta mortalidad y puede complicarse con un resangrado si no se incluye la fuente.

Recordatorios

- La sangre es catártica y pasa con rapidez por el intestino; para la sangre roja brillante por el recto, hay que considerar las fuentes superiores de hemorragia.
- Las gammagrafías de eritrocitos marcados son muy sensibles, pero no proporcionan una localización anatómica precisa de la hemorragia.

Traumatismos y quemaduras

Amanda M. Chipman • Brandon Bruns • Thomas Scalea

Puntos clave del capítulo

◆ Evaluación primaria: ABCDE (vía aérea [*airway*], respiración [*breathing*], circulación, discapacidad, exposición/ambiente [*exposure/environment*]).

◆ Intubar a todos los pacientes con una puntuación de la Escala de coma de Glasgow (ECG) igual o inferior a 8 o con lesiones masivas, o ambos.

◆ La hipovolemia es la causa más frecuente de hipotensión en pacientes traumatizados y es de origen hemorrágico hasta que se demuestre lo contrario.

◆ La hemorragia mortal se produce si la sangre se acumula internamente en el tórax, abdomen/pelvis, retroperitoneo y huesos largos; las pérdidas externas también pueden ser mortales.

◆ La hipotermia potencia la coagulopatía y aumenta la hemorragia tras un traumatismo.

◆ La evaluación focalizada con ecografía para trauma (EFET) detecta de forma fiable el líquido libre (sangre) y proporciona un método temprano y seguro para determinar la necesidad de operar.

◆ La reanimación inicial de las víctimas de quemaduras puede ser masiva: utilizar 4 mL/kg/% de superficie corporal para las quemaduras de segundo y tercer grado durante las primeras 24 horas.

Asociaciones de cirugía crítica

Si escucha/ve	Piense en
ECG ≤ 8	Intubación
Lesión de la zona II del cuello	Exploración operatoria
Lesión de la zona I/III del cuello	Intervención endovascular
Marca del cinturón de seguridad	Lesión de víscera hueca
Neumotórax simple	Sonda torácica
Neumotórax a tensión	Peligro de muerte; descompresión urgente
Sangre en el meato	Lesión uretral

(continúa)

Si escucha/ve	Piense en
Mediastino ensanchado	Lesión de la aorta torácica
"Extravasación de contraste" en la angiografía	Sangrado activo
Rotura de vejiga intraperitoneal	Reparación quirúrgica
Rotura extraperitoneal de la vejiga	Cateterismo con Foley
Narinas ennegrecidas	Intubación para quemadura de las vías respiratorias

TRAUMATISMO

Epidemiología

I. Incidencia: principal causa de muerte en individuos de menos de 45 años de edad.

II. Causas

A. Colisiones automovilísiticas (CAM): más de 50% de las muertes por traumatismo se deben a CAM.

B. Mecanismos de lesión.

1. Penetrante: por ejemplo, herida de bala, herida de arma blanca.

2. Fuerza contundente: por ejemplo, CAM, caída.

3. Térmico: quemaduras, hipotermia.

Evaluación de pacientes

I. Fase prehospitalaria: la red de profesionales del cuidado de la salud coordinados y el transporte son primordiales para obtener resultados óptimos para el paciente.

II. Evaluación inicial: el American College of Surgeons, a través del curso Advanced Trauma Life Support (ATLS®), enseña un enfoque sistemático de los pacientes traumatizados.

FUENTE CONFIABLE

American College of Surgeons Advanced Trauma Life Support program. Disponible en: https://www.facs.org/quality-programs/trauma/atls/about

---

A. Evaluación primaria con reanimación simultánea: ABCDE.

1. Vía aérea.

a. Asegúrese de que el paciente puede mantener la vía respiratoria y restringir el movimiento de la columna cervical.

b. Inspeccione la orofaringe para detectar cualquier posible obstrucción (p. ej., sangre, dientes).

c. Cuando sea necesario, establezca una vía aérea definitiva mediante intubación traqueal o cirugía.

2. Respiración.

a. Ausculte los campos pulmonares bilaterales para evaluar la ventilación adecuada.

b. La disminución de los ruidos respiratorios puede indicar la presencia de neumotórax o hemotórax.

c. Inspeccione visualmente y palpar la pared torácica.

d. Administre oxígeno suplementario a todos los pacientes traumatizados.

3. Circulación con control de la hemorragia.

    a. Volumen sanguíneo y gasto cardiaco:

        1) Identifique y controle la hemorragia con rapidez e iniciar la reanimación.

        2) Evaluar el nivel de conciencia, la perfusión de la piel, el pulso.

    b. Hemorragia:

        1) Identificar la fuente de la hemorragia (exploración física, radiografía, EFET, lavado peritoneal diagnóstico [LPD]).

        2) Proporcionar el control definitivo de la hemorragia y la reposición del volumen intravascular.

4. Discapacidad (evaluación neurológica rápida).

    a. Establecer el nivel de consciencia.

        1) Puntuación ECG; si hay una sonda endotraqueal, añadir una "T" al final (p. ej., ECG 11T) (tabla 19-1).

        2) Tamaño y reacción de las pupilas.

        (a) Identifique la presencia de signos de lateralización.

        (b) Determine el nivel de la lesión medular, si está presente.

        (c) Prevenir lesiones cerebrales secundarias.

        (d) Cuando sea necesario, traslade a los pacientes con evidencia de lesión cerebral a un centro con los recursos adecuados.

5. Exposición/control ambiental.

    a. El paciente se desviste por completo para realizar una exploración física completa.

    b. Es preciso cubrir al paciente después de la exploración y mantener un ambiente cálido.

    c. Deben calentarse los fluidos intravenosos (IV) para prevenir la hipotermia.

B. Anexos: después de la evaluación primaria con la reanimación.

1. Monitorización electrocardiográfica (ECG) continua.

2. Oximetría de pulso.

3. Frecuencia ventilatoria, capnografía, gasometría arterial.

4. Sondas urinaria y gástrica.

5. Exámenes de rayos X y pruebas de diagnóstico.

    a. Placa anteroposterior (AP) de tórax.

    b. Radiografía de la pelvis.

    c. EFET.

    d. LPD.

Tabla 19-1. Escala de Coma de Glasgow*

Comportamiento	Respuesta	Puntuación
Apertura de ojos (*eye*) (E)	Espontánea	4
	Al sonido	3
	A la presión	2
	Ninguna	1
	No demostrable	ND
		E Total =
Respuesta verbal (V)	Orientada	5
	Confundida	4
	Palabras, pero sin coherencia	3
	Sonidos, pero no palabras	2
	Ninguno	1
	No demostrable	ND
		V Total =
Respuesta motora (M)	Obedece la orden	6
	Localizar	5
	Flexión normal	4
	Flexión anormal	3
	Extensión	2
	Ninguno	1
	No demostrable	ND
		M Total =
		ECG Total =

*La puntuación compuesta es la suma de los tres dominios (E + V + M)

C. Radiografía de tórax.
   1. Asegúrese de que es el paciente correcto.
   2. Evaluación sistemática de radiografía de tórax.
      a. Asegúrese de que la tráquea está en la línea media; la desviación hacia cualquier lado indica lesión.
      b. Asegúrese de que las marcas pulmonares están presentes; su ausencia indica la presencia de neumotórax, y la opacificación de un campo pulmonar podría indicar hemotórax.

    c. Inspeccione los bordes del corazón y el mediastino; en general, un mediastino mayor de 8 cm sugiere lesión aórtica torácica.

    d. La lesión del diafragma puede ser sugerida por la irregularidad del contorno diafragmático o la presencia de una víscera hueca en el tórax.

    e. Examine los huesos en busca de fracturas; buscar aire subcutáneo, que podría indicar un neumotórax oculto.

D. Radiografía de la pelvis: evalúe si hay fractura, lo que en el paciente hipotenso hace sospechar una hemorragia pélvica.

E. Ecografía: EFET es un examen de cribado a pie de cama que evalúa con rapidez la cavidad peritoneal y el pericardio para detectar la presencia de líquido (sangre).

    1. Peritoneo: examine la pelvis, los espacios hepatorrenales y periesplénicos para detectar la presencia de líquido, que podría indicar sangre (hemoperitoneo).

    2. Pericardio: se inspecciona para detectar la presencia de líquido, que puede sugerir taponamiento.

    3. Tórax: el EFET ampliado (EFETe) incluye la inspección de los campos pulmonares bilaterales para examinar la presencia de neumotórax o hemotórax.

FUENTE CONFIABLE

American Institute of Ultrasound in Medicine (AIUM), en colaboración con el American College of Emergency Physicians: AIUM Practice Parameter for the Performance of the Focused Assessment With Sonography for Trauma (FAST) Examination, 2014. Disponible en: https://www.aium.org/resources/guidelines/fast.pdf

---

A. Considerar la necesidad de trasladar al paciente.

    1. Cuando las necesidades del paciente superan la capacidad de la institución.

    2. Los resultados de los traumatismos mejoran cuando los pacientes con lesiones graves son tratados en centros de atención para traumatismos.

B. Evaluación secundaria.

    1. Momento oportuno: una vez finalizado el reconocimiento primario, la reanimación está en marcha y se demuestra la mejora de las constantes vitales del paciente.

    2. Historia clínica: AMPLE.

        a. A: alergias.

        b. M: medicamentos actuales.

        c. P: padecimientos previos/embarazo (preñez).

        d. L: último alimento (*last meal*).

        e. E: eventos/entorno relacionados con la lesión.

    3. Exploración física: exploración completa de la cabeza a los pies.

        a. Cabeza.

        b. Estructuras maxilofaciales.

        c. Columna cervical y cuello.

        d. Tórax.

e. Abdomen y pelvis.

f. Periné, recto y vagina.

g. Sistema musculoesquelético.

h. Neurológico.

C. Anexos: a la evaluación secundaria.

1. Pruebas diagnósticas especializadas para identificar lesiones específicas (p. ej., tomografía computarizada [TC], angiografía, ecografía, broncoscopia).

2. Vigilar de manera continua el estado de los pacientes y mantener un alto índice de sospecha en relación con las lesiones no detectadas.

D. Reevaluación.

1. Garantizar que no se pasen por alto los nuevos hallazgos.

2. Reconocer cualquier deterioro de los hallazgos anteriores.

E. Evaluación terciaria.

1. Momento oportuno: después de la evaluación inicial, 12-24 h después de la llegada.

2. Consiste en un examen completo de pies a cabeza.

3. Puede identificar lesiones perdidas.

Choque hemorrágico

I. Principios generales

A. El choque en un paciente traumatizado se considerará un choque hemorrágico hasta que se demuestre lo contrario.

B. Los pacientes pueden morir por desangramiento en cinco localizaciones: tórax, cavidad peritoneal, retroperitoneo/pelvis, extremidades (principalmente el muslo) y "la calle" (es decir, pérdida masiva de sangre en la escena).

C. Clasificaciones.

a. Hemorragia de clase I: pérdida de volumen sanguíneo < 15%.

b. Hemorragia de clase II: pérdida de volumen sanguíneo de 15-30%.

c. Hemorragia de clase III: pérdida de volumen sanguíneo de 31-40%.

d. Hemorragia de clase IV: pérdida de volumen sanguíneo > 40%.

II. Reconocimiento del choque

A. Los pacientes lesionados que están fríos al tacto y con taquicardia deben considerarse en estado de choque hasta que se demuestre lo contrario.

B. La pérdida masiva de sangre puede producir sólo una ligera disminución de la concentración inicial de hematocrito o hemoglobina.

C. El control rápido de la hemorragia es esencial para garantizar la supervivencia del paciente.

III. Tratamiento inicial

A. Exploración física: centrada en el diagnóstico de las lesiones de riesgo vital inmediato y en la evaluación ABCDE.

B. Obtener el acceso venoso.

1. Opciones: dos catéteres intravenosos periféricos de calibre grande (18 o más) en la fosa antecubital, acceso venoso central (venas femoral, yugular o subclavia) o venodisección de la vena safena.

2. Si no es posible obtener un acceso venoso: utilizar un acceso intraóseo.

C. Reanimación con líquidos.

1. Bolo inicial de líquido isotónico calentado.

2. Volúmenes absolutos de líquidos con base en la respuesta del paciente.
3. Minimizar los cristaloides (aumento de la mortalidad cuando se administra más de 1 L).
4. Pasar a los hemoderivados de forma temprana (proporción 1:1:1 de eritrocitos, plasma y plaquetas).
D. **Identificar la fuente de la hemorragia:** exploración física, radiografías y ecografía.
E. **Con pérdida de sangre incontrolada:** de una extremidad lesionada: aplicar un torniquete.

REFERENCIA A NMS. CIRUGÍA. CASOS CLÍNICOS

Véase *NMS. Cirugía. Casos clínicos*, 3.ª edición, Caso 12.6: Hipotensión con sonidos respiratorios normales y sin distensión de las venas del cuello

---

Toracostomía con sonda (colocación de sonda torácica)

I. Generalidades: inserción de una sonda de calibre grande para evacuar la sangre (o el aire) de la cavidad torácica.
II. Indicaciones: sospecha de hemotórax (o neumotórax).
III. Técnica
    a. Realice una incisión cutánea de 2 cm en la línea axilar media del sexto espacio intercostal.
    b. Utilice una pinza para perforar la cavidad pleural un espacio intercostal por arriba del anterior (quinto espacio intercostal).
    c. Introduzca una sonda de calibre grande.
    d. Asegure externamente con sutura y vendaje oclusivo.

Toracotomía de reanimación

I. Generalidades (antes se denominaba "toracotomía de urgencia").
    A. El acceso a la cavidad torácica se hace a través de un abordaje lateral para inspeccionar directamente el corazón, los pulmones y la aorta.
    B. **Indicaciones.**
        1. Se realiza en un contexto de emergencia cuando el paciente pierde los signos vitales para aliviar el taponamiento pericárdico.
        2. Controvertido; criterios utilizados con frecuencia:
            a. **Traumatismo penetrante:** traumatismo en el tórax o en el abdomen y paro cardiaco en los 15 min siguientes a la llegada (posibilidad de supervivencia mucho mayor si hay lesión en el tórax).
            b. **Traumatismo cerrado:** si el paro se produce en la sala de traumatismo.
II. Técnica
    A. Incisión del pericardio.
    B. Evacuar toda la sangre.
    C. Pinzamiento de la aorta.
    D. Volver a evaluar al paciente.

III. Resultados
A. Aumenta el flujo sanguíneo al cerebro y a las arterias coronarias.

B. Puede ayudar a detener una hemorragia intraabdominal o de las extremidades no controlada.

IV. Compresión manual del corazón: tal vez resulte más eficaz que las compresiones torácicas cuando el paciente está en choque hipovolémico.

Recordatorios

- Para la Evaluación primaria, recordar el ABCDE.
- Tomar historia clínica AMPLE.
- Utilizar estudios complementarios (radiografía de tórax y pelvis, EFET) para ayudar a orientar el tratamiento una vez finalizada la evaluación primaria.
- Establecer una vía respiratoria para un estado neurológico deprimido con puntuación ECG ≤ 8.
- La taquicardia puede preceder a la hipotensión como primer indicio de hipovolemia.

LESIONES ESPECÍFICAS

Cabeza y cuello

I. Cerebro: la disminución de la ECG durante la evaluación primaria puede indicar una lesión cerebral.

A. Examen pupilar: imprescindible; la pupila dilatada y no reactiva tal vez indique aumento de la presión secundario a hemorragia intracraneal.

B. Evaluación rápida con TC: a menudo es necesaria para caracterizar mejor la lesión.

C. Tratamiento inicial de la hemorragia intracraneal: se dirige a disminuir la presión intracraneal (PIC) preservando el flujo sanguíneo cerebral.

D. Prevenir las lesiones cerebrales secundarias: evitar la hipotensión y la hipoxia es primordial para prevenir la isquemia cerebral; estas condiciones contribuyen a los malos resultados.

E. Controlar y tratar el aumento de la PIC.

    1. Doctrina Monro-Kellie: el cerebro está encerrado en una bóveda craneal fija; la adición de sangre o cualquier lesión que ocupe espacio aumenta en gran medida la PIC.

    2. Maniobras de primera línea para ayudar a disminuir la PIC: analgesia y sedación, elevación de la cabecera de la cama, manitol, solución salina hipertónica y aflojar el collarín cervical.

    3. Consulta neuroquirúrgica rápida: disminuye el tiempo hasta el manejo definitivo.

II. Columna cervical: la inmovilización con collarín cervical debe mantenerse en todos los pacientes con traumatismo contundente hasta que sean "despejados", incluso durante el rodamiento y la intubación.

A. Durante la evaluación secundaria: palpar la columna cervical para identificar sensibilidad o deformidad ósea (paso a paso).

B. Exploración física: se utiliza para "despejar" la columna cervical si el paciente no está intoxicado, no tiene una lesión "distractora" y su valoración por ECG no está disminuida.

C. Imagen por CT: evalúa la presencia de fractura con dolor en la columna cervical o deformidad ósea; no descarta lesión ligamentosa.

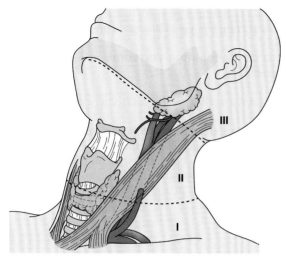

Figura 19-1. Zonas del cuello. (De Mulholland MW. *Greenfield's Surgery*, 6th ed. Wolters Kluwer Health; 2016, Fig. 23-1).

III. Lesión vascular cerebral penetrante

A. El tratamiento de las lesiones vasculares en el cuello es principalmente quirúrgico, pero los abordajes endovasculares están en aumento.

B. Zonas (fig. 19-1).

  1. Zona 1: del estrecho torácico superior al hueso hioides.

  2. Zona 2: del hueso hioides al ángulo de la mandíbula; es clásico tratar las lesiones en esta zona con exploración quirúrgica, debido al acceso quirúrgico relativamente sencillo.

  3. Zona 3: ángulo de la mandíbula al cráneo.

IV. Lesión vascular cerebral contusa (LVCC)

A. Lesión de la arteria carótida o vertebral.

B. Factores de riesgo: lesión de la columna cervical, fractura desplazada del tercio medio facial (Le Fort II y III), epistaxis pulsátil, mecanismo de ahorcamiento o tendedero, fractura de la base del cráneo y examen neurológico no explicado por la TC del cráneo.

C. Aumento del riesgo de accidente vascular cerebral en la LVCC no tratada.

D. Grados de lesión de la arteria carótida.

  1. I: irregularidad luminal o disección, estrechamiento inferior a 25%.

  2. II: irregularidad luminal o disección, estrechamiento de 25% o más.

  3. III: seudoaneurisma.

  4. IV: oclusión.

  5. V: sección transversal.

E. Diagnóstico: TC de cuello con contraste intravenoso (IV) o angiografía.

F. Tratamiento: anticoagulación o terapia antiplaquetaria.

Médula espinal y columna vertebral

I. Evaluación primaria

A. Evalúe la capacidad/incapacidad del paciente para mover las cuatro extremidades durante la valoración de la discapacidad.

B. Restringir el movimiento de la columna cervical, hacer rodar al paciente y evaluar la columna vertebral completa para detectar la presencia de dolor o deformidad ósea (*step-off*).

II. Restringir el movimiento de la columna vertebral: mantener con una tabla de apoyo y durante la rotación.

III. Diagnóstico

A. TC: la identificación definitiva se realiza con mayor frecuencia con imágenes por TC.

B. Imágenes por resonancia magnética: a menudo se emplea para definir y visualizar mejor las lesiones de la propia médula espinal.

IV. Tratamiento: estrategias operatorias y no operatorias, según el nivel de la lesión, la estabilidad del paciente y el compromiso neurológico; los corticoesteroides no están indicados.

Neumotórax y hemotórax

I. Definiciones

A. Neumotórax.

1. Presencia de aire en el espacio pleural (fuera del pulmón).

2. Causa un aumento de la presión dentro de ese hemitórax y dificultad para la ventilación.

B. Neumotórax a tensión.

1. El aumento de la presión empuja el mediastino hacia el lado contralateral.

2. Provoca una disminución tanto del retorno venoso como de la presión arterial (PA).

3. Un diagnóstico clínico de urgencia que requiere la descompresión del aire en el espacio pleural (descompresión con aguja o colocación de una sonda torácica).

C. Hemotórax: presencia de sangre en el espacio pleural.

II. Evaluación: disminución de los ruidos respiratorios en la auscultación durante la evaluación primaria.

III. Diagnóstico

A. Radiografía de tórax.

B. La TC puede identificar neumotórax ocultos (no visibles en la radiografía).

IV. Tratamiento

A. Colocación de sonda torácica: durante la evaluación inicial para drenar aire o sangre.

B. Drenaje incompleto de un hemotórax: conduce a fibrotórax y, posiblemente, a empiema.

C. Toracotomía con sonda.

1. Trata el hemotórax masivo.

2. Más de 1 L de sangre de la sonda torácica inicialmente, o más de 200-250 mL de sangre por hora, durante 4 horas o más, requiere cirugía.

REFERENCIA A NMS. CIRUGÍA. CASOS CLÍNICOS

Véase *NMS. Cirugía. Casos clínicos*, 3.ª edición, Caso 12.3: Manejo pulmonar inicial.

Lesión cardiaca

I. Contusa: un golpe en el pecho puede causar lesiones en el corazón (p. ej., un golpe con el volante de un auto).

A. Diagnóstico.

1. Electrocardiograma (ECG): durante la evaluación inicial; la lesión es sugerida por una arritmia (con más frecuencia, por taquicardia sinusal).

2. **Ecocardiograma:** indicado si el ECG es anormal o el paciente está inestable en sentido hemodinámico.

B. Tratamiento: en general, no quirúrgico y consiste en monitorización cardiaca en el hospital.

C. Complicaciones: los pacientes pueden desarrollar lesiones estructurales (aneurismas cardiacos, roturas de la pared septal, problemas valvulares).

II. Por penetración

A. Diagnóstico: ecografía, que suele demostrar la presencia de líquido pericárdico.

B. Tratamiento: quirúrgico e inmediato.

III. Taponamiento pericárdico

A. Diagnóstico: la presencia de líquido dentro del pericardio en la ecografía tal vez indique la presencia de sangre, que puede causar taponamiento cardiaco y choque.

B. Tratamiento: operatorio; drenaje percutáneo o esternotomía mediana/ventana pericárdica.

Lesión torácica contusa en la aorta

I. Diagnóstico

A. Radiografía de tórax: puede sugerir la lesión.

B. Posibles hallazgos: mediastino ensanchado (> 8 cm), tapón pleural por hemorragia en el espacio pleural cerca del ápice, pérdida de la ventana aortopulmonar, depresiones del bronquio principal izquierdo y desplazamiento de la sonda nasogástrica hacia la derecha.

C. Diagnóstico definitivo: TC de tórax con contraste en la mayoría de los casos.

II. Tratamiento

A. Tratamiento inicial: disminución de la frecuencia cardiaca y la PA.

B. Tratamiento definitivo: tratamiento endovascular, cirugía abierta o tratamiento no quirúrgico y observación.

Lesión esofágica y traqueal

I. Diagnóstico: exploración física (burbujeo en una herida), endoscopia (broncoscopia/esofagoscopia) o estudio de deglución (radiografía con contraste para detectar lesiones esofágicas).

II. Tratamiento: reparación quirúrgica.

III. Complicaciones: la lesión traqueal puede provocar un enfisema subcutáneo excesivo.

Lesión abdominal

I. Órganos sólidos (hígado y bazo)

A. Diagnóstico.

1. **EFET:** durante la valoración inicial para evaluar si hay líquido libre (probablemente sangre) dentro del peritoneo.

2. **TC abdominal/pélvica:** en pacientes con condiciones hemodinámicas normales.

3. Clasificación: las lesiones esplénicas y hepáticas se clasifican de I a V (V es la más grave); las más graves requieren exploración quirúrgica.

4. Extravasación de contraste en la TC con contraste intravenoso indica una hemorragia activa, y puede requerir embolización endovascular o intervención quirúrgica.

B. Tratamiento: podría realizarse la embolización endovascular.

II. Vísceras huecas: lesiones en el estómago, intestino delgado y colon.

A. Diagnóstico.

1. EFET: suele ser insuficiente para el diagnóstico.

2. Exploración física: la lesión contusa de víscera hueca puede presentarse con peritonitis franca, que obliga a la exploración quirúrgica.

3. Otras presentaciones: el líquido libre sustancial en la TC abdominal/pélvica en ausencia de lesiones de órganos sólidos sugiere la necesidad de una exploración quirúrgica; LPD; exámenes abdominales seriados.

B. Tratamiento: reparación quirúrgica de la lesión o resección.

REFERENCIA A NMS. CIRUGÍA. CASOS CLÍNICOS

Véase *NMS. Cirugía. Casos clínicos*, 3.ª edición, caso 12.11: Evaluación inicial de una lesión abdominal.

III. Lesiones vasculares abdominales: se producen con mayor frecuencia tras una lesión penetrante.

A. Presentación: choque (hipotensión, taquicardia, estado mental deprimido, palidez, extremidades frías) y EFET positivo.

B. Diagnóstico: un examen EFET positivo ante un choque obliga a una laparotomía urgente.

C. Tratamiento: ligadura del vaso sangrante, reparación o derivación.

IV. Lesiones genitourinarias

A. Riñón: la mayoría de las lesiones puede tratarse de forma no quirúrgica; la identificación quirúrgica de una lesión renal debe impulsar el examen para asegurar la existencia de un riñón contralateral.

B. Uréteres: las lesiones se reparan más a menudo por vía quirúrgica.

C. Vejiga.

1. Intraperitoneal: se repara por vía quirúrgica.

2. Preperitoneal: se maneja con sonda urinaria durante 10-14 días de drenaje.

D. Uretra.

1. La lesión uretral es sugerida por la sangre en el meato uretral, próstata "examinable" de alto recorrido, equimosis perineal significativa, o sus combinaciones.

2. La sospecha de lesión uretral debe ser evaluada con uretrograma retrógrado.

Fractura pélvica

I. Evaluación inicial: radiografía simple (radiografía de la pelvis).

II. Fijación de la pelvis: en un paciente con fractura pélvica sospechada o verificada e hipotensión, colocar bilateralmente un estabilizador alrededor de los trocánteres mayores para minimizar la hemorragia en curso.

III. Tratamiento de la hemorragia en curso y del choque: puede incluir angioembolización, taponamiento preperitoneal en quirófano y oclusión aórtica endovascular.

IV. Tratamiento de las lesiones ortopédicas: puede incluir la fijación definitiva o externa.

Extremidades

I. Fracturas: los huesos largos fracturados pueden sangrar profusamente y provocar choque.

A. Diagnóstico: las radiografías simples son el pilar fundamental.

B. Reducción: la reducción de una fractura de fémur (tirando a lo largo) y su estabilización disminuirán el dolor del paciente y, potencialmente, la hemorragia, pero es muy dolorosa.

C. Lesión arterial.

1. Índice tobillo-brazo: el cálculo puede ayudar a detectar lesiones arteriales (1.0 es normal, <0.9 se necesita evaluación adicional).

2. Pulso distal y examen neurológico: imprescindible en cualquier fractura de extremidad.

3. Las "6 P de la insuficiencia arterial": falta de pulso, parestesias, poiquilotermia, palidez, parálisis y dolor (*pain*).

D. Profilaxis antibiótica: es primordial para tratar la infección en fracturas abiertas.

Síndrome compartimental

I. Definición: aumento de la presión dentro de un compartimento musculofascial que provoca isquemia y luego, necrosis; con más frecuencia en la parte inferior de la pierna y el antebrazo.

A. Antebrazo: tres compartimentos: dorsal, ventral y fajo móvil.

B. Parte inferior de la pierna: cuatro compartimentos: anterior, lateral, posterior superficial y posterior profundo.

II. Diagnóstico: la exploración física revela un compartimento tenso y alteración de la sensibilidad. Deben medirse directamente las presiones del compartimento..

III. Tratamiento: fasciotomía realizada en el quirófano.

 Recordatorios

- Cualquier lesión penetrante en la "caja cardiaca" debe hacer sospechar de una lesión cardiaca.
- Una lesión traqueal y esofágica no detectada puede conducir a mediastinitis y a la muerte.
- *No* colocar una sonda Foley si se sospecha de lesión uretral: puede convertir una lesión uretral parcial en una transección completa.
- Las "6 P de la insuficiencia arterial": falta de **p**ulso, **p**arestesias, **p**oiquilotermia, **p**alidez, **p**arálisis y dolor (*pain*).
- La falta de pulso es el *último* hallazgo de la exploración física que se produce en el síndrome compartimental.

LESIÓN POR QUEMADURA

Tratamiento inicial

I. Principios generales

A. Los mismos principios de evaluación del traumatismo (**ABCDE**).

B. Detener el proceso de quemadura.

1. Retirar al paciente de la fuente de lesión térmica.

2. Retirar toda la ropa y productos químicos que se estén quemando.

C. **Evitar la hipotermia.**

1. Colocar las heridas de las quemaduras bajo agua corriente a temperatura ambiente (para detener el proceso de quemadura).

2. Cubrir las heridas con una sábana estéril para evitar la pérdida de calor por evaporación y proteger la herida.

D. **Control temprano del dolor:** opioides intravenosos.

E. Suministrar **toxoide tetánico.**

F. Colocar una **sonda nasogástrica** para proporcionar nutrición enteral temprana, que es vital en la respuesta hipercatabólica a la lesión por quemadura.

II. Intubación

A. Las vías respiratorias pueden obstruirse por una lesión directa (p. ej., inhalación) y por el edema masivo de la lesión por quemadura.

B. **Quemaduras extensas en la cara:** tal vez signifiquen una lesión de las vías respiratorias; la intubación temprana es clave.

III. Reanimación

A. Se debe colocar dos líneas intravenosas de gran calibre (18 o más) en las fosas antecubitales bilaterales.

B. El lactato de Ringer es el líquido clásico de elección.

C. **Sonda urinaria:** se coloca para controlar la producción de orina.

D. **Volumen de líquido.**

1. Adaptarse a la producción de orina; el requerimiento calculado de líquido es desde el momento de la quemadura.

2. **Estimación del tamaño de la quemadura:** la **"regla de los 9"** se utiliza para calcular las necesidades de líquidos intravenosos (fig. 19-2).

3. **Fórmula de Parkland:** para la reanimación de quemados en adultos con quemaduras de segundo y tercer grado: 4 mL × superficie corporal total quemada × peso (kg) = necesidades estimadas de líquidos en las primeras 24 horas.

4. **Momento oportuno:** el primer 50% del líquido se administra en 8 h, y el resto en las 16 h restantes.

Evaluación y tratamiento

I. Tipos de quemaduras

A. **Quemaduras superficiales (de primer grado).**

1. Confinadas en la epidermis, las ampollas son dolorosas.

2. No requiere cirugía.

B. **Quemaduras de espesor parcial.**

1. Involucran la dermis, son moteadas y pálidas en áreas con algunos apéndices epidérmicos conservados, son dolorosas.

2. Requiere cirugía si es profunda.

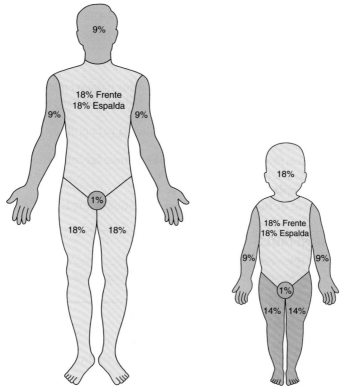

Figura 19-2. Diagrama de la "regla de los 9" para quemaduras en adultos y niños. El porcentaje de superficie corporal total para las lesiones por quemaduras puede estimarse a partir de las cifras específicas para la edad de las áreas superficiales porcentuales para las diferentes regiones anatómicas. (De Barash PG, Cullen BF, Stoelting RK, Cahalan MK, Stock MC, Ortega R y Sharar SR. *Clinical Anesthesia Fundamentals*. Wolters Kluwer Health; 2015, Fig. 32-5).

    C. Quemaduras de espesor total (hasta el hueso o la fascia):
        1. De aspecto correoso o blanco y son insensibles.
        2. Requiere intervención quirúrgica.

II. Antimicrobianos

    A. Sistémico: no administrar en ausencia de una infección específica.
    B. Tópico: aplicar para prevenir el crecimiento bacteriano localizado.
        1. Sulfadiazina de plata (Silvadene): indoloro; puede causar neutropenia (rara).
        2. Acetato de mafenida (Sulfamylon): aplicación dolorosa; penetra en la escara; puede causar acidosis metabólica (es un inhibidor de la anhidrasa carbónica).
        3. Nitrato de plata: se utiliza para quemaduras de la cara; suele causar desequilibrios electrolíticos y mancha todo de negro.

III. Tratamiento quirúrgico

    A. La escisión e injerto tempranos de las heridas por quemaduras es el estándar actual.
    B. Escarotomía (del griego *eschar*: "cicatriz"): tal vez sea necesaria en las heridas circunferenciales porque la escara de la quemadura puede impedir la perfusión o la ventilación.

REFERENCIA A NMS. CIRUGÍA. CASOS CLÍNICOS

Véase *NMS. Cirugía. Casos clínicos*, 3.ª edición, Caso 12.23: Quemaduras.

Lesión por inhalación

I. Presentación clínica: las narinas o los pelos nasales ennegrecidos, el esputo carbonoso y los cambios en la voz pueden indicar una lesión por inhalación.

II. Tratamiento

A. Intubación temprana: quizá esté justificada para proteger la vía respiratoria del paciente contra el edema.

B. Concentración de carboxihemoglobina: trate las concentraciones elevadas con oxígeno a 100% mediante mascarilla.

C. Broncoscopia: para eliminar partículas.

D. Necesidad de líquidos intravenosos: Típicamente más alto de lo esperado.

FUENTE CONFIABLE

Model Systems Knowledge Translation Center: Burn Factsheets: Wound Care After Burn Injury: Understanding the Extent of Your Burn. Disponible en: https://msktc.org/burn/factsheets/wound-care

---

Quemaduras eléctricas

I. Daño muscular

A. Un daño muscular excesivo puede provocar síndrome compartimental que justificaría una fasciotomía urgente.

B. La quemadura de contacto visible subestimará en gran medida el grado de daño muscular.

C. Lesiones de alta tensión (> 1000 voltios): sospecha de destrucción muscular extensa y anormalidades en la conducción cardiaca.

D. Mioglobinuria.

1. Puede ser causada por productos del catabolismo muscular.

2. Suele otorgar tinte rojo en la orina.

3. Indica un alto riesgo de lesión renal aguda.

4. Tratamiento.

a. Valorar la reanimación hasta una diuresis de 100 mL/hora.

b. Los diuréticos pueden estar indicados para mantener la producción de orina.

II. Rehabilitación: los traumatismos y las quemaduras son afecciones crónicas que suelen requerir cuidados de por vida; la rehabilitación puede durar años y conlleva una importante pérdida de productividad.

Recordatorios

- La aplicación de agua fría puede agravar las lesiones por quemaduras.
- Utilizar la "regla de los 9" para estimar la superficie corporal implicada en una quemadura importante.
- Las pautas de reanimación deben adaptarse en función de la respuesta del paciente (hemodinámica y diuresis), así como del tipo de quemadura (más por electricidad o por inhalación).
- La escisión e injerto tempranos conducen a resultados óptimos.

Cirugía pediátrica

Chris T. Laird • *Clint D. Cappiello* • *Eric D. Strauch*

Puntos clave del capítulo

◆ La fisiología y la patología de niños y adultos son diferentes: ¡los niños no son sólo adultos pequeños!

◆ Las hernias congénitas pueden estar asociadas a otras afecciones y requieren evaluación cuidadosa antes de su reparación. Las hernias umbilicales pueden cerrar de forma espontánea. Se necesita una ligadura alta del saco para las hernias inguinales. Las hernias diafragmáticas también precisan reparación quirúrgica, pero puede haber disfunción pulmonar.

◆ La malrotación y la enterocolitis necrosante llegan a ocurrir como emergencias quirúrgicas en recién nacidos. Suelen presentarse con intolerancia a la alimentación, vómito biliar, distensión abdominal y sensibilidad, y pueden evolucionar con rapidez hacia el choque si no se tratan.

◆ Con frecuencia, la atresia esofágica se asocia con una fístula traqueoesofágica distal y puede estar relacionada con anomalías cardiacas y otras anomalías congénitas.

Asociaciones de cirugía crítica

Si escucha/ve	Piense en
Destorsión del vólvulo	"Retroceder el tiempo" (destorcer en sentido contrario a las agujas del reloj)
Abdomen sin gas, incapacidad de pasar la sonda nasogástrica (NG)	Atresia esofágica sin fístula
Defecto de la pared abdominal: gastrosquisis	No hay anomalías asociadas; operar
Defecto de la pared abdominal: onfalocele	Anomalías asociadas, abordaje diagnóstico
Heces en jalea de grosella	Invaginación, reducir con enema
Vómito no biliar, oliva palpable	Estenosis pilórica, reponer electrolitos y luego operar
Vómito biliar, dolor abdominal	Malrotación

(continúa)

Si escucha/ve	Piense en
Signo de doble burbuja	Atresia duodenal
Ausencia de meconio en 24 horas	Enfermedad de Hirschsprung

PRINCIPIOS GENERALES

I. **Singularidad**
   A. **Fisiopatología:** tanto la patología como la respuesta fisiológica de los niños son diferentes a las de los adultos.
   B. **Superficie corporal:** los niños tienen mayor relación entre superficie corporal y peso.
   C. Los niños corren mayor riesgo de sufrir **pérdidas de calor y líquidos**.
   D. **Metabolismo:** los niños tienen tasas metabólicas más altas que los adultos.
   E. **Signos vitales:** los niños tienen frecuencias respiratorias más altas y a menudo frecuencias cardiacas más altas y presiones arteriales más bajas que los adultos.
   F. **Inmunidad:** el sistema inmunitario de los lactantes es relativamente inmaduro.
II. **Desafíos**
   A. **Comunicación:** con el paciente.
   B. Participación de los padres.

MALFORMACIONES PULMONARES CONGÉNITAS (MPC)

I. **Clasificación**
   A. **Masa quística de tejido pulmonar.**
      1. Se forma aislado del árbol bronquial y no puede funcionar como tejido pulmonar normal.
      2. En su mayoría son unilaterales.
   B. **La clasificación de Stocker considera tres tipos.**
      1. **Tipo I.**
         a. Pocas y grandes lesiones quísticas.
         b. La mitad de los casos de MPC.
         c. Resultado favorable.
      2. **Tipo II.**
         a. Lesiones pequeñas y numerosas.
         b. Asociada a otras anomalías (40% de casos).
      3. **Tipo III:** lesiones grandes que provocan un desplazamiento del mediastino, mal pronóstico.
II. **Etiología:** desconocida.
III. **Historia y presentación clínicas:** muchos recién nacidos son asintomáticos, pero las lesiones grandes causan dificultad respiratoria.
IV. **Diagnóstico**
      1. Puede diagnosticarse en la ecografía prenatal, y la resonancia magnética (IRM) fetal es capaz de clasificar el tamaño y el tipo.
      2. Radiografía de tórax.
      3. La tomografía computarizada (TC) puede utilizarse para clasificar la lesión y planificar la cirugía.
V. **Tratamiento médico:** los lactantes quizá requieran apoyo respiratorio y cardiaco.

VI. Tratamiento quirúrgico

A. Indicaciones: cuando son significativas o sintomáticas, suelen resecarse en el primer año de vida.

B. Operación: lobectomía.

C. Complicaciones.

1. Lesión pulmonar, lesión mediastínica y neumotórax posoperatorio.
2. Si no se trata tiene riesgo de infección, hemorragia y posible neoplasia maligna.

VII. Pronóstico: el resultado a largo plazo es excelente; el pulmón no afectado se compensa.

ATRESIA ESOFÁGICA (AE) Y FÍSTULA TRAQUEOESOFÁGICA (FTE)

I. Clasificación

A. Incidencia: la AE con o sin FTE se produce en 1 de cada 2500 a 5000 nacimientos.

B. Clasificación macroscópica (fig. 20-1):

1. **Clase A:** AE pura: cabos esofágicas ciegos proximales y distales sin una FTE; ocurre en 8% de los casos.
2. **Clase B:** AE con FTE proximal; ocurre en 1% de los casos.
3. **Clase C:** AE con cabo esofágica proximal y FTE distal; ocurre en 85% de los casos.
4. **Clase D:** FTE sin atresia, "fístula tipo H"; se da en 5% de los casos.
5. **Clase E:** FTE proximal y distal; ocurre en 1% de los casos.

II. Etiología: multifactorial. Algunas se asocian a otras anomalías congénitas.

A. VACTERL (vertebral, anorrectal, cardiaco, traqueoesofágico, renal, extremidades [*limb*]).

B. CHARGE (coloboma ocular, defectos cardiacos [*heart defects*], atresia de coanas, retraso del crecimiento, hipoplasia genital y anomalías del oído [*ear abnormalities*]).

C. El 5% tiene anomalías cromosómicas, en su mayoría trisomía 18 o 21.

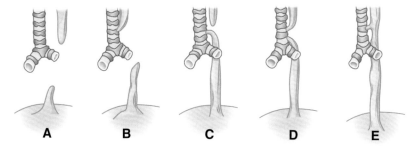

Figura 20-1. Clasificación macroscópica de la atresia esofágica. **A.** Atresia esofágica pura sin fístula. **B.** Atresia esofágica con fístula traqueoesofágica proximal. **C.** Atresia esofágica con fístula traqueoesofágica distal. **D.** Atresia esofágica con fístula de los segmentos proximal y distal. **E.** Fístula traqueoesofágica con esófago permeable. De éstas, la C es la más frecuente. (De Yao & Artusio's. *Anesthesiology*, 9th ed. Wolters Kluwer Health; 2020, Fig. 36-1). (Modificada de Gregory GA, ed. *Pediatric Anesthesia*. 2nd ed. New York: Churchill Livingstone; 1989:921, con permiso).

III. Historia y presentación clínicas

A. **Salivación excesiva y cianosis con la alimentación:** dentro de las primeras 24 h de vida.

B. La FTE puede provocar **neumonitis y dificultad respiratoria.**

IV. Diagnóstico

A. **Radiografías simples:** demuestran el cabo ciego superior, así como el fracaso del paso de la sonda nasogástrica (NG).

B. **Un abdomen sin gas** es característico de las clasificaciones A y B de Gross.

C. La mitad de los casos de AE/FTE presentan **otras malformaciones importantes,** con mayor frecuencia cardiacas, esqueléticas y anales; éstas deben ser evaluadas antes de la operación.

V. Tratamiento médico

A. **No hay opciones médicas definitivas.**

B. Los cuidados perioperatorios consisten en la **prevención de la aspiración** con la descompresión de la bolsa proximal con una sonda de aspiración Replogle, y asistencia respiratoria.

VI. Tratamiento quirúrgico

A. **Indicaciones:** todos los casos de AE/FTE requieren cirugía.

B. Operaciones.

    1. **Reparación primaria:** cuando el defecto es < 2 cm y no hay signos de neumonitis.

    2. **Disecar y reparar la FTE:** mediante abordaje toracoscópico o abierto.

    3. **Pacientes inestables:** pueden necesitar una cirugía limitada con ligadura de la fístula para evitar la aspiración y retrasar la reparación.

    4. **AE de brecha larga:** el retraso de la reparación permite el crecimiento del bebé y el acortamiento de la brecha.

C. Complicaciones

    1. **Complicaciones posoperatorias:** fuga anastomótica y estenosis.

    2. La gran mayoría de las fugas anastomóticas se cierran de forma espontánea.

    3. **Estenosis:** en condiciones normales se tratan con dilataciones endoscópicas seriadas.

    4. **Reflujo gastroesofágico:** es la complicación más frecuente posterior a la reparación de la FTE; se trata médicamente.

VII. Pronóstico: en general, bueno; los resultados a largo plazo dependen de otras anomalías congénitas.

REFERENCIA A NMS. CIRUGÍA. CASOS CLÍNICOS

Véase *NMS. Cirugía. Casos clínicos,* 3.ª edición, Caso 13.2: Dificultad respiratoria con ingesta oral.

 Recordatorios

- Se debe pensar en una atresia esofágica en un recién nacido con salivación excesiva o cianosis al alimentarse.
- El subtipo más frecuente es la atresia proximal con fístula traqueoesofágica distal. La fístula permite que el gas (aire) llene los intestinos. El cabo esofágico ciego impide el paso de una sonda nasogástrica.
- Todos los casos de atresia esofágica/fístula traqueoesofágica requieren reparación quirúrgica, pero el momento oportuno y el procedimiento específico varían según el subtipo y el estado del paciente.

HERNIA DIAFRAGMÁTICA CONGÉNITA (HDC)

I. Clasificación

   A. Bochdalek (más común): defecto diafragmático posterolateral resultante de un fallo de fusión de los grupos musculares; más frecuente en el lado izquierdo.

   B. Morgagni: defecto diafragmático anterior; es mucho menos frecuente que la de Bochdalek y suele dar lugar a problemas menos graves.

II. Etiología: desconocida; la incidencia aproximada es 4 de cada 10 000 nacidos vivos.

III. Historia y presentación clínicas

   A. En condiciones normales la afección se diagnostica en una ecografía prenatal o en una resonancia magnética.

   B. Los recién nacidos se presentan con **dificultad respiratoria.**

IV. Diagnóstico

   A. Exploración física: dificultad respiratoria (taquipnea, disnea)

      1. Ruidos respiratorios: disminuidos o ausentes en el lado afectado.

      2. Ruidos cardiacos: desplazados del lado afectado.

      3. Ruidos intestinales: se escuchan en el hemitórax afectado.

      4. Abdomen escafoide: migración del contenido abdominal hacia el tórax.

   B. Radiografía de tórax (fig. 20-2).

      1. Patrón de gas intestinal localizado en el hemitórax afectado.

      2. Desplazamiento del mediastino fuera de la hernia.

      3. Atelectasia en el pulmón contralateral.

V. Tratamiento médico

   A. Sonda nasogástrica: debe colocarse de inmediato para la descompresión.

   B. Quizá sea necesaria la ventilación mecánica, la oxigenación por membrana extracorpórea o la ventilación oscilatoria de alta frecuencia.

VI. Tratamiento quirúrgico

   A. Indicaciones: la HDC requiere reparación quirúrgica.

   B. Operaciones.

      1. Enfoques abierto y toracoscópico.

      2. Primero reducir el contenido herniado en el abdomen.

      3. Reparar el defecto de la hernia, de preferencia como cierre primario.

   C. Complicaciones: la tasa de recurrencia depende del tamaño del defecto, pero en general es de 10%.

VII. Pronóstico

   A. Factores: gravedad preoperatoria, prematuridad, presencia de otras anomalías congénitas.

   B. Tasa de supervivencia global tras la corrección quirúrgica: 60-90%.

   C. Mortalidad a largo plazo: secundaria a hipertensión o hipoplasia pulmonar, u otras anomalías.

   D. Función pulmonar: se aproxima a la normalidad cuando los supervivientes llegan a la edad adulta.

   E. Relación pulmón-cabeza (RPC): puede ser un indicador pronóstico; cuanto más bajo sea la RPC, peor será el pronóstico.

REFERENCIA A NMS. CIRUGÍA. CASOS CLÍNICOS

Véase *NMS. Cirugía. Casos clínicos,* 3.ª edición, Caso 13.1: Dificultad respiratoria aguda.

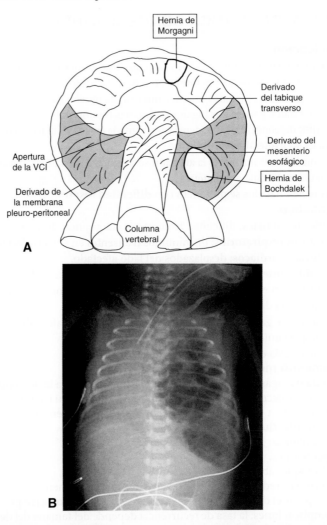

Figura 20-2. Desarrollo del diafragma y hernia diafragmática congénita. **A.** Superficie abdominal del diafragma y la derivación de los componentes durante el desarrollo. Las membranas pleuroperitoneales, el tabique transverso y el mesenterio esofágico forman el diafragma. La hernia de Bochdalek se forma cuando hay un defecto posterolateral. Las hernias de Morgagni son menos frecuentes y se presentan en sentido anterior. **B.** Radiografía de tórax de un niño con una hernia diafragmática congénita posterolateral (Bochdalek) a la izquierda. El mediastino está desplazado hacia la derecha por las asas intestinales presentes en el hemitórax izquierdo. IVC, vena cava inferior (*inferior vena cava*). (De Buicko J, Lopez-Viego M, Lopez MA. *Handbook of Pediatric Surgery*. Wolters Kluwer; 2018, Fig. 36-1). (Reimpreso con permiso de Yamada T, Alpers DH, Kaplowitz N, *et al. Textbook of Gastroenterology.* 4th ed. Philadelphia, PA: Lippincott Williams & Wilkins; 2003).

DEFECTOS CONGÉNITOS DE LA PARED ABDOMINAL

I. Clasificación

A. **Incidencia:** las hernias umbilicales y epigástricas están presentes hasta en 25% de los niños, aunque la mayoría no requiere reparación quirúrgica.

B. **Gastrosquisis y onfalocele:** menos frecuentes pero más graves, debido a las condiciones asociadas.

1. **Gastrosquisis:** defecto de espesor total, típicamente a la derecha del ombligo.

2. **Onfalocele:** los intestinos se encuentran fuera del abdomen, pero permanecen cubiertos por una fina membrana llamada saco del onfalocele.

II. **Etiología**

A. **Hernias umbilicales:** son causadas por fallo en el cierre de la pared abdominal; la gran mayoría se cierra de forma espontánea a los 5 años de edad.

B. **Hernias inguinales congénitas:** resultan de un proceso vaginal permeable, no de una rotura del piso inguinal.

C. **Gastrosquisis:** se desconoce su etiología.

D. **Onfalocele:** se produce cuando los intestinos no se apartan del ombligo, sino que sobresalen de éste durante el desarrollo normal.

III. **Historia y presentación clínicas**

A. **Hernia umbilical:** protuberancia palpable; a menudo asintomática.

B. **Hernias epigástricas**

1. Pueden causar dolor por la grasa encarcelada.

2. A menudo se reducen en posición supina.

3. La encarcelación intestinal es poco frecuente.

C. **Hernias inguinales.**

1. Protuberancia en la ingle que aumenta de tamaño cuando el niño llora o tose.

2. **Encarcelación:** cuando los órganos herniados no pueden ser reducidos.

3. **Estrangulamiento:** cuando la viabilidad del contenido de la hernia está amenazado por la isquemia.

D. **Gastrosquisis y onfalocele.**

1. Puede descubrirse prenatalmente; si no, se presentará al nacer con el intestino fuera del abdomen.

2. Aproximadamente 50% de los casos de onfalocele están asociados a anomalías adicionales.

FUENTE CONFIABLE

Centers for Disease Control and Prevention: Specific Birth Defects: Facts about Gastroschisis. Disponible en: https://www.cdc.gov/ncbddd/birthdefects/gastroschisis.html. *Centers for Disease Control and Prevention:* Specific Birth Defects: Facts about Omphalocele. Disponible en: https://www.cdc.gov/ncbddd/birthdefects/omphalocele.html

---

IV. **Diagnóstico:** exploración física.

A. **Hernias inguinales:** diferenciar de hidrocele, que transilumina.

B. **Gastrosquisis:** se distingue del onfalocele por su localización y por la ausencia de una bolsa protectora que cubre el contenido de la hernia.

V. **Tratamiento médico**

A. **Hernias umbilicales asintomáticas:** pueden observarse con seguridad; la mayoría se cierran a los 5 años de edad.

B. Todas las demás hernias de la pared abdominal requieren reparación quirúrgica.

VI. Tratamiento quirúrgico

A. Indicaciones.

1. Las hernias inguinales, la gastrosquisis y los onfaloceles justifican la reparación.
2. Las hernias inguinales son especialmente frecuentes en los bebés prematuros.
3. La mayoría de las hernias inguinales se reduce; si no es así, realice una reparación emergente con evaluación del intestino.

B. Operaciones.

1. La reparación de la hernia umbilical puede efectuarse casi siempre mediante un cierre primario a través de una incisión infraumbilical.
2. La herniorrafia inguinal abierta consiste en identificar el saco, disecar las estructuras del cordón espermático y realizar una ligadura alta en el anillo interno del canal inguinal.
3. La herniorrafia laparoscópica mediante ligadura de sutura del anillo interno también es una opción.
4. **Gastrosquisis.**
   a. No hay cobertura del tracto gastrointestinal para evitar las pérdidas de calor y líquidos.
   b. Los lactantes se someten a un cierre primario inmediato o retardado.
   c. Para las hernias más grandes, los órganos herniados deben cubrirse de inmediato y pueden colocarse dentro de un silo y reducirse en serie hasta que el cierre primario sea posible.
5. **Onfalocele:** no es urgente reparar mientras el saco esté intacto; se puede hacer una reparación inmediata para los defectos más pequeños.
6. **Gastrosquisis y onfalocele:** también es factible utilizar una malla protésica o biológica.

C. Complicaciones.

1. Todas las hernias tienen cierto riesgo de recidiva; este riesgo es de aproximadamente 1% para las reparaciones de hernias inguinales y umbilicales pediátricas.
2. La gastrosquisis se asocia a íleo prolongado, dismotilidad intestinal, estenosis y atresia intestinal, y síndrome de intestino corto.
3. Los lactantes suelen requerir nutrición parenteral.

VII. Pronóstico

A. La hernia inguinal, además de las hernias epigástricas y umbilicales tienen excelente pronóstico y baja tasa de recurrencia.

B. Gastrosquisis: quizá sea más difícil de manejar en un inicio, pero tiene menos problemas a largo plazo que el onfalocele.

C. La mortalidad está relacionada con la prematuridad, sepsis y anomalías congénitas asociadas.

D. El resultado en el onfalocele está relacionado con la presencia de anomalías asociadas; la supervivencia en el onfalocele aislado es > 90%.

Recordatorios

- Las hernias umbilicales en adultos nunca se cierran de forma espontánea, pero en los niños sí suelen hacerlo.
- Las hernias inguinales congénitas no requieren refuerzo de la pared abdominal; no se necesita malla.
- La reparación de una hernia inguinal es el procedimiento quirúrgico pediátrico más común.
- La gastrosquisis es más difícil de tratar inicialmente que el onfalocele, pero tiene mejor pronóstico porque este último suele estar asociado a otras anomalías congénitas.

ESTENOSIS PILÓRICA HIPERTRÓFICA INFANTIL

I. Clasificación

A. Incidencia: la estenosis pilórica infantil es relativamente frecuente (1/400 nacimientos).

B. Causa obstrucción de la salida gástrica debido a la hipertrofia de la capa muscular del píloro, lo que por lo regular provoca vómito en proyectil no biliar.

II. Etiología: desconocida.

A. Proporción de hombres:mujeres de 4:1.

B. La exposición a la eritromicina y a los macrólidos parece aumentar el riesgo.

III. Historia y presentación clínicas

A. Presentación clásica: lactante de 2-8 semanas con vómito en proyectil no biliares.

B. La emesis y la hipovolemia pueden provocar alcalosis metabólica hipoclorémica hipotasémica.

IV. Diagnóstico

A. Palpación: del píloro agrandado, también llamado "la oliva", en el mesoepigastrio.

B. Ecografía: técnica de imagen inicial estándar para confirmar el diagnóstico.

C. Serie gastrointestinal superior (SGS): útil cuando los resultados de la ecografía son equívocos.

V. Tratamiento médico

A. Corregir la alcalosis: antes de la anestesia; esto es esencial.

B. Suministrar solución salina normal: hasta que la concentración de cloruro sea > 90 mEq/L y la de bicarbonato sea < 30 mEq/L.

VI. Tratamiento quirúrgico

A. Indicaciones: la estenosis pilórica suele ser una enfermedad de tratamiento quirúrgico.

B. Operaciones.

1. La piloromiotomía puede realizarse por vía abierta o laparoscópica.

2. La miotomía completa se demuestra por el abombamiento de la submucosa a través del músculo dividido.

C. Complicaciones.

1. Se produce vómito en 60% de los pacientes en el posoperatorio, pero son autolimitados.

2. La perforación duodenal no reconocida puede dar lugar a una morbilidad o mortalidad significativas.

3. La piloromiotomía incompleta se presenta con vómito frecuente que persisten durante más de una semana en el posoperatorio; el tratamiento es la repiloromiotomía.

VII. Pronóstico: los estudios a largo plazo indican que no hay secuelas.

REFERENCIA A NMS. CIRUGÍA. CASOS CLÍNICOS

Véase *NMS. Cirugía. Casos clínicos*, 3.ª edición, Caso 13.5: Vómito en un bebé de 2 semanas de edad.

ATRESIA BILIAR

I. Clasificación

A. Destrucción inflamatoria progresiva de los conductos biliares.

B. Incidencia: ~1 de cada 20 000 nacimientos.

C. Si no se trata, la enfermedad evoluciona hacia cirrosis hepática.

D. Tipos:
   1. **Tipo I:** atresia restringida al conducto biliar común (~12%).
   2. **Tipo II:** nivel de la atresia dentro del conducto hepático común (~3%).
   3. **Tipo III:** atresia en el hilio hepático (la más frecuente, ~85%).
II. Etiología: desconocida.
III. Historia y presentación clínicas: ictericia persistente y heces acólicas pálidas.
IV. Diagnóstico
   A. **Estudios de laboratorio:** revelan hiperbilirrubinemia conjugada; los estudios de función hepática pueden o no ser anormales.
   B. **Estudio complementario:** diferencia la obstrucción anatómica de otras causas de hiperbilirrubinemia como la combinación de toxoplasmosis, otras, rubéola, citomegalovirus y virus del herpes simple (TORCH).
   C. **Ecografía:** puede mostrar la no visualización de la vesícula o los conductos.
   D. **Exploración nuclear:** utiliza derivados del ácido iminodiacético marcados con tecnecio-99m (99mTc); la no aparición del isótopo en el intestino en 24 horas sugiere atresia biliar.
   E. **Hallazgos histológicos en la biopsia:** proliferación ductal e inflamación.
V. Tratamiento médico: la atresia biliar no tratada conduce a cirrosis en 3-4 meses.
VI. Tratamiento quirúrgico:
   A. **Indicación:** confirmación de atresia biliar.
   B. **Operación:** la portoenterostomía hepática (procedimiento de Kasai) es la operación estándar que restablece el drenaje biliar del hígado (fig. 20-3).
   C. **Complicaciones.**
   1. **Más frecuente:** drenaje inadecuado de la bilis, que requiere trasplante.
   2. Puede producirse colangitis ascendente.
VII. Pronóstico: en última instancia, dos tercios de los casos requerirán trasplante de hígado.

FUENTE CONFIABLE

U.S. Department of Health and Human Services National Institute of Diabetes and Digestive and Kidney Diseases: Biliary Atresia. Disponible en: https://www.niddk. nih.gov/health-information/liver-disease/biliary-atresia

---

ENTEROCOLITIS NECROSANTE (ECN)

I. Clasificación
   A. Enfermedad del tracto intestinal neonatal que se observa con mayor frecuencia en bebés prematuros.
   B. **Sistema de estadificación de Bell modificado.**
   1. **Etapa I: sospecha de ECN:** distensión abdominal, heces con sangre, escasa ingesta oral (PO) o emesis, asas intestinales dilatadas en la radiografía.

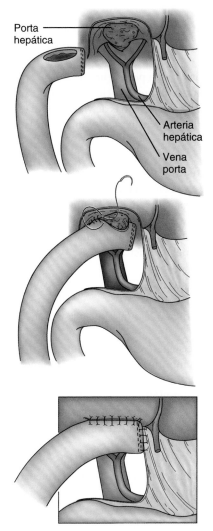

Porta
hepática

Arteria
hepática

Vena
porta

Figura 20-3. Procedimiento de Kasai para atresia biliar, con rama de Roux. (De Blackbourne LH. Advanced Surgical Recall, 2nd ed. Baltimore: Lippincott Williams & Wilkins; 2004).

2. **Etapa II: ECN comprobada:** hallazgos adicionales de sensibilidad abdominal, acidosis metabólica, trombocitopenia y hallazgos radiográficos de neumatosis o gas venoso portal.
3. **Etapa III: ECN avanzada:** hallazgos adicionales como hipotensión, neutropenia y neumoperitoneo.

FUENTE CONFIABLE

American Pediatric Surgical Association: Necrotizing Enterocolitis. Disponible en:
https://eapsa.org/parents/learn-about-a-condition/f-o/necrotizing-enterocolitis-(nec)/

II. Etiología: multifactorial.

 A. Teoría actual: desequilibrio entre la inmunidad intestinal, la función de barrera de los enterocitos y la alteración de la flora microbiana que conduce a isquemia.

 B. Factores de riesgo: prematuridad y bajo peso al nacer.

III. Historia y presentación clínicas: la presentación clásica es la de un bebé prematuro que dentro de las dos primeras semanas de vida presenta signos tempranos de intolerancia a la fórmula y distensión abdominal, con la evacuación de heces hemopositivas.

IV. Diagnóstico

 A. Hallazgos de la exploración física: distensión y sensibilidad abdominales, que aumentan con la gravedad de la enfermedad.

 B. El eritema de la pared abdominal sugiere un intestino necrótico o perforado.

 C. Hallazgos de laboratorio: puede haber leucopenia, trombocitopenia, anemia, hiponatremia, acidosis metabólica y coagulopatía.

 D. Las radiografías abdominales suelen mostrar:

  1. Intestinos distendidos y edematosos.

  2. Aire intramural (neumatosis intestinal).

  3. Gas de la vena porta.

  4. Asa intestinal aislada y distendida o "asa fija" que persiste en las radiografías seriadas.

  5. Aire libre intraperitoneal (que sugiere perforación intestinal).

 E. Ecografía: examina la perfusión intestinal e identifica la presencia de ascitis.

V. Tratamiento médico

 A. Descompresión gástrica, terapia antibiótica parenteral, reanimación con fluidos, nutrición parenteral total (NPT) y exámenes y radiografías en serie.

 B. Aproximadamente 40% de los lactantes requiere cirugía por complicaciones de la ECN.

VI. Tratamiento quirúrgico

 A. Indicaciones: perforación intestinal, progresión de la enfermedad y sepsis, y evidencia clínica de intestino necrótico.

 B. Operaciones.

  1. Laparotomía con lavado de la contaminación y resección del intestino no viable.

  2. En pacientes graves o en recién nacidos de muy bajo peso, se puede utilizar la colocación de un drenaje peritoneal para el tratamiento inicial.

 C. Complicaciones.

  1. La progresión de la enfermedad puede ocurrir después de la cirugía y posiblemente requerirá una nueva cirugía.

  2. La ECN recurrente se produce en 5% de los pacientes.

  3. La isquemia intestinal puede provocar estenosis en segmentos no resecados.

VII. Pronóstico

 A. Riesgo de mortalidad: 25%.

 B. Morbilidad a largo plazo: relacionada con la longitud y la función del intestino restante y otras comorbilidades.

 C. En la mitad de los pacientes se desarrollan problemas de neurodesarrollo.

MALROTACIÓN INTESTINAL CON O SIN VÓLVULO DEL INTESTINO MEDIO

I. **Clasificación**

   A. Colocación y fijación anormal del intestino medio.

   B. La malrotación puede ocurrir de forma independiente o estar asociada a otras malformaciones.

II. **Etiología**

   A. **Desarrollo normal:** en el útero, el intestino medio se desarrolla de forma extraabdominal y luego migra intraperitonealmente, donde sufre una rotación de 270 grados.

   B. **Malrotación intestinal.**

   1. El intestino medio completo está anclado en la arteria mesentérica superior por una base mesentérica estrecha, lo que predispone al vólvulo.

   2. La localización del ciego puede ser variable, pero suele fijarse al cuadrante superior derecho con bandas fibrosas (bandas de Ladd) que se extienden por el duodeno (fig. 20-4).

III. **Historia y presentación clínicas**

   A. En su mayoría los casos son **asintomáticos**.

   B. El vólvulo provoca **emesis biliar.**

   C. La deshidratación, el letargo y el choque son hallazgos tardíos.

IV. **Diagnóstico**

   A. **Radiografía de abdomen:** puede demostrar una obstrucción proximal.

   B. **Serie gastrointestinal superior:** quizá muestre un ligamento de Treitz localizado en posición anormal, presencia del duodeno a la izquierda de la línea media u obstrucción duodenal.

V. **Tratamiento médico**

   A. **Malrotación intestinal:** tratar por vía quirúrgica.

   B. **Vólvulo:** urgencia quirúrgica.

VI. **Tratamiento quirúrgico**

   A. **Indicaciones:** en niños, la malrotación es una indicación para la cirugía.

   B. **Operaciones.**

   1. **Malrotación simple:** procedimiento de Ladd.

   a. Liberar las bandas de Ladd y ampliar la base del mesenterio.

   b. La apendicectomía se realiza habitualmente para eliminar la incertidumbre diagnóstica futura.

   2. **Vólvulo:**

   a. Destorcer primero el intestino girándolo en sentido contrario a las agujas del reloj.

   b. Resecar los segmentos necróticos.

   C. **Complicaciones:** la recurrencia tras la exploración quirúrgica es muy baja (< 2%), pero los pacientes tienen riesgo de obstrucción intestinal por adherencias.

VII. **Pronóstico: por lo general, bueno.**

   A. La resección intestinal puede provocar **síndrome del intestino corto.**

   B. El retraso en el tratamiento puede provocar la **pérdida de todo el intestino medio.**

   C. Incluso con un tramo pequeño de intestino, muchos niños podrán ser retirados de la NPT.

   D. Algunos pacientes requieren **trasplante de intestino delgado.**

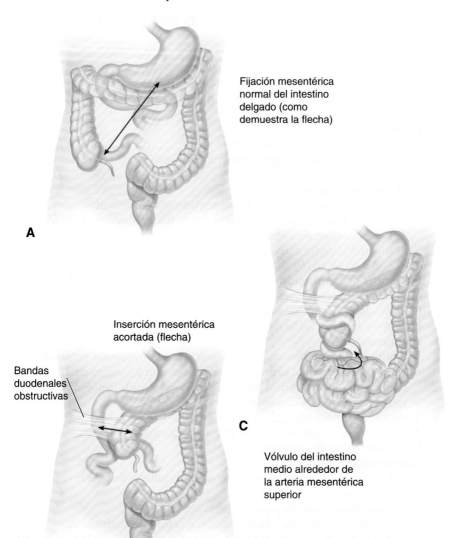

A

Fijación mesentérica
normal del intestino
delgado (como
demuestra la flecha)

Inserción mesentérica
acortada (flecha)

Bandas
duodenales
obstructivas

C

Vólvulo del intestino
medio alrededor de
la arteria mesentérica
superior

B

Figura 20-4. Malrotación con vólvulo. **A.** Fijación mesentérica normal del intestino delgado (como lo demuestra la flecha). Esto evita la torsión del intestino delgado debido a la
amplia fijación del mesenterio. **B.** Malrotación del colon con bandas duodenales obstructivas. **C.** Vólvulo del intestino medio alrededor de la arteria mesentérica superior causado
por la base estrecha del mesenterio. (De Stephenson SR, Dmitrieva J. *Diagnostic Medical Sonography: Obstetrics and Gynecology*, 4th ed. Wolters Kluwer; 2017, Fig. 25-37).

 Recordatorios

• La emesis biliar en un neonato debe hacer que se evalúe con prontitud si hay
vólvulo.
• El vólvulo del intestino medio se trata por vía quirúrgica desviando el intestino en el
sentido contrario a las agujas del reloj: "Retroceder el tiempo".
• El vólvulo puede provocar la pérdida del intestino delgado y síndrome del intestino corto.

ATRESIA INTESTINAL

I. Clasificación: las atresias se clasifican por su localización anatómica; la atresia duodenal es la más frecuente.

II. Etiología

   A. Atresia duodenal.

     1. Puede ser causada por un fallo de recanalización en las primeras etapas embrionarias.

     2. La lesión puede ser completa, parcial o una red.

     3. En 50% de los pacientes habrá otra anomalía congénita, con mayor frecuencia la trisomía 21, defectos cardiacos y páncreas anular.

   B. Atresias yeyunales, ileales y colónicas.

     1. Causadas por accidentes vasculares *in utero* que dan lugar a isquemia segmentaria.

     2. En 10% de los pacientes ocurre fibrosis quística.

III. Historia y presentación clínicas

   A. Atresia duodenal: se presenta en recién nacidos, con vómito biliar y abdomen no distendido.

   B. Atresias yeyunales, ileales y colónicas.

     1. Prenatal: sospecha de polihidramnios materno.

     2. Posnatal: sospecha de distensión abdominal y vómito biliar.

IV. Diagnóstico

   A. Atresia duodenal: ecografía prenatal ("signo de la doble burbuja") (fig. 20-5).

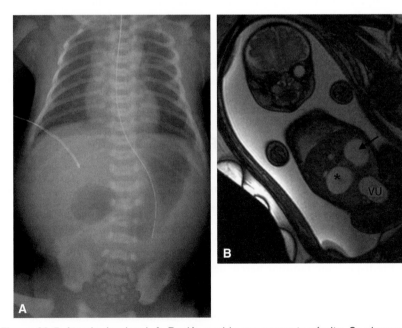

Figura 20-5. Atresia duodenal. **A.** Recién nacido que presenta vómito. Se observa gas sólo en el estómago y en el bulbo duodenal, consistente con un signo de doble burbuja en la atresia duodenal. **B.** Resonancia magnética prenatal a las 33 semanas de gestación. Hay un signo de doble burbuja con el estómago a la izquierda (flecha) y el duodeno proximal distendido (asterisco) del feto compatible con atresia duodenal. También se observa la vejiga urinaria (VU) en la pelvis. (De Shaffner DH, Nichols DG. *Rogers' Textbook of Pediatric Intensive Care,* 5th ed. Wolters Kluwer Health; 2015, Fig. 102-16).

B. Otras atresias intestinales.
1. **Prenatal:** ecografía e IRM fetales.
2. **Posnatal:** las radiografías abdominales muestran varios grados de obstrucción, y los estudios de contraste (SGS y enema de contraste) son útiles para el diagnóstico y el manejo.

V. Tratamiento médico
A. **Atresia duodenal.**
1. La corrección de emergencia no es necesaria.
2. Debido a la alta incidencia de otras anomalías críticas, estabilizar con descompresión gástrica y fluidos intravenosos (IV).
3. Evaluar los defectos adicionales antes de la cirugía.
B. **Atresias yeyunales, ileales y colónicas:** se requiere cirugía.

VI. Tratamiento quirúrgico
A. **Indicaciones:** la atresia intestinal requiere cirugía.
B **Operaciones.**
1. Laparotomía o laparoscopia.
2. **Atresias duodenales:** duodenoduodenostomía o, de forma alternativa, duodenoyeyunostomía.
3. **Otras atresias.**
a. La anastomosis intestinal es necesaria, aunque quizá sea difícil realizarla debido a la marcada disparidad de tamaño del intestino.
b. De 3 a 5% de los pacientes tiene atresias concomitantes.
C. **Complicaciones:** la función gastrointestinal puede tardar en recuperarse debido a la alteración de la motilidad.

VII. Pronóstico
A. Depende de la presencia de prematuridad y de las anomalías asociadas.
B. La reparación quirúrgica de la atresia aislada tiene una tasa de supervivencia de casi 100%.

ENFERMEDAD DE HIRSCHSPRUNG

I. Clasificación
A. **Causa:** ausencia de células ganglionares en el plexo mientérico y submucoso, que comienza en el recto y progresa en sentido proximal.
B. **Clasificación:** por la longitud del segmento denervado.

II. Etiología
A. El 90% son casos **esporádicos**.
B. **Predisposición familiar heredada:** se produce en la mutación del protooncogén *RET*.

III. Historia y presentación clínicas
A. Antecedentes de **retraso en la expulsión del meconio** (el meconio se suele expulsar en las 24 horas siguientes al nacimiento en los bebés a término): con distensión abdominal, vómito biliar, mala alimentación y estreñimiento.
B. **Antecedentes de estreñimiento:** que se remonta al periodo neonatal.
C. Algunos niños presentan **enterocolitis o megacolon tóxico** (diarrea, distensión abdominal, fiebre).

IV. Diagnóstico
A. **Enema de contraste** (fig. 20-6).
B. **Biopsia rectal:** estándar de atención; demuestra la ausencia de células ganglionares y la presencia de troncos nerviosos hipertrofiados.
V. Tratamiento médico:
el tratamiento es principalmente quirúrgico; los pacientes con enterocolitis pueden requerir irrigaciones rectales seriadas y antibióticos antes de la cirugía.
VI. Tratamiento quirúrgico
A. **Indicaciones:** la enfermedad de Hirschprung se trata por vía quirúrgica; el megacolon tóxico es una indicación para una posible colostomía o colectomía.
B. **Operaciones.**
  1. **Objetivos:** resecar el segmento aganglionar, llevar el intestino inervado al ano y preservar la función del esfínter.
  2. Puede necesitarse una colostomía derivativa inicial.
  3. **Técnicas para restablecer la función del tracto gastrointestinal:** extracción endorrectal transanal, procedimientos de Soave, Swenson, Duhamel.
C. **Complicaciones.**
  1. La enterocolitis asociada a Hirschprung es una causa importante de morbilidad y mortalidad posoperatoria.
  2. La mayoría de los casos se trata de forma no quirúrgica, con reanimación con líquidos y antibióticos de amplio espectro por vía intravenosa.
VII. Pronóstico
A. **Incontinencia fecal y diarrea:** son comunes en el periodo posoperatorio temprano; en general se resuelven con el tiempo.
B. **Estenosis:** puede desarrollarse y provocar estreñimiento crónico hasta una nueva intervención quirúrgica.

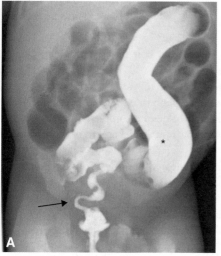
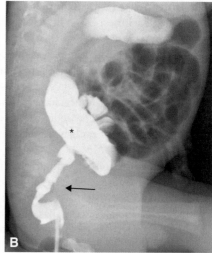

Figura 20-6. Enfermedad de Hirschprung. **A.** La vista AP de un enema de contraste demuestra un recto de pequeño calibre, colon sigmoide distal (flecha) y colon dilatado más proximalmente (*). Esto representa una "relación rectosigmoidea" anormal que sugiere con fuerza enfermedad de Hirschprung. **B.** La vista lateral confirma los hallazgos, con un recto de pequeño calibre (flecha) y colon dilatado más proximal (*). (De Klein J, Vinson EN, Brant WE, Helms CA. *Brant and Helms' Fundamentals of Diagnostic Radiology,* 5th ed. Wolters Kluwer Health; 2018, Fig. 69-13).

> ## Recordatorios
>
> • La enfermedad de Hirschsprung se anuncia por la falta de paso del meconio.
> • El diagnóstico se realiza por aganglionosis en la biopsia.
> • El tratamiento consiste en la resección del segmento enfermo.

MALFORMACIÓN ANORRECTAL

I. **Clasificación:** el sitio donde termina el recto y la ubicación de una fístula.

II. **Etiología:** desconocida.

III. **Historia y presentación clínicas**

    A. **Polihidramnios:** puede estar presente de forma prenatal; los recién nacidos se diagnostican por la ausencia de ano en la exploración.

    B. **Fístulas:** pueden tardar 24 horas en ser descubiertas.

IV. **Diagnóstico**

    A. **Ano imperforado:** se diagnostica clínicamente (exploración física).

    B. **Ano imperforado sin fístula.**

      1. Poco frecuente; asociado a la trisomía 21.

      2. Las radiografías laterales mostrarán un recto distendido y revelarán la distancia a la piel externa.

V. **Tratamiento médico**

    A. **Dilataciones:** pueden realizarse en el caso de ano imperforado de poca altura con una fístula a la zona anal o al perineo.

    B. **Cirugía:** tratamiento definitivo.

VI. **Tratamiento quirúrgico**

    A. **Indicaciones:** el ano imperforado requiere cirugía.

    B. **Operaciones.**

      1. Reparación primaria frente a colostomía con reparación diferida para malformaciones más complejas.

      2. La anorrectoplastia sagital posterior utiliza un estimulador muscular para encontrar la ubicación precisa del complejo muscular del esfínter.

      3. La disección procede a través del centro de este complejo hasta que es posible movilizar la bolsa rectal y llevarla a través del centro del complejo del esfínter.

    C. **Complicaciones:** perforaciones intestinales, infecciones urinarias por fístulas, incontinencia y estreñimiento.

VII. **Pronóstico**

    A. En ausencia de anomalías asociadas, la supervivencia es cercana a 100%.

    B. La mayoría de los niños logra la continencia, aunque el estreñimiento y la incontinencia pueden persistir.

REFERENCIA A NMS. CIRUGÍA. CASOS CLÍNICOS

Véase *NMS. Cirugía. Casos clínicos,* 3.ª ed, Caso 13-4: Ano imperforado.

TUMORES SÓLIDOS

I. Clasificación: los dos tumores sólidos más comunes de la infancia son el tumor de Wilms y el neuroblastoma.

FUENTE CONFIABLE

American Cancer Society: About Wilms tumor. Disponible en:
https://www.cancer.org/cancer/wilms-tumor/about/what-is-wilms-tumor.html

---

II. Etiología
   A. Tumor de Wilms.
      1. Surge del riñón; en 10% son bilaterales.
      2. Aproximadamente 500 nuevos casos cada año en Estados Unidos.
      3. Representa más de 90% de los tumores renales pediátricos.
   B. Neuroblastoma.
      1. Surge del sistema nervioso simpático.
      2. La localización más frecuente es la glándula suprarrenal.
      3. Aproximadamente 650 casos al año.
III. Historia y presentación clínicas
   A. Tumor de Wilms
      1. La edad media de diagnóstico es 3.5 años.
      2. En condiciones normales se presenta como una masa asintomática en el flanco; también puede haber dolor abdominal, hematuria, anorexia e hipertensión.
   B. Neuroblastoma.
      1. La edad media de diagnóstico es 2 años.
      2. En condiciones normales se presenta como dolor óseo y cojera; también puede presentarse con una masa asintomática en el flanco.
IV. Diagnóstico
   A. TC, ecografía e IRM: se utilizan para el diagnóstico y la estadificación.
   B. Neuroblastoma: niveles de catecolamina y biopsia de médula ósea o gammagrafía ósea para evaluar la enfermedad metastásica.
V. Tratamiento médico: la resección quirúrgica es el pilar fundamental tanto para el neuroblastoma como para el tumor de Wilms, pero también se utilizan quimioterapia y radioterapia.
VI. Tratamiento quirúrgico
   A. Indicaciones: el momento oportuno depende de la extensión de la enfermedad.
   B. Operaciones.
      1. Tumor de Wilms: el objetivo es la resección completa e implica una laparotomía exploratoria, la resección del tumor y toma de muestras de los ganglios linfáticos periaórticos.
      2. Neuroblastoma: la resección quirúrgica depende de la localización del tumor.
   C. Complicaciones: se relacionan con la extensión de la resección.
VII. Pronóstico
   A. Tumor de Wilms.
      1. La supervivencia es > 90% a los 4 años para los tumores con histología favorable.
      2. Los tumores anaplásicos y los bilaterales tienen peor pronóstico.
   B. Neuroblastoma: la supervivencia a cinco años es de 40-80%, dependiendo del estadio.

Oncología quirúrgica

Marco Dal Molin • *Julia Terhune* • *Suliat Nurudeen*

Puntos clave del capítulo

- La oncología, o la atención al cáncer, es multidisciplinaria.
- "Benigno" y "maligno" se refieren al comportamiento, no a los resultados: las lesiones benignas quizá sean mortales y los procesos malignos podrían ser insidiosos.
- Los oncogenes impulsan el ciclo celular y los genes supresores de tumores proporcionan un punto de control natural; la desregulación de cualquiera de ellos puede conducir al cáncer.
- Las maniobras de diagnóstico pueden detectar y diagnosticar mucho antes de los síntomas clínicos. El cribado podría reducir la mortalidad en muchos cánceres; las técnicas incluyen imágenes, marcadores séricos y genómica.
- El sistema tumor, ganglios y metástasis proporciona un lenguaje común para agrupar y estadificar los tumores.

Asociaciones de cirugía crítica

Si escucha/ve	Piense en
Cáncer	Tratamiento multidisciplinario
Cribado, 21 años de edad	Prueba de Papanicolaou
Cribado, 45 años de edad	Colonoscopia
Localización anatómica	Imágenes transversales
Estudio funcional	Tomografía por emisión de positrones (TEP)
BRCA	Mama y ovario
Recurrencia	Reestadificación
Ensayo de fase I	Seguridad
Ensayo de fase II	Eficacia

CÁNCER

Definiciones

I. Cáncer: enfermedad causada por el crecimiento desordenado y la propagación de células.

II. Tumor: masa anormal de tejido.

III. Neoplasia: nuevo crecimiento o desarrollo de tumores.

IV. Displasia: crecimiento anormal.

V. Maligno: que es perjudicial o tiene la tendencia a desplazar la función normal.

VI. Benigno: que no tiende a extenderse a otras zonas anatómicas.

Grado

I. Generalidades: el grado del tumor se evalúa a nivel microscópico.

    A. Células bien diferenciadas: de aspecto similar a las células normales.

    B. Células poco diferenciadas: no se parecen a las células normales.

II. Pronóstico: el grado del tumor suele indicar el pronóstico.

Subtipos

I. Carcinoma: tumor maligno que surge del epitelio.

    A. Adenocarcinoma: surge del epitelio y tiene un componente glandular.

    B. Carcinoma de células epidermoides: surge del epitelio epidermoide y muestra queratinización.

II. Sarcoma: surge del tejido mesodérmico (células mesenquimales).

III. Linfoma: surge de los linfocitos que residen en los ganglios linfáticos.

Recordatorios

- *Cáncer* es el término general para designar la enfermedad causada por el crecimiento desordenado y la propagación de las células.
- Los tumores malignos se infiltran y hacen metástasis.
- En general, cuanto menos diferenciado es el tumor, peor es el pronóstico.

ETIOLOGÍA Y EPIDEMIOLOGÍA DEL CÁNCER

Bases genéticas

I. Oncogenes: genes que tienen el potencial de causar cáncer, en general al inducir una proliferación celular no regulada.

    A. "Protooncogenes".

        1. Genes que promueven el crecimiento celular.

        2. Cuando se activan de forma persistente, se denominan "oncogenes".

        3. La mutación en un solo alelo es necesaria para una ganancia de función.

B. ras.
 1. Oncogén de señalización que codifica una proteína de transducción de señales.
 2. Mutaciones frecuentes en el cáncer de colon.
C. HER-2/neu.
 1. Receptor de membrana que codifica una proteína similar al receptor del factor de crecimiento epidérmico.
 2. Sobreexpresado con frecuencia en el cáncer de mama y de ovario.
D. *C-myc*.
 1. Factor de transcripción nuclear.
 2. A menudo se amplifica en los tumores sólidos.

 II. **Genes de supresión tumoral:** función de supresión o regulación de la proliferación celular.
   A. Pérdida de función: se requiere una mutación o deleción en ambos alelos.
   B. *p53*: el más conocido de estos genes.
 III. **Genes de reparación del ADN**
   A. Codifican proteínas que corrigen errores en el ADN replicado.
   B. Las mutaciones en la reparación de los desajustes del ADN (MSH2 y MLH1) se asocian con el cáncer de colon hereditario sin poliposis (CCHSP).

Mecanismos celulares

 I. **Ciclo celular:** en condiciones normales está estrechamente regulado; las células cancerosas se caracterizan por una ruptura de la regulación normal de la proliferación.
 II. **Metástasis:** quizá requiera elementos adicionales (p. ej., modificación de la matriz extracelular, expresión alterada de moléculas de adhesión celular y factores angiógenos).
 III. **Secuencia adenoma-carcinoma**
   A. Ejemplo: cáncer colorrectal: tal vez se desarrolle como resultado de varias mutaciones (fig, 21-1).
    1. **Alteraciones en el gen *APC*:** es posible que este cambio temprano permita la formación de adenomas.
    2. **Mutaciones en *kRas*:** puede dar lugar a pólipos adenomatosos.
    3. **Otras mutaciones en *p53*:** podrían permitir la formación de adenocarcinoma.

Carcinógenos

Sustancias que se sabe que son agentes causantes del desarrollo de cáncer. A continuación se mencionan algunos ejemplos:

 I. **Químicos**
   A. Humo de tabaco: carcinoma de células epidermoides de pulmón.
   B. Amianto: mesotelioma de la pleura.
 II. **Físicos**
   A. Irradiación del cuello: cáncer papilar tiroideo.
   B. Luz ultravioleta: carcinoma cutáneo de células basales.

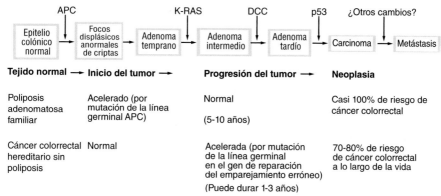

| APC | K-RAS | DCC | p53 | ¿Otros cambios? |

| Epitelio colónico normal | Focos displásicos anormales de criptas | Adenoma temprano | Adenoma intermedio | Adenoma tardío | Carcinoma | Metástasis |

Tejido normal ⟶ **Inicio del tumor** ⟶ **Progresión del tumor** ⟶ **Neoplasia**

| Poliposis adenomatosa familiar | Acelerado (por mutación de la línea germinal APC) | Normal (5-10 años) | Casi 100% de riesgo de cáncer colorrectal |

| Cáncer colorrectal hereditario sin poliposis | Normal | Acelerada (por mutación de la línea germinal en el gen de reparación del emparejamiento erróneo) (Puede durar 1-3 años) | 70-80% de riesgo de cáncer colorrectal a lo largo de la vida |

Figura 21-1. Secuencia adenoma-carcinoma de Fearon-Vogelstein. (De Porrett PM, Drebin JA, Atluri P, Karakousis GC, Roses RE. *The Surgical Review*, 4th ed. Wolters Kluwer Health; 2015, Fig. 12-13). (Según Townsend CM, Beauchamp RD, Evers BM, *et al.*, eds. *Sabiston Textbook of Surgery.* 19th ed. Philadelphia: WB Saunders; 2012:1338, con permiso).

III. Infección

    A. Virus de Epstein-Barr: linfoma de Burkitt.

    B. Hepatitis B o C: carcinoma hepatocelular.

IV. Geográficos/epidemiológicos

    A. Japón: cáncer gástrico.

    B. China: cáncer de esófago.

Epidemiología

I. Incidencia: número de casos nuevos de una enfermedad específica que se diagnostican durante un periodo de tiempo determinado.

II. Prevalencia: proporción global de casos dentro de una población determinada.

III. Mortalidad: muerte, sobre todo a gran escala; algunos tumores son más agresivos en sentido biológico.

IV. Enfermedades malignas más frecuentes (después del cáncer de piel)

    A. En general: cáncer de pulmón.

    B. Mujeres: cáncer de mama.

    C. Hombres: cáncer de próstata.

Recordatorios

• La pérdida de función de p53 es el defecto genético más común en las neoplasias malignas humanas.

• Los carcinógenos son sustancias que se sabe que provocan el desarrollo del cáncer. No hay una única etiología causante de cáncer: los factores que conducen a la transformación neoplásica son múltiples.

DETECCIÓN Y DIAGNÓSTICO

Principios generales

I. Detección: se utiliza cuando un proceso de la enfermedad puede ser detectado lo suficientemente temprano en su curso para permitir la curación potencial. Se actualiza periódicamente en función de los patrones de la enfermedad y de las directrices de los expertos.

FUENTE CONFIABLE

Centers for Disease Control and Prevention: How to Prevent Cancer or Find it Early: Screening Tests. Disponible en: https://www.cdc.gov/cancer/dcpc/prevention/screening.htm

---

   A. Cáncer colorrectal
   1. Endoscopia (colonoscopia, sigmoidoscopia, colonoscopia virtual) o enema de bario a partir de los 45 años de edad.
   2. Otras pruebas de cribado pueden ser la prueba de sangre oculta en heces o el ADN en heces.
   B. Cáncer de mama: mamografía de detección anual a bianual a partir de los 40 años de edad.

REFERENCIA A NMS. CIRUGÍA. CASOS CLÍNICOS

Véase *NMS. Cirugía. Casos clínicos*, 3.ª edición, caso 11.1: Detección del cáncer de mama.

   C. Cáncer de cuello uterino.
   D. A partir de los 21 años: Papanicolau cada 3 años.
   E. A partir de los 29 años de edad: Papanicolaou cada 5 años junto con una prueba del virus del papiloma humano, hasta los 65 años de edad.
   F. Cáncer de próstata: los hombres mayores de 50 años de edad pueden someterse a la prueba del antígeno prostático específico (APE), pero no se recomienda de forma sistemática, ya que no se ha demostrado beneficio alguno para la supervivencia.

II. Diagnóstico: un tumor puede tardar años en ser clínicamente detectable; los síntomas suelen ser una aparición tardía de la neoplasia maligna.
   A. Efecto de masa: obstrucción o deterioro de una estructura adyacente debido a la compresión.
   B. Hemorragia: quizá se relacione con la angiogénesis asociada a un tumor.
   C. Signos sistémicos de neoplasia maligna: fiebre, malestar y caquexia.
   D. Marcadores tumorales (tabla 21-1):
   1. Sustancias que suelen fabricar las células tumorales y, en menor medida, también las células normales.
   2. Las concentraciones elevadas indican la presencia de tumores o de productos específicos de éstos, como hormonas o enzimas.
   3. **Cribado:** pueden utilizarse marcadores tumorales (p. ej., APE para el cáncer de próstata).
   4. **Recurrencia de la enfermedad:** algunos marcadores son útiles en la identificación temprana de la recurrencia, como el antígeno carcinoembrionario en el cáncer de colon.

Tabla 21-1. Marcadores tumorales comunes

Marcador	Neoplasia maligna
α fetoproteína	Tumores de células germinales, carcinoma hepatocelular
Gonadotropina coriónica humana β	Coriocarcinoma, cáncer de testículo
Gen *BCR-ABL*	Leucemia mieloide crónica
CA 19-9	Páncreas, conducto biliar, estómago
CA 125	Ovarios
Calcitonina	Tiroides medular
Antígeno carcinoembrionario	Colorrectal
Cromogranina A	Tumores neuroendocrinos
Deshidrogenasa láctica	Tumores de células germinales
Antígeno prostático específico	Próstata
Tiroglobulina	Tiroides

Imágenes

I **Imágenes transversales**
   A. Papel dominante en el diagnóstico y seguimiento de los tumores sólidos.
   B. Tanto la tomografía computarizada (TC) como las imágenes por resonancia magnética (IRM) tienen aplicaciones para tipos específicos de tumores.
   C. Muchos tumores se diagnostican inicialmente de forma incidental en imágenes obtenidas con otros fines.

II. **Imágenes funcionales**
   A. **Tomografía por emisión de positrones (TEP):** evalúa el estado funcional del tejido metabólicamente activo.
   B. **Prueba complementaria:** la TEP describe regiones de alta actividad metabólica, como las células cancerosas que se dividen con rapidez.
   C. **Fluorodesoxiglucosa:** es el trazador más utilizado para los rastreos TEP.
   D. **Combinación:** la TEP puede combinarse con la TC para alinear la función y la anatomía.

Recordatorios

- Una sola célula maligna que se duplica 30 veces da lugar a mil millones de células y a un tumor de 1 cm de diámetro.
- La TEP es útil para detectar metástasis en tumores sólidos.

PROCEDIMIENTOS DE DIAGNÓSTICO

Biopsia

I. **Aspiración con aguja fina (AAF)**
   A. Introducir una aguja de calibre pequeño, por lo general 20 o menor, en la lesión de interés.
   B. Analizar el material contenido en la luz.
   C. La AAF no es capaz de distinguir la enfermedad invasiva de la no invasiva.

II. **Biopsia con aguja gruesa**
   A. Utilizar una aguja más grande, por lo general de calibre 14, y pasar varias veces por la misma lesión.
   B. La técnica disminuye el error de muestreo, pero es más invasiva que la AAF.
   C. La muestra puede incorporar parte del tejido que rodea la lesión y proporcionar pistas sobre la invasión del tumor.

III. **Biopsia guiada por imagen**
   A. **Biopsia percutánea con aguja** (gruesa o AAF): puede realizarse con guía de imagen cuando la lesión no es superficial o palpable.
   B. Las técnicas incluyen la biopsia guiada por ecografía, por TC o IRM, o estereotáctica.

IV. **Biopsia incisional**
   A Extirpación de una parte de una lesión, como la biopsia quirúrgica.
   B. Técnica que, por lo general, se reserva para las lesiones más grandes.

V. **Biopsia escisional:** extirpación completa de una lesión con fines diagnósticos.

Diagnóstico molecular

I. **Estado de los receptores:** el más conocido es el estado del receptor de estrógeno (RE) y del receptor de progesterona del cáncer de mama, determinado por el análisis directo de las muestras tumorales.

II. **Estudios genómicos**
   A. Analizar la secuencia de las regiones de ADN codificador de proteínas.
   B. Los cambios genéticos específicos pueden aportar información pronóstica sobre el comportamiento del tumor o la respuesta a la terapia.
   C. Los análisis genéticos de oncogenes o genes supresores de tumores se realizan de manera habitual para muchos tipos de tumores, ya que los cánceres con determinadas alteraciones genéticas responden a terapias específicas dirigidas (p. ej., agentes anti-EGFR para los cánceres colorrectales con alteraciones del EGFR o agentes anti-BRAF para el melanoma con mutación *BRAF*).

III. **Proteómica**
   A. Estudio de la estructura de las proteínas y sus funciones.
   B. Cada vez se genera más información sobre los productos genéticos del cáncer y sus firmas de proteínas específicas que pueden ayudar al diagnóstico y tratamiento del cáncer.

Operación

I. **Intervención quirúrgica:** puede ser necesaria para determinar el diagnóstico o la extensión del proceso de la enfermedad.

II. **Laparoscopia:** más sensible que la imagen transversal para la detección de metástasis en algunas neoplasias y menos invasiva que la laparotomía.

Recordatorios

- La biopsia percutánea es la técnica preferida para el diagnóstico rápido de lesiones sólidas superficiales, como los nódulos tiroideos.
- El diagnóstico de la mayoría de los tumores se basa en una combinación de imágenes y biopsia de tejido.

ESTADIFICACIÓN

Principios generales

I. **Pronóstico:** al estandarizar a los pacientes en grupos cuyas etapas y comportamientos son similares, se puede obtener información pronóstica precisa.

II. **Tratamiento:** es posible desarrollar algoritmos.

III. **Sistema de tumor, ganglios y metástasis:** el sistema más utilizado se basa en el tumor, el estado ganglionar y las metástasis a distancia (**tabla 21-2**).

A. **T:** tamaño o extensión del tumor.

B. **N:** presencia de afectación de los ganglios linfáticos (GL) locales o distantes.

C. **M:** presencia de enfermedad metastásica a distancia.

IV. **Estadificación clínica:** se determina con base en los hallazgos clínicos, la biopsia y las imágenes antes del tratamiento.

V. **Estadificación patológica:** examen microscópico del tumor, de los ganglios linfáticos o de ambos, determinado tras la resección quirúrgica.

FUENTE CONFIABLE

American Joint Committee on Cancer: Cancer Staging System. Disponible en: https://www.cancerstaging.org/references-tools/Pages/What-is-Cancer-Staging.aspx

---

TRATAMIENTO QUIRÚRGICO

Procedimientos de diagnóstico

I. **Diagnóstico tisular:** la intervención quirúrgica puede arrojar un diagnóstico de cáncer mediante una biopsia incisional o escisional.

II. **Estado de los GL:** importante para la estadificación de la mayoría de las neoplasias sólidas.

A. **Disección de GL.**

1. La linfadenectomía consiste en la extirpación de todo el tejido linfático en una distribución anatómica asignada relacionada con la localización de un tumor.

2. El linfedema es un riesgo establecido.

Tabla 21-2. Sistema de clasificación de tumor, ganglios (nódulos) y metástasis (TNM) y ejemplo de estadio: adenocarcinoma gástrico, clínico*

Tumor (T)	
T0	No hay evidencia de tumor primario
Tis (*in situ*)	Tumor limitado a la mucosa
T1	Tumor limitado a la mucosa o submucosa
T2	El tumor invade la muscular propia, pero no atraviesa la serosa
T3	El tumor atraviesa el tejido conectivo subseroso, pero no llega a los órganos adyacentes
T4	Tumor en órganos adyacentes (extensión directa)
Ganglios (N)	
N0	No hay metástasis en los ganglios linfáticos
N1	1 o 2 ganglios linfáticos regionales
N2	De 3 a 6 ganglios linfáticos regionales
N3	7 o más ganglios linfáticos regionales
Metástasis (M)	
M0	No hay metástasis a distancia
M1	Metástasis a distancia
Agrupación de etapas	
Etapa 0	Tis, N0, M0
Etapa 1	T1-2, N0, M0
Etapa 2	T1-2, N1-3, M0 o T3-4, N0, M0
Etapa 3	T3-4, N1-3, M0
Etapa 4	Cualquier T, cualquier N, M1

*Datos del American Joint Committee on Cancer. Stomach cancer. En: *AJCC Cancer Staging Manual*, 8th ed. New York, NY: Springer; 2017: 203-220.

    B. GL centinela: primer GL de una cadena que drena el área de interés.

        1. Identificación: los ganglios centinelas pueden identificarse con un colorante azul vital (azul de isosulfano) o un trazador radiactivo (coloide de azufre marcado con tecnecio-99).

2. **Técnica quirúrgica.**

    a. Los ganglios centinela identificados se extirpan y ayudan a proporcionar información diagnóstica sin la morbilidad de una linfadenectomía completa (como el linfedema).

    b. La tasa de falsos negativos es inferior a 5%.

Procedimientos profilácticos

I. Mama

    A. Mastectomía profiláctica.

        1. Considerar cuando existe una mutación genética que aumenta el riesgo.

        2. Reduce el riesgo de cáncer de mama en más de 90%, pero no por completo, ya que puede quedar algo de tejido mamario en la pared del pecho o en la axila.

    B. Candidatos.

        1. Bilateral: puede realizarse sin cáncer presente en el *BRCA* u otras mutaciones debido al elevado riesgo de desarrollar cáncer de mama a lo largo de la vida.

        2. Contralateral: mujeres con diagnóstico de cáncer de mama invasivo con alto riesgo de un segundo primario.

II. Ovario: la ooforectomía profiláctica se ofrece a las mujeres que son positivas a *BRCA-1* o *BRCA-2*; disminuye el riesgo de cáncer de ovario en 90% y el riesgo de cáncer de mama en 50% en mujeres premenopáusicas.

III. Tiroides: se recomienda la tiroidectomía para las mutaciones *RET* en la neoplasia endocrina múltiple que causa el carcinoma medular de tiroides; por lo general se realiza en la infancia y requiere la administración de suplementos de hormonas tiroideas de por vida.

IV. Colon: la colectomía está indicada en pacientes con condiciones genéticas que conllevan un alto riesgo de cáncer de colon (p. ej., poliposis adenomatosa familiar o CCHSP).

Curativos

I. Escisión: puede ser adecuada para lesiones pequeñas o de grado bajo.

    A. La escisión simple puede ser adecuada para las lesiones cutáneas de células basales.

    B. La escisión local amplia es el tratamiento preferido para las lesiones mamarias y el melanoma.

II. Resección radical

    A. Extirpación del tumor y de las estructuras adyacentes.

    B. Puede implicar la eliminación de múltiples cadenas de GL.

    C. Las resecciones en bloque implican porciones de órganos o vísceras adyacentes en contacto directo con el tumor.

Paliativos

I. **Citorreducción quirúrgica**
A. Extirpación de la mayor parte de un tumor, dejando enfermedad residual conocida.
B. Se realiza cuando la resección completa sería debilitante en exceso.
C. Puede aumentar la eficacia de las terapias adyuvantes debido a la disminución de la carga tumoral.
D. Se emplea con mayor frecuencia en el tratamiento del cáncer de ovario.

II. **Metastasectomía**
A. Puede aliviar los síntomas y mejorar la supervivencia cuando se obtiene el control del tumor primario.
B. Se utiliza con frecuencia en la resección de las metástasis hepáticas del cáncer de colon.

III. **Tratamiento sintomático:** se utiliza para aliviar un síntoma específico de la neoplasia maligna (p. ej., la descompresión de una masa de colon obstructiva es capaz de prolongar la vida y disminuir el sufrimiento).

Seguimiento

I. **Vigilancia**
A. Después de la resección quirúrgica, los pacientes son vigilados estrechamente para detectar cualquier recurrencia de cáncer.
B. Incluye una combinación de examen clínico, pruebas de laboratorio e imágenes.

II. **Frecuencia y momento oportuno de las visitas clínicas**
A. Según el tipo y la etapa del cáncer.
B. Si se detecta un tumor, los pacientes deben someterse a una reestadificación para determinar el tratamiento más adecuado.

Recordatorios

- La cirugía profiláctica puede ofrecerse cuando el riesgo de desarrollar una neoplasia maligna parece seguro.
- Siempre que sea posible, la cirugía oncológica se realiza con intención curativa.

TRATAMIENTO MULTIDISCIPLINARIO

Terapia adyuvante/neoadyuvante

I. **Terapia adyuvante:** tratamiento sistémico en un paciente con control primario (es decir, posoperatorio) con el objetivo de minimizar el riesgo de recidiva o metástasis.

II. **Terapia neoadyuvante:** terapia adyuvante administrada antes de que haya control del tumor primario (es decir, antes de la operación).

Quimioterapia

I. **Definición:** agentes químicos que suelen administrarse por vía sistémica con la intención de impedir o destruir las células cancerosas que se dividen con rapidez.

II. Dosis altas: puede administrarse mediante técnicas regionales (p. ej., catéter en la arteria hepática para las lesiones del hígado, perfusión aislada en las extremidades y quimioterapia intraperitoneal para las neoplasias peritoneales).

III. Efectos secundarios: incluyen toxicidad para las células normales que se dividen, como el cabello y la superficie de la mucosa del tracto gastrointestinal.

Radioterapia

I. Definición: uso de energía suministrada a través de haces externos o implantes internos (es decir, braquiterapia) para dañar el ADN de las células blanco.

II. Objetivo: curativo o paliativo.

Otras terapias

I. Inmunoterapia: modulación del sistema inmunitario para combatir el cáncer.

   A. Anticuerpos monoclonales.

   1. Funciones: inhibir directamente el crecimiento de las células cancerosas (p. ej., anti-EGFR), bloquear la angiogénesis (anti-VEGF), inhibir las moléculas de punto de control que suprimen el sistema inmunitario (p. ej., anti-CTLA4 o anti-PD1/PD-L1), o sus combinaciones.

   2. La Food and Drug Administration (FDA), de Estados Unidos, ha aprobado más de 30 para su uso contra células cancerosas específicas, y el número se amplía con rapidez.

   B. Vacunas contra el cáncer: hoy día hay dos agentes aprobados por la FDA.

   1. Sipuleucel-T, para el tratamiento del cáncer de próstata.

   2. Talimogene laherparepvec (T-VEC®), para el tratamiento del melanoma cutáneo avanzado.

   C. Terapia con citocinas.

   1. Las citocinas son proteínas que regulan el sistema inmunitario.

   2. El α interferón y la IL-2 se han utilizado en el tratamiento de varios tipos de cáncer, como algunas formas de leucemia y linfomas, el melanoma y el cáncer de riñón.

   D. Terapia celular CAR-T.

   1. Forma de terapia celular en la que se modifica el receptor de las células T para permitir que éstas reconozcan y eliminen las células cancerosas con mayor eficacia.

   2. La FDA ha aprobado dos terapias CAR-T:

   a. Tisagenlecleucel para tratar la leucemia linfoblástica aguda.

   b. Axicabtagene ciloleucel para el tratamiento del linfoma difuso de células B grandes.

II. Terapia hormonal: algunos tumores malignos son potenciados por hormonas.

   A. Cáncer de mama.

   1. La mayoría son positivos a estrógenos y progesterona.

   2. El tamoxifeno bloquea el propio RE, y los inhibidores de la aromatasa bloquean la producción de estrógenos; ambos han demostrado una disminución del riesgo de recidiva.

   B. Cáncer de próstata: los inhibidores de andrógenos podrían ser beneficiosos.

III. Terapia genética
  A. Principio: los genes ausentes o defectuosos pueden ser sustituidos mediante transfección.
  B. La terapia genética aún es mayoritariamente experimental; la terapia celular CAR-T representa hoy la única forma de terapia génica para el cáncer aprobada por la FDA.

Recordatorio

• La terapia adyuvante no sustituye a la resección oncológica completa.

INVESTIGACIÓN Y FORMACIÓN
Ensayos clínicos

FUENTE CONFIABLE

U.S. National Library of Medicine: ClinicalTrials.gov, a database of privately and publicly funded clinical studies conducted around the world. Disponible en: www.clinicaltrials.gov

I. Diseño de ensayos: los oncólogos quirúrgicos participan con frecuencia en el desarrollo y la evaluación de nuevos tratamientos y deben estar familiarizados con los conceptos básicos del diseño de ensayos.
  A. Fase I: los estudios comprueban la seguridad; suelen ser estudios pequeños que establecen los efectos secundarios, así como un rango de dosis seguro.
  B. Fase II: los estudios prueban la eficacia; estos estudios incluyen más participantes y buscan un efecto clínico del tratamiento.
  C. Fase III: los estudios comparan la terapia experimental con un tratamiento estándar.
II. Junta de revisión institucional: comité de revisión independiente que supervisa la investigación con seres humanos.
  A. Mandato: Code of Federal Regulations, Part 46 (en Estados Unidos).
  B. Investigación ética: guiada por tres principios (el informe Belmont).
    1. Beneficencia: la investigación debe maximizar los posibles beneficios y minimizar los posibles daños.
    2. Justicia: debe haber equidad en la selección, y los grupos que soportan los riesgos de la investigación deben beneficiarse de sus conclusiones.
    3. Respeto a las personas: la autonomía es el principio rector, con la protección de las poblaciones vulnerables.

Formación

I. **Oncólogos quirúrgicos:** han seguido una formación avanzada en un campo específico.

II. **Subespecialidades:** actualmente están disponibles más allá de la residencia quirúrgica en cirugía oncológica general compleja, cirugía hepatobiliar, cirugía de la mama y cirugía colorrectal, entre otras.

FUENTE CONFIABLE

Society of Surgical Oncology: puede encontrarse más información sobre requisitos de formación y programas de subespecialidades en www.surgonc.org

---

 Recordatorio

- La fase I evalúa la seguridad; la fase II, la eficacia, y la fase III compara el tratamiento de prueba con el tratamiento estándar.

Capítulo

22

Trasplante de órganos

Tara Talaie • *Joseph R. Scalea* • *Max Seaton*
• *Silke Niederhaus* • *Jonathan Bromberg*

Puntos clave del capítulo

◆ Se considera el trasplante de órganos en caso de disfunción irremediable de los órganos finales.

◆ Las principales complicaciones del trasplante están relacionadas con la inmunosupresión: la infección y el potencial desarrollo de malignidad.

◆ Entre los trasplantes de órganos sólidos, los de riñón son los más exitosos. Los pacientes viven más tiempo con un trasplante que con la terapia de sustitución renal (diálisis). Los resultados son superiores con los donantes vivos.

◆ El trasplante es la única alternativa en la insuficiencia hepática, pero está plagado de complicaciones debido a la extensión de la enfermedad en estos pacientes.

◆ La mayoría de los rechazos agudos se produce en los dos primeros años tras el trasplante, y pueden estar relacionados con una infección o inmunosupresión inadecuada.

Asociaciones de cirugía crítica

Si escucha/ve	Piense en
Complejo mayor de histocompatibilidad II	Células presentadoras de antígenos
Muerte cerebral	Donación de órganos
Rechazo hiperagudo	Anticuerpos preformados, sin tratamiento
Rechazos agudos	Células T, tratamiento con esteroides
Fibrosis pulmonar intersticial	Trasplante de pulmón
Síndrome del intestino corto	Trasplante de intestino delgado

444

PRINCIPIOS GENERALES
Indicaciones de trasplante

I. **Disfunción de órganos finales:** el trasplante de órganos sólidos se reserva para los pacientes con disfunción terminal de órganos para prolongar la vida o mejorar la calidad de vida.

II. **Limitaciones**
   A. **Escasez de órganos de donantes.**
   B. Complicaciones asociadas a la **inmunosupresión crónica.**

Evaluación de candidatos a trasplante

I. **Receptores:** someterse a una evaluación que incluya todos los problemas relacionados con la enfermedad.

II. **Cuestiones generales de salud**
   A. **La edad, el índice de masa corporal (IMC) y un apoyo social adecuado:** son factores relevantes.
   B. **Infecciones:** deben ser descartadas o tratadas.
   C. **Cáncer:** los pacientes con determinados cánceres controlados son candidatos.
   D. **Evaluación cardiaca:** se requiere para todos los receptores de trasplante.

III. **Estudios típicos**
   A. **Pulmonar.**
      1. Radiografía de tórax.
      2. Pruebas de función pulmonar, gasometría arterial según se indique.
   B. **Cardiaco.**
      1. Electrocardiograma y ecocardiograma transtorácico.
      2. Prueba de esfuerzo o cateterismo cardiaco, si está indicado.
   C. **Gastrointestinal (GI).**
      1. Pruebas de la función hepática.
      2. Tomografía computarizada (TC), ecografía o resonancia magnética.
      3. Péptido C en ayuno en pacientes con enfermedad pancreática.
      4. Esofagogastroduodenoscopia en pacientes con insuficiencia hepática.
   D. **Renal/urológico.**
      1. Creatinina.
      2. Biopsia renal, si la enfermedad puede reaparecer.
   E. **Inmunitario.**
      1. Tuberculosis (derivado proteínico purificado).
      2. Prueba rápida de plasmina reagina.
      3. Hepatitis B y C.
      4. Citomegalovirus (CMV).
      5. Virus de Epstein-Barr (VEB).
      6. Virus de la inmunodeficiencia humana (VIH).
      7. Panel calculado de anticuerpos reactivos para evaluar la sensibilización a los antígenos leucocitarios humanos (ALH).

F. Detección del cáncer.
  1. Colonoscopia si la edad es superior a 45 años.
  2. En mujeres, mamografía y prueba de Papanicolaou.
  3. En hombres, antígeno prostático específico.
  4. Para trasplantes de hígado, la α fetoproteína.

Terminología

  I. **Autoinjerto:** transferencia de tejido dentro del mismo individuo (p. ej., injerto de piel).
  II. **Isoinjerto:** entre individuos genéticamente idénticos (p. ej., gemelos idénticos).
  III. **Aloinjerto:** entre miembros genéticamente no idénticos de la misma especie.
  IV. **Xenoinjerto:** entre diferentes especies; experimental.
  V. **Injerto ortotópico:** se extrae el órgano antiguo y se coloca el nuevo en la misma posición hígado, pulmón, corazón).
  VI. **Injerto heterotópico**
  A. **Órgano nuevo:** colocado en una posición diferente (riñón, páncreas y algunos corazones).
  B. **Órgano antiguo:** se mantiene en su sitio.

Donantes y manejo de los donantes

  I. **Donantes fallecidos:** donantes con lesión neurológica irreversible o muerte cerebral.
  A. **Donantes después de muerte cerebral:**
    1. Cese irreversible de las funciones cerebrales, como lo muestra el examen neurológico.
    2. Ausencia de movimientos y reflejos espontáneos.
    3. **Criterios de muerte cerebral:** comatoso, apneico, sin respuesta al dolor, sin reflejos de los nervios craneales ni del tallo encefálico.
    4. **Causas:** la mayoría de veces son enfermedades vasculares cerebrales o traumatismos.
    5. **Exclusiones:** cáncer, infección, mala función de los órganos del donante.
  B. **Donantes tras la muerte cardiaca (DMC):** en los casos irrecuperables, la donación de órganos es posible si la familia desea retirar el apoyo y donar.
  C. **Red Unida para la Compartición de Órganos:** coordina la compatibilidad de órganos para optimizar los resultados de los trasplantes.

FUENTE CONFIABLE

United Network for Organ Sharing: How We Match Organs: 5 Ways to Increase Organ Donation and Transplant. Disponible en: https://unos.org/transplant/how-we-matchorgans/

  II. **Donantes vivos:** individuos motivados por el altruismo; en buena salud, con una función orgánica normal.
  A. **Donantes vivos no emparentados (p. ej., un cónyuge):** no comparten más genes con un receptor que los donantes fallecidos.
  B. **Donantes vivos emparentados:** comparten una parte sustancial de sus genes con el receptor.

C. Riesgos: el riesgo de muerte para el donante varía según el órgano donado.
1. **Riñón.**
   a. La mortalidad perioperatoria del donante es de 0.03%.
   b. Un donante aporta un riñón; el riñón restante se hipertrofia y alcanza 80% de la función previa a la donación.
2. **Hígado:** donación del segmento lateral izquierdo o de cualquiera de los lóbulos del hígado, con riesgo de mortalidad perioperatoria de 0.5-1%.
3. **Pulmón.**
   a. El trasplante de lóbulo pulmonar de donante vivo es muy poco frecuente y se realiza sobre todo para ayudar a un niño en espera.
   b. La operación consiste en la extirpación de un lóbulo inferior.

III. Manejo de los donantes
A. **El órgano del donante:** se extrae, y se lava de inmediato con una solución de conservación en frío (4 °C) para minimizar la lesión isquémica.
B. **Isquemia por frío.**
   1. El límite práctico es de 4 horas para el corazón, 6 horas para el pulmón, 12 horas para el hígado, 20 horas para el páncreas y 36 horas para el riñón.
   2. A medida que aumenta el tiempo de isquemia por frío, también lo hace el riesgo de daño permanente y retraso o pérdida de la función del órgano.

IV. Consideraciones inmunitarias.
A. **Compatibilidad con el grupo sanguíneo ABO:** debe ser del mismo grupo ABO para evitar el rechazo.
B. **Compatibilidad inmunitaria:** influye en el resultado de cualquier tipo de trasplante de órgano.
C. **HLA: antígenos de histocompatibilidad.**
   1. **HLA-A, HLA-B, HLA-C, HLA-DR, HLA-DP y HLA-DQ (seis):** la tipificación tisular estándar incluye sólo HLA-A, HLA-B y HLA-DR.
   2. **Los HLA están codificados en el cromosoma 6:** los candidatos a trasplante tienen seis HLA, definidos por la tipificación de tejidos (es decir, dos para HLA-A, HLA-B y HLA-DR).
   3. **Compatibilidad cruzada.**
      a. El suero del receptor se analiza para detectar anticuerpos citotóxicos dirigidos contra antígenos de superficie (anti-HLA).
      b. La compatibilidad debe estar presente para los trasplantes de riñón, páncreas y algunos de corazón.
      c. **Coincidencia cruzada positiva:** presencia de anticuerpos preformados del receptor contra el antígeno del donante; por lo general, excluye el trasplante.
      d. **Panel de anticuerpos reactivos (PAR):**
         1) Los pacientes con alto PAR tienen anticuerpos anti-HLA preformados contra una alta proporción de un panel aleatorio de células humanas.
         2) Es difícil encontrar donantes compatibles para pacientes con PAR alta.
      e. **Anticuerpos específicos del donante (DSA):**
         1) Anticuerpos anti-HLA en el receptor dirigidos a los alelos del donante.
         2) La DSA forma parte del diagnóstico de rechazo mediado por anticuerpos (RMA).
         3) Si los anticuerpos específicos del donante están presentes en el receptor, el órgano es inaceptable debido al riesgo de rechazo hiperagudo.

Rechazo

I. **Rechazo hiperagudo:** el receptor tiene anticuerpos preformados contra el donante, lo que provoca un infarto inmediato del injerto.

II. **Rechazo celular agudo (RCA):** respuesta inmunitaria mediada por células iniciada por los linfocitos T cooperadores (fig. 22-1).
   A. **Diagnóstico:** biopsia en el marco de la disfunción del injerto.
   B. **Tratamiento:** el RCA suele ser reversible con un curso corto de fármacos inmunosupresores en dosis altas.
   C. **Momento de ocurrencia.**
      1. Ocurre entre las semanas 1 y 12 después del trasplante.
      2. Rara vez ocurre después del primer año, a menos que se desencadene por una infección o por inmunosupresión inadecuada.

III. **Rechazo mediado por anticuerpos**
   A. **Causa:** anticuerpos preformados o producción de anticuerpos por parte de las células plasmáticas.
   B. El RMA conduce al fracaso del injerto antes que el RCA.
   C. **Diagnóstico:** tríada de disfunción del injerto, presencia de DSA en el suero y tinción del complemento (C4d) en la biopsia.

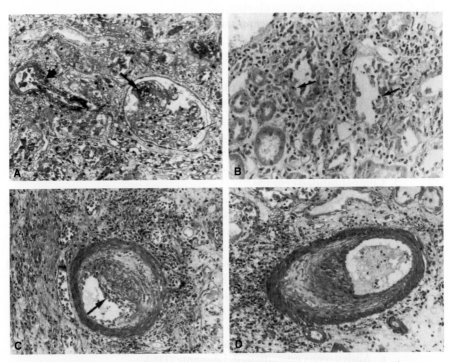

Figura 22-1. Rechazo renal. **A.** Rechazo hiperagudo caracterizado por microtrombos en los capilares glomerulares (*flecha grande*), infiltración con neutrófilos (*flecha pequeña y fina*) y destrucción endotelial (*flecha gruesa*). **B.** Rechazo tubulointersticial agudo que muestra un infiltrado linfocítico intersticial, edema intersticial e infiltración de linfocitos en el epitelio de los túbulos (tubulitis; *flechas*). **C.** Rechazo vascular agudo con infiltrado linfocítico subendotelial (*flecha*), junto con algunas evidencias de rechazo vascular crónico. **D.** Rechazo crónico con endarteritis proliferativa grave. (Cortesía de Roger D. Smith, MD).

D. Tratamiento

1. Los esteroides, la plasmaféresis y la inmunoglobulina intravenosa (IGIV) se utilizan con frecuencia.

2. Es posible considerar medicamentos y procedimientos experimentales que interfieren con el complemento.

E. Momento de ocurrencia: 1-12 semanas después del trasplante.

IV. Rechazo crónico

A. Suele ocurrir >1 año después del trasplante.

B. Inicio insidioso, multifactorial.

C. No es tratable ni reversible.

V. Tolerancia inmunitaria: estado en que el sistema inmunitario del receptor responde normalmente a todos los antígenos excepto a los del donante.

Inmunosupresión

I. Características generales: la mayoría de los aloinjertos requiere inmunosupresión indefinida.

II. Finalidad: desactivar la respuesta inmunitaria (en general, los linfocitos).

III. Terapia con múltiples fármacos: inmunosupresión minimizando los efectos secundarios.

IV. Clasificaciones: los medicamentos inmunosupresores específicos se describen en la tabla 22-1.

A. Regímenes de inducción.

1. Prevenir el rechazo en las primeras semanas después del trasplante.

2. Disminución de dosis altas de esteroides y un fármaco antilinfocítico, ya sea depletor de linfocitos (p. ej., globulina antitimocítica o alemtuzumab) o no depletor de linfocitos (p. ej., basiliximab).

B. Regímenes de mantenimiento.

1. Evitar el rechazo.

2. Suelen incluir 2 o 3 fármacos de distintas clases.

C. Regímenes antirrechazo: tratamientos de alta dosis y de corta duración (< 3 semanas).

V. Complicaciones de la inmunosupresión

A. Infecciones: la inmunosupresión también altera las defensas del hospedador.

1. **CMV.**

   a. Común en los primeros meses.

   b. Se presenta con fiebre y leucopenia.

   c. Riesgo: varía según la exposición previa; los receptores seronegativos a CMV de donantes seropositivos tienen el mayor riesgo.

   d. Profilaxis: valganciclovir.

   e. Tratamiento: ganciclovir o foscarnet por vía intravenosa.

2. **Virus del polioma BK.**

   a. Virus urotelial capaz de invadir un trasplante de riñón.

   b. No existe profilaxis, por lo que el seguimiento de la BK es selectivo.

   c. Tratamiento: minimizar la inmunosupresión.

3. **Neumonía por *Pneumocystis carinii*.**

   a. Profilaxis: trimetoprima/sulfametoxazol (TMP-SMX), dapsona o pentamidina durante 1 año; el TMP-SMX también previene las infecciones por Nocardia.

   b. Tratamiento: TMP-SMX.

Tabla 22-1. Medicamentos inmunosupresores

Medicamento	Clase	Efecto	Efectos secundarios	Comentarios
Agentes de inducción y terapia antirrechazo				
Metilprednisolona, dexametasona, hidrocortisona	Glucocorticoide (IV)	Antiinflamatorio; inhibe todos los leucocitos	Obesidad, facies cushingoide, mala cicatrización, atrofia cutánea, estrías, acné, diabetes, hipertensión, osteoporosis, necrosis aséptica de las caderas, cataratas, úlceras pépticas, psicosis	
Globulina antitimocítica (timoglobulina, ATGAM®)	Anticuerpo policlonal reductor	Reduce los linfocitos T	Fiebre, escalofríos, edema pulmonar, síndrome de liberación de citocinas, trombocitopenia	Requiere premedicación con esteroides, difenhidramina y paracetamol, hasta 21 días/dosis
Agentes de inducción				
Alemtuzumab (Campath®)	Anticuerpo monoclonal reductor (anti-CD52)	Reduce los linfocitos T y B	Leucopenia	Dosis única
Basiliximab (Simulect®)	Anticuerpo monoclonal no reductor (anti-CD25)	Inhibe la coestimulación al bloquear el receptor de IL-2	Anafilaxia poco frecuente	Dos dosis
Terapia de mantenimiento				
Tacrolimús (Prograf®, FK506)	Inhibidor de la calcineurina	Inhibe la función de las células T al disminuir la producción de IL-2	Nefrotoxicidad, hipertensión, neurotoxicidad, temblor, alopecia, diabetes	Vasoconstrictor de las arteriolas preglomerulares

Fármaco	Clasificación	Mecanismo	Efectos adversos	Comentarios
Ciclosporina A (Sandimmune®, Neoral®)	Inhibidor de la calcineurina	Inhibe la función de las células T al disminuir la producción de IL-2	Nefrotoxicidad, hipertensión, hirsutismo, diabetes, hiperplasia gingival	Vasoconstrictor de las arteriolas preglomerulares
Micofenolato de mofetilo (CellCept®, Myfortic®)	Antimetabolito	Inhibe la proliferación de células T clonales al inhibir la recuperación de purinas	Supresión de la médula ósea; alteraciones GI (náuseas, diarrea)	
Azatioprina	Antimetabolito	Inhibe la proliferación de células T clonales al inhibir el metabolismo de las purinas	Supresión de la médula ósea; cáncer de piel	
Prednisona, prednisolona	Glucocorticoide (oral)	Antiinflamatorio; inhibe todos los leucocitos	Obesidad, facies cushingoide, mala cicatrización, atrofia cutánea, estrías, acné, diabetes, hipertensión, osteoporosis, necrosis aséptica de las caderas, cataratas, úlceras pépticas, psicosis	
Sirolimús (rapamicina)	Inhibidor del blanco de la rapamicina en mamíferos	Inhibe la activación de las células T	Mala cicatrización de heridas, hernias, proteinuria, hipercolesterolemia, hipertrigliceridemia, supresión leve de la médula ósea	Debe suspenderse perioperatoriamente en todos los pacientes debido al riesgo de hernia
Everolimús	Inhibidor del blanco de la rapamicina en mamíferos	Inhibe la activación de las células T	Mala cicatrización de heridas, hernias, proteinuria, hipercolesterolemia, hipertrigliceridemia, supresión leve de la médula ósea	
Belatacept	Proteína de fusión CTLA-4-Ig, bloqueo coestimulador	Bloquea la coestimulación de las células T al unirse a CTLA-4	TLPT, LMP	Sólo por vía IV; contraindicado en receptores no compatibles con VEB

CTLA-4-Ig, inmunoglobulina del antígeno 4 de los linfocitos T citotóxicos; VEB, virus de Epstein-Barr; GI, gastrointestinal; IL-2, interleucina-2; IV, intravenoso; LMP, leucoencefalopatía multifocal progresiva; TLPT, trastorno linfoproliferativo postrasplante.

4. Infecciones por hongos.
   a. Común:
      1) El sobrecrecimiento de cándida puede causar aftas, esofagitis e infecciones por hongos.
      2) La profilaxis es de 3 meses de clotrimazol o nistatina en comprimidos.
   b. Raro:
      1) *Aspergillus, Nocardia*, histoplasmosis, criptococosis y coccidioidomicosis.
      2) Profilaxis: nistatina de corta duración.
5. Toxoplasmosis: los gatos menores de 1 año deben ser vacunados, y los pacientes de trasplante reciente no deben cambiar la arena de los gatos.
6. Es posible que la **tuberculosis** se reactive después del trasplante.

B. Neoplasia.
   1. Cáncer de piel.
      a. Los cánceres de células epidermoides y basales de la piel expuesta al sol son muy comunes después del trasplante.
      b. Profilaxis: protección solar diaria.
   2. Trastorno linfoproliferativo postrasplante (TLPT): forma de linfoma que surge de las células B; se asocia al VEB.
      a. Etapas tempranas: quizá responda al aciclovir.
      b. Etapas posteriores: quimioterapia con ciclofosfamida, hidroxidaunorrubicina, vincristina (Oncovin) y prednisona (CHOP), y rituximab; mal pronóstico.
   3. Cánceres de células epidermoides orales/cánceres del tracto genital femenino: ocurren con frecuencia en pacientes postrasplante.
   4. Papilomavirus: está implicado en estos cánceres.

C. Fertilidad tras el trasplante: las anomalías endocrinas provocan problemas de fertilidad que pueden revertirse tras el trasplante.
   1. Inmunosupresión.
      a. El embarazo puede provocar el rechazo del aloinjerto.
      b. Los receptores deben pasar a un régimen libre de micofenolato al menos 2 meses antes de la concepción.
   2. Resultados.
      a. Los partos prematuros y los bebés de bajo peso al nacer son frecuentes.
      b. El micofenolato está definitivamente contraindicado; se asocia con abortos tempranos y malformaciones craneofaciales, de las extremidades, cardiacas, esofágicas y renales.

Recordatorios

- Los órganos son más sensibles a la isquemia caliente que a la fría.
- La inmunosupresión permite conservar el órgano, pero aumenta el riesgo de infección.
- El rechazo hiperagudo es el resultado de los anticuerpos preformados y se predice por una compatibilidad cruzada preoperatoria positiva. No existe un tratamiento eficaz.
- El rechazo agudo está mediado por las células T y es reversible.
- El rechazo crónico provoca una disfunción permanente e irreversible del órgano.

TRASPLANTE DE CORAZÓN

I. **Evaluación preoperatoria:** puntuación de supervivencia a la insuficiencia cardiaca y Seattle Heart Failure Model calculada para la estadificación del riesgo.
   A. **Indicaciones.**
      1. Insuficiencia cardiaca terminal (clases III y IV de la New York Heart Association).
      2. Las causas más frecuentes son las miocardiopatías dilatadas e isquémicas, arritmias recurrentes potencialmente mortales, cardiopatías congénitas y valvulopatías graves.
   B. **Contraindicaciones:** hipertensión pulmonar grave no reversible; consumo máximo de oxígeno (VO_2) < 12 mL/kg/min, enfermedad cerebrovascular clínicamente grave, enfermedad amiloidea extracardiaca grave, VHB o virus de la hepatitis C (VHC), cirrosis, hipertensión portal, carcinoma hepatocelular, sepsis no controlada.

II. **Estrategia operatoria**
   A. **Disección y cardiectomía.**
      1. El trasplante de corazón es, en la mayoría de los casos, ortotópico a través de una esternotomía media.
      2. Los pacientes se colocan en derivación cardiopulmonar.
   B. **Orden de reanastomosis:** existen variaciones; aurícula izquierda, aurícula derecha, arteria pulmonar y luego, aorta.

III. **Tratamiento posoperatorio y complicaciones**
   A. **Gasto cardiaco (GC).**
      1. La frecuencia cardiaca se mantiene en 90-110.
      2. La estimulación epicárdica o el isoproterenol pueden ser útiles porque el corazón no está inervado.
   B. **Estado y volumen de líquidos.**
      1. Los catéteres de Swan-Ganz evalúan la fisiología del paciente y guían la reanimación con volumen.
      2. También son útiles la diuresis y la gasometría.
   C. **Taponamiento cardiaco:** hipotensión, presión venosa central elevada.
   D. **Rechazo grave.**
      1. Puede manifestarse como insuficiencia ventricular.
      2. La principal complicación es el rechazo crónico.
      3. Signos y síntomas de insuficiencia cardiaca y ateroesclerosis acelerada.

IV. **Resultados**
   A. La mortalidad tras el trasplante depende en cierta medida de la etiología; la supervivencia de los pacientes a 1 y 5 años es de 85 y 73%, respectivamente.
   B. Los receptores de raza negra tienen menor supervivencia, posiblemente debido a las mayores tasas de hipertensión tras el trasplante cardiaco ortotópico.

V. **Inmunosupresión**
   A. **Inducción.**
      1. Indicado para pacientes < 40 años, aquéllos con dispositivos de asistencia ventricular (DAV) anteriores, raza negra y pacientes sensibilizados.
      2. Policlonal (timoglobulina) o monoclonal (anti-CD25, anti-CD52).
   B. **Mantenimiento:** en general, tacrolimús, esteroides y antimetabolitos.

VI. Rechazo
  A. Puede manifestarse como disfunción del injerto.
  B. **Diagnóstico:** biopsia endomiocárdica.
VII. Alternativas al trasplante: la eficacia de los DAV mejora constantemente.

FUENTE CONFIABLE

The International Society for Heart and Lung Transplantation. Disponible en:
http://www.ishlt.org

TRASPLANTE PULMONAR

I. Evaluación preoperatoria
  A. Indicaciones.
    1. **Trasplante de un solo pulmón:** enfermedad pulmonar obstructiva crónica y fibrosis pulmonar idiopática.
    2. **Trasplante pulmonar bilateral:** fibrosis quística e hipertensión pulmonar sin insuficiencia cardiaca derecha.
    3. **Trasplante combinado de corazón y pulmón:** hipertensión pulmonar con insuficiencia cardiaca asociada (por lo general, derecha) y síndrome de Eisenmenger.
  B. **Contraindicaciones (específicas del trasplante pulmonar):** hipertensión pulmonar no reversible, enfermedad cardiaca significativa, disfunción orgánica grave mal controlada, abuso de drogas o alcohol, neoplasia reciente, infección activa, obesidad de clase II o III, falta de apego al tratamiento médico, escaso apoyo social, trastorno hemorrágico no corregible, infección activa por *Mycobacterium tuberculosis.*
II. Estrategia operatoria
  A. **Trasplante de un solo pulmón.**
    1. Toracotomía posterolateral.
    2. La anastomosis bronquial se realiza en primer lugar, y luego las anastomosis de la arteria pulmonar y la aurícula izquierda.
    3. Se puede utilizar una envoltura de epiplón para evitar fugas.
  B. **Trasplante de dos pulmones:** mediante la técnica de trasplante pulmonar secuencial, como la descrita para el trasplante de un solo pulmón, o mediante una única anastomosis traqueal, arterial y venosa, que requiere derivación cardiopulmonar.
  C. **Trasplante de corazón/pulmón:** trasplante en bloque por esternotomía media.
III. Tratamiento posoperatorio y complicaciones
  A. La **disfunción del injerto** se manifiesta como hipoxemia, patrón infiltrativo en la radiografía de tórax y secreciones abundantes.
  B. **Estado de volumen y fisiología.**
    1. Puede ser necesaria una diuresis agresiva.
    2. La diuresis, la gasometría y las mediciones de CO ayudan a guiar la reanimación con volumen.

C. Ventilación.
 1. Pueden utilizarse niveles elevados de presión positiva al final de la espiración para mantener la permeabilidad de las vías respiratorias pequeñas.
 2. Los pacientes pueden permanecer con oxigenación por membrana extracorpórea hasta que los pulmones sean funcionales.
D. Complicaciones de las vías respiratorias.
 1. Aunque se ha reducido con la experiencia quirúrgica y la mejora de la técnica, entre 10-15% de los receptores de pulmón experimenta complicaciones en las vías respiratorias (fugas, infecciones fúngicas, estenosis) debido a la escasa irrigación sanguínea de la anastomosis.
 2. Estas complicaciones son menos probables con el trasplante de corazón/pulmón.
E. Infección.
 1. Las infecciones por *Candida* y *Aspergillus* son más graves que las bacterianas; se observan sobre todo en los primeros 3 meses después del trasplante.
 2. Las infecciones por *Pseudomonas aeruginosa* y CMV son frecuentes.
IV. Resultados: la supervivencia del injerto a 1, 5 y 10 años es de 80, 54 y 32%, respectivamente.
 V. Inmunosupresión
A. Inducción: controvertida.
B. Mantenimiento: régimen de triple terapia que incluye un inhibidor de la calcineurina, un agente antiproliferativo y esteroides.
VI. Rechazo: en los receptores de trasplante de corazón/pulmón puede producirse rechazo del pulmón sin que ocurra rechazo del corazón.
A. Diagnóstico: biopsia transbronquial y lavado broncoalveolar.
B. Aguda: se caracteriza por un infiltrado linfocítico.
C. Crónica: se caracteriza por la fibrosis y obliteración de las vías respiratorias pequeñas y de los vasos, designada como bronquiolitis obliterante.
VII. Alternativas al trasplante: apoyo médico continuo.

Recordatorios

- A diferencia de los riñones, la colocación ortotópica es mejor para los trasplantes de corazón.
- Los dispositivos de asistencia ventricular pueden darle buen soporte a un corazón que falla.
- El trasplante cardiopulmonar es eficaz para la hipertensión pulmonar grave.
- El trasplante de pulmón tiene un alto riesgo de complicaciones.

TRASPLANTE HEPÁTICO

I. Evaluación preoperatoria
A. Indicaciones.
 1. **Adultos:** cirrosis (VHC, esteatohepatitis no alcohólica, alcohol, etc.), insuficiencia hepática fulminante, carcinoma hepatocelular (CHC) que cumpla criterios específicos, y trastornos metabólicos.
 2. **Pediatría:** atresia biliar, síndrome de Alagille y enfermedad metabólica.
B. Contraindicaciones.
 1. El alcoholismo es una de las principales causas de cirrosis; el consumo reciente o continuado de alcohol o sustancias es una contraindicación para el trasplante de hígado.

2. Enfermedad cardiaca o pulmonar grave, neoplasia extrahepática actual, sepsis y mal estado neurológico.
3. La trombosis del sistema venoso portal y mesentérico puede impedir el trasplante de hígado.

II. **Estrategia operatoria:** figura 22-2.

A. **A cuestas:** se diseca el hígado receptor, dejando un manguito de vena hepática receptora corto que puede anastomosarse a la vena cava inferior.

B. **Bicaval:**

1. Las venas cavas suprahepáticas e infrahepáticas del donante se anastomosan a las del receptor.
2. A veces se utiliza derivación venovenosa.

C. **Donante vivo:** afecta la porción derecha del hígado (adulto a adulto) o al segmento lateral izquierdo (adulto a niño).

D. **Combinación de hígado y riñón:** se trasplanta primero el hígado para salvar la vida.

III. **Tratamiento posoperatorio y complicaciones**

A. **Estado de volumen y fisiología:** la hipotensión sugiere hemorragia.

B. **Coagulopatía:** 20% de los pacientes tiene una complicación hemorrágica, que a menudo requiere repetir la laparotomía y transfusiones para revertir la coagulopatía.

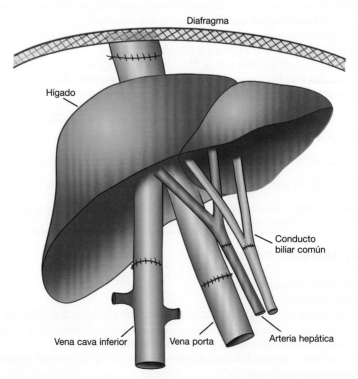

Figura 22-2. Diagrama que demuestra las anastomosis vasculares y biliares más comunes en un trasplante hepático ortotópico de hígado completo de donante fallecido, con un injerto de interposición de la vena cava inferior. (De Zierler RE, Dawson, DL. *Strandness's Duplex Scanning in Vascular Disorders*, 4th ed. Wolters Kluwer; 2015, Fig. 22-35).

C. Ausencia de función primaria: poco frecuente; el nuevo hígado no funciona y requiere retrasplante urgente con otro órgano.

D. Trombosis de la arteria hepática o de la vena porta: poco frecuente.

   1. Diagnóstico.

      a. Valores elevados en las pruebas de función hepática, sobre todo del amoniaco, son sugerentes.

      b. El diagnóstico se confirma con una angiografía por ecografía o TC, o con la reexploración.

   2. Tratamiento.

      a. Revascularización inmediata.

      b. A menudo requiere un nuevo trasplante.

E. Complicaciones biliares (estenosis y fugas): frecuentes, ~15% de pacientes.

   1. Diagnóstico: bilirrubina elevada, colangiopancreatografía retrógrada endoscópica o salida de drenaje biliar.

   2. Tratamiento: descompresión biliar mediante endoprótesis o reoperación (en Y de Roux).

IV. Resultados

A. Supervivencia del paciente y del injerto a un año: ~85%.

B. Resultados a largo plazo: la hepatitis C y el CHC tienen altas tasas de recurrencia.

C. Órganos de donantes DMC: más complicaciones biliares, peores resultados a largo plazo.

V. Inmunosupresión

A. Inducción.

   1. Los trasplantes de hígado no reciben inmunosupresión de inducción.

   2. El hígado suele ser más resistente al rechazo que los trasplantes de riñón.

B. Mantenimiento: inicial con tacrolimús, esteroides y antimetabolitos.

VI. Rechazo

A. Diagnóstico.

   1. Disfunción clínica del injerto o elevación de las enzimas hepáticas; primero se eleva la fosfatasa alcalina.

B. Agudo: indicado por infiltrado linfocítico.

C. Crónico: se caracteriza por fibrosis o escasez de conductos biliares.

VII. Alternativas al trasplante: no existe una terapia médica universalmente eficaz, aunque se han construido múltiples sistemas comerciales sobre el concepto de hemodiálisis. Aunque son prometedores para la desintoxicación, no han sustituido por completo la función sintética ni otras tareas metabólicas complejas.

Recordatorios

- Los trasplantes de hígado son más resistentes al rechazo que los de riñón.
- No existe un sustituto médico eficaz para la función hepática sintética.
- En algunos casos, puede haber tolerancia inmunitaria que permita detener la inmunosupresión.
- El trasplante de hígado es un reto técnico.

TRASPLANTE DE RIÑÓN

I. Evaluación preoperatoria
   A. **Indicaciones:** las principales etiologías de la enfermedad renal terminal son diabetes, hipertensión y glomerulonefritis.
   B. **Contraindicaciones:** ateroesclerosis iliaca grave, enfermedad cardiaca o pulmonar grave, neoplasia activa, sepsis y mal estado neurológico.
   C. **Donantes:** 30% vivos; 70% fallecidos.

FUENTE CONFIABLE

Kidney disease improving global outcomes (kdigo): Transplant Candidate. Disponible en https://kdigo.org/guidelines/transplant-candidate/

II. Estrategia operatoria: figura 22-3.
   A. **Receptor:** el riñón se trasplanta a la fosa iliaca extraperitoneal a través de una incisión curvilínea (de Gibson).
      1. **En adultos:** los vasos donantes se anastomosan a los vasos iliacos comunes o externos.
      2. **Niños:** los vasos donantes se anastomosan a la aorta o a la vena cava inferior.
   B. **Drenaje urinario:** el uréter se anastomosa a la vejiga.
   C. **Nefrectomía del receptor:** indicada en caso de pielonefritis crónica persistente, cálculos persistentes en el tracto superior, reflujo vesicoureteral, hipertensión grave no controlable por elevación de la renina, y poliquistosis renal.
III. Tratamiento posoperatorio y complicaciones
   A. **Función:** los riñones de donantes vivos deben funcionar de inmediato.
   B. **Retraso en la función del injerto.**
      1. Hasta 40% de los riñones de donantes fallecidos no funciona de inmediato.
      2. El manejo es la restricción de líquidos y diálisis.
      3. La función suele volver en 1-2 meses.
   C. La **oliguria** debe dar lugar a una rápida evaluación de los problemas obstructivos, prerrenales o intrarrenales.
   D. **Trombosis de la arteria renal:** se produce en 1% de los trasplantes.
      1. **Presentación:** disminución repentina de la diuresis.
      2. **Diagnóstico:** ecografía dúplex.
      3. **Tratamiento:** reexploración urgente con trombectomía.
   E. **Estenosis de la arteria renal.**
      1. **Presentación:** hipertensión no controlada.
      2. **Diagnóstico:** ecografía dúplex y arteriografía.
      3. **Tratamiento:** reparación quirúrgica o angioplastia con endoprótesis.
   F. **Aneurisma de la arteria renal.**
      1. **Presentación:** masa pulsátil.
      2. **Diagnóstico:** ecografía dúplex (o por un soplo).
      3. **Tratamiento:** reparación quirúrgica, colocación de endoprótesis o retiro del injerto.

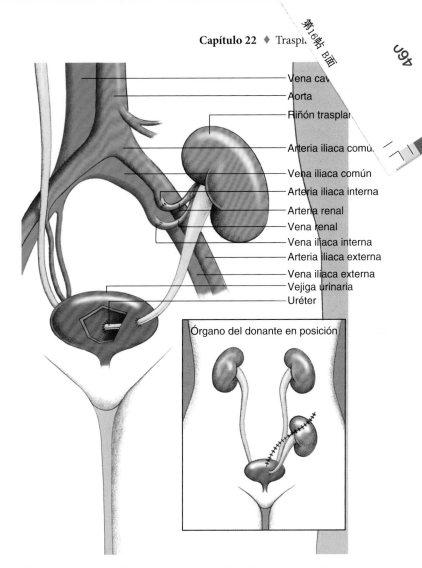

Figura 22-3. Para comprender el trasplante de riñón. En este procedimiento, el cirujano implanta el órgano donado en la fosa iliaca. El riñón derecho del donante se coloca en el lado izquierdo del receptor y el riñón izquierdo del donante se coloca en el lado derecho del receptor para facilitar el acceso a la arteria renal. A continuación, conecta los vasos del órgano a la vena iliaca interna y a la arteria iliaca interna, como se muestra. En condiciones normales, el cirujano dejará los propios riñones del niño en su lugar. De Proyecto LNA_2014_01_Febrero.

    G. Trombosis de la vena renal: ocurre en 1-4% de los trasplantes.
        1. Presentación: dolor en el injerto (debido al edema) y hematuria.
        2. Diagnóstico: ecografía dúplex.
        3. Manejo: exploración quirúrgica inmediata.
    H. Obstrucción ureteral: ocurre en 1-9% de los trasplantes.
        1. Presentación: oliguria o poliuria con aumento de la creatinina.
        2. Diagnóstico: hidronefrosis en la ecografía.

    3. Tratamiento: endoprótesis ureteral retrógrada o sonda de nefrostomía, seguido de revisión quirúrgica.

  I. Fugas urinarias y fístulas: suelen producirse entre 5-7 días después del trasplante.

    1. Presentación: creatinina elevada y acumulación de líquido perinéfrico.

    2. Diagnóstico: cistografía, TC.

    3. Tratamiento: endoprótesis ureteral retrógrada o sonda de nefrostomía, seguido de revisión quirúrgica.

  J. Linfoceles: ocurren en < 5% de los receptores.

    1. Presentación: disminución de la diuresis o aumento de la creatinina (o ambos) y edema de la pierna ipsilateral.

    2. Diagnóstico.

      a. Ecografía (acumulación de líquidos con o sin hidronefrosis).

      b. El linfocele puede distinguirse del urinoma enviando una muestra de líquido para la concentración de creatinina y cultivo; el linfocele tiene creatinina baja (igual a la del suero), mientras que el urinoma manifiesta creatinina alta.

    3. Tratamiento: drenaje percutáneo o laparoscópico.

IV. Resultados

  A. Receptores de riñón de donante vivo: la supervivencia a un año se acerca a 99%, con vida media del injerto de 17 años.

  B. Receptores de riñón de donante fallecido: la supervivencia a un año es de 90%, con vida media del injerto de 10 años.

V. Inmunosupresión

  A. Inducción: basiliximab, timoglobulina o alemtuzumab.

  B. Mantenimiento: tacrolimús, esteroides y micofenolato.

VI. Rechazo

  A. Rechazo agudo: en general, entre 1 semana y 3 meses después del trasplante.

    1. Presentación: baja producción de orina y aumento de la creatinina.

    2. Diagnóstico: biopsia renal.

    3. Tratamiento: esteroides de pulso, posiblemente féresis o IGIV.

  B. Rechazo crónico: conocido como nefropatía crónica del aloinjerto y glomerulopatía del trasplante; se produce durante meses o años después del trasplante.

    1. Presentación: esclerosis glomerular, atrofia tubular, duplicación de la membrana basal glomerular y fibrosis intersticial.

    2. Diagnóstico: biopsia renal.

    3. Tratamiento: no hay cura, pero la longevidad se maximiza ajustando la inmunosupresión para minimizar la nefrotoxicidad.

VII. Alternativas al trasplante

  A. Hemodiálisis, diálisis peritoneal o manejo médico solo.

  B. La supervivencia del paciente es mayor con el trasplante.

Recordatorios

- El trasplante renal es el más frecuente.
- Los riñones pueden obtenerse de donantes fallecidos o vivos.
- La hemodiálisis es una alternativa médica razonable, pero la supervivencia mejora con el trasplante renal.

TRASPLANTE DE PÁNCREAS

I. Evaluación preoperatoria

    A. Indicaciones.

        1. Diabetes tipo 1 y, en ocasiones, después de una pancreatectomía total.

        2. Todos los pacientes con diabetes de tipo 1 con insuficiencia renal son candidatos a un trasplante simultáneo de páncreas y riñón (SPR).

    B. Contraindicaciones: necesidad de insulina > 100 unidades/día, ateroesclerosis iliaca severa, mala salud cardiovascular, sepsis, neoplasia maligna activa.

    C. Donantes y resultados

        1. Los resultados de los injertos se ven afectados por la edad del donante, el IMC, la causa de la muerte y el aspecto del páncreas.

        2. Los peores resultados se observan con un IMC del donante > 30 kg/m^2, edad > 50 años y muerte por ictus.

II. Estrategia quirúrgica

    A. SPR.

        1. Tanto el riñón como el páncreas se obtienen de un único donante y se trasplantan.

        2. Ventajas: mejores resultados que el trasplante de páncreas solo, y se necesita una sola cirugía.

    B. Páncreas después del riñón (PDR).

        1. Trasplante de riñón de donante vivo seguido meses después de trasplante de páncreas de donante fallecido.

        2. Ventajas: puede evitar la diálisis si se dispone antes de un donante vivo, y maximiza la supervivencia del paciente.

        3. Desventajas: requiere dos intervenciones.

    C. Trasplante de páncreas solo (TPS).

        1. Indicado para pacientes con diabetes frágil.

        2. No hay beneficio en cuanto a mortalidad, pero el trasplante mejora la calidad de vida.

    D. Drenaje venoso: la vena porta se anastomosa a la vena cava receptora o a la vena iliaca (drenaje sistémico), o a una rama de la vena mesentérica (drenaje portal).

    E. Irrigación arterial.

        1. La irrigación sanguínea pancreática procede del tronco celiaco (arteria esplénica) y de la arteria mesentérica superior (arterias pancreatoduodenales inferiores).

        2. A continuación, el injerto en Y de la arteria iliaca común se anastomosa a la arteria iliaca receptora.

    F. Drenaje exocrino.

        1. El duodeno del donante se anastomosa al yeyuno del receptor (drenaje entérico) o a la vejiga (drenaje vesical).

        2. Se prefiere el drenaje entérico debido a que tiene menores complicaciones.

III. Tratamiento posoperatorio y complicaciones

    A. Trombosis del injerto.

        1. Profilaxis: anticoagulación.

        2. Presentación: aumento repentino de la glucosa.

   3. Diagnóstico: ecografía dúplex.
   4. Tratamiento: escisión del injerto.
   B. Hemorragia posoperatoria: puede ocurrir hasta en 20% de los casos.
   C. Fugas anastomóticas: en condiciones normales, se tratan con lo siguiente:
      1. Antibióticos y antifúngicos intravenosos, reposo intestinal y revisión de la anastomosis.
      2. Puede requerir pancreatectomía con aloinjerto.
IV. Resultados: la supervivencia del injerto a un año para la SPR es de 90%, la PDR de 85% y la TPS de 85%.
 V. Inmunosupresión
   A. Inducción: disminuye el rechazo temprano; timoglobulina, alemtuzumab o basiliximab.
   B. Mantenimiento: tacrolimús, micofenolato, con reducción temprana de esteroides.
VI. Rechazo: no hay marcadores fiables; se sospecha por elevación de amilasa o lipasa.
   A. Diagnóstico: por biopsia.
   B. Tratamiento: el rechazo agudo suele tratarse con corticoides.
VII. Alternativas al trasplante
   A. Trasplante de islotes.
      1. Descripción: los islotes se aíslan mediante la digestión enzimática del páncreas y se infunden a través de la vena porta o mesentérica y se embolizan al hígado (fig. 22-4).

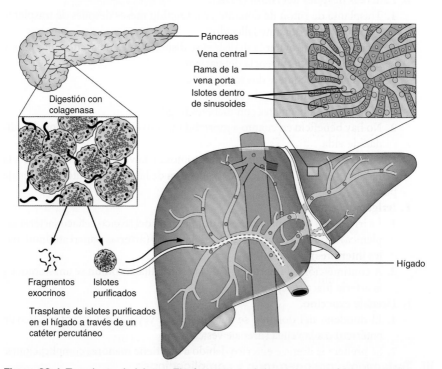

Figura 22-4. Trasplante de islotes. El páncreas se obtiene como un órgano completo del donante. Los islotes se aíslan del páncreas, se purifican y se infunden en una cánula colocada en una rama de la vena porta del receptor. (De Mulholland MW, Lillemoe KD, Doherty GM, *et al. Greenfield's Surgery: Scientific Principles and Practice,* 6th ed. Wolters Kluwer; 2016, Fig. 40-8).

2. **Indicaciones:** diabetes tipo I frágil.
3. **Donantes:** criterios más laxos (se aceptan pacientes de mayor edad y con obesidad).
4. **Mortalidad:** cercana a cero; todavía requiere inmunosupresión.
5. **Independencia de la insulina:** en los centros de mayor volumen, entre 80-90% al año; sólo 20% a los 5 años.
6. **Sensibilización:** los trasplantes de islotes pueden sensibilizar a los pacientes, lo que hace muy difícil la compatibilidad de futuros trasplantes de riñón o páncreas.
7. **Resultado:** los trasplantes de células de los islotes no funcionan tan bien ni duran tanto como los trasplantes de páncreas sólidos.

   B. **Tratamiento con insulina:** mediante inyecciones individuales o utilizando una bomba de insulina.

VIII. **Alternativas al trasplante:** terapia de insulina en curso.

Recordatorios

- El trasplante de páncreas funciona mejor cuando la operación páncreas-riñón es simultánea.
- El drenaje del páncreas exocrino puede ser a través del intestino o de la vejiga; debido a las complicaciones, se prefiere el drenaje entérico.
- El trasplante de células de los islotes es teóricamente atractivo, pero aún no es tan eficaz como el de órganos sólidos.

TRASPLANTE DE INTESTINO DELGADO Y MULTIVISCERAL

I. Evaluación preoperatoria
   A. **Indicaciones.**
      1. Pacientes con síndrome de intestino corto.
      2. Los pacientes están en nutrición parenteral total (NPT) a largo plazo con complicaciones que incluyen pérdida del acceso, sepsis de la línea, o desarrollan una enfermedad hepática colestásica.
   B. **Contraindicaciones:** infección activa o sistémica, neoplasia maligna.

II. Estrategia operatoria
   A. **Sólo intestino delgado.**
      1. **Salida venosa:** puede ser portal o sistémica.
      2. **Anastomosis GI:** se realiza laterolateral.
      3. **Ileostomía:** puede ser terminal o de asa.
      4. **Acceso a la alimentación:** con yeyunostomía o gastrostomía.
   B. **Trasplante multivisceral.**
      1. Puede incluir hígado/intestino delgado o hígado/páncreas/intestino delgado.
      2. El intestino delgado del donante se obtiene con la preservación de los vasos.

III. Tratamiento posoperatorio y complicaciones:
   A. **Complicaciones:** hemorragias, trombosis, fugas anastomóticas, problemas del estoma y sepsis.
   B. **Reexploración de urgencia:** alta tasa después del trasplante.
   C. **TLPT:** secundaria al VEB.
   D. **Función del injerto:** se controla mediante estudios de absorción y biopsia directa.

IV. Resultados: mejora de la calidad de vida en comparación con la dependencia de la NPT.
- **A. Supervivencia de los pacientes:** 1 año, 75%; 3 años, 55-80%.
- **B. Supervivencia del injerto a tres años:** 60%.

V. Inmunosupresión: la terapia de inducción se utiliza habitualmente.

VI. Rechazo: muy frecuente (rechazo agudo en 30-55%).
- **A. Presentación:** malabsorción.
- **B. Diagnóstico:** biopsia ileal.
- **C. Enfermedad de injerto contra huésped:** común debido a la gran cantidad de tejido linfoide presente.

VII. Alternativa al trasplante: la NPT.

Recordatorios

- El trasplante de intestino delgado está indicado para el síndrome de intestino corto.
- Debido a la gran cantidad de tejido linfoide en el intestino, el rechazo es frecuente y la supervivencia del injerto es limitada.
- El trasplante de intestino delgado sólo se realiza en centros selectos y especializados.

TRASPLANTES POR ALOINJERTO DE TEJIDO COMPUESTO Y ALOINJERTO COMPUESTO VASCULARIZADO

I. Evaluación preoperatoria
- **A. Definición:** el aloinjerto de tejido compuesto implica el trasplante de múltiples tipos de tejido en una unidad funcional (p. ej., trasplante de cara o de mano).
- **B. Requisitos:** cirugía más especializada e inmunosupresión.
- **C. Indicaciones:**
    1. **Cara:** pacientes con deformidades faciales graves debido a traumatismos o quemaduras.
    2. **Mano:** amputados.

II. Estrategias operatorias

Estas intervenciones son increíblemente complejas y sólo se realizan en un número muy limitado de centros especializados. Estas intervenciones suelen requerir la participación de varios equipos quirúrgicos: cirujanos plásticos, cirujanos vasculares y cirujanos de trasplante trabajan en conjunto.

III. Tratamiento posoperatorio y complicaciones
- **A. Complicaciones:** hemorragia, trombosis y rechazo.
- **B.** Se requerirá **terapia extensiva (física, ocupacional, de deglución)**.
- **C. Función del injerto:** controlada por la función (grado de movimiento de la articulación) y el aspecto.

IV. Resultados
- **A. Cara (parcial o completo):** se han realizado aproximadamente 25 en el mundo, con cuatro muertes de receptores.
- **B. Mano:** se han realizado, pero existen costos elevados, requisitos de rehabilitación, resultados inciertos a largo plazo y efectos secundarios.

V. Inmunosupresión: la terapia de inducción se utiliza de manera habitual.

VI. Rechazo: frecuente; se diagnostica por biopsia de piel.

VII. Alternativas al trasplante: amputación de miembros con uso de prótesis o cobertura no funcional de zonas abiertas mediante cirugía reconstructiva.

 Recordatorios

- El trasplante de cara es una cirugía compleja y de alto riesgo.
- El trasplante de mano puede realizarse con resultados funcionales razonables.

Cirugía mínimamente invasiva y robótica

Hossam Abdou • *Natalia S. Kubicki* • *Hugo Bonatti*
• *Stephen M. Kavic*

Puntos clave del capítulo

◆ La cirugía mínimamente invasiva (CMI) se basa en la tecnología para reducir el tamaño de las incisiones. Las señales visuales sustituyen a las táctiles tradicionales.

◆ El neumoperitoneo consiste en insuflar dióxido de carbono para crear un espacio de trabajo. Los efectos mecánicos suelen imitar el síndrome compartimental abdominal, y el CO_2 puede causar acidosis. En la mayoría de los pacientes, estos efectos son mínimos.

◆ La mayoría de las intervenciones quirúrgicas tiene una opción de CMI.

◆ La plataforma robótica, con sus instrumentos articulados, es muy adecuada para espacios anatómicos muy reducidos, como la pelvis.

Asociaciones de cirugía crítica

Si escucha/ve	Piense en
Dolor en el hombro tras una laparoscopia	Irritación por CO_2 de los nervios diafragmáticos
Neumoperitoneo	Acidosis y síndrome compartimental abdominal
Prostatectomía	Cirugía robótica
Enfermedad crítica	Cirugía abierta

PRINCIPIOS GENERALES

I. Todas las especialidades quirúrgicas tienen opciones de cirugía mínimamente invasiva (CMI).

II. **Objetivo:** los avances técnicos permiten a los cirujanos entrar en las cavidades corporales a través de incisiones más pequeñas.

III. **Preparación:** en general incluye un laparoscopio (una cámara), una fuente de luz y un insuflador para suministrar gas y crear un espacio de trabajo.

IV. **CMI abdominal:** utiliza la laparoscopia, en la que instrumentos especializados pasan por pequeños puertos, o puntos de acceso, a través de la pared abdominal.

Diferencias entre la CMI y la cirugía abierta

I. **Campo operatorio:** se visualiza en un monitor por un laparoscopio.

II. **Control visual:** las cámaras permiten una visualización amplia de las estructuras, y las cámaras angulares permiten ver "alrededor de las esquinas".

III. **Control operatorio:** en gran medida visual, más que táctil.

IV. **Instrumentos:** largo y delgado.

Ventajas y desventajas de las CMI

I. **Ventajas:** a menudo se mejora la visualización de la anatomía, se reduce el traumatismo tisular y el estrés fisiológico, se reduce el dolor posoperatorio, se acorta la estancia hospitalaria, se recupera antes la actividad normal tras el alta, se mejora el resultado estético y se reducen las tasas de complicaciones perioperatorias.

II. **Desventajas:** disminución de la sensación táctil, disminución de la percepción de la profundidad, reducción de los grados de libertad (movimiento de los instrumentos), mala ergonomía y uso intensivo de recursos (costo y formación).

III. **Relación costo-eficacia:** no está claro: los procedimientos de CMI requieren un equipo más costoso, pero estos costos pueden verse compensados por una estancia hospitalaria más corta y menos complicaciones.

FUENTE CONFIABLE

Society of American Gastrointestinal Endoscopic Surgeons. Disponible en: www.sages.org

---

Preparación del paciente

I. **Preparación preoperatoria:** esencialmente la misma que para otros procedimientos quirúrgicos.

II. **Anestesia**

A. Anestesia general.

B. La monitorización del volumen corriente final de CO_2 es clave.

III. **Revestimiento:** el campo se cubre ampliamente en caso de que sea necesaria la conversión a exploración abierta.

Técnica operatoria general

I. **Preparación de la sala:** la posición del paciente, la colocación del monitor, la posición del cirujano y la prueba del equipo son fundamentales.

II. **Pasos quirúrgicos iniciales**
    A. **Entrada segura en la cavidad peritoneal.**
        1. **Cerrado.**
            a. Es preciso introducir la aguja obturadora con resorte (aguja de Veress) a través de la pared abdominal en la cavidad peritoneal, por lo general en el cuadrante superior izquierdo, inmediatamente subcostal (punto de Palmer).
            b. Con asistencia laparoscópica, coloque el puerto después de lograr el neumoperitoneo.
        2. **Asistida por laparoscopia:** avanzar un trócar con un laparoscopio en su interior directamente a través de la pared abdominal bajo visualización directa.
        3. **Abierta:** incisión y disección de la pared abdominal bajo visión directa para permitir la colocación de un puerto especializado con obturador romo (cánula de Hasson).
    B. **Neumoperitoneo:** insuflar CO_2 filtrado en la cavidad peritoneal a una presión de 15 mmHg en adultos.
    C. **Exploración:** realice una inspección exhaustiva de la cavidad peritoneal (es decir, laparoscopia diagnóstica).
    D. **Colocación de puertos quirúrgicos accesorios:** se necesitan de 2 a 4 puertos adicionales para realizar la mayoría de los procedimientos laparoscópicos.

Variaciones

I. **Cirugía laparoscópica asistida por la mano (CLAM)**
    A. **Técnica.**
        1. Realice una pequeña incisión de laparotomía (6-8 cm) que permita al cirujano introducir una mano en el abdomen para efectuar las maniobras de exposición y disección.
        2. Requiere un dispositivo de gel especializado para proporcionar un cierre hermético.
    B. **Ventajas:** restablece la sensación táctil, mejora la disección y la exposición, mejora la capacidad de controlar las hemorragias, ayuda a la manipulación de especímenes grandes (p. ej., bazo o colon).
    C. **Desventajas:** requiere una incisión adicional, lo que aumenta el traumatismo quirúrgico; altera la colocación del puerto y la estrategia operatoria; y minimiza el espacio libre en el abdomen.
II. **Cirugía laparoscópica de una sola incisión (CLUSI)**
    A. **Técnica:** una sola incisión de 3 cm con un dispositivo oclusivo, que permite la inserción de una cámara y múltiples instrumentos.
    B. **Ventajas:** cosmesis.
    C. **Desventajas.**
        1. Requiere una cámara e instrumentos flexibles.
        2. Aumento del riesgo de desarrollo de hernias en el puerto.
III. **Procedimientos híbridos**
    A. Puede realizarse junto con el CMI y un intervencionista (p. ej., gastroenterólogo o radiólogo).
    B. Los procedimientos incluyen la colangiopancreatografía retrógrada endoscópica (CPRE) asistida por laparoscopia después de derivación gástrica o la endoscopia del intestino delgado.

Contraindicaciones relativas

I. **Enfermedad cardiopulmonar grave:** el neumoperitoneo disminuye el retorno venoso y empeora la distensibilidad pulmonar, lo que puede provocar acidosis, hipotensión y disritmias.

II. **Peritonitis generalizada:** el mejor tratamiento es la laparotomía.

III. **Operaciones abdominales previas y adherencias:** aumentan la dificultad técnica y el peligro potencial de la laparoscopia, sobre todo en la entrada inicial.

IV. **Estados coagulopáticos graves:** riesgo asociado de hemorragia.

V. **Pacientes con obesidad mórbida:** una pared abdominal muy gruesa podría dificultar la colocación del puerto quirúrgico y el movimiento de los instrumentos laparoscópicos; es menos problemático en la cirugía robótica

VI. **Agrandamiento uterino (durante el embarazo avanzado):** puede impedir que el espacio intraperitoneal sea suficiente para realizar procedimientos laparoscópicos.

VII. **Hipertensión portal:** aumenta de forma significativa el riesgo de hemorragia.

Cambios fisiológicos asociados a neumoperitoneo

I. **Hipercarbia y acidosis:** secundaria al CO_2; por lo general se resuelve con rapidez.

II. **Reducción del gasto cardiaco:** secundario a la disminución del retorno venoso debido a la compresión de las venas retroperitoneales.

III. **Estasis venosa:** secundaria a la disminución del retorno venoso; pone al paciente en riesgo de trombosis venosa profunda (TVP).

IV. **Reducción de la distensibilidad pulmonar:** secundaria a la elevación del diafragma.

FUENTE CONFIABLE

American Society of Colon & Rectal Surgeons: Laparoscopic Surgery – What is it? Disponible en: https://fascrs.org/patients/diseases-and-conditions/a-z/laparoscopic-surgery-what-is-it

---

Complicaciones

I. **Mortalidad y morbilidad:** similares a las observadas en los procedimientos abiertos correspondientes, aunque las infecciones del sitio quirúrgico son menos frecuentes.

II. Complicaciones

A. **Complicaciones debidas al acceso.**

   1. La **lesión de los vasos de la pared abdominal** se produce en ~2% de los casos.

   2. Las **hernias de la pared abdominal** pueden producirse a través de trócares de 10 mm o más, sobre todo en el ombligo.

   3. Pueden producirse **lesiones de órganos**, especialmente en presencia de adherencias.

B. **Complicaciones debidas al neumoperitoneo.**

   1. **El neumomediastino, el neumotórax o el enfisema subcutáneo** pueden ser consecuencia de presiones de insuflación excesivas (> 20 mm Hg).

2. La **disminución del gasto cardiaco y la disritmia** pueden ocurrir debido a la compresión del retorno venoso o a acidosis hipercárbica.
3. **Dolor de hombro posoperatorio.**
   a. Autolimitado.
   b. Ocurre en 10-20% de los pacientes.
   c. Dolor referido probablemente secundario al estiramiento o la irritación directa del diafragma por el CO_2.
4. La **embolia gaseosa** puede producirse debido a la colocación directa de una aguja de insuflación en un vaso o al flujo de CO_2 directamente en un vaso abierto expuesto en la disección.
C. **Complicaciones de la instrumentación.**
   1. Lesión térmica o mecánica.
   2. Por lo general, requieren reoperación y pueden poner en peligro la vida si no se detectan.

Recordatorios

- La CMI depende en gran medida de la tecnología.
- La CMI disminuye el riesgo de complicaciones e infecciones de la herida.
- Los cambios fisiológicos con el neumoperitoneo (es decir, la presión elevada y la disminución del retorno venoso) pueden aumentar el riesgo de TVP posoperatoria.
- La laparoscopia diagnóstica es el primer paso tras el establecimiento del neumoperitoneo.
- Los pacientes en estado crítico y aquellos que tienen comorbilidades importantes pueden ser mejor atendidos por la cirugía abierta.
- El segundo trimestre es el momento óptimo para la cirugía en pacientes embarazadas.

PROCEDIMIENTOS LAPAROSCÓPICOS SELECCIONADOS

Colecistectomía laparoscópica

I. **Eficacia:** la colecistectomía laparoscópica es segura y rentable en comparación con la colecistectomía abierta, y es el procedimiento de elección para la mayoría de las enfermedades biliares.
II. **Indicaciones:** cólico biliar, colelitiasis sintomática, pancreatitis por cálculos biliares, colecistitis, discinesia biliar y pólipos.
III. **Contraindicaciones**
   A. **Absolutas:** sospecha de neoplasia maligna, coagulopatía no controlada.
   B. **Relativa:** inflamación intensa de la vesícula biliar, cirrosis, hipertensión portal, fístula biliar.
IV. **Complicaciones**
   A. **Lesiones del conducto biliar común.**
      1. Ocurren con más frecuencia (~0.25%) con laparoscopia que abierta (0.1%).
      2. Requiere laparotomía y reconstrucción biliar mayor.
      3. Para evitarlo, los cirujanos buscan la "visión crítica" (fig. 23-1).
   B. **Fuga de bilis:** la bilis puede escaparse del muñón del conducto cístico o del hígado.
      1. **Si se sospecha,** realizar una ecografía abdominal o una TC.
      2. **Si está presente,** drenaje percutáneo, en general seguido de CPRE para diagnosticar y colocar una endoprótesis en la fuga.

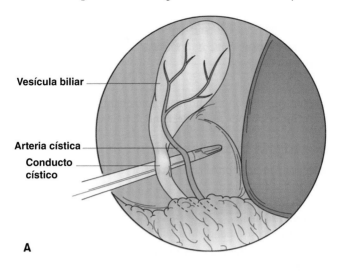

Vesícula biliar

Arteria cística
Conducto cístico

A

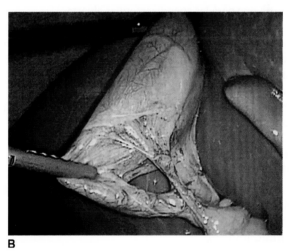

B

Figura 23-1. Colecistectomía laparoscópica. **A.** Visión crítica de seguridad. El triángulo de Calot ha sido limpiado de todo el tejido excepto la arteria cística y el conducto cístico. **B.** Se observa cómo estas dos estructuras restantes entran en la vesícula y pueden ser divididas con seguridad. (De Dimick JB, Upchurch GR, Sonnenday CJ, Kao LS: *Clinical Scenarios in Surgery: Decision Making and Operative Technique*, 2nd ed. Wolters Kluwer Health, 2018, Fig. 23-5). (Imagen intraoperatoria por cortesía del Dr. Filip Bednar).

C. **Cálculo retenido del conducto biliar común**
    1. Para ~10% de los pacientes con cálculos en el conducto biliar común, la CPRE es diagnóstica y terapéutica (p. ej., esfinterotomía y endoprótesis).
    2. **La colangiografía intraoperatoria durante la colecistectomía** puede ayudar a identificar los cálculos y la anatomía ductal.

REFERENCIA A NMS. CIRUGÍA. CASOS CLÍNICOS

Véase *NMS. Cirugía. Casos clínicos,* 3.ª edición, Caso 7.10: Complicaciones de la colecistectomía laparoscópica.

V. Ventajas: recuperación mucho más rápida para los pacientes.

VI. Desventajas: riesgo de lesión del conducto biliar común.

Apendicectomía laparoscópica

I. Eficacia: la apendicectomía laparoscópica es segura y eficaz.

II. Indicaciones: apendicitis.

III. Contraindicaciones

 A. Absoluta: ninguna.

 B. Relativas: absceso apendicular (se trata mejor con drenaje percutáneo y apendicectomía a intervalos) y tumor apendicular conocido o sospechoso.

IV. Complicaciones

 A. Lo mismo que para las apendicectomías abiertas.

 B. La tasa de conversión a la técnica abierta oscila entre 3-10% y suele estar causada por hemorragias, abscesos, contaminación abdominal extensa, dificultad de localización, mala exposición o disección apendicular.

V. Ventajas: estancia hospitalaria ligeramente más corta, menor incidencia de infección de la herida, menos dolor.

VI. Desventajas: más costoso, operación más larga, mayor riesgo de absceso posoperatorio.

Reparación laparoscópica de la hernia inguinal-femoral

I. Eficacia: la reparación laparoscópica de la hernia inguinal-femoral es muy adecuada para determinadas situaciones.

II. Indicaciones: hernias reducibles, recurrentes y bilaterales.

III. Contraindicaciones

 A. Absoluta: incapacidad de tolerar la anestesia general, intestino infartado en el saco herniario.

 B. Relativa: cirugía previa de vejiga o próstata.

IV. Complicaciones

 A. Lesiones de los nervios genitofemoral y femoral lateral

  1. Pueden provocar dolor en la ingle o el muslo.

  2. Suele provocarlas la colocación inadvertida de tachuelas demasiado cerca de los nervios.

 B. Lesión de intestino, vejiga, conductos deferentes o vasos sanguíneos principales: aunque son raras, estas lesiones se producen con más frecuencia durante la reparación laparoscópica que durante la reparación abierta.

V. Ventajas: menos dolor posoperatorio, retorno más temprano a la actividad normal.

VI. Desventajas: tiempos operatorios más largos, mayor riesgo de lesiones graves poco frecuentes.

Reparación laparoscópica de una hernia ventral (fig. 23-2)

I. Eficacia: operación estándar para hernias ventrales.

II. Indicaciones: cualquier defecto de la pared abdominal, sintomático o no.

III. Contraindicaciones

    A. Absoluta: pérdida del dominio abdominal.

    B. Relativa: hernias incisionales encarceladas, pacientes con cirrosis o hipertensión portal.

IV. Complicaciones

    A. Recurrencia: tasa de recurrencia de 5-10% a 1-2 años de la cirugía.

    B. Seroma: acumulación de líquido entre la malla y la piel que se desarrolla en la mayoría de los pacientes y que normalmente se resuelve por sí misma.

    C. La **lesión intestinal o vesical** se produce en ~2% de los casos.

    D. La **infección de la herida** ocurre en ~2% de los pacientes, pocos requieren remoción de la malla.

V. Ventajas: proporciona una reparación de calidad con menor riesgo de infección de la herida.

VI. Desventajas: riesgo de lesión intestinal, la formación de seroma es frecuente.

Funduplicatura para la enfermedad por reflujo gastroesofágico

I. Eficacia: la funduplicatura laparoscópica se considera el procedimiento de elección en pacientes que requieren tratamiento quirúrgico para la enfermedad por reflujo gastroesofágico (ERGE).

II. Indicaciones: ERGE grave, caracterizada por el fracaso del tratamiento médico (inhibidores de la bomba de protones); esofagitis grave que no cicatriza; complicaciones de la ERGE (p. ej., estenosis esofágica, aspiración recurrente, asma grave).

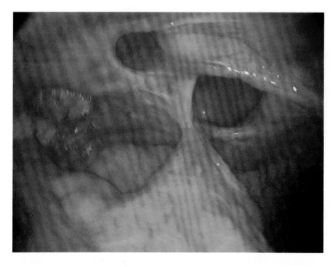

Figura 23-2. Reparación laparoscópica de una hernia ventral. Los defectos de la hernia se visualizan fácilmente como "agujeros" en la pared abdominal.

III. **Contraindicaciones**

   A. **Absoluta:** acortamiento del esófago, que puede resultar de la fibrosis causada por ERGE grave y de larga duración.

   B. **Relativa:** funduplicatura laparoscópica previa, cirugía gástrica previa.

IV. **Tipos de funduplicatura**

   A. **Nissen:** envoltura completa de 360°, principalmente para pacientes con ERGE (fig. 23-3).

   B. **Toupet:** envoltura parcial posterior de 270°, para pacientes con mala motilidad esofágica.

   C. **Dor:** envoltura anterior parcial de 180°, para pacientes con mala motilidad esofágica.

V. **Complicaciones**

   A. La **perforación esofágica** ocurre en < 1%.

   B. **Neumotórax o neumomediastino:** el gas del neumoperitoneo llega a la cavidad torácica o al mediastino.

   C. La **lesión esplénica** puede producirse durante la disección.

   D. El **fracaso mecánico** es el resultado de la herniación de una funduplicatura intacta a través del diafragma hacia el tórax (hernia hiatal recurrente).

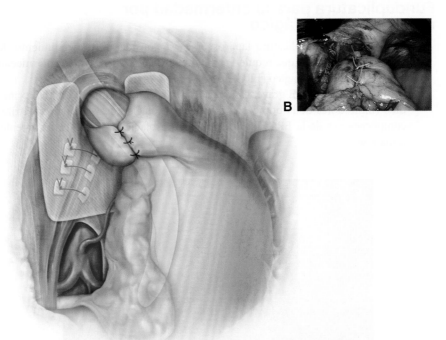

Figura 23-3. Funduplicatura de Nissen. **A.** En este diagrama, el estómago se envuelve alrededor del esófago y se ata a sí mismo para formar la envoltura. Se utilizan tres suturas. En el fondo se muestra también el refuerzo del hiato diafragmático, por reparación con suturas pledget y un parche. **B.** La imagen intraoperatoria muestra la envoltura de Nissen con tres suturas. Se observa el diafragma en el fondo, y el hígado a la izquierda de la envoltura completada. (De Hawn M. *Operative Techniques in Foregut Surgery*. Wolters Kluwer Health, 2015, Fig. 1-18).

E. **Disfunción de la funduplicatura:** debido a una construcción inadecuada; da lugar a disfagia importante.

F. La **lesión del nervio vago** puede causar mal vaciado gástrico.

VI. **Ventajas:** proporciona un mejor acceso a los confines del hiato esofágico.

VII. **Desventajas:** la envoltura puede dilatarse con el tiempo y es frecuente la reaparición de hernia hiatal.

Laparoscopia diagnóstica

I. **Eficacia:** la laparoscopia diagnóstica es el primer paso en cualquier procedimiento laparoscópico avanzado, y es capaz de identificar condiciones no reconocidas.

II. **Indicaciones**

A. **Primaria:** para diagnosticar patología abdominal o pélvica.

B. **Dolor pélvico agudo o abdominal bajo:** es preciso diferenciar la apendicitis aguda de otros problemas (p. ej., enfermedad inflamatoria pélvica, torsión ovárica).

C. **Embarazo ectópico tubárico:** escisión o incisión de la trompa de Falopio con evacuación del embarazo tubárico.

D. **Torsión o infarto de ovario:** destorsión o resección del ovario.

E. **Infertilidad:** establecer algunas causas (p. ej., adherencias, endometriosis y estenosis tubárica).

F. **Estadificación de la neoplasia maligna:** la enfermedad intraabdominal en la neoplasia maligna ginecológica puede ser estadificada con la toma de muestras de los ganglios linfáticos aórticos e iliacos.

G. **Masas ováricas:** diferenciar entre lesiones ováricas benignas y malignas.

III. **Contraindicaciones:** mal estado general del paciente; inestabilidad hemodinámica o incapacidad para tolerar el neumoperitoneo.

IV. **Complicaciones:** lesión visceral; suele ser más difícil apreciar las pequeñas lesiones del intestino en el ámbito laparoscópico.

V. **Ventajas:** la visualización es mejor que en la laparotomía.

VI. **Desventajas:** la pérdida de la retroalimentación táctil limita el diagnóstico a las señales visuales solamente.

Otros procedimientos laparoscópicos

I. **Adrenalectomía laparoscópica:** procedimiento de elección para la mayoría de los pacientes con tumores suprarrenales benignos de menos de 10 cm de diámetro.

II. **Esplenectomía laparoscópica:** ideal en pacientes sin esplenomegalia grave o coagulopatía no corregible (p. ej., púrpura trombocitopénica idiopática bien controlada).

III. **Resección hepática laparoscópica:** todos los tipos de resección, desde la cuña hasta la verdadera resección anatómica.

IV. **Nefrectomía laparoscópica del donante:** procedimiento de elección para la extracción de aloinjertos renales en pacientes adecuados.

V. **Cirugía laparoscópica para la obesidad mórbida:** véase el capítulo 24, Cirugía bariátrica.

VI. **Colectomía laparoscópica:** véase el capítulo 14, Trastornos del colon, el recto y el ano.

Recordatorios

- Las técnicas de CMI pueden aplicarse a todos los procedimientos del intestino anterior, como los procedimientos antirreflujo.
- En cuanto a la hernia ventral, la reparación laparoscópica tiene una tasa de recurrencia menor que la reparación abierta.
- La laparoscopia diagnóstica es especialmente útil en las enfermedades pélvicas.
- La estadificación laparoscópica se utiliza cada vez con más frecuencia en una variedad de cánceres diferentes.

TECNOLOGÍA ROBÓTICA

Principios generales

I. **Historia:** la tecnología de la cirugía robótica se implementó por primera vez a finales de la década de 1980-1989.

II. **Indicaciones y eficacia**

A. **Indicaciones:**

1. Los procedimientos aptos para la cirugía de mínimo acceso (p. ej., laparoscopia, toracoscopia) pueden realizarse con tecnología robótica.

2. Algunos procedimientos, como la prostatectomía o la cirugía rectal, pueden realizarse mejor por vía robótica.

B. **Eficacia:**

1. Permite la realización de procedimientos complejos en manos experimentadas.

2. **Ejemplos:**

a. Cirugía cardiotorácica (derivación coronaria robótica).

b. Cirugía general (procedimiento de Whipple, trasplante).

c. Cirugía bariátrica (derivación gástrica).

d. Ortopedia (cirugía articular).

e. Neurocirugía (procedimientos estereotácticos).

f. Ginecología (histerectomía).

g. Urología (prostatectomía).

III. **Descripción**

A. **El robot:** es un sofisticado portainstrumentos que se controla mediante una consola independiente.

B. **El cirujano:** se sienta ante la consola, lejos de la cabecera del paciente.

C. **Instrumentación:**

1. Los instrumentos son diferentes a los de la laparoscopia.

2. Los extremos de los instrumentos tienen articulaciones complejas que permiten al cirujano sujetar los tejidos en orientaciones que no se consiguen con la mano humana.

D. **Tecnología de doble cámara:** la pantalla es tridimensional.

E. **Puertos:** la colocación de los puertos, a través de los cuales los brazos robóticos manipulan los instrumentos, es esencialmente la misma que en la cirugía laparoscópica.

FUENTE CONFIABLE

Society of Laparoscopic & Robotic Surgeons. Disponible en: www.sls.org

Ventajas y desventajas

I. **Ventajas:** en relación con la cirugía laparoscópica estándar, proporciona mayor precisión y recuperación de la visión tridimensional, la destreza con ambas manos y los grados de libertad.

II. **Desventajas:** requiere puertos más grandes, no es rentable, requiere maquinaria costosa y personal bien entrenado, larga curva de aprendizaje para el cirujano y falta de retroalimentación táctil.

Consideraciones operativas

I. **Preoperatorio:** aún se aplican los principios quirúrgicos de acceso mínimo.

II. **Configuración de la sala:** figura 23-4.
   A. La **posición del paciente** es importante.
   B. La **consola de operación** suele estar en un lado de la sala (a menudo en una esquina).
   C. El **cirujano** se sienta ante la consola.

III. **Cubrimiento:** todavía es imprescindible cubrir ampliamente con campos quirúrgicos en caso que la exploración abierta sea necesaria.

IV. **Asistente de cabecera:** es necesario un asistente quirúrgico en la cabecera del paciente para acoplar el robot a los puertos y cambiar los instrumentos cuando sea necesario.

V. **Cirugía a distancia:** el uso de sistemas controlados por computadora hace posible la cirugía a distancia.

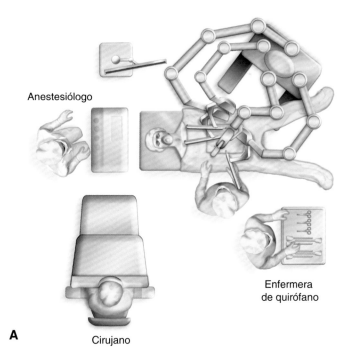

Anestesiólogo

Enfermera de quirófano

A

Cirujano

Figura 23-4. Configuración del equipo y del robot. **A.** El robot se acopla al lado izquierdo de la extremidad inferior del paciente en un ángulo agudo.

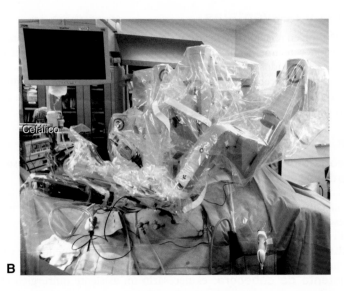

Figura 23-4. *(Continuación)* **B.** Fotografía intraoperatoria del robot con los instrumentos. (De Albo D. *Operative Techniques in Colon and Rectal Surgery.* Wolters Kluwer Health; 2015, Fig. 36-2).

Cirugía bariátrica

Nicole Shockcor • Mark D. Kligman

Puntos clave del capítulo

◆ Tan solo en Estados Unidos, la obesidad afecta a más de un tercio de la población. Genera comorbilidades metabólicas y disminuye la esperanza de vida.

◆ El índice de masa corporal (IMC) es la métrica más útil para la obesidad. Un IMC superior a 40 kg/m² se relaciona con graves problemas de salud y es el punto de corte aceptado para la cirugía de la obesidad.

◆ Los procedimientos bariátricos se clasifican como principalmente restrictivos o malabsortivos. La banda gástrica y la gastrectomía en manga son predominantemente restrictivas, el *switch* duodenal es malabsortivo y la derivación gástrica en Y de Roux es una combinación de ambas.

◆ Los pacientes que se someten a cirugía bariátrica están sujetos a complicaciones posoperatorias únicas, como la ulceración marginal, la hernia interna y las deficiencias nutricionales.

Asociaciones de cirugía crítica

Si escucha/ve	Piense en
IMC > 40 kg/m²	Cirugía bariátrica
IMC > 35 kg/m² con complicaciones	Cirugía bariátrica
Taquicardia posoperatoria inmediata	TVP
Dolor epigástrico después de la derivación	Úlcera marginal
Signo del remolino en la TC	Hernia interna
Nutrición después de la derivación	B_{12}, calcio, hierro, vitaminas liposolubles

TC, tomografía computarizada; TVP, trombosis venosa profunda.

PRINCIPIOS GENERALES
Obesidad

I. **Clasificación y efectos**
   A. **Clasificaciones:** por índice de masa corporal (IMC) y riesgo de comorbilidad relacionada con la obesidad (tabla 24-1).
   B. **Comorbilidades:** las de la obesidad tienen amplios efectos tanto en el individuo afectado como en la sociedad, al limitar la funcionalidad, reducir la esperanza de vida y aumentar los costos de la atención sanitaria.

FUENTE CONFIABLE

U.S. Department of Health & Human Services, National Heart, Lung, and Blood Institute: Calculate Your Body Mass Index. Disponible en: https://www.nhlbi.nih.gov/health/educational/lose_wt/BMI/bmi-m.htm

---

II. **Prevalencia**
   A. **Incidencia:** en Estados Unidos, 35% de los adultos y 20% de los niños están afectados.
   B. **Datos demográficos.**
      1. **Etnicidad:** la prevalencia de la obesidad es mayor en personas afrodescendientes y en hispanos.
      2. **Socioeconomía:** la pobreza y la escasa educación se asocian a un mayor riesgo.

Selección de pacientes

I. **Criterios generales**
   A. **IMC:** ≥ 40 kg/m^2 sin comorbilidades relacionadas con la obesidad, o ≥ 35 kg/m^2 con una comorbilidad significativa relacionada con la obesidad.
   B. **Programas de control de peso no quirúrgicos:** fracaso documentado.

Tabla 24-1. Clasificación de la obesidad

Clasificación	IMC (kg/m^2)	Riesgo de comorbilidad relacionada con la obesidad
Peso inferior al normal	< 18.5	Bajo
Normal	18.5-24.9	Promedio
Sobrepeso	25.0-29.9	Ligero
Obesidad clase I	30.0-34.9	Moderado
Obesidad clase II	35.0-39.9	Grave
Obesidad clase III	≥ 40	Muy grave

IMC, índice de masa corporal.

C. Quirúrgico: riesgo operatorio aceptable y capacidad mental y apego adecuados para participar de manera activa en los cuidados preoperatorios y posoperatorios.

D. Otros: sin consumo activo de alcohol o drogas ilícitas, ni enfermedades mentales no tratadas.

II. Poblaciones especiales

A. Adolescentes.
1. Los pacientes deben alcanzar la madurez ósea antes de la cirugía para evitar el retraso del crecimiento.
2. El asesoramiento a la familia probablemente mejore el cumplimiento.

B. Adultos mayores: la cirugía bariátrica es segura y eficaz en pacientes de más de 65 años de edad, pero debe evaluarse el estado de salud, los riesgos y los objetivos terapéuticos.

C. Pacientes con diabetes: la cirugía bariátrica puede mejorar la diabetes, incluso cuando se realiza en pacientes con IMC normal.

III. Evaluación de los pacientes

A. Equipo multidisciplinario: por lo regular incluye nutricionistas, profesionales de la salud mental y fisiólogos del ejercicio.

B. Subespecialistas médicos: la consulta se basa en las necesidades específicas del paciente.

C. Estudios: las pruebas de laboratorio, la evaluación radiológica, la endoscopia, la evaluación cardiaca y otros estudios se basan en las necesidades específicas.

Recordatorios

- La cirugía bariátrica está indicada para un IMC superior a 40 kg/m², o un IMC superior a 35 kg/m² con complicaciones relacionadas con la obesidad.
- La obesidad es una epidemia en Estados Unidos.
- La cirugía se considera para aquellas personas que no pueden perder peso a través de la dieta y el ejercicio; la evaluación es realizada por un equipo multidisciplinario.

TRATAMIENTO QUIRÚRGICO DE LA OBESIDAD

FUENTE CONFIABLE

American Society for Metabolic and Bariatric Surgery: Bariatric Surgery Procedures. Disponible en: www.asmbs.org/patients/bariatric-surgery-procedures

I. Banda gástrica ajustable: se coloca una banda silástica apropiada alrededor del estómago, justo por debajo de la unión gastroesofágica (UGE) (fig. 24-1).

A. Procedimiento restrictivo: limita la ingesta oral.

B. Mecanismo: el globo unido a la banda está conectado mediante un tubo a un puerto subcutáneo; cuando se inyecta agua estéril, el globo se infla.

C. Ventaja: es reversible.

D. Desventaja: las complicaciones menores son frecuentes; poca pérdida de peso a largo plazo.

E. Complicaciones.
1. **Tromboembolismo:** menos frecuente que otros procedimientos bariátricos (< 0.15% de ocurrencia).
2. **Perforación:** poco frecuente, durante la colocación de la banda.

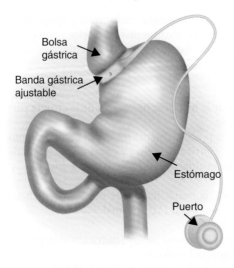

Bolsa
gástrica

Banda gástrica
ajustable

Estómago

Puerto

Figura 24-1. Banda gástrica
ajustable.

3. **Erosión:** en la luz gástrica.
   a. **Presentación:** dolor epigástrico, infección en el sitio del puerto, pérdida de restricción, sangrado gastrointestinal.
   b. **Diagnóstico:** endoscopia superior, serie gastrointestinal (GI) superior, TC abdominal.
   c. **Tratamiento:** antibióticos, retiro de la banda.
4. **Deslizamiento:** prolapso del estómago a través de la banda.
   a. **Presentación:** náusea y vómito debido a la distorsión de la salida de la bolsa.
   b. **Diagnóstico:** radiografía de abdomen, serie GI superior, TC abdominal.
   c. **Tratamiento:** primero eliminar el líquido de la banda, revisión quirúrgica de la banda.
5. **Infección del puerto:** contaminación directa durante el llenado de la banda o posterior a la penetración de la banda.
   a. **Presentación:** eritema, sensibilidad en la zona del puerto.
   b. **Diagnóstico:** TC abdominal y endoscopia superior.
   c. **Tratamiento:** antibióticos, retiro del puerto, dejar que la piel cicatrice de forma secundaria, retrasar la reconexión de la sonda con un nuevo puerto.

II. **Gastrectomía en manga:** crea un tubo estrecho a partir de la curvatura menor mediante la resección de la curvatura mayor del estómago (fig. 24-2).
   A. **Procedimiento restrictivo:** limita la ingesta oral.
   B. **Mecanismo:** la manga reduce la ingesta de alimentos al impedir su tránsito.
   C. **Ventaja:** puede convertirse en una derivación gástrica en Y de Roux.
   D. **Desventaja:** no es reversible.
   E. **Complicaciones.**
      1. **Hemorragia:** ocurrencia < 1%.
         a. **Presentación:** fuente de sangrado intraluminal o intraperitoneal.
         b. **Diagnóstico:** hematemesis significativa, anemia progresiva, choque.
         c. **Tratamiento:** reanimación, endoscopia o exploración para la hemorragia refractaria.

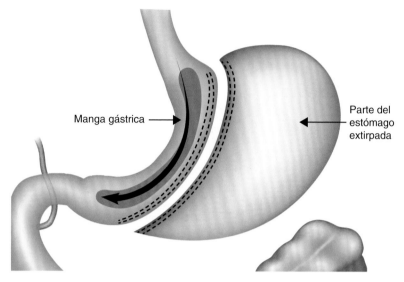

Manga gástrica

Parte del estómago extirpada

Figura 24-2. Gastrectomía en manga.

2. **Fuga de la línea de grapas:** < 3% de ocurrencia; cerca de la UGE más frecuente.
   a. **Presentación:** taquicardia, taquipnea, dolor abdominal, signos de sepsis.
   b. **Diagnóstico:** confirmar con TC abdominal con contraste oral, ya que la exploración física suele ser poco fiable.
   c. **Tratamiento:** reanimación, antibióticos, soporte nutricional.
      1) **Peritonitis:** exploración con drenaje y posible reparación.
      2) **Sin peritonitis:** puede ser susceptible de drenaje percutáneo.
3. **Estenosis:** por cicatrización posoperatoria o error técnico, ocurrencia de 0.5%.
   a. **Presentación:** náusea y vómito, tolera mejor los líquidos que los sólidos.
   b. **Diagnóstico:** TC abdominal, serie gastrointestinal superior, endoscopia superior.
   c. **Tratamiento:** dilatación endoscópica con globo o colocación de endoprótesis (o ambas), estenoplastia quirúrgica, conversión a derivación gástrica.
III. **Derivación gástrica:** procedimiento en que se reduce el volumen de la bolsa gástrica a 15-30 mL (fig. 24-3).
   A. **Procedimiento restrictivo:** elemento menor de malabsorción debido a la derivación del intestino.
   B. **Mecanismo:** la extremidad alimentaria está formada por todo el intestino delgado, excepto los 40-75 cm necesarios para proporcionar el drenaje de las secreciones hepáticas y pancreáticas.
   C. **Ventajas:** intervención de pérdida de peso de referencia; la derivación gástrica tiene buenos resultados de pérdida de peso con pocas complicaciones nutricionales.
   D. **Desventajas:** desde el punto de vista técnico, es difícil de realizar; puede dar lugar a una futura hernia interna.

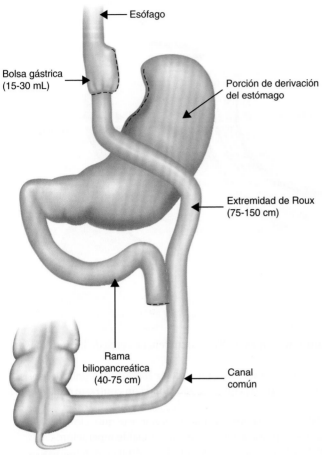

Esófago

Bolsa gástrica
(15-30 mL)

Porción de derivación
del estómago

Extremidad de Roux
(75-150 cm)

Rama
biliopancreática
(40-75 cm)

Canal
común

Figura 24-3. Derivación
gástrica en Y de Roux.

E. Complicaciones
1. **Evento de tromboembolismo:** ocurrencia < 1%.
   a. La embolia pulmonar (EP) representa casi 50% de todas las muertes posoperatorias tras una derivación gástrica.
   b. **Prevención:** agentes farmacológicos y dispositivos de compresión de las piernas para pacientes de alto riesgo de cirugía general.
2. **Hemorragia:** ocurrencia de 1-4%.
   a. **Presentación:** hematemesis, hematoquecia, intraperitoneal o melena.
   b. **Diagnóstico:** una hemorragia importante puede causar choque hemorrágico.
   c. **Tratamiento:** reanimación, endoscopia, exploración quirúrgica.
3. **Fuga anastomótica:** ocurrencia < 4%; la mayoría sucede en el día 5-14 del posoperatorio, secundario a la isquemia del tejido.
   a. **Presentación:** taquicardia, taquipnea, paciente con aspecto ansioso, la peritonitis es un hallazgo tardío.

b. Diagnóstico: TC abdominal.

c. Tratamiento: reanimación, antibióticos, soporte nutricional, drenaje percutáneo si hay fuga contenida, cirugía con posible resección si hay peritonitis difusa o fuga no contenida.

4. **Síndrome de vaciamiento rápido (*dumping*).**

 a. Incidencia: hasta 85% de los pacientes experimenta el síndrome de vaciamiento rápido en algún momento, relacionado con dietas altas en grasas y azúcares refinados.

 b. Síndrome de vaciamiento rápido temprano.

 1) Comienza 20-30 min después de consumir alimento.

 2) Provocado por el rápido paso de los alimentos al intestino delgado.

 3) La carga intraluminal hipertónica induce un rápido desplazamiento de líquido extracelular hacia la luz intestinal, lo que produce signos y síntomas GI (p. ej., náusea y vómito, dolor abdominal tipo cólico y diarrea) o signos y síntomas cardiovasculares (p. ej., rubor, mareos, diaforesis, palpitaciones).

 c. Síndrome de vaciamiento rápido tardío.

 1) Comienza 1-3 h después de consumir alimento.

 2) Lo desencadena el paso rápido de carbohidratos al intestino delgado, lo que produce un pico hiperglucémico.

 3) La insulina liberada en respuesta es excesiva y esto provoca una hipoglucemia que lleva a la liberación de catecolaminas.

 4) Los signos y síntomas incluyen temblor, diaforesis, mareo y taquicardia.

 d. Tratamiento: modificación de la dieta, análogos de la somatostatina o acarbosa, que ralentizan la absorción de carbohidratos.

5. **Estenosis anastomótica:** ocurre sobre todo en la gastroyeyunostomía, asociada a úlceras marginales, con 1-15% de ocurrencia.

 a. Presentación: náusea y vómito persistentes con limitación progresiva de los alimentos sólidos.

 b. Diagnóstico: endoscopia superior.

 c. Tratamiento: la dilatación endoscópica con globo es muy eficaz; rara vez se requiere revisión quirúrgica.

6. **Úlceras marginales:** ocurren cerca de la gastroyeyunostomía, con 3-10% de ocurrencia.

 a. Factores de riesgo: aumento de la secreción de ácido, infección por *Helicobacter pylori*, uso de antiinflamatorios no esteroideos (AINE), tabaquismo.

 b. Presentación: dolor epigástrico con náusea y vómito posprandiales.

 c. Diagnóstico: la endoscopia superior es la mejor elección; la TC abdominal o serie gastrointestinal superior pueden ser útiles; prueba de *H. pylori*.

 d. Tratamiento:

 1) Las úlceras no complicadas responden al tratamiento médico (sucralfato, antiácido, antibióticos para *H. pylori*, evitar los AINE y el consumo de tabaco).

 2) Las úlceras que no cicatrizan requieren revisión quirúrgica de la gastroyeyunostomía.

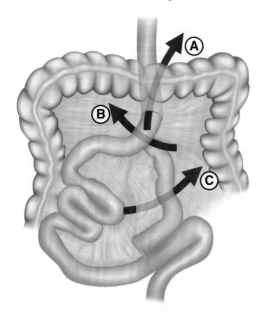

Figura 24-4. Los sitios para la hernia interna después de la derivación gástrica incluyen: **A,** el defecto mesocólico transverso; **B,** el espacio de Petersen, y **C,** el defecto mesentérico del intestino delgado.

7. **Hernia interna:** resulta de un intestino delgado atrapado en los defectos mesentéricos creados durante la construcción de la derivación (fig. 24-4).
   a. **Sitios:**
      1) Espacio de Petersen.
      2) Mesocolon transverso.
      3) Mesenterio del intestino delgado.
   b. **Presentación:** dolor abdominal, síntomas de obstrucción (náusea, vómito, obstipación, distensión).
   c. **Diagnóstico:** la TC abdominal identifica 80% de las hernias; la serie GI superior puede ser útil.
   d. **Tratamiento:** exploración quirúrgica con reducción del intestino herniado, resección del tejido no viable y cierre de los posibles focos de hernia.
8. **Deficiencias nutricionales:** prevenibles con pruebas sistemáticas y suplementos.
   a. **Deficiencia de vitamina B$_{12}$:** debido a la reducción en la producción del factor intrínseco y por la derivación del sitio de producción de vitamina B$_{12}$ dentro del estómago.
   b. **Deficiencia de calcio y hierro:** resultado de la derivación del duodeno y el yeyuno proximal, donde los cationes divalentes se absorben con mayor eficacia.
   c. **Deficiencia de vitaminas liposolubles (en particular vitaminas D y A):** debido a la reducción de la absorción de grasas en el yeyuno y el íleon.
   d. **Deficiencia de vitamina B$_1$ (beriberi bariátrico):** poco frecuente.
      1) Puede ocurrir con episodios prolongados de vómito.
      2) Quizá se presente con hallazgos cardiacos o anomalías neuropsiquiátricas (encefalopatía de Wernicke), que comprenden confusión, ataxia, nistagmo y deterioro de la memoria a corto plazo.
   e. **Deficiencia de vitamina D:** puede causar hiperparatiroidismo secundario.

IV. Derivación biliopancreática con o sin "switch" duodenal: operación compleja que rara vez se practica.

Resultados posoperatorios

I. **Seguimiento médico**
  A. **Propósito:** ajustar la medicación y evaluar el estado de nutrición.
  B. **Frecuencia:** al menos cuatro veces en el primer año posoperatorio, y anualmente a partir de entonces.

II. **Seguimiento multidisciplinario:** el asesoramiento y la educación nutricional, de ejercicio y de salud mental son necesarios para obtener resultados óptimos.

III. **Pérdida de peso:** en general, se reporta como porcentaje de pérdida de peso en exceso (PPE).
  A. **PPE:** se calcula como (peso actual − peso corporal ideal)/(peso preoperatorio − peso corporal ideal) × 100%.
  B. **Exceso de pérdida de peso medio:** influido por la elección de la operación.
    1. **Banda gástrica ajustable:** 40-50%.
    2. **Gastrectomía en manga:** 50-65%.
    3. **Derivación biliopancreática:** 65-75%.
    4. **Derivación gástrica:** 60-70%.

IV. **Comorbilidades:** mejoran o entran en remisión en 60-95% de los pacientes posoperados; están directamente relacionadas con el porcentaje de PPE.

V. **Supervivencia global:** la cirugía bariátrica reduce en ~50% el riesgo global de muerte por enfermedad a 10 años.

VI. **Supervivencia posoperatoria**
  A. **Tasa de mortalidad global:** 0.2%.
  B. **Riesgo:** malabsortivo > combinado > restrictivo.

VII. **Causas:** sepsis, complicaciones cardiacas y EP.

Recordatorios

- La banda gástrica fue popular al inicio, pero ahora rara vez se realiza debido a la inadecuada pérdida de peso y al alto riesgo de complicaciones menores.
- La EP es la causa de 50% de las muertes tras la cirugía de derivación gástrica.
- Las deficiencias nutricionales son frecuentes después de la cirugía bariátrica, y los pacientes requieren seguimiento de por vida.

Cirugía de cabeza y cuello
Jeffrey S. Wolf

Puntos clave del capítulo

◆ La lesión más frecuente del cuello es un ganglio linfático reactivo.

◆ Todos los adultos con una masa persistente en el cuello tienen una neoplasia maligna hasta que se demuestre lo contrario.

◆ La mayoría de los cánceres de cabeza y cuello son de células epidermoides y se tratan con cirugía, radiación, quimioterapia o sus combinaciones.

◆ La amigdalectomía era una operación frecuente; ahora se reserva para individuos con infecciones repetidas, ya que los riesgos quirúrgicos para la mayoría de los pacientes superan los beneficios.

Asociaciones de cirugía crítica

Cuando escuche/vea	Piense en
Masa del cuello	Ganglio linfático reactivo
Masa lateral del cuello	Hendidura branquial
Masa en la línea media del cuello	Nódulo tiroideo
VPH 16/18	Carcinoma de células epidermoides
Ramas del nervio facial	Temporal, cigomática, bucal, mandibular y cervical
Parálisis del nervio facial	Tumor parotídeo

ANATOMÍA

I. Cavidad sinonasal

    A. Senos paranasales.

        1. Las estructuras bilaterales incluyen el **maxilar** (mejilla), el **etmoides** (entre los ojos), el **esfenoides** (cavidad nasal posterior) y el **frontal** (la frente).

        2. Contigua a la cavidad nasal a través de los orificios naturales.

    B. Revestimiento: la nariz y los senos paranasales están revestidos de mucosa respiratoria (columnar seudoestratificada).

    C. Drenaje linfático: a los ganglios parafaríngeos o retrofaríngeos.

II. Nasofaringe
A. La nasofaringe es la **parte más cefálica de la faringe.**
B. Techo: formado por los huesos basioccipital y esfenoides.
C. Pared posterior: formada por el atlas.
D. Paredes.
   1. El techo y la pared posterior están cubiertos por mucosa.
   2. El tejido adenoide está incrustado.
   3. La pared lateral contiene el orificio de la trompa de Eustaquio y, justo después, la fosa de Rosenmüller.
E. Límites.
   1. Las coanas definen el límite anterior.
   2. El borde libre del paladar blando constituye el límite inferior.
F. Drenaje linfático: hacia los ganglios laterales retrofaríngeos, yugulodigástricos (amigdalinos) y accesorios espinales altos.

III. Cavidad oral
A. Límites: la cavidad bucal se extiende desde el labio por delante, hasta los arcos faciales por detrás.
B. Contenido: labios, mucosa bucal, encías, trígonos retromolares, paladar duro, dos tercios anteriores de la lengua (lengua oral) y piso de la boca.
C. Drenaje linfático: a los ganglios submentonianos, submandibulares y yugulares profundos.

IV. Orofaringe
A. Límites: borde libre del paladar blando en la parte superior, punta de la epiglotis en la parte inferior, y pilar amigdalino anterior en la parte anterior.
B. Contenido: paladar blando, fosas amigdalinas y amígdalas fauciales, paredes faríngeas laterales y posteriores, y base de la lengua.
C. Espacio parafaríngeo.
   1. Ubicación: directamente lateral a la orofaringe.
   2. Contenido: nervios glosofaríngeos, linguales y alveolares inferiores; músculos pterigoides; arteria maxilar interna y vaina carotídea.
D. Drenaje linfático: principalmente a los ganglios yugulodigástricos (amigdalinos).

V. Hipofaringe
A. Límites: la hipofaringe se extiende desde el pliegue faringoepiglótico hasta el borde inferior de la zona cricoidea, excluyendo la laringe.
B. Contenido: incluye los senos piriformes, la zona poscricoidea y la pared faríngea posterior.
C. Drenaje linfático: rica red linfática.
   1. Senos piriformes: drenan a los ganglios yugulares y a la yugular media.
   2. Pared faríngea posterior: drena primordialmente hacia los ganglios retrofaríngeos.
   3. Áreas hipofaríngeas inferiores: drenaje a los ganglios paratraqueales y yugulares bajos.
   4. Esófago cervical: drenado por los ganglios mediastínicos.

VI. Laringe
A. Divisiones.
   1. Supraglotis: se extiende desde la punta de la epiglotis hasta incluir las falsas cuerdas vocales y el techo del ventrículo.

2. **Glotis:** se extiende desde la profundidad del ventrículo hasta 1 cm por debajo del pliegue vocal verdadero.

3. **Subglotis:** se extiende desde la glotis hasta el cartílago cricoides.

B. **Drenaje linfático.**

1. **Supraglotis:** red rica, cruza la línea media, drena a los ganglios yugulares profundos.

2. **Glotis:** linfáticos escasos y poco desarrollados.

3. **Subglotis:** drena a través de la membrana cricotiroidea hacia los ganglios prelaríngeos (delfianos) y pretraqueales.

VII. Glándula parótida

A. **Límites:** cubre el músculo masetero, se extiende más allá de la rama vertical de la mandíbula y colinda con el meato auditivo externo.

B. **Vaina fascial:** encierra la glándula; la presión produce un dolor intenso que acompaña a la inflamación aguda de la glándula (parotiditis aguda).

C. **Lóbulos:** se describe como dos lóbulos, superficial y profundo.

D. **Conducto de Stensen:** drena la saliva; sale por delante, perfora el músculo buccinador y entra en la cavidad oral frente al segundo molar superior. La apertura está marcada por la papila parotídea, que puede ser palpada.

E. **Inervación:** el nervio facial entra en la parte posterior de la glándula inmediatamente después de salir del agujero estilomastoideo (fig. 25-1).

1. **Ramas principales (cinco):** temporal, cigomática, bucal, mandibular y cervical.

2. **Músculos de la expresión:** inervados por el nervio facial ipsilateral.

VIII. Cuello

A. **Divisiones:** triángulos anteriores y posteriores.

1. **Triángulo anterior.**

   a. Limitado por la línea media del cuello, el borde inferior de la mandíbula y el músculo esternocleidomastoideo (ECM) anterior.

   b. Subdividido en triángulos submandibular, submental, carótido superior y carótido inferior.

2. **Triángulo posterior.**

   a. Limitado por el borde posterior del músculo ECM, el borde anterior del trapecio y la clavícula.

   b. Dividido en triángulos supraclaviculares y occipitales.

B. **Drenaje linfático y planos fasciales.**

1. **Fascia superficial:** subcutánea, y envuelve el platisma.

2. **Fascia profunda:** tres partes:

   a. **Capa superficial:** incluye los músculos ECM y trapecio, y las glándulas parótidas y submandibulares.

   b. **Capa media:** se divide en secciones muscular y visceral.

      1) División muscular: músculos infrahioideos, constrictores faríngeos y bucinadores.

      2) División visceral (fascia pretraqueal): envuelve la tráquea, el esófago y la tiroides.

   c. **Capa profunda:** se divide en fascia alar (anterior) y fascia prevertebral (posterior).

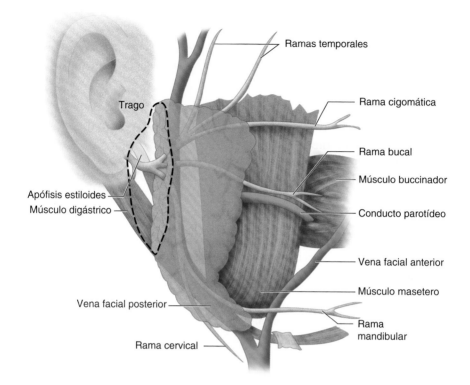

Ramas temporales

Trago

Rama cigomática

Rama bucal

Músculo buccinador

Apófisis estiloides

Músculo digástrico

Conducto parotídeo

Vena facial anterior

Músculo masetero

Vena facial posterior

Rama mandibular

Rama cervical

Figura 25-1. El diagrama muestra las relaciones anatómicas importantes de la glándula parótida, en particular con respecto al nervio facial. Se observa la relación entre el tronco principal del nervio facial al entrar en la superficie posterior de la glándula parótida con las estructuras anatómicas circundantes, incluidos el músculo digástrico y la apófisis estiloides. También se muestra la posición de sus ramas más distales en relación con las estructuras de la cara. (De Mancuso AA, Hanafee WN. *Head and Neck Radiology*. Wolters Kluwer Health, 2011, Fig. 175-8A).

3. **Espacio retrofaríngeo:** se sitúa por delante de la fascia alar y es un plano importante cuando se habla de metástasis de neoplasias e infecciones.
4. **Ganglios linfáticos del cuello:** se dividen en seis niveles según su localización y patrones de drenaje.
   a. **Cadenas yugulares profundas y accesorias espinales:** en ellas se encuentra la mayoría de los ganglios linfáticos.
   b. **Divisiones de la cadena yugular:** grupos superior, medio e inferior.

PROCESOS DE LA ENFERMEDAD

Hemangioma

I. **Clasificación:** tumor de células endoteliales; es el tumor más frecuente de la infancia.
   A. **Hemangioma infantil:** aparece poco después del nacimiento; periodo proliferativo rápido seguido de una lenta involución.
   B. **Hemangioma congénito:** presente al nacer.

II. Etiología: neoplasia benigna de células endoteliales.

III. Historia y presentación clínicas
   A. **Decoloración azul o roja de la piel:** progresiva.
   B. **Lesiones cutáneas:** pueden producirse en la subglotis, lo que da lugar a estridor.

IV. Diagnóstico
   A. **Historia clínica y exploración física.**
   B. **Imagen:** ecografía, o imágenes por resonancia magnética (IRM).

V. Tratamiento médico
   A. **Observación:** casi todos se resuelven por completo.
   B. **Tratamiento:** β bloqueo o esteroides; indicado cuando hay ulceración, obstrucción de las vías respiratorias, pérdida visual, hemorragia o insuficiencia cardiaca de alto rendimiento.

VI. Tratamiento quirúrgico
   A. **Indicaciones:** lesiones en zonas donde el crecimiento puede provocar consecuencias funcionales importantes (vías respiratorias, órbita, etcétera).
   B. **Operaciones.**
      1. Tratamiento con láser, escisión quirúrgica.
      2. Puede ser necesaria una traqueostomía.
   C. **Complicaciones:** hemorragia, cicatriz.

VII. Pronóstico: la mayoría se resuelve a los 9 años de edad y a menudo no requiere tratamiento.

Malformación linfática

I. Clasificación
   A. **Quistes microquísticos:** < 2 cm.
   B. **Quistes macroquísticos:** > 2 cm.

II. Etiología: desarrollo anormal del sistema linfático.

III. Historia y presentación clínicas
   A. **Masa intraoral o cervical:** se diagnostica en los primeros años de vida, o cribado prenatal.
   B. Puede crecer con rapidez a causa de una infección o traumatismo.

IV. Diagnóstico
   A. **Ecografía:** para lesiones superficiales.
   B. **IRM:** para la extensión de las lesiones más profundas.

V. Tratamiento médico: escleroterapia.

VI. Tratamiento quirúrgico
   A. **Indicaciones:** síntomas de compresión o deformidad estética.
   B. **Operaciones:** revestimiento con láser, escisión quirúrgica.
   C. **Complicaciones:** la escisión total de las lesiones microquísticas suele dar lugar a defectos inaceptablemente grandes.

VII. Pronóstico
   A. Las lesiones macroquísticas tienden a ser más fáciles de tratar con menor riesgo de recurrencia.
   B. El rápido aumento de tamaño secundario a una hemorragia puede ser fatal.

Anomalías de la hendidura branquial

I. **Clasificación**

    A. Primera hendidura.

        1. Siempre es superior al hueso hioides.

        2. Duplicación del conducto auditivo externo (tipo I) o puede estar dentro de la glándula parótida (tipo II).

    B. Segunda hendidura.

        1. El tipo más frecuente.

        2. Ubicación: borde anterior del músculo ECM.

    C. Tercera hendidura: se abre en el seno piriforme.

    D. Cuarta hendidura: extremadamente rara.

II. **Etiología**

    A. Fallo de obliteración de las estructuras branquiales.

    B. Conduce a la persistencia del seno, la fístula o el quiste.

III. **Historia y presentación clínicas**

    A. Masa o fístula recurrente en el cuello o la cara.

    B. Se agranda/drena de forma aguda cuando se infecta o después de una infección de las vías respiratorias superiores (IVRS).

    C. Presente desde el nacimiento.

IV. **Diagnóstico**

    A. Se basa en la presentación clínica, la ecografía o la tomografía computarizada (TC).

    B. Biopsia por aspiración con aguja fina (AAF) en adultos.

V. **Tratamiento médico:** antibióticos para la infección aguda.

VI. **Tratamiento quirúrgico**

    A. Indicaciones: tratamiento definitivo de todas las anomalías de la hendidura branquial.

    B. Operaciones: escisión quirúrgica completa del quiste y de los tractos asociados.

    C. Complicaciones: lesión del par (nervio) craneal.

VII. **Pronóstico:** bajo riesgo de recidiva cuando se extirpa por completo.

Anomalías del conducto tirogloso

I. **Clasificación**

    A. Quiste: dilatación quística del remanente del conducto tirogloso sin comunicación con la piel o la cavidad oral.

    B. Senos.

        1. El remanente del conducto tirogloso provoca la apertura de la piel, lo cual da lugar a una bolsa de terminación ciega.

        2. Casi siempre es el resultado de una infección.

    C. Fístula: remanente que comunica entre el agujero ciego y la piel.

II. **Etiología:** tejido a lo largo de la vía del descenso embriológico del tiroides.

III. **Historia y presentación clínicas**

    A. Masa en la línea media del cuello: infrahioidea.

    B. Se mueve: con la deglución y la protrusión de la lengua.

    C. A la edad de 10 años está presente en 50%.

IV. Diagnóstico
   A. **Exploración física.**
   B. **Ecografía:** del cuello para confirmar la presencia de tejido tiroideo normal antes de la escisión del quiste.

V. Tratamiento médico: antibióticos para la infección aguda del quiste.

VI. Tratamiento quirúrgico
   A. **Indicaciones:** el 1% alberga neoplasia maligna, por lo que todos deben extirparse.
   B. **Operaciones:** procedimiento de Sistrunk: extirpación completa del quiste con un manguito circundante de tejido normal que incluye la porción media del hueso hioides.
   C. **Complicaciones:** lesión del nervio hipogloso y recidiva del quiste.

VII. Pronóstico: recurrencia poco frecuente; 1% de riesgo de neoplasia maligna.

Tumores de células germinales

I. Clasificación
   A. **Quiste dermoide.**
      1. **Cavidades revestidas de epitelio:** contienen apéndices cutáneos.
      2. **Dermoides nasales:** subtipo común.
   B. El **teratoma** contiene material queratinoso de todas las capas germinales (ectodermo, mesodermo y endodermo).

II. Etiología: deposición/crecimiento anormal de los derivados de las células germinales.

III. Historia y presentación clínicas
   A. **A menudo en la línea media.**
   B. **Quistes dermoides:** suelen aparecer en cuello, nariz, órbita a lo largo de las líneas de fusión embrionaria.
   C. **Teratoma:** puede presentarse con polihidramnios o compresión de las vías respiratorias al nacer.

IV. Diagnóstico: por TC/IRM.

V. Tratamiento médico: ninguno.

VI. Tratamiento quirúrgico
   A. **Indicaciones:** se aconseja cirugía en todos los tumores de células germinales de cabeza y cuello.
   B. **Operaciones:** escisión completa.
   C. **Complicaciones:** dependen de la ubicación.

VII. Pronóstico: bueno con la escisión; el pronóstico de los teratomas malignos es malo.

Hipertrofia adenoamigdalina

I. Clasificación
   A. **Amígdalas:** con base en el porcentaje de orofaringe.
   B. **Adenoides:** se clasifica según el porcentaje de obstrucción de la coana.

II. Etiología
   A. **Hipertrofia:** secundaria a la respuesta inmunitaria.
   B. A menudo se vuelve **sintomática en niños**, lo que resulta en una obstrucción clínica.

III. Historia y presentación clínicas
   A. **Hipertrofia:** puede ser asintomática.
   B. **Apnea obstructiva del sueño (AOS):** en niños sintomáticos.

IV. Diagnóstico

    A. Exploración física.

    B. Polisomnografía: para confirmar la AOS.

V. Tratamiento médico: observación, corticoesteroides nasales, pérdida de peso, presión positiva continua en las vías respiratorias (CPAP).

VI. Tratamiento quirúrgico

    A. Indicaciones: AOS (sobre todo cuando es grave).

    B. Operaciones: amigdalectomía y adenoidectomía.

    C. Complicaciones: hemorragia, regurgitación nasal e insuficiencia velofaríngea, persistencia de los síntomas.

VII. Pronóstico

    A. Los niños tienden a "superar" la AOS a medida que la orofaringe y la nasofaringe crecen.

    B. La adenoamigdalectomía mejora la calidad de vida.

Papiloma epidermoide de la cavidad oral

I. Clasificación: lesión benigna frecuente de la cavidad oral.

II. Etiología: subtipos de bajo riesgo del virus del papiloma humano (VPH).

III. Historia y presentación clínicas

    A. Masa pedunculada, parecida a una coliflor.

    B. Los papilomas suelen ser lesiones aisladas del pilar palatino/amigdalino.

IV. Diagnóstico: exploración física.

V. Tratamiento médico: ninguno, puede ser observado.

VI. Tratamiento quirúrgico

    A. Indicaciones: si molesta al paciente o para descartar una neoplasia maligna.

    B. Operaciones: escisión quirúrgica.

    C. Complicaciones: por lo general son mínimas y la escisión es superficial.

VII. Pronóstico: la recurrencia es rara después de la escisión.

Papilomas sinonasales

I. Clasificación: crecimientos benignos del epitelio sinonasal.

II. Etiología: virus del papiloma humano.

III. Historia y presentación clínicas

    A. Obstrucción nasal.

    B. Papilomas invertidos (PI).

        1. Puede ser localmente agresivo, con invasión de los senos y las órbitas.

        2. Voluminoso y gris.

    C. Los **papilomas benignos** suelen tener aspecto carnoso y de coliflor.

IV. Diagnóstico: endoscopia nasal con biopsia.

V. Tratamiento médico: ninguno.

VI. Tratamiento quirúrgico

    A. Indicaciones: alivio de los síntomas, evaluación del riesgo de neoplasia maligna.

    B. Operaciones: escisión completa por vía endoscópica o abierta.

    C. Complicaciones: daño ocular, fuga de líquido cefalorraquídeo.

VII. Pronóstico: la recurrencia es frecuente; 10% de riesgo de transformación maligna.

Papiloma laríngeo

I. Clasificación

    A. Juvenil: es el tumor laríngeo más común de la infancia.

    B. Adulto: lesión única habitual.

II. Etiología: viral y relacionada con el VPH 6 y 11.

III. Historia y presentación clínicas

    A. Ronquera y obstrucción: suelen aparecer en la fase tardía de la enfermedad.

    B. Lesiones: pueden ser múltiples (juvenil) o solitarias (adulto).

IV. Diagnóstico: por laringoscopia.

V. Tratamiento médico: cidofovir, interferón, bevacizumab (tratamiento adyuvante).

VI. Tratamiento quirúrgico

    A. Indicaciones: ronquera, obstrucción de las vías aéreas (la cirugía es el tratamiento principal).

    B. Operaciones:

        1. Extirpación laringoscópica, a menudo con el uso de un microdesbridador.

        2. Puede necesitarse traqueotomía.

    C. Complicaciones: recurrencia, cicatrización.

VII. Pronóstico

    A. Recurrencia: frecuente.

    B. Transformación maligna: puede ocurrir en lesiones recurrentes, particularmente en pacientes expuestos a radiación.

Tumores de los nervios periféricos

I. Clasificación

    A. Schwannomas.

        1. Solitario y encapsulado.

        2. Rodeado por un nervio (como el schwannoma vestibular, es decir, schwannoma nervio craneal VIII).

    B. Neurofibroma.

        1. Múltiple, sin encapsular.

        2. Los axones atraviesan el tumor.

II. Etiología

    A. Crecimientos benignos de células de Schwann.

    B. Neurofibromatosis tipo I (NF I): causada por una mutación en el cromosoma 17q11.2.

    C. Neurofibromatosis tipo II (NF II): causada por una mutación en el gen que codifica la schwannomina.

III. Historia y presentación clínicas

    A. Schwannomas: a menudo indoloros.

    B. Neurofibromas: característicamente asintomáticos.

    C. Schwannomas vestibulares: pérdida de audición/acúfenos (*tinnitus*)/vértigo.

IV. Diagnóstico: IRM, audiograma.

V. Tratamiento médico: radioterapia.

VI. Tratamiento quirúrgico
   A. Indicaciones: cuando es sintomático o crece con rapidez.
   B. Operaciones: escisión completa, en general con preservación del nervio.
   C. Complicaciones: parálisis nerviosa.
VII. Pronóstico: en general no reaparecen cuando se extirpan por completo.

Laringocele

I. Clasificación
   A. Interna: causa abultamiento de la cuerda falsa y del pliegue ariepiglótico.
   B. Externa: aparece como una inflamación del cuello a nivel del hioides y anterior al músculo ECM.
   C. Laringopiocele: laringocele infectado que puede provocar la obstrucción de las vías respiratorias.
II. Etiología
   A. Dilatación: del sáculo laríngeo que produce un saco de aire que se comunica con el ventrículo laríngeo.
   B. Presión: aumenta el tamaño del laringocele.
III. Historia y presentación clínicas
   A. Interna: ronquera, estridor.
   B. Externa: masa en el cuello que es timpánica a la percusión y puede producir sibilancias, ya que el laringocele vacía el aire en la laringe cuando se reduce la presión.
IV. Diagnóstico: por TC e IRM.
V. Tratamiento médico: antibióticos para el laringopiocele.
VI. Tratamiento quirúrgico
   A. Indicaciones: si es sintomático o está infectado.
   B. Operaciones.
     1. Incisión y drenaje para la infección aguda.
     2. Escisión completa.
   C. Complicaciones: lesión del nervio craneal (hipogloso, laríngeo superior).
VII. Pronóstico
   A. Rara vez reaparecen cuando se extirpan por completo.
   B. Cuando la infección se expande con rapidez puede ser fatal.

Absceso periamigdalino

I. Clasificación: es el absceso más frecuente en el espacio parafaríngeo.
II. Etiología: surge como complicación de la amigdalitis aguda.
III. Historia y presentación clínicas: edema palatino ipsilateral, desviación contralateral de la úvula, trismo, disfagia y voz apagada (caracterizada como voz de "patata caliente", como si el paciente hablara con un trozo de patata caliente en la boca).
IV. Diagnóstico
   A. Exploración física: a menudo es adecuada.
   B. TC: cuando el diagnóstico es dudoso o en adultos mayores cuando se sospecha de neoplasia maligna.
V. Tratamiento médico: los antibióticos son coadyuvantes.

VI. Tratamiento quirúrgico

    A. Indicaciones: cuando la sospecha es alta, debe ser manejada por vía quirúrgica.

    B. Operaciones: incisión y drenaje.

    C. Complicaciones: hemorragia, reaparición del absceso.

VII. Pronóstico: puede reaparecer, momento en el que se debe recomendar la amigdalectomía.

Absceso retrofaríngeo

  I. Clasificación: posterior a la faringe y anterior a la columna vertebral.

 II. Etiología: ganglios linfáticos retrofaríngeos infectados o extensión desde otros espacios.

III. Historia y presentación clínicas

    A. Fiebre, escalofríos, rigidez del cuello, obstrucción de vías respiratorias.

    B. Puede extenderse al tórax y causar mediastinitis.

 IV. Diagnóstico: TC con contraste.

  V. Tratamiento médico: antibióticos.

 VI. Tratamiento quirúrgico

    A. Indicaciones: en general, todos los abscesos requieren un drenaje quirúrgico.

    B. Operaciones: incisión y drenaje transoral en comparación con transcervical.

    C. Complicaciones: lesión de las estructuras de la vaina carotídea (arteria carótida, vena yugular interna, par craneal X), faringotomía.

VII. Pronóstico

    A. Bueno si se drena por completo.

    B. A menudo requieren múltiples lavados.

Angina de Ludwig

  I. Clasificación: infección del espacio sublingual y del piso de la boca.

 II. Etiología: infección dental.

III. Historia y presentación clínica: edema del piso de la boca que puede obstruir con rapidez las vías respiratorias.

 IV. Diagnóstico

    A. Clínica.

    B. TC si está estable.

  V. Tratamiento médico: antibióticos.

 VI. Tratamiento quirúrgico

    A. Indicaciones: todos los abscesos requieren un drenaje quirúrgico.

    B. Operaciones:

        1. Incisión y drenaje (transoral, transcervical o ambos).

        2. Extracción: de dientes infectados.

        3. Traqueotomía: se requiere con frecuencia.

        4. Complicaciones: quizá requieran múltiples lavados.

VII. Pronóstico

    A. Malo si no se aborda de forma urgente.

    B. La obstrucción de las vías aéreas se produce con rapidez por el desplazamiento posterior de la lengua.

Linfadenopatía

I. Clasificación
- **A. Benigna:** lo más frecuente es que sea un ganglio linfático reactivo.
- **B. Maligna:** lo más frecuente es el carcinoma de células epidermoides.

II. Etiología
- **A. Linfadenopatía benigna:** secundaria a una infección.
- **B. Ganglios malignos:** a menudo metástasis de carcinoma de células epidermoides.

III. Historia y presentación clínicas
- **A. Ganglios benignos.**
  - **1.** A menudo se encuentran agrandados, sensibles, blandos y móviles.
  - **2.** Suelen seguir a una IVRS.
- **B. Ganglios malignos.**
  - **1.** Firmes, menos dolorosos a la palpación, y se agrandan lentamente.
  - **2.** Puede fijarse a las estructuras circundantes.

IV. Diagnóstico
- **A.** Imágenes (ecografía, TC).
- **B.** Biopsia por AAF en adultos con historia clínica preocupante o masa persistente.

V. Tratamiento médico: antibióticos por adelantado, sobre todo en niños.

VI. Tratamiento quirúrgico
- **A. Indicaciones:** la linfadenitis supurativa puede requerir una biopsia si se sospecha de neoplasia maligna y la AAF no es concluyente.
- **B. Operaciones.**
  - **1.** Incisión y drenaje para el ganglio supurado.
  - **2.** Biopsia de ganglios linfáticos por incisión o escisión para masas sospechosas con AAF no concluyente.
- **C. Complicaciones:** lesión del nervio craneal, herida que drena de manera crónica, siembra de cáncer si se realiza una biopsia incisional.

VII. Pronóstico: depende de la etiología; bueno para la linfadenopatía benigna.

Trastornos inflamatorios de las glándulas salivales

I. Clasificación
- **A. Sialoadenitis láctica:** inflamación de la glándula salival secundaria a una obstrucción.
- **B. Sialoadenitis supurativa:** se encuentra en pacientes debilitados y deshidratados con mala higiene bucal.

II. Etiología
- **A. Sialoadenitis calcárea:** cálculo obstructivo.
- **B. Sialoadenitis supurativa:** por lo general es causada por *Staphylococcus aureus* que entra en la glándula a través del conducto.

III. Historia y presentación clínica: dolor e inflamación en la zona de la glándula afectada.

IV. Diagnóstico: las radiografías pueden mostrar los cálculos; en la glándula parótida, sólo 60% de los cálculos son radiopacos.

V. Tratamiento médico
    A. Todas las sialoadenitis: hidratación, masaje glandular, compresas calientes, sialogogos.
    B. Supurativa: antibióticos.
VI. Tratamiento quirúrgico
    A. Indicaciones: fracaso de la terapia médica.
    B. Operaciones.
        1. Ubicación:
            a. Cálculo cerca del final del conducto: retire por vía transoral.
            b. Cálculo profundo en la glándula: extirpe por incisión externa.
        2. Múltiples cálculos y recurrencia del dolor: extirpe toda la glándula.
        3. Sialoendoscopia (endoscopia de los conductos de las glándulas salivales): cada vez más frecuente.
    C. Complicaciones: lesión del nervio facial o lingual.
VII. Pronóstico: es posible que los cálculos reaparezcan.

Masa parotídea

I. Clasificación
    A. Masa diferenciada de crecimiento lento: benigna o maligna.
    B. Neoplasia maligna: las masas firmes y distintas de rápido aumento de tamaño, asociadas a dolor, adenopatías o parálisis del nervio facial, suelen indicar una neoplasia.
    C. Proceso inflamatorio: inflamación aguda y dolorosa, asociada a fiebre o síntomas sistémicos.
    D. Sialoadenitis.
        1. Dolor intermitente e inflamación en la glándula.
        2. En ocasiones, un cálculo puede ser palpable en el examen intraoral.
    E. Masa parotídea: la metástasis en un ganglio linfático parotídeo puede presentarse como una masa.
II. Etiología: depende de la clasificación.
III. Historia y presentación clínicas: véase antes.
IV. Diagnóstico
    A. Imágenes.
        1. La **IRM** permite establecer la afectación del lóbulo superficial y profundo, la linfadenopatía sospechosa y la invasión del nervio facial.
        2. Los **rastreos por TC** disciernen muchos de los mismos detalles estructurales.
    B. Pruebas invasivas.
        1. La biopsia por AAF proporciona un diagnóstico del tejido.
        2. La **biopsia con aguja gruesa** o la **biopsia abierta** conllevan el riesgo de metástasis de las células tumorales y, en general, no están indicadas.
V. Tratamiento médico: a menudo indicado para la sialoadenitis.
VI. Tratamiento quirúrgico
    A. Indicaciones: la mayoría de las neoplasias parotídeas se tratan por vía quirúrgica.
    B. Operaciones.
        1. Parotidectomía superficial: a menudo es adecuada para las lesiones benignas o malignas pequeñas.
        2. Parotidectomía total: suele ser necesaria para la resección oncológica de la mayoría de los tumores malignos.

3. **Disección del cuello:** indicada en lesiones malignas de alto grado.
4. **Nervio facial:** sacrificarlo si está implicado.
C. **Complicaciones:** lesión del nervio facial, síndrome de Frey (sudoración gustativa).
VII. **Pronóstico:** la escisión incompleta suele provocar recidivas.

Recordatorios

- Considerar que una masa en el cuello es una anomalía de la hendidura branquial si está localizado en posición lateral, aumenta de tamaño con las infecciones urinarias y ha estado presente desde el nacimiento.
- Quistes dermoides = ectodermo y mesodermo; quistes teratoides = ectodermo, mesodermo y endodermo.
- Los PI son unilaterales, surgen de la pared nasal lateral y pueden transformarse en un carcinoma de células epidermoides.
- La pérdida de audición neurosensorial asimétrica es frecuente y despierta la sospecha de neuroma acústico.
- La IRM con y sin contraste es, por lo general, el estudio de imagen de elección cuando se examinan las lesiones parotídeas.

CÁNCER DE CABEZA Y CUELLO

Principios generales

I. **Características:** la tabla 25-1 muestra las localizaciones más destacadas, los síntomas, factores de riesgo y riesgo de metástasis cervicales.

Tabla 25-1. Cáncer de cabeza y cuello: localizaciones más destacadas, síntomas, factores de riesgo y riesgo de metástasis cervicales

Localización	Síntomas	Factores de riesgo	Riesgo de metástasis cervicales
Nariz y senos paranasales	Masa	Níquel, madera	Moderado
Nasofaringe	Masa en el cuello; otitis media serosa	Virus de Epstein-Barr	Alto
Cavidad oral	Dolor	Tabaco, alcohol	Moderado
Orofaringe	Disfagia	Tabaco, alcohol, VPH 16 y 18	Alto
Laringe	Ronquera	Tabaco	Glótica, baja; supraglótica, alta
Hipofaringe	Disfagia	Tabaco, alcohol	Alto
Glándulas salivales	Masa	Radiación	Alto grado, alto; otros, bajo

II. Epidemiología: las neoplasias malignas primarias de cabeza y cuello, excepto el cáncer de piel, representan 5% de los nuevos cánceres por año, en Estados Unidos.
  A. **Incidencia.**
    1. La proporción entre hombres:mujeres es 3:1.
    2. La mayoría de las lesiones se produce en pacientes mayores de 40 años de edad.
  B. **Tipos:** 80% de las neoplasias primarias de cabeza y cuello son carcinomas de células epidermoides.

FUENTE CONFIABLE

American Joint Committee on Cancer: AJCC Cancer Staging Form Supplement, 9th Edition, 2018. Disponible en: https://cancerstaging.org/references-tools/deskreferences/Documents/AJCC%20Cancer%20Staging%20Form%20Supplement.pdf

---

  C. **Factores de riesgo:** uso de tabaco, consumo de alcohol y exposición a la radiación.
    1. **Tabaquismo:** 85% de los pacientes fumaba activamente o había fumado cigarrillos.
    2. **VPH (16 y 18):** asociado a un subconjunto de carcinomas de células epidermoides.

III. Evaluación
  A. **Historia clínica.**
    1. **Exposición:** al tabaco, alcohol, aserrín, otras toxinas y a la irradiación.
    2. **Síntomas asociados:** ronquera o dolor de garganta > 3 semanas de duración, disfagia, otalgia (dolor referido del par craneal IX o X), disnea, úlceras que no cicatrizan, hemoptisis y masa en el cuello.
  B. **Exploración física:** inspección de todas las superficies cutáneas y mucosas.
    1. Exámenes de espejo intranasal e indirecto.
    2. Palpación cuidadosa: cavidad oral, base de la lengua y orofaringe.
    3. Examen con fibra óptica: nariz, faringe y laringe.
  C. **Enfoque básico:** algoritmo de la figura 25-2.

IV. Tratamiento
  A. **Cirugía.**
    1. **Indicaciones:** la mayoría de los pacientes con cáncer de cabeza y cuello.
    2. **Contraindicaciones:** metástasis a distancia.
    3. **Complicaciones**
      a. **Resultados:** los procedimientos necesarios pueden provocar desfiguración y déficits funcionales graves.
      b. **Comunicación:** la resección de la laringe altera la comunicación.
      c. **Deglución:** la cirugía de la lengua, orofaringe e hipofaringe puede alterar la deglución.
  B. **Radioterapia.**
    1. **Papel:** la radiación sola es un tratamiento adecuado para muchas lesiones tempranas.
    2. **Beneficios.**
      a. Quizá proporcione una cura sin los déficits funcionales o cosméticos asociados a la cirugía.

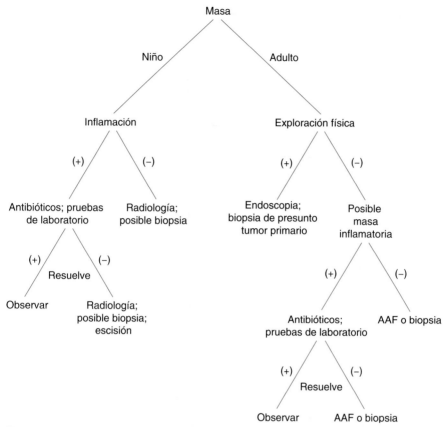

Figura 25-2. Algoritmo básico para la evaluación y tratamiento del cáncer de cabeza y cuello. AAF, aspiración con aguja fina.

   b. Puede tratar múltiples lesiones primarias de forma simultánea.
   c. Permite tratar de manera profiláctica los ganglios regionales negativos en la clínica.
   3. Radiación posoperatoria/adyuvante planificada: puede aumentar la tasa de supervivencia de las lesiones avanzadas.
   4. Hiperfraccionamiento (más de un tratamiento diario) y quimioterapia concomitante: propicia una mejor respuesta, pero también aumenta el riesgo de efectos secundarios locales.
   5. Complicaciones: mucositis, xerostomía, pérdida del sentido del gusto, fibrosis dérmica y de tejidos blandos, caries dental y necrosis de huesos y tejidos blandos.
C. Quimioterapia.
   1. Función: no es curativa como modalidad de tratamiento único.
   2. Tratamiento neoadyuvante: reduce la carga tumoral antes de la radiación o la cirugía.
   3. Radioterapia concomitante: aumenta las tasas de respuesta en tumores avanzados.
   4. Paliación: pacientes con tumores no resecables o metástasis a distancia.

D. Reconstrucción y rehabilitación.

1. **Colgajos quirúrgicos:** los defectos cosméticos y funcionales se reconstruyen en el momento de la resección del cáncer, siempre que sea posible.
   a. **Colgajos locales:** nasolabial, frente.
   b. **Colgajos de piel pediculados distantes:** deltopectoral, omocervical.
   c. **Colgajos miocutáneos pediculados:** pectoral mayor, dorsal ancho, trapecio.
2. **Colgajos microvasculares libres:** alta tasa de complicaciones, pero pueden ser muy eficaces.
3. **Rehabilitación protésica:** necesaria cuando se resecan el maxilar, la mandíbula o el paladar.
4. **Restauración de la voz:** cuando se extirpa la laringe, se requiere rehabilitación intensiva para restablecer la voz con una electrolaringe, aire regurgitado (habla esofágica) o prótesis colocada en una fístula traqueoesofágica.
5. **Entrenamiento de la deglución:** muchos pacientes sometidos a laringectomía parcial, faringectomía o glosectomía lo necesitan para evitar la aspiración.

Evaluación de la masa del cuello en adultos sin cáncer primario observado en la exploración

I. **Historia y exploración física:** masa en el cuello descubierta de forma incidental, palpable en la exploración.

II. **Diagnóstico** (si el cáncer primario no se identifica en la exploración inicial):

   A. Imágenes.
   1. Radiografía de tórax y TC de cuello.
   2. También se puede utilizar IRM o ecografía del cuello.
      a. IRM: especialmente útil para tumores invasivos de lengua, faringe y laringe.
      b. TC de los senos paranasales.
   B. Estadificación: a menudo se utiliza TC o IRM de tórax y abdomen.
   C. La **AAF** proporciona un diagnóstico tisular.
   D. Panendoscopia.
   1. Laringoscopia directa, esofagoscopia, broncoscopia y nasofaringoscopia para identificar cualquier lesión evidente mediante biopsia.
   2. **Biopsias aleatorias.**
      a. Si la endoscopia es negativa, se puede considerar biopsia de la nasofaringe, los senos piriformes virus del papiloma humano, la base de la lengua y amigdalectomía.
      b. Si la masa del cuello es VPH+, las biopsias pueden dirigirse a la base de la lengua y a las amígdalas.
   3. **Si todas las biopsias tienen resultados negativos,** proceder a la biopsia de cuello abierta.

III. **Tratamiento:** disección del cuello (fig. 25-3):

   I. **Disección radical del cuello:** la disección en bloque de los ganglios linfáticos cervicales incluye la extirpación del músculo ECM, la vena yugular interna o el nervio accesorio espinal.

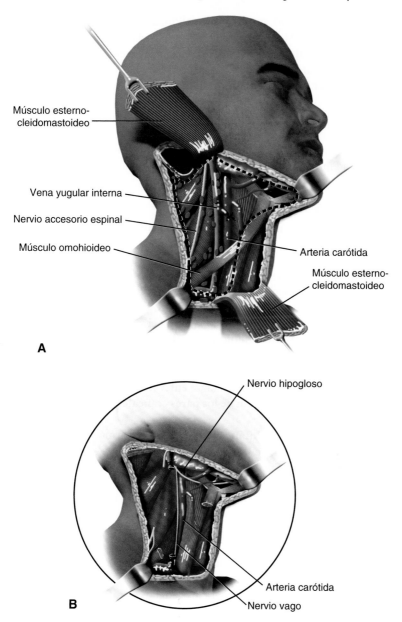

Músculo esterno-
cleidomastoideo

Vena yugular interna

Nervio accesorio espinal

Músculo omohioideo

Arteria carótida

Músculo esterno-
cleidomastoideo

A

Nervio hipogloso

Arteria carótida

B Nervio vago

Figura 25-3. Disección radical del cuello. **A.** Aspecto intraoperatorio. **B.** Aspecto poso-peratorio. (De Myers E, Ferris R. *Master Techniques in Otolaryngology - Head and Neck Surgery: Head and Neck Surgery: Volume 2.* Wolters Kluwer Health, 2013, Fig. 6-1).

II. Disección del cuello modificada: elimina los linfáticos cervicales y preserva el músculo ECM, la vena yugular interna y el nervio accesorio espinal.

III. Disección selectiva del cuello: extirpación de menos de cinco grupos ganglionares en un lado del cuello.

IV. Disección electiva del cuello: tratamiento quirúrgico sin enfermedad cervical conocida.

    A. Se realiza para un cáncer primario que tiene al menos 20% de posibilidades de metástasis oculta.

    B. Controvertido porque la radiación puede proporcionar profilaxis para la enfermedad metastásica del cuello.

Cáncer de nasofaringe

I. Epidemiología: alta incidencia entre los habitantes de China.

II. Clasificación

    A. Epitelio.

        1. Representa 85% de los tumores nasofaríngeos.

        2. Surgen comúnmente en la fosa de Rosenmüller.

    B. Linfomas: 7.5% de los tumores nasofaríngeos.

III. Etiología: desconocida, pero relacionada con el virus de Epstein-Barr.

IV. Historia y presentación clínicas

    A. Signos y síntomas: epistaxis, adenopatía cervical, otitis media serosa y obstrucción nasal.

    B. En 70% de los pacientes se presentará **enfermedad ganglionar.**

    C. En 40% habrá **participación de los pares craneales.**

V. Diagnóstico

    A. Biopsia de un ganglio linfático metastásico: confirma el diagnóstico.

    B. Estadificación: por TC e IRM.

    C. Título del virus de Epstein-Barr: marcador de respuesta al tratamiento y de recurrencia.

    D. Derrame unilateral del oído medio (en adultos): justifica la nasofaringoscopia.

VI. Tratamiento

    A. Radiación: tratamiento primario.

        1. Se aplica a la nasofaringe y a ambos lados del cuello.

        2. Las respuestas mejoran con la quimioterapia y la radiación combinadas.

    B. Disección radical del cuello: para los ganglios residuales si el tumor primario está controlado.

VII. Pronóstico: supervivencia a 5 años: 40% en pacientes con ganglios negativos y 20% en los positivos.

Cáncer de la cavidad oral

I. Etiología

    A. Tabaquismo: 90% de los pacientes son grandes consumidores de tabaco (ya sea fumado o masticado).

    B. Alcohol: ~80% de los pacientes son grandes bebedores.

II. Historia y presentación clínicas

A. Signos y síntomas: pérdida de dientes, úlceras dolorosas o que no cicatrizan, odinofagia, otalgia (con lesiones posteriores) y adenopatías cervicales.

B. Labios: son el sitio más frecuente de carcinoma.

III. Diagnóstico

A. La **biopsia** confirma el diagnóstico.

B. Estadificación: TC de cuello con contraste y TC de tórax.

IV. Tratamiento

A. Tumores pequeños con ganglios linfáticos negativos: escisión local o radioterapia.

B. Lesiones más grandes: combinación de cirugía y radiación.

   1. Cirugía: implica una resección en bloque y disección del cuello.

   2. Técnica: se incluye mandibulectomía parcial o el tumor se "atraviesa" medialmente a la mandíbula hacia el cuello.

C. Tumores adheridos a la mandíbula.

   1. Se puede eliminar con un espesor parcial de la mandíbula.

   2. El arco mandibular se mantiene intacto cuando es posible.

D. Tumores que muestran erosión ósea en la mandíbula: extirpados con una porción de hueso de espesor total.

V. Pronóstico

A. Tasa de supervivencia a 5 años: ~65% global para el cáncer de todas las ubicaciones de la cavidad oral.

B. Cáncer de labio: se han registrado tasas de hasta 90%.

C. Lesiones linguales: el pronóstico es peor si la lesión es posterior.

   1. Lesiones anteriores (móviles) de la lengua.

      a. A menudo se diagnostica cuando son pequeñas.

      b. La tasa de supervivencia global a 5 años es superior a 65%.

   2. Lesiones posteriores: supervivencia < 40%.

Cáncer de orofaringe

I. Etiología

A. Alcohol y tabaco: con frecuencia utilizados juntos.

B. Cepas 16 y 18 del VPH: se asocian al cáncer de células epidermoides de la orofaringe.

C. Irritación local de la mucosa, desnutrición y defectos inmunitarios: también están implicados.

II. Historia y presentación clínicas

A. Signos y síntomas.

   1. Los más frecuentes son dolor de garganta persistente acompañado de otalgia ipsilateral (dolor referido a través de la rama timpánica del nervio glosofaríngeo), restricción del movimiento de la lengua ("voz de patata caliente"), odinofagia y hemorragia.

   2. Muchos pacientes permanecen asintomáticos hasta que los tumores son grandes.

B. Desnutrición: la mayoría de los pacientes presenta desnutrición importante.

C. Adenopatía cervical.

1. Las metástasis ganglionares se encuentran en ~70% de los pacientes con cáncer de la base de la lengua, y en 60-80% de los pacientes con cáncer amigdalar; la mayoría de los ganglios son palpables.
2. Las grandes adenopatías quísticas son frecuentes en la enfermedad asociada al VPH.

D. Examen inicial: debe incluir una palpación cuidadosa de la base de la lengua; muchos tumores pequeños son difíciles de ver pero se pueden palpar con facilidad.

III. Diagnóstico

A. Endoscopia con biopsia: para todas las lesiones antes de elegir el tratamiento.

B. TC e IRM: útiles para determinar la extensión del tumor.

IV. Tratamiento

A. Lesiones pequeñas: suelen tratarse con radioterapia; sin embargo, la cirugía es una opción.

B. Lesiones grandes: la terapia combinada mejora las tasas de supervivencia; está indicada cuando hay metástasis ganglionares.

C. Resección compuesta (procedimiento mandíbula-cuello o comando): se utiliza con mayor frecuencia para resecar grandes lesiones de la orofaringe e implica disección del cuello y mandibulectomía parcial junto con la escisión del tumor y la reconstrucción.

1. **Traqueotomía:** sistemática.
2. **Glosectomía total:** ocasionalmente, la laringe se salva en pacientes jóvenes y por lo demás sanos.
3. **Laringectomía:** se realiza cuando el tumor invade el espacio preepiglótico o se extirpa toda la base de la lengua y ambos nervios hipoglosos.

D. Cirugía robótica transoral: se utiliza en algunos centros.

1. **Reducción de la morbilidad:** debido a la posibilidad de resecar el tumor sin dividir la mandíbula.
2. Disminución de la necesidad de sondas de alimentación tras la resección.

V. Pronóstico: los tumores VPH+ suelen tener mejor pronóstico.

Cáncer de hipofaringe

I. Clasificación

A. El 95% de los tumores son cánceres epiteliales.

B. La mayoría surge en los senos piriformes y en la pared faríngea posterior.

II. Etiología: consumo excesivo de alcohol y tabaco.

III. Historia y presentación clínica

A. Signos y síntomas: la tríada de dolor de garganta, informe de otalgia y disfagia está presente en > 50% de los pacientes.

B. Ronquera y obstrucción de las vías respiratorias: indican afectación laríngea.

C. Pequeños tumores poscricoides: a menudo se presentan con síntomas leves de dolor de garganta, globo (un "bulto en la garganta") y carraspeo.

D. Metástasis en los ganglios linfáticos cervicales: se encuentran en la mayoría de los pacientes.

IV. Diagnóstico: TC de cuello con contraste y endoscopia con biopsia.

V. Tratamiento

   A. Lesiones avanzadas: laringofaringectomía, disección radical del cuello y radioterapia.

   B. Pequeños tumores que preservan el vértice del seno piriforme: laringectomía supraglótica.

   C. Tumores pequeños: radioterapia sola o resección quirúrgica a través de faringotomía lateral.

   D. Quimioterapia con radioterapia: en protocolos de preservación de órganos.

VI. Pronóstico

   A. En general: malo, debido a la extensa diseminación submucosa y a la metástasis cervical; tasa de supervivencia a 5 años: ~30%.

   B. Si es elegible para laringectomía supraglótica: la tasa de supervivencia a 5 años se eleva a 50%.

Cáncer de laringe

I. Clasificación

   A. Carcinomas de células epidermoides: representan 95-98% de los tumores.

   B. Carcinoma verrucoso: variante del carcinoma de células epidermoides que es localmente invasivo.

II. Etiología

   A. Tabaquismo: > 90% de los pacientes tienen antecedentes significativos.

   B. Consumo excesivo de alcohol: factor etiológico frecuente, pero no definitivo.

III. Historia y presentación clínicas

   A. Síntoma más frecuente: ronquera.

   B. Otros signos y síntomas: estridor, tos, hemoptisis, odinofagia, otalgia, disfagia y aspiración.

   C. Masas en el cuello: poco frecuentes en la presentación.

IV. Diagnóstico

   A. Laringoscopia directa y biopsia: obligatoria para todos los pacientes

   B. Esofagograma por trago de bario, laringoscopia estroboscópica y TC: pueden ser útiles.

V. Tratamiento

   A. Carcinoma *in situ*: escisión de la mucosa de las cuerdas vocales afectada y seguimiento estricto.

   B. Lesiones en fase inicial.

   1. Radiación: muchos se tratan con radiación porque la voz resultante suele ser de mejor calidad.

   2. Cirugía: aún está indicada para muchos pacientes.

   a. Extirpación del pliegue vocal implicado: mediante técnicas tradicionales o con láser de dióxido de carbono se consigue un control local equivalente.

   b. Hemilaringectomía (laringectomía vertical): para algunas lesiones glóticas que afectan a la comisura anterior por el mayor riesgo de afectación del cartílago.

   c. Resección quirúrgica limitada: para algunas lesiones pequeñas de la punta de la epiglotis.

C. Tumores supraglóticos grandes: la laringectomía supraglótica (horizontal) preserva las cuerdas vocales verdaderas, pero elimina la epiglotis, los pliegues ariepiglóticos y las cuerdas vocales falsas.

D. Tumores transglóticos.

1. Se puede considerar la suprahemilaringectomía.

2. A menudo es necesaria la disección del cuello, radiación o ambas.

E. Tumores avanzados.

1. Suele requerir laringectomía total, a menudo combinada con la disección del cuello.

2. La radioterapia posoperatoria suele estar indicada.

F. Carcinoma verrucoso: laringectomía de conservación, la radioterapia es controvertida.

G. Protocolos de quimiorradioterapia concurrente: logran tasas de curación comparables a las de la terapia quirúrgica combinada tradicional y permiten a algunos pacientes evitar la laringectomía total.

VI. **Pronóstico:** mejor que en el cáncer de otras localizaciones de cabeza y cuello.

Cáncer de piel de células basales y epidermoides

I. **Epidemiología**

A. El cáncer de piel es el más frecuente en Estados Unidos.

B. Cada año se diagnostican más de un millón de casos nuevos de cáncer de piel y más de 10 000 muertes.

II. **Etiología:** luz solar, radiación, arsénico, quemaduras, cicatrices y trastornos genéticos (xeroderma pigmentoso, síndrome de nevo basocelular, albinismo).

III. **Historia y presentación clínicas**

A. Suele presentarse como lesiones cutáneas o subcutáneas de crecimiento lento.

B. Algunas lesiones forman úlceras que no cicatrizan.

C. Las metástasis ganglionares son poco frecuentes.

IV. **Diagnóstico:** lesión visible, diagnosticada con biopsia de piel.

V. **Tratamiento**

A. Tipos de terapia: electrodesecación, curetaje, criocirugía, escisión, cirugía de Mohs, radiación y fluorouracilo tópico.

B. Carcinoma de células epidermoides: se prefiere la escisión quirúrgica.

C. Carcinomas de células basales: de los pliegues nasolabiales, los cantos medial y lateral y las regiones posauriculares son agresivos y requieren resección quirúrgica amplia.

D. Cirugía de Mohs: implica el mapeo preciso y el control por sección congelada de todo el lecho de resección.

E. Radiación: por lo general se reserva para lesiones avanzadas en zonas donde la escisión quirúrgica deja un defecto cosméticamente inaceptable (p. ej., nariz, párpado y labio).

F. Todos los ganglios positivos: deben ser tratados con disección de cuello o radioterapia.

VI. **Pronóstico:** en general es excelente; a menudo se identifica en la fase inicial de la enfermedad.

REFERENCIA A NMS. CIRUGÍA. CASOS CLÍNICOS

Véase *NMS. Cirugía. Casos clínicos*, 3.ª edición, caso 10.1: Evaluación de una lesión cutánea.

Melanoma maligno

I. Clasificación: las variantes patológicas incluyen los melanomas de lentigo maligno, de extensión superficial y nodular.

II. Epidemiología: 1% de todos los cánceres. El 25% de los melanomas surge en la cabeza y el cuello.

III. Etiología: exposición al sol y herencia.

IV. Diagnóstico

    A. La biopsia incisional o escisional de la lesión es diagnóstica.

    B. Estadificación: profundidad de la lesión primaria.

FUENTE CONFIABLE

American Cancer Society: Melanoma Skin Cancer Stages. Disponible en: https://www.cancer.org/cancer/melanoma-skin-cancer/detection-diagnosis-staging/melanomaskin-cancer-stages.html

---

V. Tratamiento

    A. Melanomas profundos: escisión amplia con tratamiento de las cuencas ganglionares.

    B. Biopsia del ganglio centinela.

        1. Para la profundidad intermedia de la invasión, a fin de evaluar la enfermedad ganglionar.

        2. Un ganglio centinela es el primer ganglio implicado en la diseminación linfática de una neoplasia.

    C. Linfocentellografía.

        1. Se inyecta un radiotrazador por vía intradérmica alrededor de la lesión y, a continuación, se realiza una imagen linfática.

        2. Técnica:

            a. Se inyecta en la lesión colorante azul y radiotrazador por vía intradérmica.

            b. El colorante es visible y se utiliza una sonda gamma para identificar la actividad del radiotrazador.

    D. Disección del cuello: se efectúa para los ganglios positivos.

    E. Parotidectomía: se añade para las lesiones de la piel cabelluda anterior, párpados, pabellones auriculares y mejillas, porque el drenaje linfático de primer nivel es hacia los ganglios periparotídeos.

    F. Radioterapia: por lo general está reservada para el tratamiento paliativo de la enfermedad recurrente.

    G. Quimioterapia: para el melanoma diseminado.

VI. Pronóstico: la tasa de supervivencia está relacionada con la etapa del tumor; el pronóstico en pacientes con melanoma de mucosas es extremadamente malo.

REFERENCIA A NMS. CIRUGÍA. CASOS CLÍNICOS

Véase *NMS. Cirugía. Casos clínicos*, 3.ª edición, caso 10.2: Diagnóstico de melanoma maligno en una lesión cutánea.

Linfoma de cabeza y cuello

I. Clasificación

A. Linfoma no Hodgkin: grupo de enfermedades clasificadas en tipos favorables y desfavorables en función de la respuesta terapéutica.

B. Linfoma de Hodgkin: la histología influye en el pronóstico.

II. Epidemiología

A. Del total de los linfomas malignos, 80% surge de los ganglios, muchos de los cuales se encuentran en la cabeza y el cuello.

B. Linfoma de Hodgkin: 70% tiene afectación de los ganglios linfáticos cervicales.

C. Linfoma no Hodgkin: 20% de los pacientes tiene presentación extranodal:

III. Historia y presentación clínicas

A. Signos y síntomas: por lo general, un único ganglio cervical agrandado; la mayoría de los ganglios linfomatosos son firmes y gomosos.

B. Linfoma no Hodgkin.

1. En condiciones normales, se presenta en los ganglios cervicales superiores.
2. Sitios de afectación extraganglionar: cabeza y cuello, sobre todo en el anillo amigdalino de Waldeyer.

C. Linfoma de Hodgkin.

1. Se descubre en los ganglios de toda la cadena cervical.
2. Síntomas sistémicos: 40% de los pacientes tiene fiebre, sudoración, pérdida de peso y malestar.

IV. Diagnóstico

A. Biopsia por escisión: de un ganglio linfático.

B. AAF del ganglio linfático y endoscopia: se realiza para descartar un carcinoma de células epidermoides.

C. Biopsia primero: si se ha descubierto un posible origen extraganglionar.

D. Diagnóstico por congelación: de poco valor, excepto para excluir el carcinoma de células epidermoides.

E. Pruebas adicionales que ayudan a la estadificación: radiografía de tórax, TC de abdomen y biopsia de médula ósea.

V. Tratamiento: la combinación de agentes quimioterapéuticos y radioterapia se utilizan en función de la etapa y la patología.

VI. Pronóstico

A. Linfoma de Hodgkin.

1. **Factores pronósticos favorables:** enfermedad localizada, número limitado de localizaciones anatómicas, ausencia de enfermedad masiva e histología favorable.
2. **Tasas de supervivencia.**
   a. Los pacientes con enfermedad limitada tienen tasas libres de recaída a 5 años de 80-90%.
   b. La tasa se reduce a 60-80% en pacientes con enfermedad avanzada tratados con terapia combinada.
   c. En la enfermedad avanzada se observan tasas de hasta 30%.

B. Supervivencia del linfoma no Hodgkin.

1. **Radioterapia:** produce tasas de curación de 50-70%.

2. **Lesiones más avanzadas.**

   a. Los pacientes con histología favorable llegan a tener una tasa de supervivencia a 5 años de 60-70% y una tasa de curación de 30%.

   b. Los pacientes con histología desfavorable se enfrentan a una supervivencia a 5 años de 24-40%.

NEOPLASIAS BENIGNAS DE LA PARÓTIDA

I. **Clasificación**

   A. Del total de los tumores parotídeos, 80% es benigno.

   B. **Adenomas pleomórficos (tumores mixtos):** contienen componentes estromales y epiteliales; son los tumores salivales benignos más frecuentes.

   C. **Adenocistoma papilar (cistadenoma) linfomatoso (tumores de Warthin):** consisten en elementos epiteliales y linfoides.

II. **Epidemiología**

   A. **Sexo:** cinco veces más probable en hombres que en mujeres.

   B. **Edad:** suele ocurrir en personas de 40-60 años.

III. **Etiología:** se asocia al consumo de cigarrillos.

IV. **Historia y presentación clínicas**

   A. **Masa indolora:** es la característica de presentación más frecuente.

   B. **Parálisis facial:** poco frecuente.

   C. **Suave (quística) a la palpación:** y contiene material mucoide que puede parecer purulento.

   D. **Neoplásico y no inflamatorio.**

V. **Diagnóstico:** Biopsia por AAF, ecografía para lesiones del lóbulo superficial, IRM.

   A. **Tumor linfoepitelial benigno (tumor de Godwin):** se caracteriza por una infiltración linfoide de progresión lenta de la glándula; se asocia al VIH.

   B. **Adenomas oxífilos.**

   1. Consisten en células acidófilas llamadas oncocitos.

   2. Ocurren con mayor frecuencia en pacientes adultos de edad avanzada.

   3. Crecen con lentitud y no suelen superar los 5 cm.

   C. **Lesiones diversas:** también se producen hemangiomas y linfangiomas; los hemangiomas que no retroceden se tratan mediante resección.

VI. **Tratamiento:** la parotidectomía superficial es adecuada para la mayoría de las lesiones benignas.

VII. **Pronóstico:** bueno. Los tumores son de crecimiento lento y resecables, con bajo riesgo de recurrencia.

Neoplasias malignas de la parótida

I. **Clasificación**

   A. **Carcinoma mucoepidermoide.**

   1. Surge de los conductos de la glándula.

   2. Es la neoplasia más frecuente de la parótida y constituye 9% de todos los tumores parotídeos.

3. Tipos.

a. Tumores de grado bajo: forma más común; se observa con mayor frecuencia durante la infancia.

b. Tumores de grado alto: extremadamente agresivos y no encapsulados.

B. Tumores mixtos malignos (carcinoma que surge de un adenoma pleomórfico, carcinosarcoma): es el segundo tipo de neoplasia maligna más frecuente.

C. Otras lesiones: incluyen el carcinoma adenoide quístico (cilindroma), adenocarcinoma de células acínicas y adenocarcinoma.

D. Linfoma maligno: puede surgir como un tumor primario en la glándula.

II. Etiología: desconocida, asociada a la exposición a radiación.

III. Historia y presentación clínicas

A. Las lesiones son blandas a la palpación y aparecen encapsuladas en la cirugía.

B. La afectación del nervio facial suele indicar una infiltración maligna de éste.

IV. Diagnóstico: biopsia por AAF, ecografía, IRM.

V. Tratamiento

A. Carcinoma mucoepidermoide: parotidectomía total más disección de cuello (incluso sin ganglios palpables); la cirugía suele complementarse con radiación posoperatoria.

B. Tumores mixtos malignos: parotidectomía total; también se realiza una disección de cuello por adenopatías palpables o por un tumor de grado alto.

C. Otras lesiones.

1. Tratamiento: parotidectomía total; disección del cuello cuando hay enfermedad ganglionar.

2. Tumores de grado alto, recurrentes e inoperables: se tratan con radiación.

D. Linfoma maligno: mismo tratamiento que para otros linfomas.

VI. Pronóstico

A. Carcinoma mucoepidermoide de grado bajo: cuando se trata de forma adecuada, la tasa de supervivencia a 5 años es ~95%.

B. Carcinoma mucoepidermoide de grado alto: la tasa de supervivencia a 5 años es de 42% con tratamiento óptimo.

C. Tumores mixtos malignos: pronóstico bueno si se detectan a tiempo y se tratan de forma agresiva.

D. Linfoma maligno: bueno para la enfermedad local; malo si está diseminado en el momento del diagnóstico.

Recordatorios

- La mayoría de los tumores malignos de la cavidad oral se trata con cirugía, con o sin radiación adyuvante.
- El VPH es un agente etiológico cada vez más frecuente de los cánceres de amígdala y base de la lengua.
- Hay fuerte sospecha de neoplasia maligna si existe una masa parotídea y el paciente tiene debilidad facial.
- Regla de 10% para los tumores de Warthin: 10% son bilaterales y 10% son multicéntricos.
- Los tumores malignos constituyen 20% de todas las neoplasias parotídeas, y a menudo se caracterizan por dolor y parálisis del nervio facial.
- El carcinoma de células basales constituye 80% de los cánceres de piel; el de células epidermoides representa alrededor de 15%.
- Ante sospecha de melanoma debe practicarse una biopsia incisional o escisional: las biopsias por afeitado y por punción son inadecuadas para la estadificación.

Parte VI. Preguntas de repaso

Instrucciones: *cada uno de los puntos numerados de esta sección va seguido de varias respuestas posibles. Seleccione la MEJOR respuesta en cada caso.*

Preguntas 1 y 2. *Un hombre de 35 años de edad presenta otitis media serosa derecha y una masa en la parte superior derecha del cuello.*

1. ¿Qué es lo más importante para evaluar a este paciente?

A. Cáncer del oído derecho
B. Cáncer de amígdala derecha
C. Cáncer del seno maxilar derecho
D. Cáncer de nasofaringe
E. Linfoma de Hodgkin

2. ¿Cuál de los siguientes será el tratamiento principal para este tumor?

A. Escisión local a márgenes negativos
B. Escisión local amplia y disección radical del cuello
C. Quimioterapia neoadyuvante seguida de resección del tumor residual
D. Radioterapia unilateral con quimioterapia combinada
E. Radioterapia bilateral

3. A un hombre de 65 años de edad se le descubre un pequeño carcinoma de células epidermoides que invade la cuerda vocal derecha, la cual está paralizada, y hay un ganglio linfático de 4 cm de diámetro en la parte anterior derecha del cuello. El tratamiento óptimo del tumor primario debe incluir cuál de los siguientes:

A. Laringectomía total
B. Hemilaringectomía vertical
C. Laringectomía supraglótica (horizontal)
D. Cordectomía derecha
E. Quimioterapia

Preguntas 4 y 5. *Una mujer de 55 años de edad se presenta con la queja de una masa que cubre el ángulo de la mandíbula derecha. Dice que la masa se ha agrandado lentamente en los últimos 2-3 años y es indolora. En la exploración física, la masa es firme y cubre el ángulo de la mandíbula derecha y la zona entre el ángulo y el trago de la oreja. La exploración neurológica de la cabeza y el cuello es completamente normal.*

4. ¿Cuál de los siguientes trastornos es más probable que represente esta masa?

A. Cáncer mucoepidermoide de la glándula parótida
B. Parotiditis aguda
C. Tumor mixto benigno de la glándula parótida (adenoma pleomórfico)
D. Tumor mixto maligno de la glándula parótida
E. Hemangioma de la glándula parótida

5. ¿Cuál será el tratamiento óptimo para esta lesión?

A. Radioterapia
B. Parotidectomía total con preservación del nervio facial
C. Parotidectomía total incluida la resección del nervio facial
D. Parotidectomía superficial
E. Enucleación

6. Una niña de 9 años de edad se presenta con drenaje de la línea media del cuello. Hay celulitis circundante y una masa aparente de 2 cm que se eleva al deglutir. El tratamiento definitivo más adecuado para esta afección es:

A. Antibióticos solos
B. Exploración de la tiroides
C. Aspiración guiada por ecografía
D. Escisión quirúrgica completa
E. Terapia con yodo radioactivo

7. Un hombre de 71 años de edad presenta pérdida leve de audición y acúfenos en el oído derecho. Sus síntomas son nuevos y no le preocupan especialmente. La imagen por resonancia magnética (IRM) muestra una lesión sólida en el conducto auditivo interno. El tratamiento más adecuado es:

A. Resección quirúrgica
B. Radioterapia
C. Observación
D. Aspiración con aguja fina
E. Ablación por radiofrecuencia

8. Un hombre de 60 años de edad tiene un historial de tabaquismo de 80 paquetes anuales durante años, y presenta una lesión en la lengua. La biopsia es compatible con carcinoma de células epidermoides. Un examen completo demuestra una lesión sólida de 1.5 cm en el lóbulo superior izquierdo del pulmón, pero por lo demás es negativo. El tratamiento más adecuado es:

A. Radioterapia
B. Sólo quimioterapia
C. Resección quirúrgica radical
D. Resección quirúrgica y quimioterapia
E. Remisión a cuidados paliativos

9. Un hombre de 37 años de edad se somete a derivación gástrica en Y de Roux por obesidad mórbida. Se recupera sin problemas y es dado de alta al día siguiente. Regresa el sexto día posoperatorio con dolor abdominal, taquicardia y fiebre baja. Su exploración abdominal no es destacable y su tomografía computarizada (TC) abdominal muestra inflamación importante en la parte superior del abdomen con algo de líquido libre. El tratamiento inicial más adecuado es:

A. Reducción de la acidez con inhibidores de la bomba de protones
B. Loperamida
C. Mayor control del dolor con narcóticos orales
D. Laparoscopia diagnóstica
E. Antiinflamatorios no esteroideos

10. ¿Cuál de los siguientes pacientes cumple los criterios para cirugía bariátrica?

A. Joven de 15 años de edad con un índice de masa corporal (IMC) de 39.9 kg/m^2
B. Mujer de 25 años de edad con IMC de 33 kg/m^2 y asma alérgica
C. Hombre de 35 años de edad con IMC de 38 kg/m^2 y un tabique desviado
D. Mujer de 45 años de edad con IMC de 39 kg/m^2, diabetes mellitus y enfermedad articular degenerativa
E. Hombre de 79 años de edad con IMC de 39.9 kg/m^2

11. Una mujer de 60 años de edad es llevada al quirófano para una colecistectomía laparoscópica. Tras la insuflación del abdomen con CO_2, su frecuencia respiratoria aumenta drásticamente y se vuelve hipotensa con disminución del gasto cardiaco. La razón más probable de este evento agudo es:

A. Acidosis secundaria al dióxido de carbono
B. Neumotórax
C. Agotamiento del volumen
D. Sedación con narcóticos excesiva
E. Disminución de la actividad simpática

12. Un hombre de 35 años de edad se somete a reparación laparoscópica de hernia ventral con lisis de adherencias. La intervención no presenta complicaciones y es ingresado en el hospital para su recuperación. Después de 3 días, desarrolla nueva distensión del abdomen, dolor abdominal e hipotensión que no responde a 1 L de solución salina normal. La explicación más probable es:

A. Infarto de miocardio
B. Enterotomía perdida
C. Acidosis secundaria al neumoperitoneo
D. Trombosis venosa profunda
E. Síndrome de hinchazón por gases

13. Una mujer de 25 años de edad presenta un nódulo palpable de 2 cm en la porción izquierda del cuello. Está asintomática pero le preocupa ese bulto. Acude a su médico familiar, que le pide una ecografía que muestra una lesión sólida, por lo que acude a consulta para ser evaluada. El medio de diagnóstico más apropiado es:

A. Tomografía computarizada (TC) del cuello

B. Angiografía por resonancia magnética (ARM)

C. Aspiración con aguja fina (AAF)

D. Biopsia incisional

E. Biopsia por escisión

14. La American Cancer Society (ACS) recomienda todos los siguientes exámenes de rutina, *excepto*:

A. Mamografía para cáncer de mama

B. Prueba de Papanicolaou para cáncer de cuello uterino

C. Antígeno prostático específico (APE) para cáncer de próstata

D. Colonoscopia para cáncer de colon

E. Prueba de sangre oculta en heces para cáncer de colon

15. Se desarrolla un nuevo agente quimioterapéutico para tratar el cáncer de pulmón avanzado. La empresa inicia un ensayo grande con 1000 pacientes en el que se compara la eficacia del nuevo fármaco con la de un medicamento líder que se ha utilizado durante los últimos 5 años. Este ensayo puede describirse como:

A. Fase 0

B. Fase I

C. Fase II

D. Fase III

E. Ensayo controlado aleatorio doble ciego

Preguntas 16-18

16. Un hombre de 22 años de edad recibe un disparo en el pecho. Acude al servicio de urgencias con un murmullo incoherente, pero sus ojos se abren a las órdenes vocales y no responde a los estímulos dolorosos. ¿Cuál es su puntuación en la escala de coma de Glasgow?

A. 6

B. 8

C. 10

D. 12

E. 14

La presión arterial sistólica del paciente de la pregunta 8 es de 60 mm Hg, tiene pulso filiforme y un poco de sangre que burbujea de un orificio en la porción lateral izquierda de su pecho.

17. La maniobra inicial más importante es:

A. Intubación endotraqueal
B. Administración de 1 L de cristaloide
C. Apósitos oclusivos en la herida
D. Muestra de sangre para la prueba cruzada
E. Exploración pupilar

Tras la estabilización, la hemodinámica del paciente mejora pero no se normaliza; también es difícil suministrarle ventilación. La radiografía de tórax muestra colapso del pulmón en el lado izquierdo y desplazamiento de las estructuras mediastínicas hacia la derecha.

18. La siguiente maniobra debería ser:

A. Administración de oxígeno al 100%
B. Toracotomía quirúrgica
C. Inserción de sonda torácica
D. Descompresión con aguja de la porción izquierda del pecho
E. Administración de tensoactivos

19. Una mujer de 27 años de edad con enfermedad renal terminal secundaria a glomerulonefritis es sometida a trasplante renal en la fosa iliaca derecha. Dos meses después de la operación, desarrolla edema en la pierna derecha junto con disminución de la diuresis. La TC demuestra acumulación de líquido cerca del riñón, que al aspirarlo muestra una concentración de creatinina igual a la del suero. El mejor paso en el manejo debe ser:

A. Laparoscopia diagnóstica y drenaje interno
B. Operación abierta y revisión ureteral
C. Corticoesteroides en pulsos
D. Transfusión de sangre
E. Drenaje percutáneo

20. Un hombre de 42 años de edad, con diabetes mellitus insulinodependiente, se somete a trasplante de páncreas. Tras obtener buenos resultados iniciales, en el día 4 del posoperatorio presenta concentraciones de glucosa crecientes que requieren insulina. El medio de diagnóstico inicial más eficaz es:

A. TC con contraste
B. Biopsia guiada por IRM
C. Cultivo de orina
D. Concentraciones de anticuerpos en suero
E. Ecografía retroperitoneal

21. Un hombre de 33 años de edad recibe un trasplante de riñón. Un mes después, presenta disminución de la diuresis y aumento de la creatinina sérica. Se realiza una biopsia renal, que es compatible con rechazo agudo. El tratamiento inicial más adecuado es:

A. Disminución de los valores de inmunosupresores
B. Nefrectomía de trasplante
C. Plasmaféresis
D. Corticoesteroides en pulsos
E. TC con contraste intravenoso

22. Un niño de 4 semanas de edad es llevado al servicio de urgencias con antecedentes de 3 días de vómito. La familia informa de que el niño nació sin problemas y se desarrolló con normalidad. El vómito no bilioso, son bastante fuertes y se producen inmediatamente después de las tomas. En la exploración física, se percibe una masa firme en la región epigástrica. El curso de acción más apropiado es:

A. Laparotomía inmediata
B. Reanimación con líquidos y operación semiurgente
C. Piloromiotomía laparoscópica
D. Descompresión nasogástrica (NG)
E. Gammagrafía con ácido hidroxiiminodiacético y pruebas de función hepática

23. Una niña recién nacida presenta una masa en el ombligo; no está en peligro. Inmediatamente a la derecha del cordón umbilical, una aparente asa de intestino está expuesta al aire. El tratamiento inicial para el manejo de esta paciente debe ser:

A. Aplicación de sulfadiazina de plata
B. Ecocardiografía
C. Operación inmediata con cierre primario de la pared abdominal
D. Vendaje estéril y reparación antes del alta
E. Injerto de piel

24. Una niña de 2 días de edad aún no ha expulsado meconio. No hay antecedentes maternos ni de nacimiento relevantes. En la exploración, su abdomen está blando pero distendido y los signos vitales son normales. Se efectúa exploración rectal y la bóveda rectal parece vacía, pero al retirar el dedo, sale un chorro de heces. La prueba diagnóstica más adecuada para esta paciente es:

A. Radiografía de abdomen
B. Tomografía computarizada del abdomen
C. Análisis genético para CFTR
D. Enema de contraste con bario
E. Biopsia rectal

25. ¿En cuál de las siguientes situaciones una toracotomía en el servicio de urgencias daría los resultados más útiles?

A. Paro cardiaco en un trabajador de la construcción tras caer de un andamio a 8 pisos de altura

B. Paro cardiaco tras un accidente de tráfico en el que el individuo es expulsado del auto

C. Paro cardiaco tras una herida de bala en el abdomen

D. Masaje cardiaco externo que ha fallado después de más de 10 minutos en un paciente traumatizado

E. Paro cardiaco tras una herida de arma blanca en el pecho

26. Un varón de 21 años de edad es llevado a urgencias tras una agresión con un bate de béisbol. Ha sufrido un evidente traumatismo craneal. Abre los ojos de forma espontánea; no habla, pero emite sonidos incomprensibles y localiza el dolor. ¿Cuál es su puntuación en la escala de coma de Glasgow?

A. 8

B. 9

C. 10

D. 11

E. 12

Preguntas 27 y 28. Un hombre de 50 años de edad es llevado al servicio de urgencias inmediatamente después de sufrir quemaduras de espesor total en toda la superficie de ambas extremidades superiores y en la parte anterior del tórax y el abdomen. Su peso aproximado es de 70.3 kg (155 lb). La reanimación inicial con líquidos se ha iniciado con solución de lactato de Ringer.

27. La tasa de reanimación inicial debe ser, aproximadamente, ¿cuál de las siguientes?

A. 300 mL/h

B. 600 mL/h

C. 900 mL/h

D. 1200 mL/h

E. 1500 mL/h

El paciente responde al tratamiento.

28. Después de 8 h, la tasa de líquido debe cambiarse a cuál de las siguientes:

A. 300 mL/h

B. 600 mL/h

C. 900 mL/h

D. 1200 mL/h

E. 1500 mL/h

29. Un recién nacido de 2600 g sin anomalías evidentes presenta cianosis durante su primera alimentación. Un intento de pasar una sonda gástrica oral para descomprimir el estómago no tiene éxito. ¿Cuál de las siguientes afirmaciones es *correcta*?

A. La forma más probable de malformación esofágica traqueal es una bolsa ciega sin fístula traqueal

B. No está indicado realizar más pruebas para otras anomalías debido a la apariencia normal del paciente

C. Como la sonda orogástrica no pasa, debe ser retirada para evitar arcadas

D. La reparación primaria puede llevarse a cabo si el defecto tiene menos de 2 cm de longitud

E. Si los campos pulmonares son claros a la auscultación después del episodio cianótico, una radiografía de tórax inmediata no ayudaría al manejo del recién nacido

30. ¿Cuál de las siguientes afirmaciones sobre la cirugía laparoscópica es *correcta*?

A. Debido a la naturaleza mínimamente invasiva de la laparoscopia, la evaluación preoperatoria de los pacientes es menos crítica que para la laparotomía

B. El uso sistemático de sondas orogástricas y catéteres urinarios es innecesario durante los procedimientos laparoscópicos avanzados

C. El abdomen siempre se prepara y se cubre con paños quirúrgicos para una posible laparotomía

D. Las bombas antitromboembólicas no son necesarias durante los procedimientos laparoscópicos, ya que el riesgo de trombosis venosa profunda es menor que en la laparotomía

E. La anestesia espinal es suficiente para la mayoría de los procedimientos laparoscópicos avanzados

31. ¿Cuál de los siguientes cambios fisiológicos se produce como resultado del neumoperitoneo con dióxido de carbono?

A. Disminución de la distensibilidad pulmonar debido a la elevación del diafragma y al aumento de la presión abdominal

B. Alcalosis metabólica por absorción sistémica de dióxido de carbono

C. Aumento del gasto cardiaco como resultado del aumento del retorno venoso

D. Disminución de la resistencia vascular sistémica

E. Disminución de la presión arterial media

32. Una mujer de 32 años de edad se somete a colecistectomía laparoscópica por un cólico biliar. Pasadas 48 horas de la operación, se queja de fiebre y de dolor en el recto. Los estudios de laboratorio revelan un recuento elevado de glóbulos blancos, así como bilirrubina total elevada. ¿Cuál de las siguientes medidas *no* debería formar parte del tratamiento inicial?

A. Tomografía computarizada del abdomen

B. Gammagrafía biliar con ácido hidroxinodiacético hidroxiiminodiacético

C. Exploración quirúrgica

D. Colangiopancreatografía retrógrada endoscópica (CPRE)

E. Antibióticos de amplio espectro

33. ¿Cuál de las siguientes afirmaciones sobre las hernias pediátricas es *correcta*?

A. La incidencia es aproximadamente igual en hombres y mujeres, y es más frecuente en los hombres a medida que aumenta la edad

B. Las hernias pediátricas congénitas son bilaterales en 50% de los casos

C. Las hernias inguinales suelen cerrarse de forma espontánea en los niños, y la reparación debe retrasarse hasta los 2 años de edad

D. En los niños, las hernias encarceladas nunca deben reducirse. La reparación de urgencia es obligatoria

E. Las hernias inguinales del lado derecho son dos veces más frecuentes que las del lado izquierdo

34. Una víctima de una colisión de vehículos de motor que salió despedida del vehículo es llevada al servicio de urgencias. El paciente está inconsciente e hipotenso; tiene la pupila izquierda dilatada, disminución de los ruidos respiratorios sobre el hemitórax derecho, abdomen moderadamente distendido, pelvis inestable y hematomas intensos sobre los muslos. Tras la reanimación con 2 L de cristaloide y 2 unidades de concentrado de hematíes de tipo específico, el paciente sigue hipotenso con una presión arterial sistólica de 80-85. ¿Cuál es la explicación *menos probable* para la hipotensión de este paciente?

A. Pérdida de sangre externa

B. Hemorragia en el pecho

C. Hemorragia retroperitoneal

D. Traumatismo craneal cerrado grave

E. Fracturas femorales

35. Un hombre adulto es llevado al servicio de urgencias para ser evaluado y tratado tras las lesiones sufridas en un incendio doméstico. El paciente fue encontrado en una habitación cerrada. Tiene el vello facial chamuscado y quemaduras de espesor total en aproximadamente 30% de su superficie corporal. Todo lo siguiente es importante para su estabilización y tratamiento inicial, *excepto*:

A. Intubación endotraqueal

B. Reanimación con líquidos intravenosos

C. Inserción de un catéter ureteral

D. Administración de toxoide tetánico

E. Antibióticos sistémicos

36. Con el creciente uso de la ecografía, el diagnóstico prenatal de los defectos de la pared abdominal es cada vez más frecuente. Se le pide consultar a una familia con este diagnóstico prenatal. ¿Cuál de las siguientes afirmaciones *no* es correcta?

A. El cierre puede requerir más de una operación

B. Si la sospecha de gastrosquisis es fuerte, la amniocentesis es esencial para descartar anomalías cromosómicas

C. Con frecuencia se utiliza nutrición parenteral total (NPT)

D. El resultado de esta categoría de pacientes está relacionado tanto con la integridad del tracto gastrointestinal como con las anomalías asociadas

E. Uno de los principales objetivos del tratamiento de los defectos de la pared abdominal es proteger el contenido expuesto del abdomen

37. Todos los siguientes puntos son desventajas de la laparoscopia en comparación con la laparotomía, *excepto*:

A. Dificultad para controlar las hemorragias graves
B. Peor visualización del campo operatorio
C. Mayor dificultad para colocar las suturas
D. Pérdida de la sensación táctil
E. Mayores costos de quirófano

38. La colecistectomía laparoscópica está indicada para todas las condiciones siguientes, *excepto*:

A. Discinesia biliar
B. Tratamiento inicial en pacientes con colangitis grave
C. Colecistitis aguda
D. Colelitiasis sintomática
E. Pancreatitis biliar

Preguntas 39-43. *En cada situación clínica, haga coincidir el diagnóstico apropiado.*

A. Necrosis tubular aguda
B. Rechazo hiperagudo
C. Enfermedad de injerto contra hospedador
D. Rechazo agudo
E. Rechazo crónico

39. Ocurre cuando hay incompatibilidad de compatibilidad cruzada

40. Suele ser una condición temporal o una función renal deficiente que dura 1-14 días relacionada con la preservación, la isquemia y la reperfusión del riñón trasplantado

41. En general, puede tratarse con éxito con altas dosis de inmunosupresión, como la metilprednisolona

42. Más frecuente en el trasplante de intestino delgado que en otros trasplantes de órganos relacionados con la gran cantidad de tejido linfoide asociado al injerto

43. Disminución lenta de la función renal a lo largo de meses o años como resultado de eventos humorales y celulares que, por lo general, no son tratables ni reversible

Preguntas 44 y 45. Para cada pregunta, haga coincidir el agente inmunosupresor apropiado.

A. Corticoesteroides
B. Tacrolimús
C. Ciclosporina
D. Globulina antitimocítica
E. Micofenolato

44. Inhibidor de la calcineurina que se convirtió en el pilar de los regímenes inmunosupresores en la década de 1980-1989, y todavía es la base de muchos regímenes inmunosupresores con toxicidades que incluyen hipertensión, hiperplasia gingival y nefrotoxicidad.

45. Antimetabolito utilizado como parte de la terapia de inmunosupresión triple.

Preguntas 46-49. Relacione la anomalía gastrointestinal con el enunciado de la lista.

A. Malrotación
B. Atresia duodenal
C. Atresia del intestino delgado (yeyunal e ileal)
D. Ano imperforado

46. Mientras se considera una enfermedad vascular, hay un hallazgo asociado de fibrosis quística en un paciente con este problema gastrointestinal.

47. Aunque forma parte del complejo VACTERL, se asocia con mayor frecuencia con malformaciones renales.

48. La necrosis intestinal completa es la complicación más temida.

49. Existe una alta asociación con la trisomía 21.

50. Una mujer de 40 años de edad presenta dolor abdominal agudo, el cual describe como alto en el epigastrio, quizá con desplazamiento un poco hacia el lado derecho. El dolor aparece con las comidas y ha estado presente de forma intermitente durante los últimos 6 meses. Después de la comida de hoy, la paciente ha desarrollado dolor intenso, fiebre baja y náusea. Sus signos vitales no muestran fiebre, su frecuencia cardiaca es 85 latidos por minuto, y presión arterial normal. En la exploración, está notablemente sensible bajo el margen costal derecho y no puede respirar profundamente durante esa parte de la exploración. La prueba inicial más adecuada para esta paciente es:

A. Tomografía computarizada abdominal
B. Ecografía del cuadrante superior derecho (CSD)
C. Enterografía por resonancia magnética (ERM) abdominal
D. Esofagogastroduodenoscopia (EGD)
E. Exploración del hígado y el bazo

51. Un hombre de 18 años de edad presenta dolor abdominal de 12 horas, que al inicio era periumbilical y luego migró al lado derecho. En las últimas 2 horas, ha desarrollado náusea pero no ha tenido emesis. En la exploración, tiene dolor en el lado derecho cuando se palpa el lado izquierdo. El nombre de este signo es:

A. Signo de McBurney
B. Signo del obturador
C. Signo del psoas
D. Signo de Markle
E. Signo de Rovsing

52. Un adolescente de 15 años de edad se despierta con aparición repentina de sensibilidad en el cuadrante inferior derecho (CID) y en el escroto acompañada de náusea y vómito. ¿Cuál de los siguientes es el diagnóstico más apropiado y representa una emergencia quirúrgica?

A. Prostatitis aguda
B. Epididimitis aguda
C. Torsión testicular
D. Apendicitis aguda
E. Gastroenteritis

53. Un hombre de 25 años de edad ingresa con el antecedente de inicio repentino de dolor abdominal mesoepigástrico grave. La radiografía de tórax revela aire libre intraperitoneal. ¿Cuál es el tratamiento más adecuado para este paciente?

A. Endoscopia superior
B. Trago de bario
C. Trago de gastrografina
D. Observación
E. Laparotomía

Respuestas y explicaciones

1. **La respuesta es D.** Los dos síntomas de presentación más frecuentes del cáncer de nasofaringe son el aumento de tamaño de los ganglios linfáticos cervicales posteriores y la otitis media serosa unilateral. El cáncer del oído derecho, de la amígdala derecha o del seno maxilar derecho, o el linfoma de Hodgkin, no suelen causar otitis media y por lo regular aparecen en el grupo de edad avanzada. El linfoma de Hodgkin sólo provocará otitis media serosa si la afectación del anillo de Waldeyer ha provocado disfunción de la trompa de Eustaquio, lo cual es poco frecuente.

2. **La respuesta es E.** La radioterapia bilateral es el tratamiento primario para todos los tumores epiteliales nasofaríngeos.

3. **La respuesta es A.** Cualquier carcinoma de la cuerda vocal que lleve a la fijación de la cuerda o de la hemilaringe es al menos T3. La afectación masiva de los tejidos blandos circundantes hará que el tumor esté en etapa T4. La presencia de un único ganglio linfático ipsilateral de más de 3 cm, pero menos de 6 cm de diámetro, hace que la etapa del ganglio del cuello sea N2a. Múltiples ganglios linfáticos pequeños en el mismo lado del cuello que el tumor primario se clasifican como N2b, y los ganglios linfáticos que afectan al lado opuesto del cuello cambian el estadio a N3. La mayoría de los casos de tumores T3 no puede tratarse de manera adecuada con laringectomía parcial; se requiere laringectomía total. La radioterapia se utiliza en el posoperatorio como tratamiento combinado planificado en la mayoría de los casos. La quimioterapia se utiliza en casos inoperables o en protocolos experimentales.

4. **La respuesta es C.** La historia dada es más consistente con una neoplasia benigna de la glándula parótida. Los tumores mixtos benignos son los tumores benignos más frecuentes de las glándulas salivales. Los tumores salivales benignos representan 60% de todos los tumores parotídeos. Los tumores malignos, como el cáncer mucoepidermoide, suelen crecer con mayor rapidez y se asocian con mayor frecuencia a la parálisis del nervio facial. La ausencia de dolor hace que la parotiditis aguda sea poco probable. Los hemangiomas de la glándula parótida son mucho más raros que los tumores mixtos benignos.

5. **La respuesta es D.** El tratamiento óptimo para un tumor mixto benigno es la extirpación del tumor con un margen de glándula parótida normal; esto regularmente puede lograrse con una parotidectomía superficial. Aunque estos tumores a menudo parecen desgranarse, la extirpación mediante una simple enucleación da lugar a una tasa de recidiva muy elevada. La escisión de toda la glándula con o sin el nervio facial está indicada para los tumores malignos. La radioterapia no tiene un papel en el tratamiento de esta lesión.

6. **La respuesta es D.** El paciente presenta signos y síntomas de un quiste tirogloso. Si hay infección inicial, se utilizan antibióticos para temporizar. El tratamiento definitivo es la escisión quirúrgica completa, incluida una porción del hueso hioides.

7. La respuesta es C. El paciente presenta un neuroma acústico, un subtipo de schwannoma. Dado que se trata de tumores de crecimiento lento, el tratamiento más adecuado es expectante, con observación. Si la lesión se vuelve más sintomática, puede estar indicada la resección quirúrgica o radiación.

8. La respuesta es B. La paciente tiene evidencia de enfermedad metastásica y es candidata a terapia paliativa solamente. La enfermedad metastásica es una contraindicación para la cirugía. La radioterapia puede ser útil para el control de la enfermedad primaria, o en el caso de múltiples lesiones primarias en la misma vecindad, pero por lo general se evita en este contexto. Los cuidados paliativos se reservan para aquellos que están en riesgo inminente de muerte.

9. La respuesta es D. En el paciente posoperatorio, la exploración física es relativamente poco fiable. Los pacientes pueden presentar una ulceración marginal, cuyo tratamiento es la supresión de la acidez, pero lo normal es que desarrollen dolor semanas después de la operación si no se proporciona supresión sistemática de la acidez. Los antidiarreicos no están indicados para el dolor, y el tratamiento adicional con narcóticos sólo es útil si el paciente ha tenido un control inadecuado del dolor en casa.

10. La respuesta es D. Un IMC $\geq$ 40 kg/m^2 es el umbral convencional para la cirugía bariátrica. En los adolescentes se utiliza un punto de corte más alto, y hay que tener muy en cuenta a los ancianos. Los pacientes con IMC 35-39.9 kg/m^2 con comorbilidades médicas relacionadas con la obesidad también son candidatos a cirugía bariátrica.

11. La respuesta es A. La angustia del paciente está relacionada con el neumoperitoneo. La insuflación de gas en una vena tal vez provoque un émbolo de aire, y la absorción de CO_2 puede causar acidosis con importancia clínica. El neumotórax podría producirse con una mala posición de la aguja, pero es poco probable. Los déficits de volumen no suelen producir un cuadro tan dramático. La sedación disminuye la frecuencia respiratoria, y la actividad simpática no suele cambiar con la cirugía abdominal.

12. La respuesta es B. La paciente presenta signos y síntomas de peritonitis compatibles con una perforación retardada. La lesión pudo ser de espesor parcial en el momento de la operación y evolucionar en los 2 días siguientes. El infarto de miocardio es posible pero debe causar dolor torácico y es menos probable en un paciente joven. El neumoperitoneo se reabsorbe esencialmente en los 2 primeros días posoperatorios y no contribuiría a un evento agudo. La trombosis venosa profunda debería producir hinchazón en la pierna o dificultad respiratoria si se desarrolla embolia pulmonar. La hinchazón por gases quizá produzca distensión abdominal, pero es poco frecuente en este contexto.

13. La respuesta es C. Una lesión sólida y palpable en el cuello debe someterse a aspiración con aguja fina. La biopsia incisional y escisional es prematura, ya que la lesión puede requerir márgenes más extensos o disección del cuello. La tomografía computarizada es un complemento útil, pero el diagnóstico inicial se consigue mejor mediante la aspiración con aguja fina. La angiografía por resonancia magnética no proporcionará información útil en este momento.

14. La respuesta es C. Las directrices de la ACS se basan tanto en las características de la prueba (la probabilidad de detección del cáncer) como en la probabilidad de influir en la evolución y el tratamiento del paciente. Entre las enumeradas, el antígeno prostático específico no ha mostrado un beneficio demostrable en cuanto a la supervivencia para el cribado masivo.

15. La respuesta es D. Se trata de un estudio de fase III, que compara un nuevo tratamiento con el estándar de atención. Un estudio de fase 0 es un término informal utilizado para describir los estudios farmacocinéticos. La fase I prueba la seguridad de un medicamento. Los ensayos de fase II investigan un efecto clínico. No se menciona el diseño de este ensayo, por lo que la designación al azar de los pacientes es posible pero no definitiva. Del mismo modo, cegar a los sujetos y a los proveedores de la intervención es una técnica que no se explicita en la pregunta.

16. La respuesta es B. Ojos: 3 para la respuesta a la voz. Verbal: 2 para los sonidos incomprensibles. Motor: 1 por no responder al dolor.

17. La respuesta es A. El estudio primario (ABC) comienza con la evaluación de la vía respiratoria. El paciente está *in extremis*, y la intubación debe ser la primera prioridad. La reanimación volumétrica también debe comenzar con prontitud, junto con el estudio secundario para evaluar las lesiones. La exploración pupilar es apropiada para ayudar a determinar el estado neurológico, pero debe esperar.

18. La respuesta es D. El paciente tiene neumotórax a tensión, y la mejor maniobra inicial es la descompresión con aguja a través del segundo interespacio. Una vez liberado, el paciente debe tener colocada una sonda torácica para el tratamiento continuo. El aumento de las concentraciones de oxígeno no resolverá la condición, y la toracotomía es demasiado agresiva y no suficientemente rápida para tratar el neumotórax a tensión. El surfactante no tiene papel alguno en el tratamiento del paciente traumatizado adulto.

19. La respuesta es A. La paciente presenta un linfocele sintomático. El mejor manejo es el drenaje interno, que puede realizarse con técnicas mínimamente invasivas. Un urinoma debe tener una concentración de creatinina marcadamente elevada. La paciente no muestra signos de rechazo, por lo que los corticoesteroides están contraindicados. Si la paciente tiene un hematoma, la evacuación sería razonable, pero la transfusión continua no lo es. En el caso del linfocele, el drenaje percutáneo da lugar a tasas de recidiva inaceptablemente altas.

20. La respuesta es E. Es posible que el paciente tenga un evento vascular catastrófico. La maniobra inicial es descartar eventos vasculares mediante ecografía. La tomografía computarizada no puede valorar de manera adecuada el flujo de entrada y salida, y los hallazgos inespecíficos llevarían a otras modalidades diagnósticas. La biopsia no es suficientemente específica para dar un diagnóstico. El cultivo de orina no sería útil, incluso en los casos de drenaje vesical. Las concentraciones de anticuerpos no son útiles.

21. La respuesta es D. Para el rechazo agudo, el tratamiento de elección es una dosis alta de corticoesteroides con disminución progresiva. En ocasiones, la toxicidad de la ciclosporina puede causar disminución de la función del injerto, pero esto no coincide con los resultados de la biopsia. La nefrectomía es el último recurso, cuando el injerto es insalvable. La plasmaféresis sólo tiene un papel en caso de anticuerpos preformados o de rechazo hiperagudo. El contraste adicional no proporcionará un diagnóstico y puede permitir que la lesión renal sea mayor.

22. **La respuesta es B.** El bebé presenta los signos y síntomas clásicos de la estenosis pilórica hipertrófica. El tratamiento inicial debe ser la corrección de las anomalías electrolíticas —ya que se espera que el bebé tenga alcalosis metabólica hipoclorémica e hipopotasémica— y luego la piloromiotomía. La laparotomía inmediata está indicada por cuestiones de isquemia, no presente en este caso. La descompresión NG es innecesaria, ya que se trata de una obstrucción alta. La gammagrafía hepática y el perfil bioquímico están indicados sólo en caso de ictericia.

23. **La respuesta es C.** El paciente presenta gastrosquisis. Como se trata de una evisceración congénita, está indicada la cirugía urgente. A diferencia del onfalocele, no hay lugar para el tratamiento no quirúrgico. Además, como el riesgo de anomalías cardiacas importantes es bajo, la operación no debe retrasarse en busca de otros defectos. La sulfadiazina de plata es útil para el onfalocele no roto. Las hernias inguinales deben repararse antes del alta. El injerto de piel rara vez está indicado en el cierre de la pared abdominal.

24. **La respuesta es E.** La historia es consistente con la enfermedad de Hirschsprung. Hay aganglionosis de una porción del colon, lo que provoca la imposibilidad de evacuar las heces. Las radiografías de abdomen pueden revelar obstrucción y valores de aire-líquido, pero no son específicas. La tomografía computarizada también es capaz de revelar asas distendidas, pero no proporciona un diagnóstico concluyente. La fibrosis quística podría estar asociada a la atresia intestinal, pero es más típico que se asocie al intestino delgado. El enema de contraste sugiere el diagnóstico con certeza, pero se prefieren los agentes hidrosolubles. La biopsia rectal todavía es la norma del diagnóstico.

25. **La respuesta es E.** Las toracotomías en el servicio de urgencias sólo deben ser realizadas por personal capacitado y para indicaciones específicas. Los mejores resultados y las mayores tasas de recuperación se han obtenido con la toracotomía de urgencia tras un paro cardiaco por lesión penetrante en el tórax (paciente E). En general, los traumatismos graves (pacientes A y B) y el fracaso del masaje cardiaco externo durante 10 minutos (paciente D) son contraindicaciones relativas. Un paciente cuyo corazón se detiene tras una herida de bala en el abdomen (paciente C) probablemente se ha desangrado y no se beneficiará de una toracotomía de urgencia.

26. **La respuesta es D.** Recibe 4 puntos por abrir los ojos, 2 por la mejor respuesta verbal y 5 por la mejor respuesta motora.

27. **La respuesta es B.** La quemadura afecta aproximadamente 36% de la superficie corporal. Según la fórmula de Parkland, se debe administrar líquido intravenoso por un total de 4 mL/kg de peso corporal multiplicado por el porcentaje de superficie corporal quemada durante las primeras 24 horas.

28. **La respuesta es A.** La cantidad total de líquido se calcula según la fórmula de Parkland. La mitad de esta cantidad debe administrarse durante las primeras 8 horas después de la lesión, y el resto durante las siguientes 16 horas.

29. La respuesta es D. Es posible realizar una reparación primaria en el momento de la presentación si el defecto tiene menos de 2 cm de longitud. Una bolsa proximal ciega con un TEF distante es el tipo de malformación más común. Hay 40% de incidencia de anomalías asociadas en uno o más sistemas de órganos. La descompresión de la bolsa proximal es importante para reducir la aspiración. Una radiografía puede ayudar a demostrar la anatomía.

30. La respuesta es C. Dado que todos los procedimientos laparoscópicos pueden convertirse en laparotomía, la preparación preoperatoria debe ser tan exhaustiva como la de la cirugía abdominal abierta. La vejiga y el estómago se descomprimen con una sonda urinaria y una sonda orogástrica, respectivamente, para evitar lesiones durante la creación del neumoperitoneo. La profilaxis contra la trombosis venosa profunda es necesaria, ya que los factores de riesgo de esta enfermedad son inherentes a la laparoscopia. La anestesia general es necesaria para la gran mayoría de los procedimientos laparoscópicos avanzados; la anestesia raquídea no puede alcanzar un nivel suficientemente alto sin que se produzcan molestias respiratorias.

31. La respuesta es A. Los cambios fisiológicos asociados al neumoperitoneo por dióxido de carbono son complejos e interdependientes, pero es posible hacer varias generalizaciones. La distensibilidad pulmonar disminuye por la elevación del diafragma y el aumento de la presión intraabdominal. La hipercarbia provoca acidosis, no alcalosis. El gasto cardiaco suele disminuir debido a la disminución del retorno venoso, y la presión arterial y la resistencia vascular sistémica aumentan.

32. La respuesta es C. Las lesiones de la vía biliar o las fugas biliares tras una colecistectomía laparoscópica no deben tratarse al inicio mediante exploración quirúrgica. La reanimación, los antibióticos y las imágenes adecuadas para definir la anatomía del problema son los primeros pasos.

33. La respuesta es E. El 60% de las hernias inguinales pediátricas son del lado derecho, 30% del lado izquierdo y 10-15% son bilaterales. La proporción entre hombres y mujeres es 6:1. Las hernias inguinales no se cierran de manera espontánea como las umbilicales, y deben repararse cuando se diagnostican. Las hernias encarceladas se tratan con reducción seguida de hidratación y reparación.

34. La respuesta es D. Los pacientes politraumatizados con hipotensión y choque hipovolémico rara vez, o nunca, son hipotensos secundarios al traumatismo craneal. El médico tratante debe buscar otra causa de hipotensión, que casi siempre es la pérdida de sangre, la cual puede provenir de cinco áreas diferentes: 1) pérdida de sangre externa por laceraciones o por una herida abierta (los detalles deben obtenerse de los socorristas en el lugar del accidente); 2) pérdida de sangre intratorácica; 3) pérdida de sangre intraabdominal; 4) hemorragia retroperitoneal casi siempre asociada a fracturas de pelvis; y 5) hemorragia en los muslos secundaria a fracturas de fémur, que puede provocar choque. En el paciente descrito, el traumatismo craneal cerrado sería el mecanismo menos probable para esta hipotensión continuada.

35. La respuesta es E. El paciente descrito tiene alto riesgo de sufrir una lesión por inhalación. La obstrucción retardada de la vía respiratoria puede desarrollarse con rapidez durante las primeras 24-48 horas después de la lesión. Es mejor realizar la intubación endotraqueal pronto, antes de que surjan problemas respiratorios, ya que la intubación posterior puede ser difícil. Está indicada la reanimación vigorosa con líquidos intravenosos para todos los pacientes con quemaduras de espesor total que afecten más de 20% de la superficie corporal. Debido a que la producción de orina debe ser seguida muy de cerca, un catéter ureteral permanente es obligatorio en el manejo de estos pacientes. Debe administrarse toxoide tetánico con o sin inmunoglobulina hiperinmune si el estado de vacunación antitetánica del paciente no está actualizado. Los antibióticos sistémicos no suelen estar indicados en el tratamiento inicial de los pacientes quemados.

36. La respuesta es B. La categoría general de defectos de la pared abdominal consiste en gastrosquisis y onfaloceles. El objetivo principal del tratamiento es proteger el tracto gastrointestinal expuesto o potencialmente expuesto. Esto se hace mediante el cierre de la pared abdominal, la escarificación del saco del onfalocele o la cobertura con material siláctico o de silicona con reducción y cierre por etapas. Aunque la cobertura sea completa y el tracto gastrointestinal sea funcional, la nutrición suele realizarse mediante nutrición parenteral total. El resultado para el paciente está dictado por la integridad y viabilidad del tracto gastrointestinal (gastrosquisis) o las anomalías asociadas (onfalocele). Las anomalías cromosómicas pueden estar presentes en pacientes con onfalocele pero no con gastrosquisis.

37. La respuesta es B. En general, se admite que la mejor visualización del campo operatorio debido a la ampliación y la mejor llegada de la luz a zonas remotas del abdomen son una ventaja de la laparoscopia sobre la laparotomía. La dificultad para controlar las hemorragias graves, la mayor dificultad para colocar las suturas, la pérdida de la sensación táctil y los mayores costes operativos son desventajas claras de la laparoscopia en comparación con la laparotomía.

38. La respuesta es B. La colecistectomía laparoscópica está indicada para la mayoría de las afecciones biliares sintomáticas, como el cólico biliar, la colecistitis aguda, la discinesia biliar y la pancreatitis biliar, tras la resolución de la pancreatitis. Sin embargo, el tratamiento inicial de la colangitis es la hidratación, antibióticos de amplio espectro y drenaje del conducto biliar común. La colecistectomía se realiza posteriormente, tras la resolución de la sepsis.

39. La respuesta es B. El rechazo hiperagudo se produce cuando el suero del receptor tiene anticuerpos preformados contra el donante. Antes del trasplante, se examina la sangre del receptor para detectar la presencia de anticuerpos citotóxicos dirigidos específicamente contra los antígenos de los linfocitos T del donante (prueba de compatibilidad cruzada). El rechazo hiperagudo no puede tratarse, pero sí evitarse.

40. La respuesta es A. Los trasplantes de riñón se asocian en ocasiones a un periodo de necrosis tubular aguda, una condición temporal que se cree está relacionada con las condiciones que surgen durante la obtención y conservación del riñón. Ocurre rara vez en trasplantes de donante vivo.

41. La respuesta es D. Para tratar el rechazo agudo se utilizan dosis altas de inmunosupresión, ya sea metilprednisolona o globulina antitimocítica u OKT3. Este diagnóstico suele realizarse mediante la detección y el estudio de la disfunción del injerto y puede incluir una biopsia. El rechazo agudo es tratable y reversible.

42. La respuesta es C. Dado que el intestino delgado es rico en tejido linfoide, la enfermedad de injerto contra hospedador se ha vuelto más frecuente en este grupo de receptores que en otros trasplantes de órganos. Dicha enfermedad está causada por la proliferación de células inmunocompetentes derivadas del donante, con una serie de presentaciones clínicas, como la erupción cutánea.

43. La respuesta es E. El rechazo crónico suele tener inicio insidioso y es multifactorial, ya que en él intervienen las ramas celular y humoral del sistema inmunitario. En el trasplante de pulmón, se conoce histológicamente como bronquiolitis obliterante. En general, no se conoce tratamiento eficaz.

44. La respuesta es C. Los inhibidores de la calcineurina bloquean la vía dependiente de la calcineurina de la activación de las células T auxiliares e incluyen ciclosporina y tacrolimús, que se utilizan en los regímenes inmunosupresores de mantenimiento. La ciclosporina se convirtió en el pilar de los regímenes inmunosupresores a principios de la década de 1980-1989, y ahora se encuentra en una nueva formulación conocida como Neoral. Los efectos secundarios asociados incluyen nefrotoxicidad, hipertensión, temblores e hirsutismo. El tacrolimús, que se introdujo de forma más reciente, es también un profundo inhibidor de la función de las células T, con muchos efectos secundarios similares a los de la ciclosporina. Los corticoesteroides inhiben todos los leucocitos y tienen numerosos efectos secundarios, como aumento excesivo de peso, diabetes y facies cushingoide.

45. La respuesta es E. El micofenolato es un antimetabolito que altera la función de los linfocitos al bloquear la biosíntesis de purinas mediante la inhibición de la enzima inosina monofosfato deshidrogenasa.

46. La respuesta es C. Las anomalías gastrointestinales son muy variadas. La diferencia entre la atresia duodenal y las otras atresias del intestino delgado es una alteración de desarrollo (duodenal) frente a una enfermedad vascular (yeyuno e íleon).

47. La respuesta es D. Las malformaciones renales se producen en 40% de los casos de ano imperforado, ya sea como complejo VACTERL o relacionadas con la propia enfermedad (fístula uretral).

48. La respuesta es A. La malrotación, aunque provoca una obstrucción, también puede plantear un problema vascular. Esto se relaciona con el vólvulo del intestino medio, que puede provocar isquemia intestinal total.

49. La respuesta es B. Las anomalías cromosómicas (con mayor frecuencia, trisomía 21) aparecen con problemas duodenales. La excepción a esta regla general es la incidencia asociada de fibrosis quística con atresias del intestino delgado.

50. La respuesta es B. La paciente presenta signos y síntomas compatibles con colecistitis aguda y presenta signo de Murphy positivo. La prueba inicial de elección es una ecografía de cuadrante superior derecho, que puede demostrar el engrosamiento de la pared de la vesícula biliar, líquido pericolecístico, dilatación del conducto o cálculos biliares. La tomografía computarizada abdominal es razonable para pacientes con dolor abdominal, pero no es sensible ni específica para la patología biliar. La enterografía por resonancia magnética es una prueba razonable para la enfermedad del intestino delgado, como la enfermedad de Crohn. La EGD es capaz de evaluar patologías gástricas como la úlcera, pero la situación clínica no se ajusta a este paciente. En la colecistitis aguda, la exploración del ácido hidroxiiminodiacético (AHID) hepático es razonable, pero después de realizar una ecografía.

51. La respuesta es E. El paciente presenta antecedente clásico de apendicitis. Todos los signos mencionados pueden estar presentes en la apendicitis aguda. El signo de Rovsing es el dolor a la derecha cuando se palpa el lado izquierdo, ya que el peritoneo está distendido internamente para tocar el apéndice inflamado. El signo de McBurney es el dolor en el punto de McBurney, en el cuadrante inferior derecho. El signo del obturador es el dolor en la rotación interna de la pierna. El psoas puede reflejar una apendicitis retrocecal, dolor en la extensión de la pierna. El signo de Markle representa una peritonitis difusa, con dolor al agitar la cama.

52. La respuesta es C. La historia descrita sería más típica de una torsión testicular o de epididimitis aguda, de las cuales sólo la torsión representa una urgencia quirúrgica. La torsión testicular es probablemente el resultado de una fijación anormal de la túnica vaginal alrededor del cordón que permite la torsión del testículo (deformidad en campana). El compromiso de la irrigación sanguínea provoca un dolor exquisito y produce gangrena y atrofia del testículo a menos que la torsión se trate de inmediato. La torsión suele observarse en varones jóvenes, y la mayoría de veces se produce de forma espontánea e incluso durante el sueño. Se asocia a un inicio de dolor intenso y se acompaña de náusea, vómito y dolor abdominal. La prostatitis aguda puede presentarse con dolor abdominal vago. Una presentación más típica de la apendicitis sería con dolor precedido de náusea o anorexia. Esta presentación no es típica de la gastroenteritis (que no es una urgencia quirúrgica).

53. La respuesta es E. El aire libre dentro de la cavidad peritoneal indica la perforación de una víscera hueca. Está presente en aproximadamente 80% de las perforaciones gastroduodenales. Dado que el aire libre peritoneal rara vez es secundario a otras causas, no sería necesario realizar estudios adicionales en esta paciente antes de la laparotomía.

Neurocirugía

Kenneth M. Crandall • Charles A. Sansur

Puntos clave del capítulo

◆ El cráneo es un recipiente rígido con un volumen fijo, por lo que los aumentos de volumen (sangre, tumor, edema) provocan aumento de la presión.

◆ Presión de perfusión cerebral (PPC) = presión arterial media (PAM) - presión intracraneal (PIC).

◇ (PPC = PAM - PIC)

◆ Los hematomas epidurales suelen surgir por un traumatismo de la arteria meníngea media y se presentan con un intervalo lúcido entre los episodios de disminución de la consciencia. Los hematomas grandes requieren evacuación.

◆ La lesión de la médula espinal provoca déficits motores y sensoriales por debajo del nivel de la lesión, y es posible que los pacientes también pierdan el tono simpático (choque espinal). El tratamiento del choque es de apoyo, y la intervención quirúrgica consiste en descomprimir la médula espinal y estabilizar la columna.

Asociaciones de cirugía crítica

Si escucha/ve	Piense en
Hematoma en forma de lente	Epidural
Hematoma en forma de media luna	Subdural
Dolor de cabeza intenso de aparición repentina	Hemorragia subaracnoidea
Tumores cerebrales múltiples	Metástasis
Hemianopsia bitemporal	Tumor hipofisario
Radiculopatía	Compresión de la raíz nerviosa
Mielopatía	Compresión de la médula espinal
Hipertensión/bradicardia	PIC alta
Intervalo lúcido	Hematoma epidural

PIC, presión intracraneal.

PRINCIPIOS GENERALES
Anatomía

I. Cráneo: el cerebro, el líquido cefalorraquídeo (LCR) y los vasos sanguíneos están contenidos en este compartimento rígido.

II. Gasto cardiaco: el cerebro recibe 18% del gasto cardiaco, mientras que sólo representa 2% del peso corporal.

III. Circulación vascular

    A. Irrigación arterial al cerebro.

      1. La **circulación anterior** deriva de las dos **arterias carótidas internas**, y da lugar a las arterias **cerebrales medias** y a las arterias **cerebrales anteriores**; éstas irrigan los **lóbulos frontal, temporal y parietal**, así como la **materia gris profunda**.

      2. La **circulación posterior** se origina en las dos arterias vertebrales:

        a. En el margen caudal de la protuberancia, las arterias se unen para formar la **arteria basilar**.

        b. La arteria basilar emite ramas que irrigan la **protuberancia, el cerebelo, el tálamo** y los **lóbulos occipitales**.

      3. El **círculo de Willis**, círculo anastomótico arterial, está formado por las circulaciones anterior y posterior.

    B. Drenaje venoso del cerebro.

      1. Las **venas cerebrales superficiales** drenan la corteza y la sustancia blanca subcortical hacia los senos sagitales superiores, transversales, petrosos o cavernosos.

      2. Las **venas cerebrales profundas** drenan los ganglios basales y el tálamo; estas venas drenan en la **gran vena de Galeno**.

      3. Toda la sangre venosa del cerebro regresa por las **venas yugulares internas**.

    C. Irrigación arterial a la médula espinal.

      1. La **arteria espinal anterior** se origina en la arteria vertebral y suministra la materia gris anteromedial.

      2. La **arteria espinal posterior** también se origina en la arteria vertebral.

      3. Arterias medulares segmentarias.

        a. Se originan en las ramas de la aorta y las arterias vertebrales.

        b. Susceptible de interrupción e infarto de la médula espinal.

        c. La **arteria de Adamkiewicz** es la mayor arteria medular que surge en la región torácica inferior.

    D. LCR.

      1. En condiciones normales, el volumen total del LCR es de unos 150 mL, con 25 mL localizados en los ventrículos.

      2. El LCR se **produce continuamente** (alrededor de 450 mL al día), sobre todo por el plexo coroideo.

      3. Flujo de LCR.

        a. De los ventrículos laterales al tercer ventrículo a través de los **agujeros de Monro**; llega al cuarto ventrículo a través del **acueducto cerebral**.

        b. Sale a través de los **agujeros de Magendie** (línea media) y **de Luschka** (lateral).

c. Circula por la médula espinal y el cerebro y se reabsorbe en el seno sagital superior a través de las vellosidades aracnoideas.

Fisiopatología

I. Presión intracraneal (PIC)

A. PIC normal: 5-15 mm Hg; los problemas aparecen cuando la PIC está fuera de este rango.

B. El **cráneo** es un recipiente rígido con un volumen aproximado de 1500 mL:

   1. Cerebro (85%).

   2. LCR (10%).

   3. Sangre (5%).

C. Doctrina Monro-Kellie: el volumen de estos componentes está en equilibrio.

   1. Para mantener una PIC normal, un cambio en uno de los componentes debe ser **compensado con cambios** en los otros.

   2. La **tasa de cambio de volumen** es de gran importancia clínica.

      a. Un tumor de crecimiento lento (meningioma) puede llegar a ser bastante grande antes de que el paciente desarrolle síntomas o aumentos de la PIC.

      b. Una lesión masiva pequeña pero aguda (hematoma epidural) puede causar un aumento excesivo de la PIC y graves déficits neurológicos.

D. Relación entre la PIC y el volumen intracraneal: se describe por una curva exponencial (fig. 26-1).

   1. A partir de cierto punto, los componentes intracraneales ya no son capaces de compensar; entonces, un ligero aumento del volumen intracraneal produce un aumento muy grande de la PIC.

   2. Inicialmente, el equilibrio se mantiene mediante la disminución del LCR; cuando esto falla, el volumen sanguíneo y cerebral debe disminuir, lo que da lugar a isquemia o a hernia.

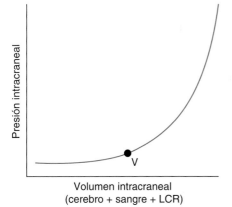

Figura 26-1. La curva representa la relación presión-volumen dentro del espacio intracraneal. La PIC se mantiene dentro de los límites normales hasta que se alcanza un volumen crítico *(V)*, por encima del cual la presión aumenta exponencialmente. LCR, líquido cefalorraquídeo; PIC, presión intracraneal.

E. Síntomas y signos de aumento de la PIC (hipertensión intracraneal):
1. Cefalea.
2. Náusea y vómito.
3. Confusión.
4. Papiledema.
5. Parálisis de la mirada hacia arriba (síndrome de Parinaud).
6. Parálisis del sexto nervio.
7. Fontanelas abultadas y suturas abiertas (en bebés).
8. Letargo, que finalmente lleva al coma.
9. **Tríada de Cushing** (hipertensión, bradicardia, respiración irregular).

F. Medición de la PIC.
1. La PIC puede medirse directamente mediante **ventriculostomía** o dispositivos de monitorización intraparenquimatosa/subaracnoidea (pernos).
2. La estimación de la PIC puede realizarse mediante **punción lumbar** (PL).

II. Herniación: cuando se han agotado todos los mecanismos de compensación, el cerebro se "hernia" o se desplaza hacia el compartimento de baja presión.

A. Hernia subfalciana.
1. Desplazamiento de un compartimento supratentorial a otro, por debajo de la hoz.
2. Puede provocar compresión de la arteria cerebral anterior, pérdida de la función en la pierna opuesta (fig. 26-2).

B. Hernia transtentorial (uncal): es el tipo más común de hernia cerebral.
1. Ocurre cuando el lóbulo temporal medial es forzado hacia abajo sobre el borde del tentorio, lo que lleva a la compresión del mesencéfalo.
2. **Signos neurológicos.**
   a. Deterioro progresivo de la consciencia.
   b. Dilatación pupilar ipsilateral por compresión del nervio oculomotor.
   c. Hemiparesia contralateral.

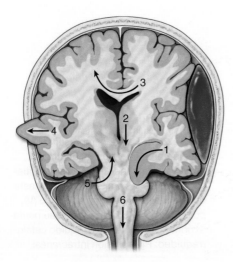

Figura 26-2. La hernia cerebral puede producirse de un compartimento a otro dentro del cráneo. Hernia subfalciana **(3)**, uncal **(1)** y transtentorial **(2)**, herniación hacia arriba desde la fosa posterior **(5)**, a través de una abertura natural (herniación amigdalina en el agujero magno **(6)**) o a través de defectos óseos como los creados durante la cirugía cerebral (sitios de craniectomía **(4)**) o defectos naturales (encefaloceles). (De Fischer J. *Fischer's Mastery of Surgery*, 7th ed. Wolters Kluwer Health, 2018, Fig. 36-12).

C. Hernia amigdalina (a través del agujero magno).
1. Las amígdalas cerebelosas se hernian a través del agujero magno, lo que provoca una compresión del tronco cerebral.
2. Conduce a depresión respiratoria y a la muerte.

III. Flujo sanguíneo cerebral (FSC), autorregulación y PPC
A. La **autorregulación de la presión** mantiene el FSC en un amplio rango de PAM (50-150 mm Hg) (fig. 26-3).
1. Con una autorregulación intacta, la PIC se mantiene estable a medida que cambia la presión arterial.
2. Las enfermedades intracraneales (p. ej., traumatismos craneales, accidentes cerebrovasculares, hematomas subdurales agudos (HSA) y tumores cerebrales) pueden alterar la autorregulación.
B. PPC.
1. Es igual a la PAM menos la PIC (PPC = PAM - PIC).
2. Por debajo de 50 mm Hg, el flujo sanguíneo cerebral se vuelve inadecuado.

IV. Edema cerebral
A. Tipos.
1. **Edema citotóxico.**
   a. Se desarrolla a partir de un agotamiento de las reservas neuronales de glucosa y oxígeno tras infartos o paro cardiaco.
   b. Provoca la retención de sodio y agua celular intracelular.
   c. La barrera hematoencefálica permanece intacta.
2. **Edema vasógeno:** es el tipo de edema más común que se observa en la clínica.
   a. Es el resultado de la ruptura de las uniones herméticas endoteliales en la barrera hematoencefálica, lo que provoca la fuga de proteínas intravasculares y plasma al espacio extracelular.
   b. Puede ser causada por traumatismo, **tumor cerebral**, infección e intervención quirúrgica.

Recordatorios

- El deterioro progresivo de la consciencia junto con la dilatación papilar y otros signos neurológicos focales es preocupante para la hernia.
- La PIC aumenta de manera exponencial con masas o lesiones en la bóveda craneal cerrada.
- Presión de perfusión cerebral (PPC) = presión arterial media (PAM) — presión intracraneal (PIC).

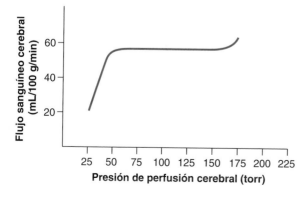

Figura 26-3. Flujo sanguíneo cerebral (FSC) frente a la presión de perfusión cerebral (PPC). Debido a la autorregulación, el FSC permanece constante para una PPC de 50-150 mm Hg.

EVALUACIÓN DEL PACIENTE NEUROQUIRÚRGICO

I. Antecedentes personales y familiares
  A. **Historia clínica del paciente:** parte importante del armamento diagnóstico.
  B. **Momento oportuno para la toma de signos y síntomas:** junto a los antecedentes familiares de enfermedades neurológicas, pueden ser la única pista en el diagnóstico.

II. Signos vitales: controlados por mecanismos del sistema nervioso central (SNC).
  A. **Hipertensión/bradicardia (tríada de Cushing):** un aumento significativo de la PIC provoca hipertensión, bradicardia y respiraciones cortas y superficiales.
  B. **Hipotensión:** puede deberse a la pérdida del tono vascular secundaria a la pérdida del control simpático de los vasos periféricos.

III. Examen neurológico: debe realizarse una evaluación neurológica detallada; quizá esto no sea posible en situaciones de emergencia o en un paciente comatoso.

IV. Exploración física
  A. **Nivel de conciencia**
    1. Alerta (bien despierto).
    2. Letárgico (adormecido pero despierta con facilidad).
    3. Estuporoso (sólo responde a estímulos dolorosos).
    4. No responde (no responde a los estímulos dolorosos).
  B. **Exploración ocular:** examinar las pupilas para ver el tamaño, simetría y reacción a la luz; utilizar la exploración fundoscópica para evaluar **papiledema**.
    1. Las lesiones corticales tienen pupilas de tamaño normal y movimientos oculares errantes o desviación de la mirada.
    2. **Mesencéfalo:** las lesiones pueden producir una pupila unilateral dilatada y no reactiva con el ojo desviado hacia abajo y hacia afuera.
    3. Una lesión en la **protuberancia** puede estar asociada a pupilas puntiformes (de 1 mm).
  C. **Reflejos del tallo cerebral:** tos, náusea, córnea, reflejo oculocefálico (ojo de muñeca) y respuestas calóricas (oculovestibulares).
  D. **Exploración motora.**
    1. En un paciente en coma, evaluar la respuesta a los estímulos dolorosos.
    2. Postura **descorticada (flexora)** y **descerebrada (extensora)**.
  E. **Determinación del nivel sensorial:** importante en la evaluación de la médula espinal.
  F. **Reflejos tendinosos profundos:** distinguir una lesión de la neurona motora inferior de una superior.

REFERENCIA A NMS. CIRUGÍA. CASOS CLÍNICOS

Véase *NMS. Cirugía. Casos clínicos,* 3.ª edición, Caso 12.14: Evaluación y manejo inicial de lesiones neurológicas.

V. Estado de la coagulación: los pacientes que requieren procedimientos neuroquirúrgicos deben tener estos parámetros normalizados o se arriesgan a una hemorragia fatal.

Recordatorios

- La tríada de Cushing consiste en hipertensión, bradicardia y respiración superficial.
- Un examen neurológico completo incluye la evaluación del nivel de conciencia, respuesta motora y sensorial, exploración ocular y reflejos del tallo cerebral.

LESIÓN EN LA CABEZA

I. **Epidemiología:** los traumatismos son la principal causa de morbilidad y mortalidad en individuos jóvenes en Estados Unidos.

II. **Clasificación:**

A. **Lesión craneal cerrada**

1. Lesión cerebral sin evidencia de laceración o fractura de la piel cabelluda.

2. Puede ser el resultado de un traumatismo de alta velocidad, sin impacto, debido a la rápida aceleración/desaceleración del cerebro.

B. **Traumatismo craneoencefálico contuso:** impacto con un objeto contundente.

C. **Herida penetrante en la cabeza:** secundaria a una herida de bala o de arma blanca.

III. **Evaluación inicial y manejo**

A. **Atención inmediata:** debe ser acorde con las directrices del Advanced Trauma Life Support (ATLS®) del American College of Surgeons.

1. **Evaluación primaria del traumatismo** (A, B, C, D, E): consideraciones neurológicas.

a. **A, vía respiratoria (*airway*):**

1) **Establecer una vía respiratoria permeable** y mantener la protección de la columna cervical.

2) El 10% de los pacientes con traumatismo craneoencefálico (TCE) también presenta lesiones en la columna cervical.

b. **B, respiración (*breathing*): asegurar una ventilación adecuada;** la retención de CO_2 puede exacerbar el edema cerebral.

c. **C, circulación: mantener la circulación** para optimizar la perfusión cerebral.

d. **D, discapacidad:**

1) **Evaluación neurológica** rápida del estado de consciencia, pupilas, reflejos del tallo cerebral y movimiento de las extremidades.

2) **La Escala de coma de Glasgow** (ECG) permite una rápida evaluación de la consciencia y se correlaciona con el pronóstico y el resultado.

e. **E, exposición:** evaluar otras lesiones.

2. **Evaluación secundaria del trauma:** es posible efectuar una historia clínica y una exploración neurológica más detalladas del paciente.

B. **Estudios radiográficos.**

1. **Tomografía computarizada (TC) de cráneo:**

a. **Hallazgos diagnósticos:**

1) **Los hematomas** pueden diagnosticarse con facilidad.

2) Acumulaciones convexas (en forma de lente) de **hematomas epidurales**, en general no cruzan las líneas de sutura; por lo regular se asocian con fractura de cráneo.

3) Los **HSA** tienen forma de media luna y pueden cruzar las líneas de sutura.

4) El **edema cerebral** puede evaluarse por el tamaño de los ventrículos, las cisternas subaracnoideas basales y el grado de desplazamiento de la línea media.

2. **Resonancia magnética (IRM) cerebral**

a. En pacientes con déficits neurológicos significativos, la IRM cerebral puede mostrar daños cuando el resultado de la TC de la cabeza es normal.

b. **Lesión axonal difusa:** debido a las lesiones por cizallamiento axonal se visualiza mejor con IRM en comparación con la TC.

3. **TC de la columna cervical** (con reconstrucciones sagitales y coronales): descartar lesiones vertebrales asociadas.
    a. Fractura de la columna cervical o déficit neurológico: **contraindicación absoluta** para el retiro de los dispositivos de inmovilización.
    b. Se requieren **vistas de flexión/extensión** para descartar una lesión de ligamentos.
4. **IRM de la columna cervical:** puede ser útil en los pacientes en coma.

IV. Manejo del aumento de la PIC

A. **Mantener una PPC adecuada (50-70 mm Hg) para prevenir una lesión isquémica irreversible.**
B. **Colocar un monitor de PIC** para evaluar el estado neurológico.
    1. **Criterios.**
        a. **Puntuación ECG de ≤ 8 en un paciente con TC del cráneo anormal.**
        b. **Con ECG < 8 y TC del cráneo normal,** si el paciente tiene más de 40 años de edad, está hipotenso o tiene una postura descerebrada/descorticada.
    2. **Dispositivos para medir la PIC.**
        a. **Ventriculostomía:** procedimiento estándar que permite una medición precisa de la PIC y el drenaje/desviación del LCR.
        b. **Monitores intraparenquimatosos/subaracnoideos:** las sondas de PIC de fibra óptica son útiles cuando no se puede colocar un catéter de ventriculostomía.
C. **PIC elevada:** manejo mediante reducción del LCR, el volumen sanguíneo o el edema cerebral:
    1. **Elevar la cabeza del paciente:** favorece el **drenaje venoso** y disminuye la PIC.
    2. **Hiperventilación:** disminuye la PIC con rapidez; los vasos cerebrales responden rápidamente al disminuir la PCO_2 arterial a 30-35 mm Hg, lo que provoca **vasoconstricción.**
    3. **Sedación:** reduce la PIC pero altera el examen neurológico del paciente.
    4. **Aumentar la osmolalidad del suero** (hasta aproximadamente 310 mOsm): disminuye la PIC al sacar el líquido del cerebro.
        a. **Agentes hiperosmolares** (p. ej., manitol) administrados por vía intravenosa (IV) con un bolo de 1.0 g/kg, seguido de infusión de 25-50 g cada 4-6 horas.
        b. **Diuréticos** (p. ej., furosemida).
        c. La **solución salina hipertónica** eleva el sodio para alejar el líquido del cerebro.
    5. **Eliminación del LCR mediante ventriculostomía:** disminuye rápido la PIC.
    6. **Barbitúricos:** pueden utilizarse para disminuir el metabolismo cerebral si fallan todos los esfuerzos mencionados.
    7. **Craniectomía descompresiva** (extirpación de una parte del cráneo): permite que el cerebro se expanda.
D. **Profilaxis de las convulsiones:** el riesgo de **epilepsia postraumática** se correlaciona con la gravedad y localización de la lesión cerebral subyacente.
    1. **Factores de riesgo:**
        a. Hemorragia subdural, epidural o intraparenquimatosa (contusión).
        b. Fractura de cráneo deprimida.
        c. ECG < 10.
        d. Lesión cerebral penetrante.
    2. **Profilaxis:** profilaxis anticonvulsiva (como la fenitoína) durante 7 días.

V. Tratamiento de las lesiones de la piel cabelluda: la piel cabelluda es **muy vascular** y los pacientes pueden perder grandes volúmenes de sangre si las laceraciones no se tratan con prontitud.

VI. Manejo de las fracturas de cráneo

A. Clasificación.

1. **Fracturas lineales, estrelladas** o **conminutas:** alineadas con la complejidad de la línea de fractura.

2. **Fracturas deprimidas.**

   a. Una parte del cráneo está desplazada hacia dentro.

   b. Puede asociarse a un desgarro dural y a una lesión cerebral subyacente.

3. **Fracturas compuestas.**

   a. La piel cabelluda subyacente está lacerada.

   b. Requieren desbridamiento y cierre minucioso para prevenir la infección.

4. **Fracturas basilares.**

   a. Atraviesan la base del cráneo.

   b. Los pacientes pueden presentar equimosis detrás de la oreja (**signo de Battle**).

   c. Las fracturas basilares anteriores producen equimosis periorbitaria (**"ojos de mapache"**) y posiblemente rinorrea.

VII. Fugas traumáticas de LCR

A. Se diagnostican mediante la evaluación del líquido para la β-2 **transferrina**.

B. **Fístulas de LCR postraumáticas.**

1. El **95%** se cierra de manera espontánea con tratamiento conservador, que incluye la elevación de la cabeza.

2. Se puede colocar un **drenaje de LCR lumbar** para favorecer la cicatrización de la fístula.

3. Se recomienda la profilaxis con **antibióticos** de amplio espectro.

VIII. Manejo de las contusiones cerebrales

A. **Contusiones cerebrales:** las hemorragias superficiales ocurren con frecuencia cuando los lóbulos temporales y frontales anteriores golpean los bordes del tentorio o del cráneo.

1. **Lesión por golpe:** el cráneo golpea el cerebro en el lugar del impacto.

2. La **lesión por contragolpe** se produce directamente en el lugar opuesto del impacto, cuando el cerebro golpea la tabla interna del cráneo en sentido contrario al vector de la fuerza.

B. **Manejo.**

1. Vigilar de cerca al paciente en la unidad de cuidados intensivos (UCI).

2. Repetir la TC para evaluar los cambios.

3. La descompresión quirúrgica puede ser necesaria con una PIC elevada o si el hematoma se expande de forma significativa.

FUENTE CONFIABLE

Eastern Association for the Study of Trauma: Traumatic Brain Injury, Mild. Disponible en: https://www.east.org/education/practice-management-guidelines/traumatic-braininjury-mild

---

IX. Hemorragias extraaxiales

A. **Hematoma epidural.**

1. Acumulación de sangre entre el hueso y la duramadre, por lo general de **origen arterial.**

2. Causado por la laceración de la arteria meníngea media.

3. Los pacientes más jóvenes corren mayor riesgo, ya que su duramadre está menos adherida al cráneo.
4. **Diagnóstico.**
   a. En general, los pacientes se presentan con un **intervalo lúcido.**
      1) El paciente pierde la consciencia inmediatamente después de la lesión.
      2) El paciente recupera la consciencia pero tiene cefalea.
      3) Pierde lentamente el conocimiento (durante minutos a horas) a medida que el hematoma epidural se expande.
   b. La **TC de la cabeza** muestra alta densidad convexa, en forma de lente, adyacente al hueso.
5. **Tratamiento.**
   a. Los pequeños hematomas epidurales sin déficits clínicos pueden tratarse de forma conservadora con tomografías seriadas y estrecha observación clínica.
   b. Evacuación quirúrgica si hay déficits neurológicos o efecto de masa.
B. **Hematoma subdural.**
   1. Acumulación de sangre entre la duramadre y la aracnoides.
   2. Suele ser el resultado de la interrupción de **las venas puente** entre la duramadre y la superficie cortical.
   3. Los pacientes de edad avanzada tienen mayor riesgo.
   4. **Diagnóstico.**
      a. **HSA.**
         1) Se presenta como una lesión masiva que evoluciona y se expande.
         2) A menudo, hay deterioro del estado mental con empeoramiento de los déficits neurológicos.
         3) La TC muestra una masa cóncava hiperdensa entre el cerebro y el cráneo (fig. 26-4).
      b. **Hematoma subdural crónico.**
         1) A menudo se trata de un deterioro sutil, lento y progresivo (p. ej., dolor de cabeza, hemiparesia, afasia) durante semanas o meses.
         2) En la TC, la masa cóncava aparece isodensa o hipodensa según la cronicidad del hematoma.
   5. **Tratamiento.**
      a. **HSA** con disminución de la función mental o síntomas neurológicos focales suele requerir craneotomía y la evacuación quirúrgica del coágulo denso.
      b. El **hematoma subdural crónico** a menudo puede tratarse inicialmente con el drenaje del coágulo licuado; la reacumulación quizá requiera craneotomía para el drenaje definitivo y la eliminación de las membranas.

🖊 Recordatorios

- La mayoría de las fugas traumáticas de LCR se resuelve sin intervención.
- Los hematomas epidurales son convexos (con forma de lente) en las imágenes de TC y suelen estar causados por la interrupción de las arterias meníngeas.
- Se debe minimizar la medicación para sedación/dolor, ya que puede alterar el examen neurológico del paciente.
- Los hematomas subdurales tienen forma cóncava (de media luna) en las imágenes de TC y suelen estar causados por el desgarro de las venas puente.

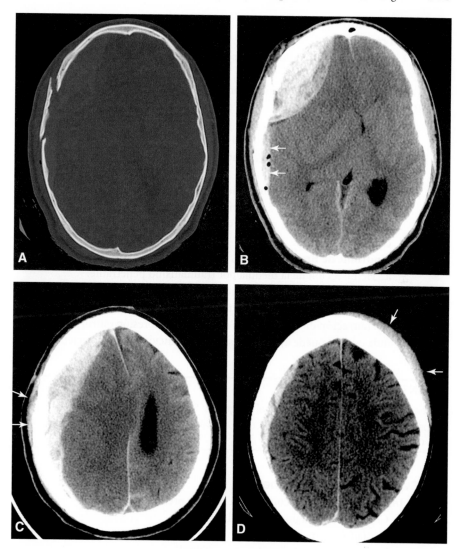

Figura 26-4. Ejemplos de hemorragia/hematoma epidural (extradural) **(A, B)** y hematoma/hemorragia subdural **(C, D)** resultantes de un traumatismo craneoencefálico; todas las tomografías computarizadas son sin contraste, y están en el plano axial. (De Haines DE. *Neuroanatomy Atlast in Clinical Context: Structures, Sections, Systems, and Syndromes*, 10th ed. Wolters Kluwer Health, 2018, Fig. 4-5).

LESIÓN MEDULAR

I. Epidemiología

  A. La lesión medular (LM) es una de las principales causas de muerte y discapacidad.

  B. Proporción de 4:1 entre hombres:mujeres.

  C. En su mayoría, son consecuencia de colisiones automovilísticas, accidentes deportivos y caídas.

II. Clasificación

A. LM completa.

1. No hay función motora o sensorial por debajo del nivel de la lesión (incluido el recto).

2. Mal pronóstico de recuperación neurológica.

B. LM incompleta.

1. **Lesión medular central.**

   a. Resultado de una concusión en la médula.

   b. Los déficits en las extremidades superiores son mayores que en las inferiores.

2. **Lesión medular anterior:** daño en la arteria espinal anterior, lo que provoca isquemia en los dos tercios anteriores de la médula con debilidad muscular importante y conservación del tacto fino, el sentido de la posición y la vibración.

3. **Síndrome de Brown-Séquard.**

   a. Hemisección de la médula por traumatismo penetrante.

   b. El sello distintivo es la pérdida ipsilateral de la función motora, el tacto fino y la vibración, con pérdida contralateral del dolor y la temperatura.

4. **Restauración de la función:** la rápida descompresión quirúrgica de la médula espinal puede ayudar a restaurar la función en estos pacientes.

FUENTE CONFIABLE

American Association of Neurological Surgeons: Spinal Cord Injury. Disponible en: https://www.aans.org/en/Patients/Neurosurgical-Conditions-and-Treatments/Spinal-Cord-Injury

---

III. Evaluación inicial y manejo

A. Inmovilización de la columna vertebral: prehospitalaria.

1. Collarín cervical duro y tabla de respaldo.

2. Traslado con movilización en bloque o camilla tipo cuchara para asegurar las precauciones de la columna vertebral.

B. Estabilización: protocolos ATLS (ABCDE):

1. Un paciente puede tener una lesión medular completa y no sentir el dolor asociado a un miembro roto o hemorragia interna.

2. Controlar las constantes vitales y observar el estado hemodinámico general del paciente.

3. Los pacientes con LM cervical alta o torácica alta pueden entrar en choque neurógeno.

4. Los esteroides no mejoran los resultados en la LM.

C. Evaluación neurológica.

1. Recoger la información crítica del personal médico de urgencias.

2. Realizar una exploración motora y sensorial detallada en las cuatro extremidades, para determinar el nivel motor y sensorial.

3. **Reflejos.**

   a. Evaluar los reflejos abdominales, cremastéricos y esfinterianos, como el bulbocavernoso y el anal.

   b. Los reflejos sacros son importantes porque la preservación del segmento sacro sugiere un mejor pronóstico.

D. Estudios radiográficos.

   1. Se recomienda realizar una **TC** con reconstrucciones sagitales y coronales.

   2. El dolor de espalda o los síntomas neurológicos localizados en la columna torácica y lumbosacra pueden requerir la realización de una CT adicional.

   3. Si se identifica una anomalía ósea con la CT, tal vez sea necesaria una evaluación adicional con IRM para revelar anomalías de la médula espinal y anomalías extraaxiales (p. ej., lesión ligamentosa).

   4. Si la IRM está contraindicada (p. ej., marcapasos cardiaco, dispositivos metálicos protésicos), puede ser necesaria una **mielografía por TC** de la columna vertebral.

E. Tratamiento.

   1. **Inmovilización:** si la fractura no es grave, se conserva la alineación y no hay compresión de los elementos neurales, es posible el tratamiento no quirúrgico.

      a. Collarín cervical duro para fracturas menores o lesiones ligamentosas.

      b. Las fracturas más complejas pueden curarse con un dispositivo de halo durante 3 meses.

   2. **Reducción abierta y fijación interna:** tratamiento definitivo de las fracturas inestables de la columna vertebral.

      a. Se requiere una intervención quirúrgica inmediata en pacientes con LM incompleta y en pacientes que presentan deterioro neurológico progresivo.

      b. Los pacientes que se someten a fusión quirúrgica pueden ser movilizados y rehabilitados con más rapidez, lo que se traduce en una disminución de la mortalidad y la morbilidad.

 Recordatorios

- Los pacientes con lesión medular completa no tienen función motora o sensorial alguna por debajo del nivel de la lesión.
- Se debe considerar que todo paciente traumatizado con dolor de cuello, déficit neurológico o un mecanismo de alto riesgo tiene una lesión de la médula cervical.
- Los pacientes con LM son vulnerables a muchas complicaciones agudas y crónicas, que contribuyen a su morbilidad y mortalidad.

ENFERMEDAD NEUROVASCULAR

I. Generalidades: los trastornos neurovasculares implican enfermedades de los vasos sanguíneos del cerebro, como las malformaciones vasculares y los aneurismas; estos pacientes presentan con frecuencia hemorragias agudas, que pueden ser urgencias neuroquirúrgicas.

II. Hemorragias intracerebrales (HIC)

A. La **HIC hipertensiva** (accidente vascular cerebral hemorrágico) se produce dentro del parénquima cerebral; aunque es menos frecuente que el accidente vascular cerebral isquémico, el resultado funcional es peor.

    1. Localizaciones típicas: ganglios basales, tálamo, cerebelo y protuberancia.

    2. Diagnóstico.

        a. Presentación: por lo general, antecedentes de hipertensión de larga duración y aparición repentina de déficits neurológicos focales, con o sin pérdida de consciencia.

        b. TC sin contraste: estudio de elección.

        c. Función de coagulación y química sanguínea completa.

        d. Imágenes vasculares: útil para descartar otras causas de hemorragia (malformaciones vasculares, aneurismas); la IRM con contraste evaluará la presencia de tumores y malformaciones cavernosas.

    3. Tratamiento: en general, de apoyo mediante el control de la hipertensión y la corrección de cualquier trastorno hemorrágico.

        a. Hemorragias supratentoriales: la mayoría se asocia a déficits importantes; la cirugía se reserva para aquéllas con lesiones accesibles o grandes hematomas.

        b. Hemorragias infratentoriales: con frecuencia requieren evacuación neuroquirúrgica urgente para evitar la compresión del tallo cerebral; los pacientes con hemorragias cerebelosas pueden tener buen resultado con una pronta intervención neuroquirúrgica.

B. Las **malformaciones vasculares** suelen presentarse con hemorragia o convulsiones.

    1. Tipos más comunes.

        a. Malformaciones arteriovenosas: es el tipo más común; compuesto por derivaciones entre arterias y venas.

        b. Malformaciones cavernosas (cavernomas): vasos sinusoidales empaquetados que pueden aparecer en cualquier lugar y suelen ser múltiples.

    2. Diagnóstico.

        a. TC sin contraste: primer estudio.

        b. Imágenes vasculares: el angiograma convencional es el procedimiento estándar, pero el angiograma por TC e IRM también se utiliza con frecuencia.

    3. Tratamiento.

        a. Controlar el aumento del efecto de masa y la PIC; puede requerirse ventriculostomía.

        b. Controlar la hipertensión y los trastornos de la coagulación.

        c. Controlar o tratar profilácticamente la actividad convulsiva.

        d. El tratamiento puede incluir cirugía, embolización endovascular y radiocirugía (o una combinación).

C. Otras causas de hemorragia intracerebral.

    1. Otros procesos de enfermedad (p. ej., vasculitis o anticoagulación).

    2. La IRM con contraste puede ayudar en el diferencial.

III. HSA

A. Etiología: lo más frecuente es un traumatismo craneoencefálico, pero también puede ser espontánea (p. ej., aneurisma o malformación arteriovenosa).

B. Presentación: el HSA espontáneo se asocia a cefalea repentina e intensa (la peor cefalea de la vida), náusea/vómito, rigidez de cuello, fotofobia y alteración del estado mental.

C. Diagnóstico.

1. La **TC** demuestra casi todo el HSA.

   a. El HSA traumático se observa típicamente en la superficie cortical.

   b. El HSA aneurismático se concentra en las cisternas basilares (alrededor del círculo de Willis).

2. **TC negativa:** se puede proceder a la punción lumbar; los hallazgos son hematíes elevados y xantocromía.

D. Tratamiento.

1. **Momento oportuno:** se requiere tratamiento expedito de los aneurismas rotos; tienen la propensión a volver a sufrir hemorragia, particularmente en las primeras 2 semanas.

2. La craneotomía y el clipaje quirúrgico es el tratamiento estándar de los aneurismas.

3. Obliteración endovascular: se ha convertido en una opción de tratamiento principal, sobre todo en localizaciones donde el acceso quirúrgico es difícil (fig. 26-5).

4. Los pacientes con HSA requieren atención amplia y a menudo compleja en la UCI.

E. Pronóstico.

1. La tasa de hemorragia de un aneurisma no roto es de 2% por año.

2. Aproximadamente 10% de los pacientes muere por un HSA antes de llegar a la atención hospitalaria; otro 40% muere durante su hospitalización aguda.

3. De los pacientes que sobreviven, aproximadamente 50% puede volver a su estilo de vida anterior.

Recordatorios

- La hemorragia intracerebral es menos frecuente que el accidente vascular cerebral isquémico, pero tiene peor pronóstico.
- Los traumatismos son la causa general más frecuente de HSA. Los aneurismas son la causa más común de HSA espontáneo.

TUMORES DEL SISTEMA NERVIOSO CENTRAL (SNC)

I. Epidemiología

A. Incidencia: aproximadamente 10 000 nuevos casos al año en Estados Unidos.

B. Los tumores del SNC son el tumor sólido más frecuente entre los pacientes pediátricos.

C. Distribución bimodal.

1. **Primer pico de edad:** infancia (3-10 años).

   a. El 50% de los tumores cerebrales pediátricos se produce en la fosa posterior.

   b. Los tumores cerebrales más comunes en niños son el astrocitoma pilocítico, el meduloblastoma, el craneofaringioma y el glioma de tallo cerebral.

2. **Segundo pico de edad:** la sexta década; los tumores cerebrales adultos más frecuentes son las metástasis, los gliomas malignos, los meningiomas y los adenomas hipofisarios.

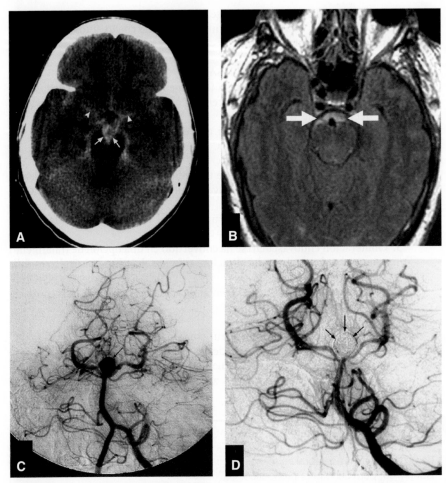

Figura 26-5. Tratamiento con espiral endovascular de un aneurisma de punta basilar. Este paciente de 36 años de edad se presentó con cefalea intensa. **A.** La tomografías computarizadas sin contraste muestra una hemorragia subaracnoidea prominente en la fosa interpeduncular (flechas) y en todas las cisternas basilares (cabezas de flecha). **B.** Los hematomas subdurales agudos (HSA) suelen pasar desapercibidos en las secuencias sistemáticas de IRM pero es fácilmente visible en T2 FLAIR (flechas blancas grandes). **C.** Angiograma, la vista frontal de una inyección vertebral izquierda muestra un aneurisma de la punta basilar (flecha). **D.** La angiografía tras la colocación endovascular de espirales de platino electrolíticamente desmontables muestra la obliteración del aneurisma (flechas) con la preservación de las ramas arteriales adyacentes. (De Klein J, Vinson EN, Brant WE, Helms CA. *Brant and Helms' Fundamentals of Diagnostic Radiology*, 5th ed. Wolters Kluwer Health, 2018, Fig. 4-34).

II. **Clasificación:** la mayoría de los tumores se denomina en función de su origen celular.

   A. Células derivadas de **líneas celulares gliales**:

      1. **Tumores gliales (gliomas):** casi 50% de los tumores cerebrales.

      2. La **histología** se clasifica por el aumento de la neoplasia maligna, desde el astrocitoma de bajo grado hasta el glioblastoma multiforme (GBM).

      3. Incluye oligodendrogliomas y ependimomas.

B. Tumores de células no gliales.
1. Los **meningiomas** surgen de las células aracnoideas.
2. **Schwannomas:** a partir de las células de Schwann.
3. **Meduloblastomas:** a partir de restos neuroectodérmicos primitivos.
4. **Tumores hipofisarios:** a partir de las células hormonales de la hipófisis.
5. **Tumores pineales:** a menudo, a partir de células germinales.
6. **Hemangioblastomas:** surgen de los vasos sanguíneos.

III. Diagnóstico

A. Signos y síntomas: se relacionan con varios mecanismos.
1. **Efecto de masa:** aumento de la PIC.
2. **Elocuencia:**
   a. Los tumores en áreas elocuentes del cerebro se vuelven sintomáticos antes.
   b. Por regla general, cuanto más elocuente sea la región donde surge el tumor (como la corteza motora), más notables serán los síntomas.
3. La **compresión de los vasos sanguíneos** puede privar a zonas del SNC de nutrimentos vitales.
4. **Convulsiones:** los tumores suelen provocar convulsiones, ya sea por irritación mecánica directa o por afectar al metabolismo cerebral normal.
5. La **obstrucción del flujo de salida del LCR** puede provocar hidrocefalia.

IV. Evaluación neurológica

A. Obtener **antecedentes acerca de los déficits neurológicos.**
B. Observar la presencia de **asimetría**; puede ayudar a la localización.
C. La exploración que indica una **disfunción lobar específica** es altamente sospechosa de una lesión focal (p. ej., tumor cerebral).
D. **Estudios adicionales:** la TC y las IRM con contraste pueden demostrar la alteración de la barrera hematoencefálica.

V. Tumores cerebrales específicos

A. Astrocitomas (incluido el GBM): el tumor cerebral más frecuente en adultos.
1. **Características.**
   a. Tumores infiltrantes de crecimiento lento con bordes mal definidos.
   b. Pico de incidencia: cuarta década de la vida.
2. **Presentación clínica.**
   a. Convulsiones, cefaleas, aumento de la PIC y déficits neurológicos focales.
   b. La TC y las IRM muestran un realce irregular no homogéneo con edema alrededor del tumor (fig. 26-6).
3. **Tratamiento.**
   a. Resección agresiva; rara vez es posible la resección completa.
   b. Radiación: es posible que incluya radiocirugía de alta dosis.
   c. Quimioterapia.
4. **Pronóstico:** altamente correlacionado con el grado histológico.
   a. **Grado I (astrocitomas pilocíticos):** por lo regular se observa en pacientes pediátricos; menos invasivo; supervivencia >10 años si la resección es completa.
   b. **Grado II (astrocitoma de grado bajo):** mediana de supervivencia de 7-8 años; los tumores suelen progresar a un grado más agresivo.
   c. **Grado III (astrocitoma anaplásico):** supervivencia media de 2-3 años.
   d. **Grado IV (glioblastoma multiforme):** el astrocitoma más frecuente en adultos; muy agresivo; supervivencia aproximada de 1 año.

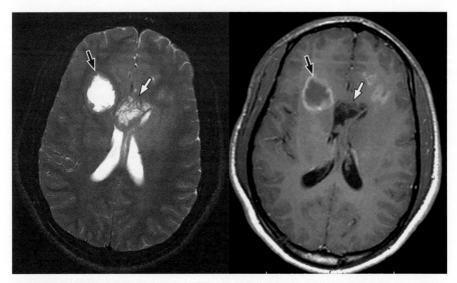

Figura 26-6. Glioblastoma multiforme en un niño de 16 años. Las imágenes por resonancia magnética (IRM) axiales ponderadas en T2 (a la izquierda) y la IRM axial ponderada en T1 después del contraste (a la derecha) muestran una gran masa en el lóbulo frontal (flechas negras) con un núcleo necrótico central hiperintenso en T2 y márgenes que mejoran. Además, hay una extensa lesión circundante hiperintensa en T2 que se extiende a través de la línea media (flechas blancas), consistente con el "glioma mariposa" característico del glioblastoma multiforme. (De Lee E. *Pediatric Radiology: Practical Imaging Evaluation of Infants and Children*. Wolters Kluwer Health, 2017, Fig. 2-41).

B. Ependimomas
  1. **Características:** tumores por lo general bien circunscritos que se presentan en la vecindad de los ventrículos; pueden hacer metástasis a través de las vías del LCR.
  2. **Presentación clínica.**
      a. Hidrocefalia y otros síntomas neurológicos focales.
      b. La IRM o la TC con contraste muestran una lesión de realce irregular con un borde bien definido en la vecindad del ventrículo.
  3. **Tratamiento.**
      a. Resección quirúrgica agresiva.
      b. Radioterapia.
  4. **Pronóstico:** la mediana de supervivencia es de 5 años.
C. Oligodendrogliomas.
  1. **Características:** gliomas de crecimiento lento que suelen presentar calcificación.
  2. **Presentación clínica.**
      a. Suelen presentarse con convulsiones, y a menudo hay un déficit neurológico focal.
      b. La TC y la IRM revelan zonas calcificadas en la mitad.
  3. **Tratamiento:** resección quirúrgica, con o sin radioterapia.
  4. **Pronóstico:** la tasa de supervivencia es de 3-10 años, de acuerdo con el grado.

D. Meningiomas.

  1. Características.

    a. Surgen de la capa aracnoidea de las meninges adyacentes a la duramadre con un borde bien definido y comprimen (más que invaden) el cerebro.

    b. Crecimiento muy lento.

  2. Presentación clínica.

    a. Cefalea, déficits neurológicos focales y convulsiones.

    b. La TC y la IRM suelen revelar una masa homogénea que realza con intensidad y un borde bien delimitado con el cerebro normal (fig. 26-7).

  3. Tratamiento: escisión quirúrgica o radiocirugía estereotáctica.

  4. Pronóstico: por lo general, bueno; sin embargo, factores como localización, extensión de la resección y grado pueden crear un pronóstico peor.

E. Tumores metastásicos.

  1. Características.

    a. Aproximadamente una quinta parte de los pacientes con cáncer desarrolla metástasis intracraneales.

    b. Las metástasis de pulmón, mama, riñón y melanomas representan la fuente más frecuente de metástasis intracraneales.

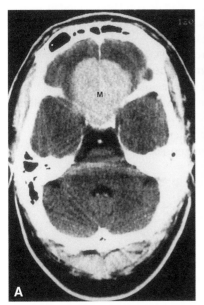
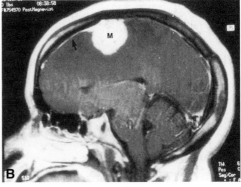

Figura 26-7. Meningioma. **A.** La tomografía computarizada con contraste muestra un gran meningioma frontobasal (M). **B.** La resonancia magnética parasagital poscontraste ponderada en T1 muestra un meningioma parafalcino (M) con cola dural (flecha) de realce. Se observa edema circundante. (De Hickey JV. *The Clinical Practice of Neurological and Neurosurgical Nursing*, 8th ed. Wolters Kluwer Health, 2019, Fig. 19-13).

2. **Presentación clínica.**
   a. Aumento de la PIC, hidrocefalia obstructiva, déficit neurológico focal y hemorragia intracerebral espontánea.
   b. La TC y la IRM con contraste suelen revelar múltiples masas bien circunscritas, que realzan, rodeadas de edema cerebral.
3. **Tratamiento:** resección quirúrgica.
4. **Pronóstico:** con tratamiento, aproximadamente 50% de los pacientes con una única metástasis intracraneal sobrevivirán un año después del diagnóstico.

F. **Meduloblastomas.**
1. **Características:** tumores malignos del cerebelo y del cuarto ventrículo a partir de células neuroectodérmicas primitivas.
2. **Presentación clínica.**
   a. Disfunción del cerebelo y del tronco cerebral, hidrocefalia y aumento de la PIC.
   b. La TC y la IRM con contraste demuestran una masa no homogénea que realza en la línea media.
3. **Tratamiento:** resección quirúrgica extensa y radioterapia en el lugar y en todo el neuroeje para evitar la siembra del LCR.
4. **Pronóstico:** supervivencia de 5-10 años, pero depende en gran medida de la edad, la extensión de la resección y la sensibilidad a la quimiorradiación.

G. **Hemangioblastomas.**
1. **Características:** el tumor primario intraaxial más frecuente en la fosa posterior en adultos; asociado a la enfermedad de von Hippel-Lindau.
2. **Presentación clínica:** cefalea, náusea y vómito son comunes.
3. **Tratamiento:** resección si es sintomática.
4. **Pronóstico:** lesión benigna, buen pronóstico (la cirugía es curativa).

VI. Schwannomas vestibulares (neuromas acústicos)
1. **Características:** benigno; surge de la porción vestibular del nervio craneal VIII.
2. **Presentación clínica:** acúfenos (*tinnitus*), pérdida de audición e inestabilidad evolutiva.
3. **Tratamiento:** resección quirúrgica o radioterapia.
4. **Pronóstico:** en su gran mayoría son benignos, con buen pronóstico.

VII. Tumores hipofisarios
A. **Presentación clínica:** una de las tres formas:
1. **Efecto de masa.**
   a. Por compresión del quiasma óptico.
   b. Por lo regular, el paciente presenta hemianopsia bitemporal.
2. **Endocrinopatía.**
   a. Sobreproducción o infraproducción hormonal.
   b. **Síndrome de Cushing** (secundario a un exceso de secreción de ACTH), **acromegalia** (secundario a un exceso de secreción de la hormona del crecimiento), hiperprolactinemia o hipopituitarismo.
   c. El 30% de los pacientes tiene un **adenoma no secretor.**
3. **Apoplejía.**
   a. Hemorragia aguda en un tumor hipofisario.
   b. Cefalea, deterioro de la visión, disfunción de los músculos extraoculares y endocrinopatía.

B. **Pruebas de diagnóstico.**
   1. **Análisis de laboratorio** de las hormonas relacionadas con la hipófisis para evaluar la endocrinopatía.
   2. **TC e IRM con contraste.**
C. **Tratamiento.**
   1. **Terapia médica:** como la **bromocriptina** (un agonista dopaminérgico) es la terapia de primera línea para los adenomas secretores de prolactina.
   2. **Resección quirúrgica:** tratamiento de elección para la mayoría de los tumores no secretores de prolactina y los prolactinomas que son progresivos a pesar del tratamiento médico.
D. **Pronóstico:** la supervivencia a 5 años de los tumores hipofisarios es de 80%.

Recordatorios

- El GBM es el tumor cerebral primario más frecuente en adultos.
- Los tumores cerebrales metastásicos son frecuentes y suelen presentarse como lesiones con realce múltiple en la IRM.
- Los grandes tumores hipofisarios producen por lo general hemianopsia bitemporal por compresión del quiasma óptico.

NEUROCIRUGÍA FUNCIONAL

I. **Trastornos del movimiento:** se han hecho muchos avances en el tratamiento de los trastornos del movimiento; mediante la estimulación cerebral profunda (ECP), se colocan electrodos en el cerebro y se conectan a un estimulador para ayudar a modular las zonas anormales.
   A. **Enfermedad de Parkinson.**
      1. **Características:** trastorno causado por la destrucción de las células generadoras de dopamina en el cerebro, lo que provoca un mal funcionamiento de los ganglios basales.
      2. **Presentación clínica:** temblor en reposo, rigidez y bradicinesia.
      3. **Tratamiento.**
         a. No hay cura; los síntomas se controlan inicialmente con medicamentos, que pueden tener efectos secundarios graves.
         b. Algunos pacientes son candidatos a ECP del **núcleo subtalámico**, que ayuda a controlar los síntomas y a mejorar la calidad de vida.
   B. **Temblor esencial.**
      1. **Características:** temblor de intención grave.
      2. **Tratamiento:** los síntomas mejoran mediante la ECP del núcleo intermedio ventral del tálamo.
II. **Epilepsia**
   A. **Características:** convulsiones recurrentes; puede ser una condición debilitante con múltiples etiologías.
   B. **Tratamiento.**
      1. **Bases:** fármacos antiepilépticos, todos los cuales pueden tener efectos secundarios graves; con frecuencia las crisis pueden volverse refractarias a estos medicamentos.

2. Los pacientes que fracasan en el tratamiento médico pueden someterse a un electroencefalograma (EEG) y a una IRM para determinar si existe un foco concreto; los pacientes pueden ser candidatos a extirpación quirúrgica del foco convulsivo.

FUENTE CONFIABLE

Epilepsy Foundation: Types of Epilepsy Surgery. Disponible en: https://www.epilepsy.com/learn/treating-seizures-and-epilepsy/surgery/types-epilepsy-surgery

---

ENFERMEDAD DEGENERATIVA DE LA COLUMNA VERTEBRAL

I. Generalidades
A. Los discos intervertebrales contienen un centro fibroso blando, conocido como **núcleo pulposo**, rodeado por una capa fibrosa resistente generada por el anillo fibroso.

B. **Hernia o "deslizamiento" de disco:** el núcleo pulposo se hernia a través de una rotura del anillo fibroso, lo que ejerce presión sobre la médula espinal o las raíces nerviosas.

C. La **compresión de una raíz nerviosa** produce síntomas en los dermatomas y grupos musculares que la raíz suministra (es decir, **radiculopatía**).

II. Hernia discal cervical
A. **Presentación clínica.**
1. **Dolor de cuello:** secundario a la inflamación de la cápsula discal y del ligamento longitudinal posterior.
2. El dolor puede localizarse entre la escápula e irradiarse hacia la cabeza.
3. **Signos y síntomas radiculares.**
   a. Dolor que se irradia al brazo, a menudo con distribución típica.
   b. Puede asociarse a entumecimiento, debilidad y cambios en los reflejos.
4. **Hernias discales:** se producen con mayor frecuencia en el nivel C6/C7, seguido del nivel C5/C6; cada nivel implicado produce síntomas clásicos basados en las raíces nerviosas que comprimen (tabla 26-1).

B. **Diagnóstico:** la IRM es útil.

C. **Tratamiento.**
1. El tratamiento inicial es un régimen conservador de analgésicos, antiinflamatorios no esteroideos (AINE), relajantes musculares, reposo, fisioterapia e inyecciones de esteroides.
2. Si no tiene éxito, puede necesitarse descompresión y fusión quirúrgicas.
3. **Hernia central y lateral.**
   a. Se utiliza un abordaje anterior para extraer el disco y descomprimir la médula espinal y las raíces nerviosas.
   b. A continuación se fusionan los dos cuerpos vertebrales adyacentes.
4. **Hernia lateral lejana.**
   a. Se utiliza un enfoque posterior con laminectomía y foraminotomía.
   b. En ocasiones es necesaria la fusión posterior, lo cual depende de la patología y de la extensión de la descompresión.

Tabla 26-1. Síndromes discales cervicales

	Espacio discal: C4-5 Raíz nerviosa: C5	Espacio discal: C5-6 Raíz nerviosa: C6	Espacio discal: C6-7 Raíz nerviosa: C7	Espacio discal: C7-T1 Raíz nerviosa: C8
Pérdida sensorial	Brazo lateral	Cara radial del antebrazo; pulgar; espacio interdigital del dedo índice	Brazo posterior; dedo índice; dedo cordial	Cubital dos dedos; medial del antebrazo
Debilidad motora	Abductores del hombro; rotadores externos e internos del hombro	Bíceps; braquiorradial; supinador/pronador	C6-7 extensores de la muñeca; extensores del codo	Flexores de los dedos; desviador cubital de la mano
Cambios en los RTP	Reflejo del bíceps disminuido	Reflejos del bíceps y radiales disminuidos	Reflejo del tríceps disminuido	Reflejo flexor del dedo disminuido

RTP, reflejo tendinoso profundo.

III. Espondilosis cervical

A. Etiología: degeneración progresiva de los discos y ligamentos asociada a cambios artríticos de las articulaciones y formación de osteofitos.

B. Presentación clínica.

1. La degeneración estrecha lentamente el conducto y los agujeros neurales, lo que causa compresión gradual de la médula espinal y de las raíces nerviosas; estos pacientes suelen tener la enfermedad en múltiples niveles de la columna cervical.

2. Este pinzamiento puede producir un síntoma radicular idéntico al que se observa en la hernia discal.

3. El estrechamiento gradual del conducto suele producir la compresión de la médula espinal con signos de mielopatía (hiperreflexia, inestabilidad de la marcha, debilidad de la mano).

C. Diagnóstico.

1. La IRM ayuda a evaluar los discos, ligamentos y cambios en la médula espinal.

2. La TC es útil para evaluar la anatomía ósea.

D. Tratamiento.

1. Conservador, si no hay déficits motores o mielopatía.

2. Si los síntomas son debilitantes y persisten, podría necesitarse cirugía: fusión anterior, laminectomía posterior o laminoplastia posterior.

IV. Hernia discal lumbar

A. Generalidades: en condiciones normales, las raíces nerviosas lumbares salen a través de un agujero neural ubicado un segmento por debajo del disco herniado.

B. Presentación clínica: los pacientes suelen tener antecedentes de dolor de espalda y síntomas radiculares, y a menudo informan que el dolor se exacerba al sentarse o al hacer esfuerzos.

C. Exploración física.

1. Revela espasmo lumbosacro intenso.

2. Con frecuencia se presenta un signo positivo de "elevación de la pierna recta", así como signos y síntomas radiculares.

3. En la tabla 26-2 se revisa un resumen de los signos físicos.

Tabla 26-2. Síndrome de hernia discal lumbar

	Espacio del disco: L1-2 Raíz nerviosa: L2	Espacio discal: L2-3 Raíz nerviosa: L3	Espacio del disco: L3-4 Raíz nerviosa: L4	Espacio discal: L4-5 Raíz nerviosa: L5	Espacio discal: L5-S1 Raíz nerviosa: S1	Espacio discal: S1-2 Raíz nerviosa: S2-3
Distribución de la pérdida sensorial	Muslo anterior; ligamento inguinal	Parte anterior del muslo	Parte anterior del muslo; parte medial de la pierna hasta el maléolo medial	Lateral de la pierna; dorso del pie hasta el dedo gordo	Lateral de la pierna; pie hasta el dedo pequeño; planta del pie	Nalgas; región perineal; genitales
Debilidad motora	Flexión de la cadera; abducción de la cadera	Abducción de la cadera; extensión de la rodilla	Extensión de la rodilla; inversión del pie	Extensión de pies y dedos	Flexión de pies y dedos	Músculos intrínsecos del pie
Cambios en los reflejos	...	...	Disminución de reflejo rotuliano	Disminución o ausencia reflejo rotuliano	Disminución o ausencia de reflejo aquileo	Disfunción esfinteriana

D. Tratamiento:
1. Tratamiento conservador; la mayoría de las hernias discales lumbares mejora sin intervención quirúrgica.
2. Si no hay mejora, se hace una IRM para determinar si hay compresión de la raíz nerviosa.
3. Si el dolor no responde, discectomía por vía posterior.

V. Espondilosis lumbar
A. **Visión general:** la degeneración crónica puede causar artropatía e hipertrofia ligamentosa, lo que lleva a un estrechamiento del canal y de los agujeros neurales.
B. **Presentación clínica.**
1. Dolor en la espalda y las piernas, que se agrava al estar de pie o caminar durante mucho tiempo, y mejora al sentarse o inclinarse hacia adelante (**claudicación neurógena**).
2. **Síndrome de cola de caballo:** es la estenosis central más grave; estos pacientes tienen debilidad importante en las piernas, anestesia en silla de montar y disfunción intestinal/vesical.
C. **Diagnóstico.**
1. IRM: la mejor técnica para visualizar los discos, ligamentos y raíces nerviosas.
2. TC: para evaluar la anatomía ósea.
D. **Tratamiento:** terapia conservadora; a medida que la enfermedad progresa, puede necesitarse descompresión quirúrgica mediante laminectomía (y, por lo general, fusión).

Recordatorios

- La radiculopatía es el resultado de la compresión de la raíz nerviosa.
- La mielopatía es el resultado de la compresión de la médula espinal.
- La mayoría de las hernias discales mejoran sin intervención quirúrgica.
- El síndrome de cola de caballo es una emergencia que requiere intervención quirúrgica urgente.

TUMORES DE LA COLUMNA VERTEBRAL

I. Clasificación
A. **Localización:** los tumores de columna vertebral suelen ser **intramedulares** (intrínsecos a la médula espinal), **extramedulares, intradurales** o **extradurales**.
B. **Tipos.**
1. **Tumores intramedulares.**
   a. Intrínsecos a la médula espinal y por lo general se presentan con déficits neurológicos que progresan de manera gradual y mielopatía.
   b. Los **astrocitomas** se producen dentro de la médula espinal; pueden estar asociados a una cavidad llena de líquido dentro de la médula espinal (siringe).
   c. **Ependimomas.**
      1) A menudo se producen en la columna cervical y pueden asociarse a una siringe.
      2) Un segundo grupo de ependimomas afecta al cono (ependimoma mixopapilar).

2. **Tumores extramedulares e intradurales.**
   a. Producir signos y síntomas a través de la compresión de las raíces nerviosas y la médula espinal.
   b. **Meningiomas:** la mayoría se produce en la columna torácica y se manejan de forma similar a sus homólogos intracraneales.
   c. **Schwannomas.**
      1) Surgen de las células de Schwann, que están asociadas a las raíces nerviosas.
      2) En condiciones normales, se presentan como tumores en forma de mancuerna que sobresalen a lo largo del agujero neural.
3. **Tumores extradurales (columna vertebral).**
   a. **Tumores metastásicos.**
      1) El tumor **extradural** más frecuente de la **columna vertebral**, que suele originarse en el cuerpo vertebral.
      2) Se asocian con mayor frecuencia a tumores primarios de **pulmón, mama** y **próstata**.
      3) Se trata mejor con descompresión seguida de radioterapia (fig. 26-8).
   b. **Tumores óseos primarios:** poco frecuentes; incluyen cordoma, tumor de células gigantes, condrosarcoma, sarcoma, hemangioma vertebral.

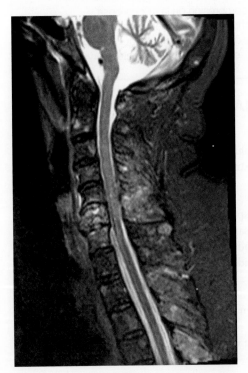

Figura 26-8. Metástasis óseas. Resonancia magnética sagital T1 de la columna cervical que muestra varias lesiones metastásicas de carcinoma de mama. Las lesiones metastásicas aparecen brillantes o grises en las imágenes T2 y afectan a elementos anteriores y posteriores de la vértebra. (De Farrell TA. *Radiology 101: The Basics and Fundamentals of Imaging*, 5th ed, 2019, Fig. 9.59).

II. Diagnóstico

A. En general se establece localizando el nivel de la lesión por medio de un examen neurológico y luego IRM con y sin contraste.

B. La TC puede ser útil para evaluar la anatomía ósea, sobre todo en la enfermedad metastásica.

III. Tratamiento: la radioterapia o la descompresión abierta pueden estar indicadas para la compresión de la médula espinal.

IV. Pronóstico: depende del tumor primario, pero la afectación de la médula espinal es ominosa.

DEFORMACIÓN DE LA COLUMNA VERTEBRAL

I. Espondilolistesis

A. Descripción: deformidad de la columna vertebral a menudo debida a un defecto de los puentes entre dos articulaciones (*pars interarticularis*).

B. Etiología: congénita, traumática o degenerativa.

C. Tratamiento: fusión e instrumentación a través del segmento enfermo.

II. Cifosis

A. Descripción: deformidad de la columna vertebral resultado de una pérdida de altura en la columna anterior.

B. Tratamiento: cirugía correctiva compleja con técnicas de osteotomía con o sin reconstrucción anterior.

III. Escoliosis

A. Descripción: deformidad de la columna vertebral en el plano coronal; progresión lenta.

B. Etiología: idiopática

C. Tratamiento: a menudo puede tratarse de forma conservadora; la cirugía de la escoliosis suele requerir cirugía extensa que implica la fusión de múltiples niveles.

NERVIOS PERIFÉRICOS

I. Síndrome del túnel carpiano

A. Etiología: atrapamiento del **nervio mediano** en su paso por debajo del **ligamento carpiano** en la muñeca.

B. Presentación clínica.

1. Dolor y adormecimiento de la mano en la zona palmar del pulgar y en los dos primeros dígitos.

2. Debilidad, sobre todo con la oposición del pulgar.

3. Signo de Tinel: dolor a la percusión del ligamento carpiano.

C. Diagnóstico: electromiografía (EMG) o prueba de velocidad de conducción nerviosa (VCN).

D. Tratamiento.

1. En primer lugar, tratamiento conservador con férulas para la muñeca.

2. Si los síntomas continúan, descompresión quirúrgica del nervio cortando el ligamento carpiano.

II. Síndrome del túnel cubital

A. Etiología: atrapamiento del **nervio cubital** en su recorrido por el codo.

B. Presentación clínica: dolor y entumecimiento en la superficie cubital de la mano junto con debilidad de esta última.

C. Tratamiento: descompresión del nervio.

III. Plexo braquial

A. Anatomía: estructura anatómica compleja que implica una transición de las raíces cervicales (C5 a T1) hacia la axila y cuatro nervios principales (fig. 26-9):

1. Musculocutáneo.
2. Axilar.
3. Mediano.
4. Cubital.

B. Etiología: lesión contundente, penetrante o neoplásica; la plexopatía braquial se observa por lo regular en el marco de un traumatismo en que el cuello está muy estirado y hay una lesión por avulsión del plexo (desgarro de las raíces nerviosas de la médula espinal).

C. Presentación clínica: los defectos motores y sensoriales varían de acuerdo con la extensión de la lesión, pero lo normal es que afecten un solo brazo.

D. Diagnóstico.

1. Exploración física.
2. Amplia EMG y NCV.
3. Posiblemente una mielografía por TC e IRM.

E. Tratamiento y pronóstico.

1. Las avulsiones de la raíz nerviosa tienen mal pronóstico.
2. Si existe función motora y sensorial residual, el paciente tiene una oportunidad excelente de recuperar la función.
3. Si la raíz del nervio está cortada, el paciente quizá necesitará transposición del nervio para restaurar la función.

Recordatorios

- El síndrome del túnel carpiano produce neuropatía del nervio mediano.
- El síndrome del túnel carpiano puede tratarse con férula o con descompresión del nervio.
- La lesión del plexo braquial es compleja, pero la presencia de la función motora y sensorial es motivo de optimismo.

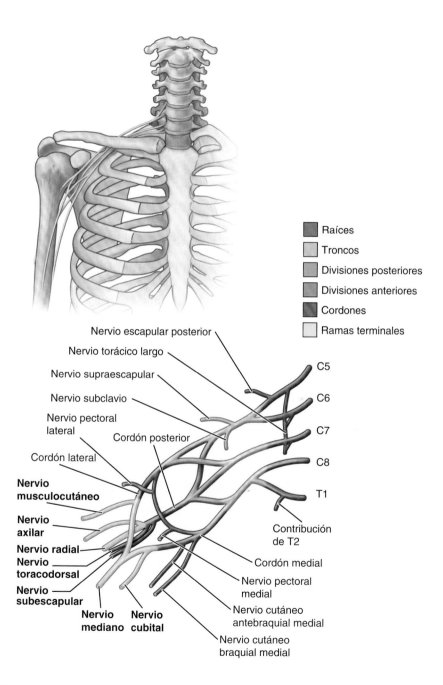

Figura 26-9. Plexo braquial. El plexo braquial está formado por los nervios segmentarios C5-T1. (De Anderson MK. *Foundations of Athletic Training*, 6th ed. Wolters Kluwer Health, 2016, Fig. 21-9).

Capítulo

27

Cirugía plástica y reconstructiva

Ledibabari M. Ngaage • Yvonne M. Rasko

Puntos clave del capítulo

◆ La "escalera reconstructiva" proporciona una guía para el tratamiento óptimo de heridas y defectos de los tejidos blandos. Las soluciones más sencillas se prueban primero; cuanto más arriba en la escala, más difícil es el procedimiento y mayor es la probabilidad de complicaciones.

◆ Los colgajos pueden incluir fascia, músculo o ambos. Los colgajos libres tienen mayores tasas de fracaso que los colgajos pediculados.

◆ Las heridas infectadas no soportan la cicatrización ni los injertos de piel.

◆ Las técnicas de reconstrucción pueden utilizarse en los defectos de la pared abdominal, así como en la pared torácica y la mama. La reconstrucción mamaria inmediata no cambia los resultados en el cáncer de mama en fase inicial.

◆ El melanoma es un cáncer de piel invasivo que se clasifica según la profundidad de la invasión. El tratamiento es, por lo general, quirúrgico, con terapia adyuvante para la enfermedad avanzada.

Asociaciones de cirugía crítica

Si escucha/ve	Piense en
Heridas en cabeza, cuello y articulaciones	Injerto de piel de espesor total
Herida de gran superficie	Injerto de piel de grosor parcial
Infección	Segunda intención, sin injerto de piel
Infección inguinal/axilar recurrente	Hidradenitis
Profundidad del melanoma en mm	Margen de escisión radial en cm
Crecimiento del pecho en hombres	Ginecomastia
Herida en el esternón	Colgajo de pectoral

(continúa)

Si escucha/ve	Piense en
Crecimiento más allá de los límites de la cicatriz	Queloide
Esteroides y cicatrización de la herida	Vitamina A
Úlcera por presión	Aliviar la presión (cama especial, giro)

PRINCIPIOS GENERALES

I. **Cirugía plástica:** reconstrucción de defectos faciales y corporales debidos a enfermedades, traumatismos, resecciones oncológicas y defectos de nacimiento.

II. **Objetivos de la cirugía:** restaurar y mejorar la función y la apariencia.

III. **Anatomía**

    A. **Capas de la piel.**

        1. **Epidermis:** el grosor varía según la localización; el queratinocito es la célula principal.

        2. **Dermis:** compuesta por papilar (colágeno tipo III) y reticular (colágeno tipo I).

        3. **Hipodermis:** concentración de adipocitos.

    B. **Cicatrización de heridas.**

        1. **Fase inflamatoria** (días 1 a 6): formación inicial del trombo y posterior migración de leucocitos.

        2. **Fase fibroproliferativa** (del día 4 a la semana 3): los fibroblastos se infiltran y producen colágeno; se produce angiogénesis y epitelización.

        3. **Remodelación** (semana 3 a 1 año): el colágeno se remodela, los miofibroblastos provocan la contracción de la herida y la cicatriz madura.

CIRUGÍA PLÁSTICA RECONSTRUCTIVA

I. **Escalera reconstructiva (fig. 27-1):** opciones para heridas y defectos por complejidad.

    A. El objetivo es maximizar la restauración de la forma y la función minimizando la morbilidad de la zona donante.

    B. Los procedimientos en los escalones inferiores suelen ser menos invasivos.

II. **Terapia de presión negativa para heridas:** la succión favorece la cicatrización, a menudo en heridas grandes y crónicas, que pueden injertarse o cerrarse una vez que se forma un lecho de granulación.

    A. **Técnica:** la herida se cubre con espuma contorneada, se coloca un apósito oclusivo y se conecta a una bomba que aplica presión negativa (por lo regular, 75-125 mm Hg).

    B. **Mecanismo.**

        1. **Macrorresistencia:** contracción del apósito y de la herida, que arrastra los bordes de ésta.

        2. **Microdeformación:** el apósito de espuma crea una microdeformación que favorece la migración celular y la formación de tejido de granulación.

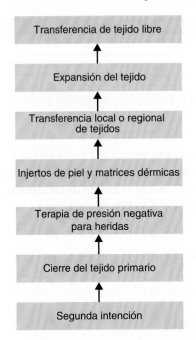

Figura 27-1. "Escalera reconstructiva". Progresión de técnicas clasificadas por complejidad, desde las más sencillas, en la parte inferior, hasta las más complejas, en la superior. Los planes quirúrgicos se adaptan al defecto, a la morbilidad de la zona donante y a las preferencias de cada paciente y del cirujano, lo que permite la mejor adaptación para lograr una reconstrucción satisfactoria.

III. Expansión del tejido: aumenta la cantidad de tejido para la reconstrucción mediante la aplicación de una fuerza mecánica; esto preserva el color, la textura, el pelo y la sensación, con un defecto mínimo del donante.

   A. Propiedades viscoelásticas de la piel.

      1. Crecimiento y regeneración celulares en respuesta al estrés mecánico crónico y constante.

      2. Relajación de tensiones: la fuerza necesaria para estirar un material disminuye con el tiempo.

   B. Tipos.

      1. Expansión del tejido interno.

         a. Se coloca un depósito de silicona y se infla con suero fisiológico para expandir el tejido suprayacente.

         b. Se forma una cápsula fibrosa que contiene la mayor parte de la nueva vasculatura.

         c. Se utiliza habitualmente en la reconstrucción de defectos de la piel cabelluda, la cara y las mamas.

      2. Expansión tisular externa: aplica una fuerza constante a la piel, como el uso de anclajes cutáneos alrededor de la herida, para permitir un cierre más temprano del tejido blando.

IV. Injertos de piel: reconstruyen heridas cutáneas superficiales demasiado grandes para cerrarlas por primera intención y para las que la cicatrización secundaria es inapropiada.

   A. Ubicación del sitio donante: el abdomen, las nalgas y los muslos son lugares de donación habituales.

   B. Injerto de piel de espesor dividido (IPED).

      1. Contiene la epidermis y una parte de la dermis; no contiene apéndices cutáneos (folículos pilosos, glándulas sebáceas, glándulas sudoríparas) de la dermis profunda y del tejido subcutáneo.

2. **Ventajas:** gran oferta de zonas donantes y disminución de la contracción primaria; el mallado puede aumentar la superficie y permitir el drenaje de fluidos.

3. **Desventajas:** poca coincidencia de color, disminución de la durabilidad y aumento de la contracción.

C. **Injerto de piel de espesor total (IPET).**

1. Contiene la epidermis, la dermis y algo de grasa subcutánea y conserva el crecimiento normal del vello, las secreciones y la pigmentación.

2. **Uso común:** las heridas de la cabeza y el cuello suelen recibir IPET para igualar el color y la textura; la piel posauricular y supraclavicular proporciona una excelente coincidencia para los defectos faciales.

3. **Ventajas:** cosméticamente superior, menor contracción secundaria y mayor durabilidad.

4. **Desventajas:** zonas donantes limitadas y aumento de la contractura primaria; la zona donante debe cerrarse primariamente o con un IPED, por lo que suele tomarse de zonas con piel redundante.

D. **Fases de cicatrización del injerto.**

1. **Imbibición plasmática (días 1-2):** los nutrimentos se absorben de forma pasiva desde el lecho de la herida receptora.

2. **Inosculación (día 3):** formación de conexiones anastomóticas entre los capilares del lecho receptor y los vasos de la dermis del injerto.

3. **Angiogénesis (día 5):** crecimiento de nuevos vasos.

E. **Contracción primaria:** reducción inmediata del tamaño después de la recolección debido al retroceso pasivo de las fibras elásticas situadas en la dermis; más frecuente en los IPET.

F. **Contracción secundaria:** contracción centrípeta hacia el centro de la herida que se produce tras la aplicación del injerto en el lugar receptor; más frecuente en los IPED.

V. **Otros tipos de injertos comunes**

A. **Injertos de grasa:** la grasa dérmica puede ser incrustada para el contorno; a menudo se utiliza en la reconstrucción de la mama.

B. **Injertos de tendón:** numerosos tendones, como el palmar largo, pueden ser tomados sin pérdida de función; a menudo se utilizan para reemplazar los tendones dañados en la mano.

C. **Injertos de cartílago:** los injertos de cartílago costal, concha auricular y septal pueden ser tomados para la reconstrucción de la oreja, la nariz y el pezón (después de la mastectomía), respectivamente.

D. **Injerto de nervio:** los injertos de nervio sural se utilizan a menudo para reparar las lesiones de los nervios periféricos. La regeneración del nervio se produce a un ritmo de 1 mm/día a lo largo del injerto hasta alcanzar la placa terminal motora.

E. **Injertos venosos:** la vena safena es de uso común; puede utilizarse para el reemplazo arterial o venoso.

F. **Injertos óseos:** guían la regeneración del hueso nativo a lo largo del injerto (osteoconducción) y pueden ser tomados de sitios como la cresta ilíaca o el aloinjerto de hueso esponjoso de cadáver.

VI. Colgajos: unidades de tejido que se trasladan o transfieren a un sitio receptor con irrigación vascular propia (fig. 27-2).

A. Clasificaciones: método de transferencia, irrigación vascular o componentes anatómicos.

B. Colgajos locales: se utilizan para cerrar las heridas cutáneas cercanas a la zona donante.

  1. Colgajo de avance: el colgajo se desplaza hacia delante para rellenar el defecto, sin movimiento lateral o de rotación (p. ej., como el avance en V-Y).

  2. Colgajo de rotación: colgajo semicircular rotado sobre un punto de giro para rellenar un defecto adyacente; se utiliza un corte posterior (o triángulo de Burow) para facilitar la rotación.

  3. Colgajo de transposición: rotado sobre un punto de giro para rellenar un defecto contiguo a la base del colgajo (colgajo romboidal y bilobulado).

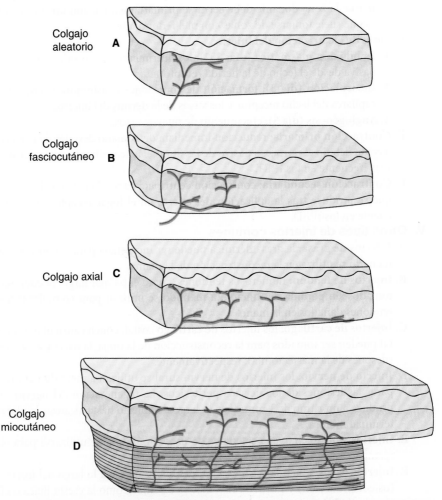

Figura 27-2. Principales tipos de colgajo. **A.** Colgajo aleatorio. **B.** Colgajo fasciocutáneo. **C.** Colgajo axial. **D.** Colgajo miocutáneo.

4. **Plastia en Z.**
   a. Cada colgajo triangular se levanta y se transpone en el defecto creado por el otro colgajo; a menudo se utilizan para la revisión y el alargamiento de la cicatriz.
   b. La plastia en Z de 60° se considera la más eficaz porque maximiza la ganancia de longitud de una cicatriz contraída sin crear demasiada tensión (fig. 27-3).
C. **Colgajos distantes o regionales:** la zona donante no es adyacente a la zona receptora.
   1. **Pediculado:** el colgajo sigue conectado a sus vasos originales.
   2. **Libre.**
      a. La vasculatura se divide y se vuelve a unir en el lugar receptor mediante una anastomosis microquirúrgica.
      b. La transferencia de tejido libre tiene mayor tasa de fracaso que los colgajos pediculados.
D. **Colgajos aleatorios.**
   1. Carecen de irrigación sanguínea definida; se alimentan del plexo dérmico-subdérmico.
   2. Un colgajo aleatorio depende de los vasos que entran en la base, por lo que su relación entre anchura y longitud es limitada (en condiciones normales, 1:3).

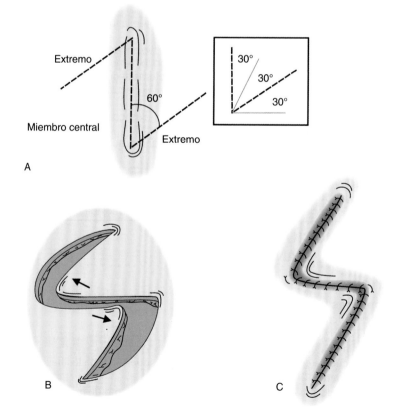

Figura 27-3. La plastia en Z es una técnica quirúrgica común para la cobertura local y la revisión de cicatrices. **A.** Incisiones iniciales. **B.** Creación del colgajo triangular. **C.** Línea de sutura final.

E. Colgajos de patrón axial: basados en una arteria y una vena definidas, que se originan en la base del colgajo y recorren su eje.

F. Colgajos perforantes: colgajos cutáneos que son suministrados por una o más arterias perforantes.

G. Colgajo muscular o miocutáneo.
1. Compuesto por el músculo, la fascia y la piel que lo recubre.
2. Suministrado por al menos un pedículo vascular dominante.

H. Fasciocutáneo.
1. Compuesto por la piel y la fascia subyacente.
2. El plexo vascular en la fascia es suministrado por una arteria perforante (colgajo escapular y colgajo radial de antebrazo).
3. Menos voluminoso que los colgajos musculares, con menos morbilidad en la zona donante.

I. Osteomiocutáneo/hueso.
1. Los colgajos óseos vascularizados pueden estar compuestos sólo por hueso o por una combinación de hueso, piel y músculo (colgajo compuesto).
2. A menudo se utiliza para reconstruir defectos óseos de la cabeza, el cuello y la columna vertebral (p. ej., el colgajo de la cresta iliaca).

Recordatorios

- Una herida en proceso de cicatrización alcanza 80% de la fuerza tensil final a los 60 días.
- El IPED no puede segregar aceites de la piel, ni sudar, ni hacer crecer el pelo.
- Los defectos que recubren las articulaciones, como la mano, deben tratarse con injertos de piel de espesor total para evitar contracturas secundarias.
- La cicatrización del injerto sigue las "3 i": imbibición, inosculación y crecimiento hacia dentro (*ingrowth*).
- La contracción primaria es el retroceso de las fibras elásticas; la contracción secundaria es la contracción hacia el centro de la herida.
- Las heridas deben tener menos de 10^5 bacterias por gramo de tejido para soportar un injerto de piel.
- Los injertos dependen de la irrigación sanguínea del lugar receptor, mientras que los colgajos tienen irrigación vascular propia.
- La sólida irrigación sanguínea de un colgajo miocutáneo permite una cicatrización satisfactoria, incluso si el colgajo se utiliza en una herida irradiada o infectada.

RECONSTRUCCIÓN DE LA PIEL Y LOS TEJIDOS BLANDOS

Cicatrices

I. Cicatrices hipertróficas

A. Descripción.
1. Cicatriz elevada, pero dentro de los límites de la cicatriz original.
2. Principalmente colágeno de tipo III.
3. Frecuente en zonas de tensión, como las superficies de los flexores.

B. Tratamiento.
1. La inyección de corticoesteroides es el tratamiento de primera línea.
2. El tratamiento con láser y la crioterapia pueden tener éxito.
3. La cirugía se reserva para las cicatrices de larga duración, con escisión y cierre.

II. Queloides

A. **Descripción.**
   1. Crece fuera del borde de la cicatriz.
   2. Compuesto por colágeno de tipo I y III desorganizado.
   3. Alta tasa de recurrencia.

B. **Tratamiento.**
   1. La crioterapia a menudo es eficaz.
   2. La escisión quirúrgica se utiliza para lesiones grandes.

Heridas

I. Hidradenitis supurativa

A. **Descripción:** infección del tejido subcutáneo en las zonas de las glándulas sudoríparas apocrinas de la piel (por lo general, la axila o la ingle).

B. **Tratamiento:** antibióticos, incisión y drenaje, y escisión y reconstrucción de la enfermedad crónica.

II. Úlceras por presión: evaluación/estadificación (tabla 27-1).

A. **Tipos:** zonas de carga, como la tuberosidad isquiática (la más frecuente), trocánter, sacro, talón y piel cabelluda.

B. **Tratamiento.**
   1. La descarga de la presión es esencial a través de un colchón con poca pérdida de aire y protocolos de rotación frecuentes.
   2. Tratamiento de contracturas, optimización de la nutrición y cuidado diligente de las heridas.
   3. Las úlceras por presión de las etapas III y IV suelen requerir intervención quirúrgica; dadas las altas tasas de recidiva, a menudo se utilizan colgajos de rotación/avance robustos.

III. Úlceras del pie diabético

A. **Tratamiento:** requiere la optimización de la diabetes, la descarga con calzado adecuado, el cuidado diligente de la herida y la vigilancia de la extensión profunda.

B. Cicatrización notoriamente lenta.

IV. Estasis venosa crónica

A. **Causa:** mala función venosa.

B. **Tratamiento:** control del edema, terapia de compresión y prevención de nuevas heridas.

Tabla 27-1. Etapas de las úlceras por presión

Etapa	Características
I	Piel intacta con enrojecimiento no blanqueable de una zona localizada
II	Pérdida de espesor parcial de la dermis que se presenta como una úlcera abierta poco profunda con lecho de la herida de color rojo rosado
III	La grasa subcutánea es visible
IV	Pérdida de tejido de espesor total con hueso, tendón o músculo expuestos

Lesiones cutáneas benignas

I. **Quistes:** cavidades muy frecuentes llenas de líquido/materia en los tejidos sub-cutáneos (quistes epiteliales, quistes sebáceos y quistes de inclusión epidérmica secundarios a la perforación de la piel).

II. **Lipomas**
   A. **Descripción:** tumores grasos que se encuentran con mayor frecuencia en el cuello, hombros, espalda y muslos.
   B. **Tratamiento:** la escisión está indicada por razones estéticas y funcionales.

III. **Hemangiomas**
   A. **Descripción**
      1. Los tumores más frecuentes de la infancia, suelen encontrarse en la cabeza o el cuello.
      2. Crecen con rapidez durante el primer año y luego involucionan a un ritmo de 10% anual.
      3. **Síndrome de Kasabach-Merritt:** trombocitopenia profunda que se produce junto con un hemangioma.
   B. **Tratamiento.**
      1. Observación.
      2. Involución total en 50% a los 5 años de edad.
      3. Puede tratarse con propranolol, corticoesteroides o láser pulsado de colorante.
      4. La cirugía está reservada para las lesiones que amenazan las vías respiratorias, obstruyen el campo visual o están situadas en zonas cosméticas muy sensibles.
      5. La hemorragia y la ulceración también son indicaciones para la escisión.

IV. **Malformaciones vasculares**
   A. **Descripción.**
      1. Morfogénesis embrionaria fallida.
      2. Se presentan al nacer, crecen proporcionalmente con el niño y no retroceden como los hemangiomas.
      3. Puede ser capilar, venosa, linfática o arteriovenosa.
      4. **Tratamiento:** angioembolización.

Lesiones cutáneas malignas

I. **Carcinoma de células basales:** forma más común de cáncer de piel; la metástasis es infrecuente.
   A. **Presentación:** se presenta con frecuencia en la cabeza y el cuello; tiene apariencia perlada con telangiectasias circundantes.
   B. **Tratamiento.**
      1. Médico, destructivo o quirúrgico, en función del tamaño, localización, histología y perfil del paciente.
      2. La cirugía de Mohs consiste en la realización de virutas secuenciales con análisis patológico inmediato y se utiliza en zonas que requieren la conservación de tejidos, como la cara.
      3. La reconstrucción suele realizarse mediante cierre primario o con colgajo local.

II. **Carcinoma de células epidermoides:** la exposición a la luz solar es el principal factor de riesgo y se asocia a heridas crónicas (úlcera de Marjolin).
   A. **Presentación.**
      1. Suele aparecer en regiones expuestas al sol, como las orejas y los labios.
      2. A menudo presenta una ulceración central y lesiones satélite.
      3. Puede hacer metástasis localmente, y la progresión a distancia es por vía hematógena.
   B. **Tratamiento.**
      1. Normalmente se trata con escisión local amplia (ELA) o cirugía de Mohs, y reconstrucción.
      2. La disección del ganglio centinela está indicada para las lesiones de alto riesgo.

III. **Melanoma:** los antecedentes de quemaduras solares graves son un factor de riesgo conocido.
   A. **Presentación:** se caracteriza por nevos irregulares con ABCD (forma asimétrica, borde irregular, variación de color, y diámetro por lo general mayor de 5 mm).
   B. **Subtipos:** el más común es el de propagación superficial; otros son el nodular, lentigo maligno, acral-lentiginoso y desmoplásico.
   C. **Análisis histológico:** de la biopsia de espesor completo a través de lo siguiente:
      1. **Espesor de Breslow:** consiste en medir la profundidad del tumor en milímetros.
      2. **Nivel de Clark:** nivel histológico más profundo, donde se encuentran las células malignas.
   D. **Estadificación:** clasificación de ganglios tumorales y metástasis del American Joint Committee on Cancer.
   E. **Tratamiento:** ELA con márgenes quirúrgicos basados en el grosor del tumor.
      1. **Melanoma *in situ*:** márgenes de 0.5 cm.
      2. **<1 mm:** márgenes de 1 cm.
      3. **1-4 mm:** márgenes de 2 cm.
      4. **4 mm:** márgenes de 2 cm.
   F. **Biopsia del ganglio linfático centinela:** permite estadificar la enfermedad ganglionar y determina si está indicada una disección completa de los ganglios linfáticos para eliminar la carga de cáncer.

Recordatorios

- Los lipomas cuyo tamaño excede 10 cm se someten a una prueba de imagen antes de la extirpación, para evaluar la evidencia de neoplasia maligna.
- Las malformaciones vasculares crecen con el niño y no retroceden. Los hemangiomas involucionan a un ritmo de 10% anual.
- Recordar el ABCD para la evaluación del melanoma (asimetría, irregularidad del borde, variación de color y diámetro).

FUENTE CONFIABLE

Plastic and Reconstructive Surgery: Journal of the American Society of Plastic Surgeons. https://journals.lww.com/plasreconsurg/Pages/Residents-Gateway.aspx

Reconstrucción de pies a cabeza

I. Reconstrucción del cráneo y la piel cabelluda

A. Capas de la piel cabelluda y del cráneo.
1. **Piel.**
2. **Tejido subcutáneo:** contiene vasos y nervios.
3. **Capa aponeurótica galeal:** proporciona fuerza; continua con los músculos frontal y occipital y la fascia temporoparietal, en sentido lateral.
4. **Tejido areolar suelto:** fascia subgaleal; proporciona movilidad; contiene venas emisarias.
5. **Pericráneo:** adherido al calvario.

B. Irrigación sanguínea: cinco arterias pareadas: supratroclear, supraorbital, temporal superficial, auricular posterior y occipital.

C. Tratamiento: se reconstruye "lo mismo con lo mismo" utilizando tejido con pelo cuando está disponible.
1. **Cierre primario:** los defectos pequeños (< 3 cm) pueden cerrarse de forma primaria.
2. **Injerto de piel:** a menudo es una medida provisional para dar tiempo a la expansión del tejido.
3. **Expansión del tejido:** proporciona al tejido de la piel cabelluda una sensación intacta y el crecimiento del cabello.
4. **Colgajos locales:** con base en uno de los sistemas arteriales mencionados.
5. **Transferencia de tejido libre:** a menudo se requiere para defectos grandes.

D. Defectos craneales: proporcionar protección estructural y mantener la forma normal.
1. Los **materiales aloplásticos** pueden preformarse mediante diseño asistido por computadora; se prefieren para defectos grandes y están compuestos por malla de titanio, polimetilmetacrilato (PMMA) o poliéter éter cetona (PEEK).
2. **Injertos óseos autólogos:** sirven de andamio para el crecimiento de hueso nuevo (osteoconducción).
3. **Injerto de hueso original:** si se conserva el hueso original extraído durante la craniectomía, podrá utilizarse después para la reconstrucción.
4. **Otros:** injerto óseo dividido del calvario (tabla exterior del hueso parietal) o injerto costal dividido.

II. Reconstrucción del párpado: puede ser el resultado de resecciones oncológicas o traumatismos.

A. Objetivos: restablecer el parpadeo y mantener un sistema lagrimal funcional, proteger el globo ocular (evitar la punción, exposición, desecación) y lograr resultados estéticos óptimos.

B. Tratamiento: depende del grosor del defecto y de la cantidad de párpado faltante.
1. **Pérdida de espesor parcial:** puede cerrarse de forma primaria o con IPET.
   a. **Defectos cutáneos:** se reconstruyen mejor con injertos de piel de grosor y color similares, como el párpado contralateral.
   b. **Defectos de la conjuntiva y de la placa tarsal:** suelen producirse como parte de un defecto de espesor total, pero quizá necesitarán ser reparados por sí mismos.
2. **Defectos de grosor completo:** los defectos de hasta 30% del párpado pueden cerrarse de forma primaria y alinearse en capas para evitar muescas. Los defectos más grandes requieren colgajos locales.

III. Reconstrucción del oído

A. Objetivos: reemplazar el armazón cartilaginoso, recrear la morfología y lograr la simetría.

B. Defectos del oído externo: por traumatismos, resecciones oncológicas o malformaciones congénitas.

  1. Anatomía del oído externo: el pabellón auricular puede dividirse en subunidades que definen su aspecto estético y ayudan a orientar la reconstrucción.

    a. Hélix y lóbulo: crean el contorno general de la oreja y son importantes para la proyección y la apariencia de simetría con la otra oreja.

    b. Antihélix y antitrago: pliegues cartilaginosos complejos que dan estructura y soporte a la oreja.

    c. Complejo de concha auricular:: comprende el cuenco y la cavidad de la concha; contiene cartílago pero no es tan importante para el soporte estructural.

C. Defectos auriculares subtotales.

  1. Los defectos que afectan sólo a la piel de la oreja pueden reconstruirse con injertos de piel o colgajos locales de piel.

  2. Los defectos de espesor total requieren avance condrocutáneo o colgajos rotacionales.

D. Reconstrucción total de la oreja: se efectúa tras un traumatismo o microtia; la microtia (hipoplasia congénita) se debe a un desarrollo embrionario incompleto de la oreja.

  1. El armazón de la oreja se fabrica a partir de cartílago costocondral (por lo general, las costillas 6 a 8) y se coloca en un bolsillo subcutáneo.

  2. Más adelante, la estructura se eleva para crear una proyección y se cubre además con injertos de piel, fascia temporoparietal o ambos.

IV. Reconstrucción nasal: los defectos nasales se producen a menudo debido a traumatismo o a resección oncológica.

A. Objetivos: mantener una vía respiratoria permeable, reemplazar las capas faltantes, optimizar los resultados estéticos.

B. Subunidades estéticas (nueve): dorso, paredes laterales en pares, punta, ala (en par), columela y triángulos de tejido blando (en par).

C. Reconstrucción: depende de la ubicación, tamaño y profundidad del defecto.

  1. Defectos de la piel.

    a. Los defectos pequeños en zonas cóncavas, como el canto medial, cicatrizan bien por segunda intención.

    b. Los colgajos locales se utilizan para defectos más grandes.

    c. El colgajo de la frente se utiliza con frecuencia para la reconstrucción de la punta nasal y el tercio distal.

  2. Defectos de revestimiento y estructurales.

    a. Los autoinjertos óseos y cartilaginosos (cartílago de concha auricular o costal) restauran la proyección y dan soporte a los tejidos blandos suprayacentes.

    b. La sustitución del revestimiento de la mucosa nasal es el componente más importante.

    c. El fracaso provoca contractura, estenosis, exposición y reabsorción de los injertos de cartílago.

V. Reconstrucción del labio: los defectos labiales pueden deberse a la resección de un tumor, a hendiduras congénitas y a traumatismos.

A. Objetivos: mantener la competencia oral, incluida la integridad muscular, la sensibilidad y la apertura de la boca; preservar el habla normal y lograr una estética óptima.

B. Anatomía del labio.

1. La piel de la zona bermellón (zona roja) es única.
2. La epidermis es muy fina, lo que permite que el denso plexo capilar brille y dé color al labio.

C. Reconstrucción: depende del tamaño, grosor y localización del defecto; utiliza colgajos locales para redistribuir el tejido labial circundante.

1. **Defectos pequeños (hasta 30%):** en condiciones normales se cierran de forma primaria o con un colgajo local.
2. **Colgajo de cambio de labio de Abbe (dos etapas):** está indicado si un tercio a la mitad del labio está ausente.

   a. **Etapa 1:** levantar el segmento de espesor total del labio no afectado (utilizar la arteria labial como pedículo) y girar hacia el defecto.

   b. **Etapa 2:** dividir el pedículo del colgajo de conexión 2-3 semanas después.

VI. Cabeza y cuello: los defectos suelen deberse a una neoplasia en la cavidad oral; el carcinoma de células epidermoides es el tipo más frecuente.

A. Objetivos.

1. Mantenimiento de las vías respiratorias, la deglución y la articulación.
2. Proporcionar volumen a la orofaringe para eliminar el espacio muerto durante el habla y la deglución.

B. Reconstrucción de tejidos blandos: algunos defectos más pequeños pueden reconstruirse de manera local, pero a menudo se necesitan colgajos a distancia para proporcionar un volumen adecuado.

1. **Colgajo de pectoral mayor pediculado:** se basa en la arteria toracoacromial.
2. **Colgajos libres:** la piel del muslo anterolateral (MAL), el antebrazo radial (utilizado con frecuencia para los defectos del piso de la boca que implican la base de la lengua), la escápula o el colgajo fasciocutáneo paraescapular pueden utilizarse en una configuración en tubo para aceptar bolo alimenticio.
3. **Yeyuno libre:** porción de intestino delgado, orientada en la dirección del peristaltismo, puede insertarse con su irrigación sanguínea mesentérica.

C. Reconstrucción ósea.

1. **Objetivos:** restablecer el soporte estructural para permitir la masticación, mantener la proyección facial y sustituir el revestimiento de las cavidades orales o nasales.
2. **Placas de reconstrucción mandibular.**

   a. Cubren un defecto en la mandíbula.

   b. Altas tasas de fracaso; la placa metálica puede extruirse a través del tejido blando o fracturarse.

3. **Injertos óseos no vascularizados.**

   a. Los segmentos de injertos óseos autólogos (de cresta iliaca, escápula, costilla, peroné y radio) pueden recogerse y fijarse mediante placas metálicas.

   b. Sólo se utiliza para defectos pequeños (6 cm o menos).

   c. Alta tasa de fracaso debido a la resorción y a la infección.

4. Colgajos óseos vascularizados: se extrae un segmento de hueso con su irrigación sanguínea; el colgajo de peroné libre es el más utilizado para la reconstrucción mandibular.

VII. Reconstrucción mamaria: depende de las características del defecto (tamaño, calidad de los colgajos de piel) y de los factores de cada paciente (su preferencia, tamaño de la mama contralateral, comorbilidades médicas, hábito corporal).

A. Momento de realización: depende de la preferencia de cada paciente, biología del tumor y necesidad de radiación.

1. Inmediato: suele hacerse en los cánceres en fase inicial.

a. Ventajas: mejor resultado estético (se conserva la piel de la mastectomía, procedimiento en una sola fase).

b. Desventajas: si se requiere radiación posoperatoria, puede causar contractura de la piel, firmeza, necrosis grasa, deformidad y complicaciones en la cicatrización de la herida.

2. Inmediato-retrasado.

a. Uso: se efectúa en pacientes con riesgo de requerir radiación adyuvante.

1) Se coloca un expansor tisular en el momento de la mastectomía.

2) La reconstrucción definitiva se realiza una vez finalizada la radioterapia.

b. Ventajas: permite la conservación de la piel incluso con radiación.

c. Desventajas: se necesitan dos etapas.

3. Retrasada: reconstrucción meses o años después de la mastectomía.

a. Ventaja: la radiación posoperatoria no afectará a la reconstrucción.

b. Desventajas: procedimiento en etapas; la reconstrucción puede ser más compleja, ya que los vasos receptores pueden ser más difíciles de disecar debido a la cicatrización.

B. Tipos.

1. Reducción mamaria oncoplástica: reordenación local del tejido; por lo regular una mamoplastia de reducción en el momento de la terapia conservadora de la mama (TCM).

a. Indicaciones: lo mejor en el entorno de la macromastia.

b. Ventajas: el cirujano plástico puede reorganizar el tejido mamario para rellenar el defecto manteniendo la simetría y la cosmética.

c. Desventajas: cambia el enfoque del cáncer a la cosmesis.

2. Expansor de tejidos.

a. Colocada por encima o por debajo del pectoral mayor en el momento de la mastectomía para una reconstrucción retardada-inmediata.

b. Tras la expansión, el expansor se retira y se sustituye por un implante permanente, o por una transferencia de tejido autólogo.

3. Implantes salinos: molde de silicona relleno de solución salina.

a. Ventajas: bajos índices de contractura capsular, las fugas son absorbidas de forma segura por el cuerpo y es más fácil ajustar el tamaño.

b. Desventajas: se forman arrugas; las fugas provocan que se desinfle por completo.

4. Implantes de silicona: molde de silicona relleno de gel de silicona.

a. Ventajas: tacto más natural que la solución salina; menos arrugas.

b. Desventajas: mayores tasas de contractura; la rotura puede causar inflamación local y formación de granulomas.

5. **Transferencia de tejido autólogo:** colgajo pediculado o libre, de acuerdo con el tamaño de la mama, cirugías previas (que limitan la disponibilidad de zonas donantes) y comorbilidades médicas.
   a. **Músculo recto abdominal transverso (MRAT) pediculado:** colgajo basado en la arteria epigástrica superior (fig. 27-4).
      1) **Ventajas:** provee una cantidad significativa de tejido nativo vascularizado.
      2) **Desventajas:** alta morbilidad de la zona donante (hernia, debilidad de la pared abdominal y mayores áreas potenciales de necrosis grasa).
      3) **Lugar de la donación:** puede requerir la reconstrucción con malla; se realiza paniculectomía para el cierre.
   b. **Dorsal ancho:** basado en la arteria toracodorsal.
      1) **Ventajas:** es factible emplearlo para la reconstrucción de mamas pequeñas/medianas o junto con un implante para una reconstrucción mayor.
      2) **Desventajas:** quizá sea difícil alzar peso o nadar, debido a la pérdida de músculo de la espalda.
      3) **Lugar de la donación:** la morbilidad a largo plazo es baja y la formación de seromas es frecuente.
   c. **Colgajo libre de base abdominal.**
      1) El colgajo libre de MRAT y de perforador epigástrico inferior profundo (PEIP) son los más utilizados.
      2) El colgajo de PEIP implica la disección dentro del recto para encontrar la perforante, lo que ahorra el músculo subyacente y da lugar a menor morbilidad de la zona donante.
      3) Ventajas: permite la transferencia de tejido nativo a distancia con menor morbilidad en la zona donante.
      4) Desventajas: Mayor índice de falla.
   d. **Vasos receptores:** por lo general se utilizan los vasos mamarios internos o los vasos toracodorsales (menos frecuente).

REFERENCIA A NMS. CIRUGÍA. CASOS CLÍNICOS

Véase *NMS. Cirugía. Casos clínicos*, 3.ª edición, caso 11.14. Reconstrucción mamaria.

VIII. Deformidades mamarias

A. **Ginecomastia:** aumento del tejido mamario en hombres.
   1. **Etiología.**
      a. Exceso de estrógenos en relación con los andrógenos; puede ser evidente en la pubertad.
      b. Enfermedad subyacente (cirrosis, hipotiroidismo, tumores suprarrenales y testiculares, hipogonadismo, síndrome de Klinefelter) o ciertos fármacos (marihuana, esteroides anabólicos, espironolactona, ketoconazol, cimetidina).
   2. **Tratamiento:** observación, ya que suele remitir de manera espontánea.
      a. **Médico:** los inhibidores de la aromatasa (tamoxifeno) disminuyen la conversión periférica de andrógenos en estrógenos.
      b. **Quirúrgico:** lipectomía de succión, escisión quirúrgica o ambas, una vez que el crecimiento mamario se ha estabilizado.

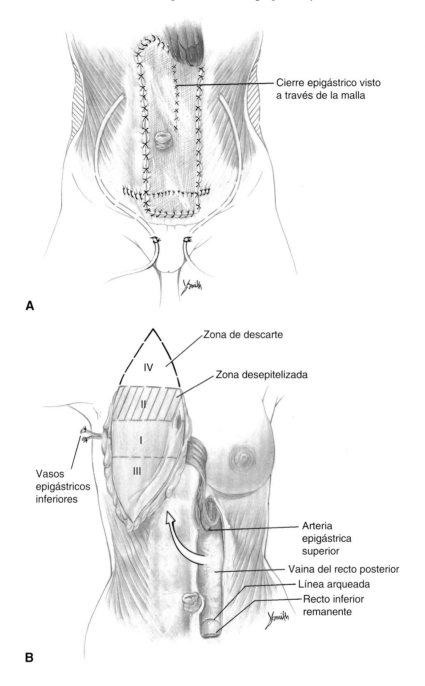

A

Cierre epigástrico visto
a través de la malla

Zona de descarte

Zona desepitelizada

IV

II

I

III

Vasos
epigástricos
inferiores

Arteria
epigástrica
superior

Vaina del recto posterior

Línea arqueada

Recto inferior
remanente

B

Figura 27-4. Músculo recto abdominal transverso (MRAT) pediculado, técnica de músculo completo. I y III son las divisiones del colgajo que se utilizan en la transferencia.
A. Aspecto final con la malla colocada. **B.** Rotación del colgajo abdominal y posición
en el pecho. (De Gabriel A, Nahabedian MY, Maxwell GP, Storm T. *Spear's Surgery of
the Breast: Principles and Art*. Wolters Kluwer Health, 2020, Fig.75-2).

B. Macromastia: aumento excesivo de las mamas femeninas.

   1. Etiología: respuesta de crecimiento anormal a los estrógenos circulantes que provoca grandes aumentos del tejido fibroso y graso, pero un aumento relativamente pequeño del tejido glandular.

   2. Signos y síntomas: dolor de cuello, espalda y hombros; erupciones intertriginosas, infecciones y maceración en el pliegue inframamario (PIM).

   3. Tratamiento.

      a. Mamoplastia de reducción: alivia los síntomas al reducir el volumen y reposicionar el complejo areolar del pezón (CAP).

         1) Diseños de pedículos: pedículos inferior, superior, central y medial.

         2) Patrones de piel: T invertida (patrón de Wise), vertical y circunareolar.

C. Mama tuberosa: desarrollo anormal de la mama, que da lugar a una base mamaria estrecha, PIM alto y areola grande debido a la herniación del parénquima mamario en el espacio areolar; suele ser bilateral.

   1. Etiología: congénita.

   2. Tratamiento.

      a. Cirugía para reducir el tamaño de la areola y restaurar la forma y el volumen del pecho.

      b. El parénquima mamario suele requerir un aumento con implante.

IX. Defectos de la pared torácica: debido a traumatismos, resecciones tumorales, infecciones y condiciones congénitas.

A. Objetivos: restablecer la estabilidad y la estructura, obliterar el espacio muerto y restaurar el revestimiento pleural.

B. Estructuras.

   1. El revestimiento pleural es importante para mantener un sello hermético sobre los pulmones, lo que evita el neumotórax y las fístulas.

   2. Las costillas son importantes para el soporte del esqueleto, la protección de los órganos vitales y la mecánica respiratoria adecuada.

   3. El esternón es el punto de articulación de las costillas y las clavículas.

C. Defectos estructurales: la reconstrucción está indicada cuando hay cuatro o más costillas afectadas y el defecto supera los 5 cm, debido a una mala mecánica respiratoria.

   1. Colgajos locorregionales.

      a. Crear un puente en el espacio dejado por las costillas o el esternón faltantes puede proporcionar suficiente estabilidad para permitir una respiración normal.

      b. Los colgajos de pectoral mayor, dorsal ancho, serrato anterior, recto abdominal y epiplón se utilizan habitualmente para la reconstrucción de la pared torácica.

   2. Materiales aloplásticos: se utilizan para un soporte adicional, por lo regular para los defectos laterales del tórax.

      a. Malla de polipropileno o politetrafluoroetileno: fijación semirrígida, forma una cápsula fibrosa.

      b. PMMA: es rígido y tiene mayores tasas de infección y extrusión.

D. Heridas en el esternón.

   1. El esternón no requiere fijación rígida ni una unión ósea; el cierre asistido por vacío se utiliza a menudo como puente para la reconstrucción definitiva.

   2. La reconstrucción definitiva suele incluir colgajos pediculados, que aportan tejido bien vascularizado a la herida.
   3. **Tipos de colgajos.**
      a. **Colgajo del músculo pectoral:** es el estándar para heridas del esternón; puede utilizarse como un colgajo de avance basado en la arteria toracoacromial o un colgajo de rotación volteado de forma medial basado en la arteria torácica interna.
      b. **Colgajo de recto abdominal:** se basa en la arteria epigástrica superior.
      c. **Colgajo de epiplón.**
         1) Se basa en la arteria gastroepiploica izquierda o derecha.
         2) Por lo general, se evita en pacientes con cirugías abdominales previas debido a daños o cicatrices en el epiplón.
         3) Riesgo de herniación de órganos abdominales en el tórax.

X. Abdomen
   A. **Lipodistrofia abdominal sintomática.**
      1. **Descripción:** faldón abdominal que suele colgar debajo del pubis y causar irritación de la piel, intertrigo, rotura de la piel y problemas de higiene.
      2. **Tratamiento:** la paniculectomía consiste en la resección de la piel y grasa que cuelgan de la parte inferior del abdomen, en condiciones normales, a través de una incisión en la cintura.
   B. **Hernia de la pared abdominal:** protrusión del contenido abdominal a través de un defecto de la pared.
      1. **Objetivos:** restablecer la tensión fisiológica de la fascia muscular abdominal, y proveer de cobertura estable a los tejidos blandos con una aproximación sin tensión de la piel.
      2. **Tratamiento.**
         a. Separación de componentes, que implica la división de la fascia oblicua externa, lo que permite el avance de los músculos rectos hacia la línea media.
         b. Puede necesitarse aumentar la reparación con una malla biológica o permanente colocada en profundidad (*underlay*) o encima (*overlay*) de la reparación.
      3. **Ventajas:** ahorra inervación a los músculos rectos (la inervación se encuentra en la profundidad de los músculos oblicuos internos) e irrigación sanguínea.
      4. **Desventajas:** requiere laparotomía en la línea media y disección extensa; puede reaparecer.

XI. Extremidades inferiores
   A. **Cobertura inguinal para injertos vasculares.**
      1. Colgajo muscular típicamente regional pediculado (músculo sartorio).
      2. Se debe tener en cuenta la anatomía del paciente, ya que la irrigación snaguínea al músculo de elección pudo haberse excluido por una enfermedad vascular o derivación (*bypass*).
   B. **Reconstrucción de la pierna distal.**
      1. Desbridamiento del tejido desvitalizado, restauración de la vascularidad y cobertura de tejidos blandos.
      2. Reconstrucción por regiones.
         a. **Tercio superior de la pierna:** cabeza medial de los músculos gastrocnemio y sóleo.
         b. **Tercio medio:** músculo sóleo de base proximal.
         c. **Tercio inferior:** la norma es la reconstrucción con colgajo libre debido a la falta de tejido donante local.

Recordatorios

- Nemotecnia "S-C-A-L-P" (piel [*skin*], tejido sub-cutáneo, aponeurótico galeal, tejido areolar suelto [*loose*] y pericráneo) para las capas de la piel cabelluda.
- El entropión es la inversión de un párpado. El ectropión es la eversión del párpado inferior y puede causar síntomas de ojo seco.
- En la cirugía mamaria, las pacientes pueden optar por no someterse a la reconstrucción, o retrasar ésta, y utilizar una prótesis externa para recuperar la forma de la mama.
- Los riesgos de complicaciones en la cicatrización de la herida por reconstrucción mamaria son mayores con la radiación previa, consumo activo de tabaco, obesidad y colgajos de piel de mastectomía comprometidos.
- La mayoría de los fracasos de los colgajos libres en la reconstrucción mamaria pueden estar relacionados con un error técnico, con el acodamiento o la torsión del pedículo. La recuperación del colgajo requiere el regreso urgente al quirófano para su revisión.
- La eliminación de todo el tejido desvitalizado o infectado y de los herrajes es clave para el éxito de la reconstrucción posterior.
- La mediastinitis es una infección de la herida del esternón y se considera una complicación potencialmente mortal de los procedimientos cardiacos y a menudo requiere reconstrucción compleja con colgajos.
- La paniculectomía es un procedimiento reconstructivo que elimina lipodistrofia abdominal sintomático, y la abdominoplastia es un procedimiento cosmético que implica la eliminación del faldón abdominal o del exceso de piel, así como la plicatura del recto y la transposición umbilical.

CIRUGÍA CRANEOFACIAL
Pediatría

I. **Labio leporino (LL) y paladar hendido (PH):** el labio leporino unilateral con o sin PH es la anomalía craneofacial congénita más frecuente.
  A. **Epidemiología.**
    1. Los LL unilaterales son 9 veces más frecuentes que los bilaterales.
    2. Los LL ocurren dos veces más a la izquierda.
  B. **Incidencia:** el LL con o sin PH se da en 0.3 por 1000 en afrodescendientes; 1 por 1000 en caucásicos; 2 por 1000 en asiáticos; y 3.6 por 1000 en nativos americanos.
  C. **Embriología:** la anomalía se desarrolla debido a un fallo en la fusión de las dos prominencias nasales mediales con las apófisis palatinas laterales.
  D. **Anatomía.**
    1. El paladar primario es anterior al agujero incisivo; consta de labios, alvéolos y paladar anterior.
    2. El paladar secundario está formado por el paladar duro y blando hasta la úvula.
  E. **Clasificación:** unilateral o bilateral, completa o incompleta.
    1. **Hendidura completa:** se extiende a través del labio hasta el piso nasal.
    2. **Hendidura incompleta:** el piso nasal sigue intacto.
    3. **Hendidura de microforma (forma frustrada [*forme fruste*]):** incluye muesca en bermellón, banda de tejido fibroso desde el borde del labio rojo hasta el piso de la fosa nasal, deformidad del ala.
  F. **Tratamiento.**
    1. **Objetivo principal:** optimizar el desarrollo normal del habla.
    2. **Enfoque multidisciplinario:** genetista, cirujano plástico, otorrinolaringólogo, nutricionista, logopeda, audiólogo, dentista y psicólogo.

G. **Momento oportuno de las reparaciones.**
   1. **Edad 0-3 meses:** moldeado nasoalveolar prequirúrgico o adhesión labial.
   2. **Edad 3 meses:** reparación primaria de LL.
   3. **Edad 9-18 meses:** reparación primaria del PH.
   4. **Edad 9-11 años:** injerto de hueso alveolar (edad de la dentición mixta).
   5. **Pubertad:** ortodoncia.
   6. **Adolescencia:** reconstrucción nasal.
   7. **Madurez esquelética** (>16 años): cirugía ortognática.
H. **Complicaciones:** incompetencia velofaríngea (dificultad en el habla), fístulas palatinas e hipoplasia mediofacial.

FUENTE CONFIABLE

American Academy of Facial Plastic and Reconstructive Surgery, Inc.: Cleft Lip and Palate Repair. Disponible en www.aafprs.org/A/RE1.aspx

---

Adulto

I. **Trauma:** el tratamiento inicial de las lesiones faciales sigue los principios básicos del soporte vital avanzado para traumatismos (ATLS®), empezando por la vía respiratoria, el control de la hemorragia y la evaluación y estabilización de las lesiones concomitantes.
   A. **Evaluación inicial.**
      1. **Historia clínica y exploración física.**
         a. Piel y tejidos blandos desde la piel cabelluda hasta el cuello.
         b. Examen sensorial de las regiones del nervio trigémino de la cara.
         c. Examen motor de los nervios facial, ocular y orbital.
         d. Examen intraoral.
      2. **Imágenes:** la tomografía computarizada (TC) evalúa las anomalías esqueléticas, y una radiografía panorámica evalúa toda la mandíbula en una sola imagen.
   B. **Tipos de fracturas.**
      1. **Seno frontal.**
         a. De cualquier hueso facial, el frontal es el que requiere la mayor fuerza para fracturarse.
         b. Las indicaciones para el tratamiento son la obstrucción del conducto nasofrontal, presencia de una fuga de líquido cefalorraquídeo (LCR) y grado de desplazamiento de la tabla posterior.
      2. **Orbital.**
         a. Las fracturas de la órbita ósea pueden ocurrir solas o como parte de un complejo.
         b. La decisión de operar se basa en el tamaño del defecto y la presencia de enoftalmos (desplazamiento posterior del ojo en la órbita) o diplopía.
      3. **Nasal:** es la fractura más frecuente de los huesos faciales.
      4. **Etmoides nasoorbital.**
         a. La fractura afecta a los huesos nasal y etmoides de la órbita medial.
         b. Puede presentarse con telecanto y aumento de la distancia entre los cantos mediales mientras la distancia interpupilar se mantiene normal.

5. **Complejo cigomático-maxilar:** el patrón de fractura suele desplazar el cigoma en las dimensiones anteroposterior, vertical y horizontal de acuerdo con el grado de conminución.
6. **Mandíbula.**
   a. La zona más frecuente de fractura es el cóndilo (36%), seguido por el cuerpo, el ángulo y luego la sínfisis/parasínfisis.
   b. Las fracturas que contienen dientes en la línea de fractura se consideran abiertas y justifican el tratamiento con antibióticos.
C. **Tratamiento.**
   1. Reducción abierta y fijación interna.
   2. Se utilizan placas, tornillos y alambres para realinear los huesos faciales.
   3. La fijación maxilomandibular se utiliza para estabilizar la mandíbula y el maxilar para asegurar la oclusión dental.

Recordatorios

- Las lesiones faciales rara vez suponen una amenaza para la vida, pero deben alertar al médico sobre la posibilidad de compromiso de las vías respiratorias, lesiones de la columna cervical o lesiones del sistema nervioso central.
- La reparación urgente de una fractura del piso orbitario es necesaria por el atrapamiento del músculo extraocular en la línea de fractura.

CIRUGÍA DE MANOS

Traumatismo

I. **Fracturas:** las fracturas metacarpianas y falangianas son las más frecuentes en la extremidad superior.
   A. **Diagnóstico:** radiografía de tres vistas de la mano.
   B. **Tratamiento:** control del dolor, reducción, inmovilización de la fractura y rehabilitación.
   C. **Fracturas específicas.**
      1. **Fracturas metacarpianas y falangianas:** se tratan por vía quirúrgica si hay escisión, rotación o acortamiento; en caso contrario, reducir e inmovilizar.
      2. **Fracturas del carpo.**
         a. Con frecuencia se requieren imágenes adicionales para el abordaje.
         b. Por lo regular se maneja con yeso; el tratamiento quirúrgico temprano puede disminuir la inmovilización prolongada.
      3. **Radio distal:** la reducción cerrada puede evitar la necesidad de cirugía, pero requiere seguimiento estrecho.
II. **Amputación y reimplantación digital**
   A. **Indicaciones para el reimplante digital:** amputación del pulgar, de varios dígitos, de un solo dígito distal a la inserción del flexor digital superficial (FDS; zona II), amputación de la mano a través de la palma, de cualquier parte en un niño y de una lesión aguda proximal del brazo.
   B. **Contraindicaciones:** dedos únicos proximales a la inserción del FDS, partes aplastadas o contaminadas de gravedad, amputación de varios niveles.
   C. **Reconstrucción del pulgar:** las opciones incluyen alargamiento, policización (pulgar reconstruido a partir de una parte del dedo índice), transferencia del dedo del pie al pulgar en función del nivel de la lesión.
   D. **Reconstrucción del dedo:** alargamiento del dedo, transferencia del segundo dedo del pie.

Infección

I. **Paroniquia:** infección que rodea la uña; es la infección más común de la mano.
   A. **Aguda.**
      1. Asociada a *Staphylococcus aureus*.
      2. Se trata con elevación de la placa ungueal e incisión en el pliegue ungueal.
   B. **Crónica.**
      1. Por lo general, fúngica (*Candida* o *Mycobacterium* atípico).
      2. Se trata con antifúngicos tópicos y marsupialización eponiquial (escisión de la piel proximal al pliegue eponiquial y cierre de la herida por segunda intención).
II. **Panadizo:** absceso de la pulpa del dedo.
   A. **Etiología:** por lo general, ocurre después de una herida por punción; *S. aureus* es un patógeno frecuente.
   B. **Tratamiento:** incisión longitudinal abierta sobre la pulpa en la zona de máxima fluctuación; la incisión lateral sobre la línea media puede preservar las arterias digitales.
III. **Panadizo herpético**
   A. **Presentación:** dedo enrojecido, hinchado y doloroso; pueden formarse vesículas claras.
   B. **Etiología:** herpes simple tipos 1 y 2.
   C. **Tratamiento médico:** aciclovir; sin incisión.
IV. **Tenosinovitis flexora:** absceso dentro de la vaina del tendón flexor.
   A. **Signos** (signos de Kanavel): dolor con la extensión pasiva del dedo, mantenimiento en flexión del dedo para mayor comodidad, hinchazón fusiforme del dedo y sensibilidad sobre la vaina del tendón.
   B. **Tratamiento:** incisión y drenaje de urgencia, antibióticos, entablillado y elevación de la mano.
V. **Lesiones por mordedura:** se clasifican por su origen:
   A. **Mordeduras de animales:** por lo general, mordeduras de perros y gatos; los organismos frecuentes incluyen especies de *Pasteurella*, *Staphylococcus*, *Streptococcus* y *Capnocytophaga*.
   B. **Mordeduras humanas:** se producen con frecuencia sobre las cabezas de los metacarpianos (mordedura de lucha); las bacterias anaerobias son comunes.
   C. **Tratamiento.**
      1. Irrigar todas las heridas, desbridar el tejido desvitalizado y explorar las articulaciones si está indicado.
      2. Tratar con antibióticos intravenosos específicos.
      3. Determinar el estado del tétanos e investigar la exposición a la rabia.

Tumores y masas en las manos

I. **Masas benignas de tejidos blandos**
   A. **Quiste ganglionar.**
      1. Común, puede causar la degeneración del tejido conectivo.
      2. La aspiración tiene alta tasa de recurrencia.
      3. La escisión quirúrgica debe eliminar el tallo del ganglio.

B. **Tumor de células gigantes.**

1. Probable reacción a una lesión, con una gran masa subcutánea amarilla.
2. El tratamiento es por escisión, pero la recurrencia es frecuente.

C. **Quiste de inclusión epidérmica.**

1. Implantación de células epidérmicas en la dermis.
2. Se presenta como una masa o quiste firme y no sensible.
3. El tratamiento es la escisión.

D. **Tumor glómico.**

1. Nódulos subcutáneos en la región subungueal que provocan hipersensibilidad al frío y dolor paroxístico puntual.
2. Tratar con escisión completa.

II. **Masas malignas de tejidos blandos**

A. **Carcinoma de células basales.**

1. Lesiones perladas con ulceración, telangiectasias y decoloración.
2. La metástasis es poco frecuente.
3. El tratamiento es la escisión o la cirugía de Mohs.

B. **Carcinoma de células epidermoides:** es el más común.

1. Suele aparecer en el dorso de la mano en hombres adultos de edad avanzada.
2. Se trata con ELA, considerar biopsia del ganglio centinela.

C. **Melanoma.**

1. Situado en la superficie volar o subungueal.
2. El tratamiento es la ELA con márgenes basados en la profundidad del tumor o la amputación en la articulación proximal a la lesión.

III. **Tumores óseos benignos**

A. **Encondroma:** común; se trata con curetaje e injerto óseo.

B. **Osteocondroma:** es la neoplasia cartilaginosa más frecuente; se trata con escisión quirúrgica.

C. **Osteoma osteoide** (tumor osteoblástico): se trata con antiinflamatorios no esteroideos (AINE), ablación por radiofrecuencia o escisión quirúrgica.

IV. **Tumores óseos malignos**

A. El condrosarcoma es el más frecuente.

B. Se trata con resección en bloque con amputación de los dedos afectados.

Nervio de la extremidad superior

I. **Síndromes de compresión de las extremidades superiores:** común.

A. **Etiología:** atrapamiento nervioso en el trayecto de la inervación de la extremidad superior de los nervios mediano, cubital o radial.

B. **Compresión del nervio mediano (síndrome del túnel carpiano).**

1. Es la neuropatía por compresión más frecuente de las extremidades superiores.
2. En general, es causada por un movimiento repetitivo.
3. El tratamiento consiste en entablillar y evitar tareas incitantes.
4. Puede responder a inyecciones intracanales de esteroides.
5. Los síntomas progresivos se benefician de la liberación del ligamento carpiano transversal.

Recordatorios

- El pulgar es el dedo más importante de la mano para reimplantar.
- La paroniquia es la infección del lecho ungueal; el panadizo es la infección de la pulpa.
- El absceso de la vaina del tendón requiere drenaje urgente.
- El síndrome del túnel carpiano es frecuente y se trata con reposo y entablillado, inyección de esteroides o liberación del ligamento transversal.

CIRUGÍA PLÁSTICA ESTÉTICA

Principios generales

I. Fundamentación

A. Los procedimientos estéticos, o cosméticos se realizan para mejorar la apariencia del paciente.

B. Hay que tener mucho cuidado para identificar a los candidatos adecuados.

II. Selección de candidatos: cirugía verdaderamente electiva; deben identificarse los pacientes con comorbilidades médicas preocupantes y los pacientes que sufren un trastorno dismórfico corporal.

Procedimientos frecuentes de cirugía estética

I. Levantamiento de cejas: la ubicación y posición de las cejas puede afectar la apariencia del paciente.

A. **Posición ideal.**

1. **Hombres:** a la altura o justo por encima del borde orbital superior y recto.

2. **Mujeres:** arqueada y por encima del borde orbital superior.

B. **Técnica.**

1. Por vía endoscópica o a través de incisiones en la línea del cabello o dentro del vello frontal.

2. Durante este procedimiento es posible extirpar algunos músculos de la frente para mejorar las arrugas de ésta.

II. Blefaroplastia: rejuvenecimiento quirúrgico de los párpados superiores, inferiores o ambos; puede incluir resección o resuspensión de la piel y del músculo orbicular subyacente.

A. **Hernia de grasa:** la deformidad visible de los párpados inferiores es a través del tabique orbitario, que puede ser reposicionado o resecado.

B. **Evaluación preoperatoria.**

1. Deben evaluarse las morbilidades relacionadas con los ojos, como la sequedad ocular.

2. La blefaroplastia también puede ser una operación reconstructiva en el caso de la piel redundante del párpado superior (dermatochalasis) que provoca alteración de los campos visuales.

III. Rinoplastia

A. **Técnica:** abierta o cerrada; reducción y aumento prestando especial atención a la colocación de los injertos de cartílago y a las técnicas de sutura.

B. **Resultado:** hasta 20% de las rinoplastias requiere revisión.

IV. Genioplastia (aumento de mentón): modificación de la forma y posición del mentón

    A. Evaluación: análisis de la armonía facial y de la oclusión dental, y evaluación de las deficiencias más complejas corregibles mediante cirugía ortognática.

    B. Técnica: puede realizarse a través de acceso intraoral o una incisión submentoniana con implantes aloplásticos u osteotomías y reposicionamiento de la mandíbula.

V. Ritidectomía (estiramiento facial [*lifting*])

    A. Evaluación preoperatoria: evaluación de la cara y el cuello en cuanto a la laxitud de la piel y la papada, descenso de los tejidos blandos y redistribución del volumen.

    B. Técnica: la piel de la cara, del cuello o de ambos, se socava en mayor o menor medida, y el sistema musculoaponeurótico superficial (SMAS) subyacente se manipula (en general, se eleva o se tensa) para corregir los signos de envejecimiento.

VI. Aumento de mamas: se realiza para solucionar la hipoplasia mamaria (mamas pequeñas) o asimetría.

    A. Evaluación preoperatoria: se aconseja a las pacientes sobre el tamaño y tipo de implante (salino o de silicona), la posición anatómica del implante en relación con el músculo pectoral mayor (subpectoral o subglandular) y la ubicación de la incisión.

    B. Técnica: incisión inframamaria, inserción de un implante de tamaño adecuado, cierre.

    C. Complicaciones: asimetría, contractura capsular, disminución de la sensibilidad del pezón, infección, fuga o rotura. El linfoma anaplásico de células grandes es una complicación tardía poco frecuente.

VII. Mastopexia (elevación de la mama): se realiza para corregir diversos grados de ptosis mamaria o el descenso del CAP respecto al PIM (fig. 27-5); el grado determina la técnica correctora.

    A. Ptosis de grado 1: pezón en el PIM.

    B. Ptosis de grado 2: pezón por debajo del pliegue.

    C. Ptosis de grado 3: pezón en la parte inferior de la mama orientado hacia abajo.

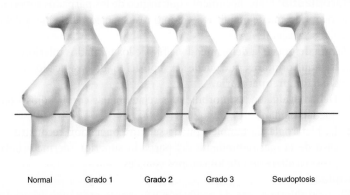

Normal   Grado 1   Grado 2   Grado 3   Seudoptosis

Figura 27-5. Escala de Regnault para la ptosis mamaria. (De Chung KC, Disa JJ. *Operative Techniques in Breast Surgery, Trunk Reconstruction and Body Contouring.* Wolters Kluwer Health, 2019, Fig. 7-2).

VIII. Abdominoplastia

A. Elimina la piel y grasa redundantes de la parte inferior del abdomen; implica la reparación de la diástasis de rectos y la transposición umbilical.

B. Técnica: en general, a través de una incisión transversal baja de cadera a cadera, pero hay muchas variaciones.

IX. Braquioplastia (brazo) y musloplastia (pierna)

A. Eliminación del exceso de piel y grasa de la extremidad; puede mejorarse con liposucción.

B. Los procedimientos cambian el exceso de tejido blando por cicatrices de gran tamaño.

C. Complicaciones: riesgo de formación de hematomas y seromas, ensanchamiento de las cicatrices, retraso en la cicatrización de la herida e infección.

X. Liposucción: abordaje mínimamente invasivo del contorno corporal mediante el cual se aspira y esculpe la grasa.

A. Lugares frecuentes: abdomen, espalda, nalgas, brazos y muslos.

B. Tipos: formas de succión solamente, asistidas por energía, por ecografía y por láser.

C. Técnica.

1. Se infunde una solución tumescente en la zona a liposuccionar.

2. El líquido inyectado suele contener epinefrina para disminuir la pérdida de sangre y puede contener un anestésico local como la lidocaína para disminuir el dolor.

D. Complicaciones: toxicidad de la lidocaína, deformidades o asimetría del contorno, sobreaspiración, seroma/hematoma, embolia grasa y lesión de estructuras profundas.

FUENTE CONFIABLE

American Society of Plastic Surgeons: 3D Animations. Disponible en: www.plasticsurgery.org/3D-animations

---

Contorno corporal tras una pérdida de peso masiva

I. Visión general

A. La pérdida de peso puede realizarse mediante una combinación de dieta, ejercicio y cirugía bariátrica.

B. La cirugía incluye un panel de procedimientos, entre ellos abdominoplastia, levantamiento de senos, braquioplastia/musloplastia, levantamiento de la parte superior e inferior del cuerpo y estiramiento de cara/cuello.

II. Evaluación preoperatoria

A. Definir los objetivos, las expectativas de los pacientes y los procedimientos del plan por etapas.

B. El contorno corporal después de una pérdida masiva de peso debe realizarse una vez que el peso se haya estabilizado durante al menos 6 meses, y el paciente llegue a un estado óptimo, en sentido médico.

Recordatorios

- Existen diversas opciones no quirúrgicas para tratar el envejecimiento del rostro, como el rejuvenecimiento, la parálisis de determinados músculos con toxina botulínica y el aumento de los tejidos blandos con rellenos.
- El hematoma retrobulbar es una complicación rara pero conocida relacionada con la escisión de grasa del párpado, y es una emergencia quirúrgica que requiere descompresión.
- Se recomiendan técnicas especiales de mamografía (vistas de Eklund) o resonancia magnética (RM) para la vigilancia del cáncer en la mama aumentada.
- La mastopexia aborda la ptosis y eleva el CAP con la eliminación predominante del exceso de piel, mientras que la reducción mamaria implica la reducción del tamaño de la mama, así como la elevación del CAP.

INNOVACIÓN EN CIRUGÍA PLÁSTICA

Técnicas

I. **Injertos de grasa:** recolección y trasplante de grasa para corregir anomalías del contorno y como tratamiento coadyuvante en diversos procedimientos, como la cirugía craneofacial.

II. **Alotrasplante compuesto vascularizado:** procedimientos de trasplante que combinan diferentes tipos de tejidos como unidades funcionales, como en los trasplantes de mano y cara.

III. **Atención quirúrgica a personas transgénero:** evolución de las formas de abordaje, incluidas las técnicas quirúrgicas y la estadificación de la confirmación de género; los procedimientos incluyen la reconstrucción de tórax y genitales, y cirugías faciales.

Materiales

I. **Matriz dérmica biológica:** andamio acelular que puede obtenerse de fuentes humanas (cadáveres) o porcinas; útil en campos contaminados.

II. **Mallas sintéticas:** existe gran variedad de materiales que varían en cuanto a su composición, disposición de las fibras, tamaño de los poros, peso y flexibilidad.

III. **Sustitución ósea:** autoinjerto, hueso de cadáver, hidroxiapatita de calcio, titanio y materiales como PEEK o PMMA.

Dispositivos

I. **Tecnología y dispositivos avanzados:** se han utilizado para complementar la atención al paciente y los procedimientos quirúrgicos.

II. **Ejemplos:** Angiografía láser y doppler/oximetría tisular para evaluar la perfusión y la viabilidad de los tejidos.

Cirugía urológica

Megan Lerner • *Meagan Dunne* • *Jessica Felton* • *Andrew Kramer*

Puntos clave del capítulo

◆ La retención urinaria aguda se trata mejor mediante drenaje con sonda; la obstrucción aguda de la salida de la vejiga puede representar una emergencia.

◆ La preocupación por la gangrena de Fournier debe impulsar la obtención de imágenes y la administración de antibióticos de amplio espectro de forma inmediata, ya que la infección perineal puede extenderse entre los planos fasciales con rapidez y provocar la muerte.

◆ La mayoría de los traumatismos renales puede tratarse de forma no quirúrgica, y la mayoría de las lesiones ureterales requiere reconstrucción.

◆ La mayoría de los tumores testiculares tiene origen germinal y suele hacer metástasis en los ganglios linfáticos paraaórticos. La detección precoz mediante autoexploración puede mejorar la supervivencia.

Asociaciones de cirugía crítica

Si escucha/ve	Piense en
Sangre en el meato tras un traumatismo	Lesión uretral, no cateterizar
Dolor testicular, paciente joven	Torsión, intervención urgente
Próstata palpable y completa	HPB
Nódulo prostático palpable	Cáncer de próstata
Hematuria indolora	Tumor de vejiga
Dolor intenso, paciente inmóvil	Peritonitis
Dolor intenso, el paciente se retuerce	Cálculo renal

HPB, hiperplasia prostática benigna.

URGENCIAS UROLÓGICAS
Retención urinaria aguda

I. Definición: incapacidad brusca de orinar, asociada a molestias abdominales bajas y suprapúbicas.

II. Etiología

A. Hombres: con frecuencia, obstrucción en la uretra o en la próstata.

B. Mujeres: componente de la vejiga neurógena.

III. Diagnóstico: la ecografía de la vejiga demostrará > 200 mL de orina.

IV. Tratamiento: catéter uretral o sonda suprapúbica de inmediato.

Priapismo

I. Definición: erección no deseada presente durante > 4 h en ausencia de excitación sexual.

A. Tipos.

1. Flujo bajo (isquémico; el más común): Los pacientes tienen dolor, cuerpos cavernosos rígidos y poca o ninguna afluencia arterial.

2. Flujo alto (no isquémico): las erecciones parciales, no dolorosas, no son urgentes y suelen estar asociadas a un traumatismo previo.

II. Etiología

A. Trastornos hemáticos: la anemia falciforme es responsable de hasta un tercio de casos; la leucemia y la talasemia también pueden precipitar el priapismo.

B. Medicamentos: trazodona, hidralazina y cocaína se asocian al priapismo.

C. Neurógena: lesiones medulares, neuropatías e incluso anestesia espinal.

III. Diagnóstico: los hallazgos de la exploración física y la gasometría arterial intercavernosa ayudan a diferenciar los tipos de priapismo.

IV. Tratamiento

A. Primera línea: para el priapismo isquémico, la aspiración de la sangre corporal reduce la presión.

B. Otros: irrigación salina, inyecciones de simpaticomiméticos e intervención quirúrgica que implica la creación de derivaciones entre el cuerpo cavernoso y el esponjoso.

Torsión testicular

I. Definición: aparición repentina de dolor testicular con náusea asociadas, a menudo en varones jóvenes.

II. Etiología: la torsión del testículo sobre su pedículo vascular provoca isquemia.

III. Diagnóstico

A. Dolor a la palpación, edema testicular y pérdida del reflejo cremastérico.

B. La torsión se confirma con ecografía escrotal inmediata debido a la escasa posibilidad de salvar un testículo torsionado (fig. 28-1).

IV. Tratamiento: exploración quirúrgica inmediata, detorsión del lado afectado y orquidopexia bilateral.

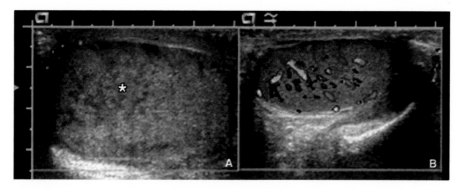

Figura 28-1. Niño de 8 años de edad con dolor testicular agudo que lo despierta del sueño. Las imágenes de ecografía Doppler longitudinal en color de los testículos derecho **(A)** e izquierdo **(B)** demuestran agrandamiento y heterogeneidad testiculares derechos (asterisco), así como ausencia de flujo sanguíneo, consistente con torsión testicular. El testículo izquierdo es normal. (De Lee E. *Pediatric Radiology: Practical Imaging Evaluation of Infants and Children.* Wolters Kluwer Health, 2017, Fig. 28-11).

Uropatía obstructiva

I. Definición: cuando una obstrucción de la vía urinaria (p. ej., un cálculo) provoca sepsis o empeoramiento de la función renal.

II. Etiología: calculopatía.

III. Diagnóstico: ecografía o tomografía computarizada (TC) en un entorno clínico adecuado.

IV. Tratamiento: drenaje mediante endoprótesis ureteral o sonda de nefrostomía percutánea.

Parafimosis

I. Definición: el prepucio está retraído sobre el glande y no puede reducirse.

II. Etiología: el anillo de piel atrapado conduce a edema creciente del glande a nivel distal y puede causar oclusión arterial y necrosis.

III. Diagnóstico: exploración física.

IV. Tratamiento

A. Puede intentarse la reducción después de apretar el glande con firmeza durante 5 min para reducir la hinchazón y luego tirar con rapidez del prepucio hacia delante.

B. Como alternativa, una hendidura dorsal libera el anillo de piel con una incisión.

Gangrena de Fournier

I. Definición: fascitis necrosante del periné y los genitales.

II. Etiología: infección de los planos fasciales del periné.

III. Diagnóstico

A. Dolor desproporcionado a los hallazgos del examen.

B. Puede haber crepitación, celulitis, necrosis y lesiones malolientes.

C. En caso de duda, solicite una TC para demostrar el rastreo del aire a través de los planos de los tejidos.

IV. Tratamiento: antibióticos de amplio espectro y desbridamiento amplio y temprano del tejido necrótico; con frecuencia, polimicrobiano.

Recordatorios

- Utilizar ecografía del escroto para un diagnóstico rápido, si se sospecha de torsión.
- Si hay sospecha de gangrena de Fournier, solicitar TC de abdomen/pelvis y comenzar con antibióticos de amplio espectro.
- Los conductos obstruidos tienden a infectarse; en urología, un uréter obstruido por cálculos es capaz de provocar sepsis.

CÁLCULOS DE LA VÍA URINARIA

I. Tipos de cálculos urinarios

A. Cálculos de oxalato de calcio (comunes): radioopacos y en general idiopáticos; pero pueden estar relacionados con hiperparatiroidismo, acidosis tubular renal y diarrea crónica (fig. 28-2).

B. Cálculos de ácido úrico: cálculos radiolúcidos causados con más frecuencia por la deshidratación; también pueden deberse a la resistencia a la insulina, exceso de purina en la dieta y gota.

C. Cálculos de cistina: son poco frecuentes y radioopacos.

   1. Causa: cistinuria.

      a. Enfermedad autosómica recesiva.

      b. Causa un defecto en la reabsorción tubular renal de cistina.

   2. Prevención: sobrehidratación y alcalinización de la orina a pH 7.5.

   3. Tratamiento: fármacos orales fijadores de cistina, como D-penicilamina y α-mercapto-propionilglicina.

D. Cálculos de estruvita: cálculos radioopacos, por lo general relacionados con infecciones de las vías urinarias (IVU) crónicas con *Proteus*.

II. Presentación clínica

A. Dolor: es el síntoma más frecuente causado por la obstrucción ureteral; el lugar del dolor está relacionado con la localización del cálculo (p. ej., dolor en el costado, en la parte inferior del abdomen o en los testículos).

B. Otros signos y síntomas: hematuria (visible o microscópica), náusea y vómito, y síntomas irritativos de la vejiga (p. ej., por un cálculo de la unión ureterovesical).

III. Diagnóstico

A. Exploración física: sensibilidad del ángulo costovertebral.

B. Análisis de orina: suele haber hematuria; el pH de la orina suele ser < 6.5.

C. TC abdominal/pélvica sin contraste: prueba diagnóstica de elección.

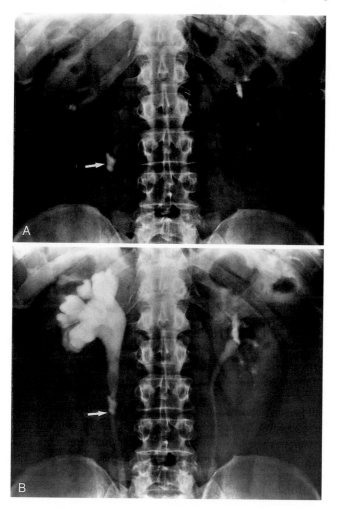

Figura 28-2. Uropatía obstructiva causada por cálculos urinarios. **A.** La radiografía de abdomen muestra múltiples cálculos que se superponen a las sombras renales. Se observa un cálculo grande adyacente al interespacio L3 a la derecha (flecha). **B.** El ureterograma intravenoso demuestra una obstrucción parcial a la derecha, secundaria al cálculo ureteral (flecha). El riñón izquierdo no está obstruido. (De Daffner RH, Hartman M. *Clinical Radiology: The Essentials*, 3rd ed. Wolters Kluwer Health, 2007, Fig. 9-24AB).

    D. Ecografía.
        1. Puede ser útil en mujeres embarazadas o niños.
        2. Define la hidronefrosis o la sombra acústica de un cálculo.
    E. Cistouretroscopia con pielografía retrógrada: para confirmar el cálculo.
IV. Tratamiento
    A. Observación.
        1. Reservado para cálculos con probabilidad razonable de pasar (tamaño pequeño y sitio favorable).

2. Fomentar la hidratación adecuada, controlar el dolor y añadir un α bloqueador para reducir el espasmo ureteral y mejorar la velocidad de paso de los cálculos.

B. Procedimientos quirúrgicos: la mayoría de los cálculos puede extraerse (fig. 28-3).

  1. Ureteroscopia y colocación de endoprótesis: transuretral para colocar una endoprótesis en el uréter y permitir el paso del cálculo; de forma alternativa, un ureteroscopio puede tratar el cálculo directamente.

    a. Los cálculos se eliminan intactos o fragmentados con láser.

    b. Suele dejarse la endoprótesis en el uréter para evitar la obstrucción por edema.

    c. Sólo se puede realizar una ureteroscopia con anticoagulación.

  2. Nefrolitotomía percutánea (NLP).

    a. Crea un tracto percutáneo de 24-30 Fr en el sistema colector renal para tratar cálculos grandes.

    b. Los cálculos suelen fragmentarse con un litotritor (ecográfico, neumático, balístico o láser de holmio) y se eliminan del riñón con extractores de cesta y pinzas.

  3. Mini-NLP: tracto percutáneo de 14-23 Fr con un endoscopio y litotritor.

  4. Ultra mini-NLP y micro-NLP: tractos de 11-13 Fr o < 10 Fr para tratar los cálculos renales de forma percutánea.

  5. Litotricia extracorporal por ondas de choque.

    a. Procedimiento: la fuente de energía externa se enfoca mediante guía fluoroscópica o ecográfica sobre un cálculo, para fragmentarlo, y los fragmentos en forma de grava pasan a través del uréter.

    b. Complicaciones: hemorragia, hematoma perinéfrico, grava que causa obstrucción ureteral (empedrado litiásico o *"steinstrasse"*) e hipertensión.

    c. Contraindicaciones: coagulopatía, medicamentos antiplaquetarios o infección.

Recordatorios

- El 90% de los cálculos renales es radioopaco y visible en las radiografías.
- El paso espontáneo de los cálculos está en función del tamaño: 6 mm = 10%, 5 mm = 50%, 4 mm = 90%.

TRASTORNOS PROSTÁTICOS BENIGNOS

Hiperplasia prostática benigna (HPB)

I. Patogenia

  A. Definición: agrandamiento benigno de la próstata que con frecuencia se produce con el envejecimiento.

  B. Histología: hiperplasia estromal y epitelial en la zona de transición (periuretral), que puede obstruir la uretra prostática.

  C. Etiología: la obstrucción se debe tanto al tamaño de la próstata como al tono uretral.

II. Presentación clínica

  A. Síntomas de la vía urinaria inferior (SVUI): se dan en un subconjunto de pacientes.

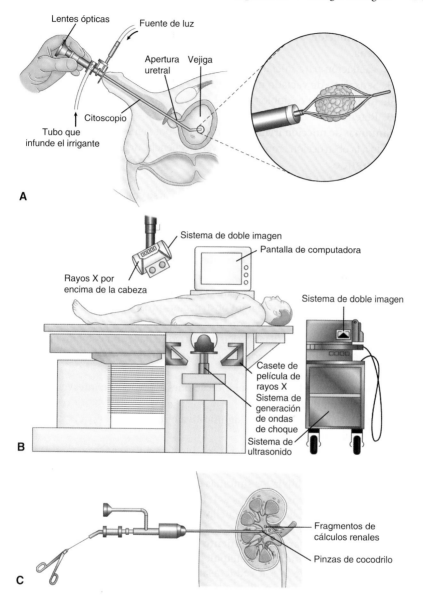

Figura 28-3. Métodos de tratamiento de los cálculos renales. **A.** Durante la ureteroscopia, que se utiliza para eliminar pequeños cálculos situados en el uréter cerca de la vejiga, se introduce un ureteroscopio en el uréter para visualizar el cálculo. A continuación, el cálculo se fragmenta o se captura y se extrae. **B.** La litotricia extracorporal con choque de agua se utiliza para la mayoría de los cálculos urinarios superiores sintomáticos y no supera-bles. Las ondas de choque generadas electromagnéticamente se centran en la zona del cálculo renal. Las ondas de choque secas de alta energía atraviesan la piel y fragmentan el cálculo. **C.** La nefrolitotomía percutánea se utiliza para tratar cálculos más grandes. Se forma un tracto percutáneo y se introduce un nefroscopio a través de él. A continuación, se extrae o pulveriza el cálculo. (De Hinkle JL, Cheever KH. *Brunner & Suddarth's Textbook of Medical-Surgical Nursing*, 14th ed. Wolters Kluwer Health, 2017, Fig. 55-6.)

B. Síntomas de obstrucción del vaciado: tienden a responder bien al tratamiento.

1. Disminución de la fuerza del chorro urinario a pesar de tener la vejiga llena.
2. Vacilación para iniciar el flujo.
3. Sensación de vaciado incompleto.
4. Intermitencia o "doble vaciado".
5. Retención de orina.

C. Síntomas de micción irritativa: provocados por la inestabilidad del detrusor debido a la obstrucción crónica e incluyen frecuencia, urgencia, nicturia y disuria.

III. Diagnóstico

A. Tacto rectal (TR).

1. La presunción de HPB puede diagnosticarse con base en los síntomas del paciente y en los hallazgos del TR.
2. **Palpación de la glándula:** para evaluar el tamaño, consistencia y presencia o ausencia de induración en el TR.

B. Ecografía transabdominal o cateterismo directo: para evaluar el volumen de orina residual.

C. Estudios de presión del flujo: una contracción significativa pero con fuerza del chorro disminuida sugiere obstrucción prostática. Una fuerza débil sugiere insuficiencia del detrusor.

D. Tejido prostático: el diagnóstico definitivo se hace con el tejido prostático.

IV. Tratamiento: la terapia médica es el tratamiento de primera línea; si esto falla, considerar cirugía.

A. Indicaciones de tratamiento: indicaciones absolutas de intervención.

1. Retención de orina.
2. Hematuria macroscópica significativa o recurrente.
3. Cálculos en la vejiga.
4. Hidroureteronefrosis bilateral con insuficiencia renal.
5. Infecciones urinarias repetidas causadas por la estasis urinaria.

B. Terapia médica: alivia los síntomas en la enfermedad leve a moderada.

1. **Simpaticolíticos selectivos α-1:** bloquean los receptores α-1 en la cápsula prostática y en la zona del cuello de la vejiga, reduciendo así la resistencia a la salida.
   a. **Se utiliza para el tratamiento de los SVUI.**
   b. **Efecto secundario principal:** hipotensión ortostática.
2. **Inhibidores de la 5-α reductasa:** bloquean la conversión intraprostática de la testosterona en dihidrotestosterona, lo que reduce el tamaño de la próstata y mejora los síntomas.
   a. El crecimiento prostático es dependiente de los andrógenos.
   b. Las mejoras de los síntomas objetivos han sido modestas.
   c. Reducir el riesgo de retención urinaria aguda.
3. **Terapia combinada:** superior a la terapia con un solo agente.

C. Terapia quirúrgica.

1. **Resección transuretral de la próstata (RTUP):** proporciona una mejora fiable e inmediata tanto de los síntomas como de la dinámica miccional.
   a. **Procedimiento:** se utiliza un bucle de alambre unido a una unidad de electrocauterio para resecar el tejido bajo visión cistoscópica directa (fig. 28-4).

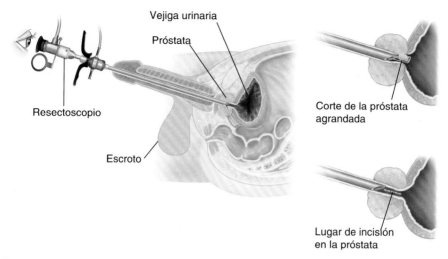

Figura 28-4. Resección transuretral de la próstata (RTUP). (De Nath J. *Programmed Learning Approach to Medical Terminology*, 3rd ed. Wolters Kluwer Health, 2018, Fig. 13-14).

    b. Complicaciones: hemorragia, infección, eyaculación retrógrada, contractura del cuello de la vejiga, estenosis uretral e impotencia (infrecuente).

    c. Incisión transuretral: para glándulas pequeñas; se asocia con menor incidencia de contractura del cuello de la vejiga y eyaculación retrógrada.

  2. Prostatectomía abierta (enucleación): en general, se reserva para pacientes con glándulas > 60 g o en los que existe otra patología.

  3. Opciones quirúrgicas prostáticas mínimamente invasivas: terapia de microondas, ablación con láser y ablación transuretral con aguja.

V. Pronóstico: por lo general, bueno.

FUENTE CONFIABLE

Urology Care Foundation: What is Benign Prostatic Hyperplasia (BPH)? Disponible en: https://www.urologyhealth.org/urologic-conditions/benign-prostatic-hyperplasia-(bph)

Prostatitis no bacteriana

  I. Definición: inflamación benigna; por lo regular se observa en pacientes jóvenes.

  II. Presentación clínica (tabla 28-1)

    A. "Síndrome de dolor pélvico masculino": frecuencia urinaria, urgencia, dolor perineal y disuria.

    B. Dolor: síntoma característico.

    C. Carácter: los síntomas suelen ser más irritativos y dolorosos que obstructivos.

  III. Diagnóstico: historia clínica y exploración física.

Tabla 28-1. Características diagnósticas de la prostatitis

Tipo de prostatitis	Síntomas	Signos sistémicos	Aumento del recuento leucocitario en SPE	Cultivo positivo
Prostatitis bacteriana aguda	Sí	Sí	Sí	Sí
Prostatitis bacteriana crónica	Sí	No	Sí	Sí
Prostatitis no bacteriana	Sí	No	Sí	No
Prostadinia	Sí	No	No	No

SPE, secreciones prostáticas expresadas.

IV. **Tratamiento:** combinación de antibióticos, α bloqueadores, relajantes musculares y biorretroalimentación.

V. **Pronóstico:** bueno; los síntomas alteran la vida, pero no la amenazan.

Recordatorios

- La HPB es muy frecuente con el envejecimiento.
- La HPB se trata primero médicamente, pero hay opciones quirúrgicas.

ENFERMEDADES MALIGNAS GENITOURINARIAS

Tumores de próstata

I. **Epidemiología**

   A. El cáncer de próstata es el cáncer no cutáneo más frecuente entre los hombres.

   B. En Estados Unidos, el riesgo a lo largo de la vida es de uno de cada seis hombres.

II. **Presentación clínica:** a menudo es asintomática, pero puede presentarse con síntomas urinarios (p. ej., disuria, polaquiuria, incontinencia o hematuria).

III. **Diagnóstico**

   A. **TR:** método tradicional de detección de cáncer, evaluando la induración o un nódulo.

   B. **Concentración de antígeno prostático específico (APE):** el APE es una serina proteasa que sirve para licuar el semen después de la eyaculación.

   1. **Funciones:** diagnóstico, y en el seguimiento de la respuesta al tratamiento del cáncer.

   2. Cuando se combina con el TR, la determinación del nivel de APE mejora la capacidad de detectar cánceres.

   3. La prueba del APE tiene alta especificidad, pero baja sensibilidad.

   C. **Biopsia de próstata.**

   1. Procedimiento que se realiza en el consultorio con guía de ecografía transrectal en hombres con TR sospechoso, APE elevado o ambos.

   2. Riesgos: hemorragia (urinaria o rectal) e infección.

IV. Tratamiento

A. **Manejo expectante.**

1. **Espera vigilante:** tratamiento no curativo; el objetivo es limitar la morbilidad.

a. El tratamiento se retrasa hasta que los síntomas se hacen evidentes, momento en que se inicia la terapia de privación de andrógenos (TPA).

b. Para pacientes que se espera que vivan < 5 años y lleguen a desarrollar síntomas locales.

2. **Vigilancia activa:** terapia definitiva selectiva retardada (**intención curativa**); seguimiento cuidadoso con APE y biopsias frecuentes.

B. **Cirugía.**

1. Prostatectomía radical para tumores localmente confinados en candidatos quirúrgicos adecuados.

2. Se ha producido un cambio drástico de las técnicas abiertas a las mínimamente invasivas, como la prostatectomía asistida por robot.

C. **Radiación:** puede incluir la implantación de gránulos radiactivos (braquiterapia) o la radiación externa.

D. **TPA:** agonistas de la hormona liberadora de gonadotropina (leuprolida, goserelina) y antagonistas del receptor de andrógenos (bicalutamida, flutamida).

V. Pronóstico

A. **Supervivencia.**

1. La mediana de supervivencia con enfermedad metastásica es de 2-2.5 años.

2. Los hombres cuya respuesta bioquímica es buena (nadir de APE < 4 ng/mL) tienen mayor supervivencia.

B. **Enfermedad refractaria a las hormonas:** progresión de la enfermedad después de la terapia de ablación de andrógenos; la supervivencia media es de 12-18 meses.

C. **Quimioterapia:** no hay terapias consistentemente efectivas, pero los agentes quimioterapéuticos (mitoxantrona, docetaxel) tienen eficacia modesta.

D. **Otros: Sipuleucel-T** fue la primera vacuna terapéutica aprobada por la Food and Drug Administration (FDA) de Estados Unidos para el tratamiento de cualquier tipo de cáncer.

Carcinoma de vejiga

I. Patogenia

A. **Incidencia:** > 70 000 nuevos casos al año en Estados Unidos.

B. **Sexo:** los hombres se ven más afectados que las mujeres (3:1).

C. **Edad:** por lo general, es una enfermedad de adultos mayores; la edad media es de 70 años.

D. **Factores de riesgo:** exposición a tintes de anilina, aminas aromáticas y naftilamina; tabaquismo; abuso de fenacetina (analgésicos); inflamación crónica; *cistitis por Schistosoma*; antecedentes de tratamiento con ciclofosfamida, o irradiación pélvica.

II. Presentación clínica

A. La hematuria indolora es el síntoma de presentación más frecuente.

B. Irritabilidad de la vejiga con frecuencia urinaria, urgencia y disuria.

III. Diagnóstico: cistoscopia y citología urinaria.

IV. Tratamiento

A. Tumor de células transicionales superficiales.

1. **Resección transuretral completa:** se debe resecar todos los tumores visibles.

   a. **Biopsias aleatorias de vejiga y uretra prostática:** determinan la extensión y el grado de la lesión, la evidencia de invasión y el carcinoma *in situ*.

   b. **Seguimiento endoscópico y citológico seriado:** se realiza a intervalos regulares; 70% de los pacientes desarrolla recidivas.

2. **Quimioterapia adyuvante intravesical:** puede reducir la tasa de recidiva hasta a 40%.

   a. **Tiotepa:** agente alquilante.

   b. **La mitomicina C** inhibe la síntesis del ADN (agente alquilante).

   c. **La doxorrubicina** inhibe la síntesis del ADN (antibiótico antraciclina).

3. **Bacilo de Calmette-Guérin (BCG):** cepa atenuada de *Mycobacterium bovis* que estimula las respuestas inmunitarias y es el único agente intravesicular que reduce el riesgo de progresión.

4. **α interferón:** modulador inmunológico.

B. Carcinoma *in situ*: a pesar de su falta de invasión, representa una **lesión de grado alto**, con 50% de posibilidades de convertirse en carcinoma invasivo.

1. **Tratamiento inicial:** el BCG intravesical suele administrarse en 6 instilaciones semanales.

2. **Terapia de mantenimiento:** repetir el curso de inducción con respuesta incompleta (cistoscopia de seguimiento, biopsias y citología normales).

C. Enfermedad musculoinvasiva (invasión de la muscular propia).

1. **Radioterapia:** es relativamente ineficaz (20% de supervivencia a largo plazo).

   a. Intenta preservar la vejiga mediante protocolos combinados con quimioterapia.

   b. Cuando se administra antes de la cistectomía radical, no ha mejorado la supervivencia ni ha disminuido la incidencia de recidiva local.

2. **Cistectomía radical.**

   a. **Hombres:** linfadenectomía pélvica con cistoprostatectomía; la uretrectomía se realiza con afectación tumoral de la uretra prostática.

   b. **Mujeres:** exenteración pélvica anterior, en la que se extirpan la vejiga, la uretra, el útero, las trompas de Falopio, los ovarios y la pared vaginal anterior.

3. **Derivación urinaria:** se requiere una vez que se extrae la vejiga.

   a. **Conductos:** se crean utilizando el íleon o el colon transverso; permiten que la orina drene de forma pasiva hacia un dispositivo de recolección externo.

   b. **Derivación del continente:** reservorio intraabdominal; requiere drenaje mediante el paso de un catéter a través de un estoma.

   c. **Formación de neovejiga:** se utiliza el íleon o el colon, permite el vaciado a través de la uretra; los resultados preliminares son favorables, con altas tasas de incontinencia.

V. Pronóstico: varía entre el carcinoma superficial y el carcinoma de invasión muscular.

A. Lesiones confinadas en un órgano: la supervivencia a 5 años es de 70-75% tras la cistectomía radical.

B. Cáncer metastásico: en 50-70% de los pacientes se observa una respuesta parcial o completa a la terapia sistémica; ~10% son respuestas duraderas (> 3 años).

Carcinoma de células de transición de la pelvis renal y el uréter

I. Patogenia

  A. Epidemiología: tumor poco frecuente, por lo general unilateral.

  B. Factores de riesgo: similares a las lesiones vesicales y a la nefropatía de los Balcanes.

  C. Progresión de la enfermedad: de las personas con tumores de transición de la vejiga, 3% desarrolla lesiones del tracto superior; la mitad de los que tienen tumores del tracto superior desarrolla una lesión de la vejiga.

II. Presentación clínica: hematuria macroscópica, hematuria microscópica y dolor en el costado.

III. Diagnóstico: TC, pielografía retrógrada y ureteroscopia (figs. 28-5 y 28-6).

IV. Tratamiento

  A. Nefroureterectomía.

    1. Tratamiento radical tradicional: extirpación del riñón, de todo el uréter y de un manguito de vejiga en el orificio ureteral.

    2. Escisión conservadora.

      a. Puede ser apropiada para los tumores ureterales de grado bajo y de etapa baja.

      b. Implica la escisión del tumor con ureteroureterostomía primaria o reimplante ureteral (en la vejiga) para las lesiones ureterales distales.

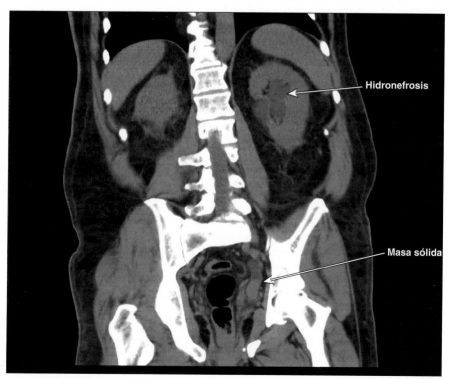

Figura 28-5. Un hombre de 71 años se presenta con hematuria macroscópica. La TC sin contraste demuestra hidroureteronefrosis del lado izquierdo. En el uréter izquierdo distal, una masa densa parece ser la causa de la hidronefrosis. La patología final demuestra un carcinoma urotelial.

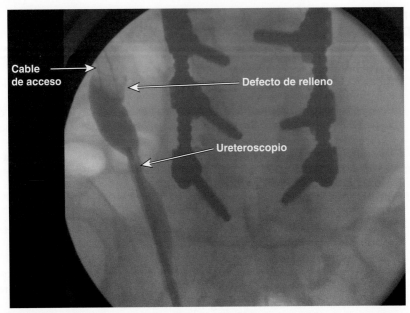

Figura 28-6. Ureterograma retrógrado que se realizó con inyección de contraste por el uréter con un ureteroscopio. El contraste no llena todo el uréter porque contiene una masa. El defecto en forma de U también se denomina signo del cáliz. En un cálculo obstructivo, el uréter sufriría un espasmo alrededor del defecto de llenado. En la imagen, el uréter está dilatado en la zona de la masa.

    B. Tratamiento endoscópico: reservado para pacientes con tumores papilares de grado bajo en unidades renales solitarias o para pacientes cuyo estado de salud impide una intervención quirúrgica mayor.

V. Pronóstico: depende en gran medida de la etapa; cuando se reseca por completo, el pronóstico es bueno.

Carcinoma de células renales

I. Epidemiología
    A. Incidencia.
        1. En Estados Unidos ocurren ~65 000 nuevos casos al año.
        2. Más frecuente en hombres que en mujeres.
        3. Incidencia máxima en las décadas quinta a séptima de la vida.
    B. Enfermedad de von Hippel-Lindau: se asocia al carcinoma de células renales.

II. Presentación clínica
    A. Con frecuencia son descubiertos de manera incidental.
    B. Síndromes paraneoplásicos: ocurren en ~20% e incluyen el síndrome de Stauffer (disfunción hepática no metastásica), hipercalcemia (etiología poco clara), hipertensión, eritrocitosis y producción endógena de pirógenos.

III. Diagnóstico
    A. Ecografía: diferencia un quiste simple de una lesión compleja o sólida.
    B. TC con contraste intravenoso (IV) y oral: modalidad diagnóstica y de estadificación más rentable; la TC sin contraste suele pasar por alto las lesiones renales grandes (fig. 28-7).

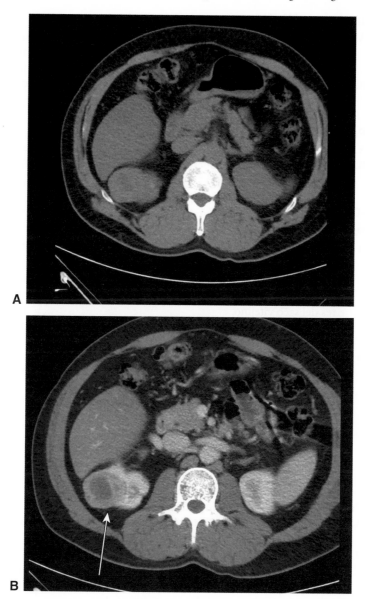

Figura 28-7. Carcinoma renal. **A.** La TC sin contraste muestra un riñón derecho de aspecto normal. **B.** La fase venosa portal (con contraste) demuestra una gran lesión posterior con componentes sólidos y quísticos, consistente con un carcinoma de células renales.

C. **Resonancia magnética:** puede beneficiar a pacientes en quienes no es posible utilizar contraste, y ayudará a definir la afectación de la vena renal.

D. **Aspiración percutánea y biopsia:** método razonable de diagnóstico para pacientes con enfermedad metastásica.

IV. Tratamiento

A. **Nefrectomía radical (abierta o laparoscópica):** extirpación quirúrgica de la glándula suprarrenal ipsilateral, el riñón, y el tejido adiposo y la fascia de recubrimiento; también puede realizarse una linfadenectomía regional.

B. **Derivación cardiopulmonar:** puede ser necesaria cuando el carcinoma de células renales invade la vena renal y la vena cava inferior, y se extiende a la aurícula derecha.

V. Pronóstico: depende de la etapa.

A. **Etapa I:** la tasa de supervivencia específica del cáncer a 5 años es > 90%.

B. **Etapa IV:** la mediana de supervivencia es de 16-20 meses y la tasa de supervivencia a 5 años es < 10%.

Tumores testiculares

I. Patogenia

A. **Tumores de células germinales (TCG):** 95% de todos los tumores testiculares.

1. **TCG:** los tumores principales son los **seminomatosos** y los **no seminomatosos**; los tumores de células germinales no seminomatosos (TCGNS) incluyen el carcinoma embrionario, teratoma, coriocarcinoma y los tumores del saco vitelino.

2. **No TCG:** poco frecuentes; incluyen el cordón sexual, estroma sexual, linfomas y otros tumores raros.

B. **Epidemiología.**

1. **Criptorquidia (testículo no descendido):** aumenta el riesgo de neoplasia maligna testicular.

2. **Incidencia:** aunque los tumores de testículo son por lo general infrecuentes, son la neoplasia *más común* en los hombres de 20-34 años de edad.

C. **Tipos de tumores.**

1. **Tumores del saco vitelino y teratomas:** frecuentes en lactantes.

2. **Todos los tipos de células:** se observan en adultos jóvenes.

3. **Seminoma:** más frecuente en hombres de 35-60 años de edad.

4. **Linfomas:** predominan en hombres > 60 años de edad.

II. Presentación clínica y diagnóstico

A. **Inflamación o agrandamiento testicular indoloro:** signo clásico de presentación, a menudo diagnosticado por autoexploración.

B. **Dolor (15-50%):** sugiere hemorragia o infarto.

C. **Exploración física:** masa firme y ligeramente sensible o hinchazón testicular difusa.

D. El **hidrocele reactivo** se produce en 5-10% de los casos.

III. Diagnóstico

A. **Ecografía:** es el procedimiento estándar.

B. **α fetoproteína (AFP), β gonadotropina coriónica humana (GCH) y lactato deshidrogenasa:** los niveles de los marcadores séricos son útiles para el diagnóstico, el seguimiento de la respuesta al tratamiento y la identificación de la enfermedad recurrente.

1. La **AFP** puede estar elevada en pacientes con tumores del saco vitelino y carcinoma embrionario.

2. **β GCH:** la elevación puede acompañar al coriocarcinoma, al carcinoma embrionario y a los seminomas.

IV. Tratamiento

A. Tratamiento inicial: exploración quirúrgica por vía inguinal para evitar la posible contaminación del drenaje linfático escrotal durante la manipulación del tumor.

B. Varía según el tipo de célula y la etapa de la enfermedad.

1. **Seminoma:** únicamente radiosensible y quimiosensible.

    a. **Etapa baja:** las opciones incluyen observación estrecha, terapia con carboplatino de agente único o radioterapia; la supervivencia se aproxima a 100%.

    b. **Etapa alta:** hasta 4 cursos de quimioterapia con cisplatino, etopósido y bleomicina.

      1) **Radiación posquimioterapia:** se considera para la masa retroperitoneal residual.

      2) **Pronóstico:** tasa de respuesta completa a la quimioterapia de 67% y tasa de supervivencia global de 72%.

2. **TCGNS.**

    a. **Etapa baja:** orquiectomía inguinal y linfadenectomía retroperitoneal (LNDRP) modificada, quimioterapia primaria o vigilancia intensa.

      1) **Vigilancia:** en general, se reserva para pacientes apegados al tratamiento con bajo riesgo de enfermedad micrometastásica.

      2) **LNDRP (~30% de los pacientes en etapa I):** extirpación quirúrgica de tejido linfático específico de alto riesgo; la mayoría de los pacientes con micrometástasis recibe quimioterapia adyuvante a base de platino.

      3) La **supervivencia** se acerca a 92% en ambos grupos.

    b. **TCGNS de alto nivel.**

      1) Los pacientes con mínima afectación ganglionar radiográfica o con fracaso en la normalización de los marcadores tras la orquiectomía deben ser sometidos a LNDRP o a quimioterapia sola.

      2) Los tumores de pronóstico intermedio tienen supervivencia a 5 años de 80%; los de mal pronóstico tienen supervivencia a 5 años de 50%.

Recordatorios

- Las dos únicas terapias curativas para el cáncer de próstata son la radiación y la cirugía.
- La tríada clásica del carcinoma de células renales, formada por dolor, hematuria y masa en el flanco, es ahora muy poco frecuente con la llegada de las TC sistemáticas. Hoy día, > 50% se encuentra de forma incidental.
- El cáncer testicular es la neoplasia más frecuente en hombres de < 35 años de edad.
- La biopsia del cáncer testicular para el diagnóstico está contraindicada debido a la posibilidad de que el tumor se desplace a través del drenaje de los ganglios linfáticos.
- Los seminomas son frecuentes entre los 35 y 60 años de edad, y son singularmente radiosensibles y quimiosensibles; confieren buena supervivencia a largo plazo si se diagnostican a tiempo.

DISFUNCIÓN ERÉCTIL

I. Anatomía
   A. Tejido eréctil del pene: dos **cuerpos cavernosos** dorsales y un **cuerpo esponjoso** ventral.
   B. La **uretra** se encuentra dentro del cuerpo esponjoso.
   C. Túnica albugínea.
   1. Capa de tejido grueso y fibroso que rodea cada uno de los tres cuerpos.
   2. La fascia de la túnica que rodea a los cavernosos es mucho más gruesa, lo que ayuda a soportar el aumento de presión en los espacios del cuerpo esponjoso.

II. Erección y destumescencia del pene
   A. Hemodinámica: el flujo arterial y la resistencia venosa aumentan.
   B. Neurofisiología: los nervios cavernosos median la interacción neurovascular.
   1. **Erecciones con estimulación genital:** sólo requieren un reflejo sacro intacto.
   2. **Sistema nervioso parasimpático:** importancia primordial; el óxido nítrico (NO) liberado por las neuronas no adrenérgicas, no colinérgicas, y el endotelio conduce a la relajación del músculo liso vascular y corporal.

III. Diagnóstico
   A. Historia clínica.
   1. **Naturaleza del inicio y duración del problema:** significativa; la impotencia psicógena puede ser de inicio brusco con el estrés de la vida.
   2. **Entrevista con la pareja sexual:** puede resultar beneficiosa.
   3. **Erecciones nocturnas o de madrugada:** pueden sugerir una causa psicógena.
   4. **Antecedente de traumatismo pélvico.**
   5. **Factores de riesgo:** diabetes, hipertensión, tabaquismo, enfermedades cardiacas e hipercolesterolemia.
   B. Exploración física.
   1. Énfasis especial en el examen neurológico y vascular.
   2. Examinar el pene en busca de placas y los testículos para valorar tamaño y consistencia.
   C. Pruebas de laboratorio: concentración de testosterona y pruebas serológicas para enfermedades sistémicas.
   D. Tumescencia peneana nocturna: se miden las erecciones nocturnas que se producen durante el sueño con movimientos oculares rápidos con calibradores colocados en el pene flácido al acostarse y conectados a un monitor durante la noche.
   E. Inyecciones intracorporales de sustancias vasoactivas (p. ej., papaverina, fentolamina y prostaglandina E): se utilizan para provocar la erección; la respuesta con una erección normal elimina una etiología de fuga venosa significativa para la disfunción eréctil.
   F. Evaluación por ecografía dúplex: provee una medida objetiva del flujo sanguíneo arterial del pene y una evaluación relativa del drenaje venoso.
   1. **Arterias cavernosas:** Se evalúa el aumento de la anchura y el flujo después de la inyección intracorporal vasoactiva.
   2. **Flujo venoso:** debe disminuir durante las erecciones; si el flujo venoso de salida sigue siendo alto en el estudio dúplex, sospechar de una fuga venosa.

IV. Tratamiento

A. Asesoramiento: obligatorio; puede haber un componente psicógeno importante.

B. Medicamentos.

1. **Los inhibidores selectivos de la fosfodiesterasa tipo 5** mejoran la erección a través de la vía del NO/guanosina monofosfato cíclico (GMPc).
2. **Tres agentes aprobados por la FDA:** sildenafil, vardenafil y tadalafil.

C. Dispositivo de erección por vacío: mecanismo de bombeo externo que extrae sangre hacia el pene; la sangre es retenida por un anillo de goma constrictor en la base del pene.

D. Inyecciones intracorporales vasoactivas: autoadministradas, con riesgos de hematomas, formación de cicatrices leves o priapismo.

E. Tratamiento con ondas de choque extracorporales de baja intensidad: se aplica a los cuerpos cavernosos para mejorar el flujo sanguíneo y la función endotelial mediante la estimulación de la angiogénesis.

F. Ungüento tópico de trinitrato de glicerilo: una pequeña cantidad de gel aplicada a la piel del pene puede mejorar la erección a través de la vía del NO/GMPc.

G. Inyección intracavernosa de células madre: mejora el flujo sanguíneo del pene y la función eréctil en individuos con prostatectomía radical previa en ensayos clínicos.

H. Implante de pene: dispositivo implantado por vía quirúrgica en los cuerpos cavernosos; existen varios tipos que son maleables o inflables.

1. **Riesgos:** infección.
2. **Mecanismo:** las prótesis inflables tienen dos cámaras en el cuerpo cavernoso, con un depósito en el espacio retropúbico y una bomba en el escroto; el suero salino permanece en el circuito durante toda la vida del dispositivo.
3. La **satisfacción** se acerca a 95%.

FUENTE CONFIABLE

Urology Care Foundation: What is Erectile Dysfunction? Disponible en:
https://www.urologyhealth.org/urologic-conditions/erectile-dysfunction(ed)

Recordatorios

- La disfunción eréctil es muy común.
- Puede haber un componente psicológico importante.
- Las terapias incluyen medicamentos y prótesis internas.

DISFUNCIÓN MICCIONAL

I. Patogenia

A. Vaciado: acto complejo que implica la contracción del detrusor con la relajación esfinteriana coordinada en la protuberancia y controlada por la información cerebral.

B. Disfunción: las lesiones del sistema nervioso suelen afectar profundamente al vaciado.

1. **Hiperreflexia (hiperactividad vesical):** producida por lesiones de la neurona motora superior (suprasacra).
2. **Arreflexia (flacidez vesical):** producida por lesiones de las neuronas motoras inferiores (raíces nerviosas sacras o cauda equina).

II. Presentación clínica: frecuencia, urgencia, nicturia, sensación de plenitud, esfuerzo, incontinencia, función eréctil, hábitos intestinales, parálisis, parestesias.

III. Diagnóstico

A. Historia clínica: enfermedades neurológicas y vertebrales, cirugía pélvica y traumatismos, así como revisión de la medicación.

B Exploración física.

    1. Evaluación de la sensibilidad, la función motora y los reflejos de las extremidades inferiores, el perineo y las zonas rectales.

    2. Debe evaluarse el tono del esfínter anal, así como el **reflejo bulbocavernoso** (contracción del esfínter anal con la compresión del glande o del clítoris).

C. Estudios urodinámicos.

    1. Cistometría de llenado: creación de una curva de presión-volumen durante el llenado de la vejiga; la sensación normal de la vejiga, la alta distensibilidad y la ausencia de contracciones desinhibidas durante el llenado comprenden un estudio normal.

    2. Fase miccional: evalúa el flujo, la contractilidad y la presión vesical durante la micción; se registra la orina residual posmiccional.

    3. Electromielografía del esfínter estriado: demuestra la función esfinteriana y determina si se produce una adecuada relajación del esfínter con la micción.

IV. Patrones de disfunción miccional

A. Hiperreflexia del detrusor (vejiga neurógena hipertónica): ocurre con las lesiones suprasacras; disminución de la capacidad de la vejiga y contracciones del detrusor que no es posible inhibir.

    1. Presentación clínica.

        a. Irritante, como la urgencia y la frecuencia.

        b. Si las presiones intravesicales se elevan, puede producirse un reflujo vesicoureteral.

    2. Tratamiento: anticolinérgicos, cateterismo vesical intermitente y aumento quirúrgico de la vejiga.

B. Falta de reflejo del detrusor (vejiga atónica): sucede con lesiones del cordón sacro, de las raíces nerviosas o de la cauda equina, lo que provoca pérdida del arco reflejo sacro.

    1. Presentación clínica: puede producirse aumento de la capacidad, disminución de la presión intravesical, ausencia de contracciones vesicales eficaces y retención urinaria con incontinencia por rebosamiento.

    2. Tratamiento: por lo general, la terapia médica es ineficaz; a menudo se utiliza el cateterismo y la derivación urinarios.

C. Disinergia del detrusor del esfínter externo (DDEE): resulta de lesiones de la médula espinal y puede ocurrir sola o complicar un cuadro hiperreflejo o atónico.

    1. Presentación clínica: contracción del esfínter durante la contracción de la vejiga, lo que provoca una obstrucción de salida "funcional" con un vaciado deficiente y presiones elevadas.

    2. Tratamiento: médico para favorecer la retención urinaria (anticolinérgicos) y cateterismo intermitente.

V. Disfunción miccional en enfermedades específicas

A. Lesión medular: las lesiones suprasacras suelen causar hiperreflexia con DDEE, y las lesiones sacras suelen causar arreflexia.

B. Accidentes vasculares cerebrales.

1. Resultan en la pérdida de la inhibición cortical con hiperreflexia del detrusor, manifestada por la urgencia con incontinencia de urgencia.
2. La DDEE no se presenta, y los pacientes suelen contraer el esfínter de forma voluntaria.

C. La **enfermedad de Parkinson** provoca hiperreflexia del detrusor, lo que da lugar a urgencia, frecuencia, incontinencia y falta de relajación del esfínter externo.

D. Esclerosis múltiple.

1. Conduce a una disfunción miccional en 60% de los afectados.
2. Se observa urgencia, frecuencia e incontinencia; ocasionalmente, retención.
3. Los estudios urodinámicos revelan hiperreflexia del detrusor.

E. Mielodisplasia: diversas condiciones anormales del desarrollo vertebral que afectan la función de la médula espinal, de las cuales el mielomeningocele es la más común.

1. **Hallazgos:** vejiga poco distensible con alta presión intravesical, contracciones débiles del detrusor y DDEE.
2. **Manejo:** agentes anticolinérgicos para disminuir la presión de la vejiga y caterismo intermitente para superar el fracaso de la vejiga para vaciar.

F. Enfermedad de disco lumbar: causa acontractilidad del detrusor y disminución de la actividad esfinteriana; predominan los síntomas de obstrucción del vaciado.

G. Diabetes: neuropatía autonómica que se manifiesta por la disminución de la sensibilidad de la vejiga, disminución de la contractilidad y aumento del volumen residual posmiccional.

VI. Incontinencia

A. Definición: pérdida de orina; se clasifica por primera vez en función de los antecedentes.

B. Clasificaciones.

1. **Incontinencia urinaria de esfuerzo:** pérdida de orina durante la maniobra de Valsalva.
   a. **Incidencia:** más frecuente en mujeres después del parto y en adultos mayores; los hombres también pueden desarrollarla después de la prostatectomía radical o radiación pélvica.
   b. **Tratamiento:** conductual (manejo de líquidos y ejercicios de Kegel), médico y quirúrgico (p. ej., cabestrillos uretrales).
2. **Incontinencia de urgencia:** pérdida de orina debida a la hiperactividad del detrusor.
   a. Puede ser idiopática o tener una base neurológica subyacente relacionada con un estado de enfermedad preexistente.
   b. El tratamiento suele ser médico con agentes anticolinérgicos.
3. **Incontinencia por rebosamiento (incontinencia paradójica):** en el caso de la retención de orina, la adición de cantidades, incluso pequeñas, de un mayor volumen en la vejiga provoca fuga de orina.
   a. Algunos pacientes no se dan cuenta de que están retenidos.
   b. La exploración de la vejiga o la colocación de un catéter conducen al diagnóstico.

4. Incontinencia continua: debido a una fístula urinaria que puentea el esfínter uretral.

    a. En mujeres, puede deberse a un uréter ectópico que entra en la uretra o a una fístula vesicovaginal.

    b. Requiere reparación quirúrgica.

    c. Una medida provisional puede ser la desviación de la orina a través de tubos de nefrostomía, stents ureterales o cateterismo uretral.

C. Tratamiento: dirigido a eliminar la causa subyacente o a mitigar la incontinencia.

D. Medicamentos: permiten manipular la contractilidad de la vejiga (a través de los receptores colinérgicos de la vejiga) y los cambios en la resistencia a la salida (a través de los receptores α adrenérgicos del cuello de la vejiga, la cápsula prostática y la uretra).

E. Cateterismo.

    1. Catéter permanente: puede tener un canal adicional que permita infusiones para lavar coágulos o agentes tópicos.

    2. Catéter intermitente: disminuye la incidencia de IVU, erosión del meato, estenosis uretral y epididimitis; los pacientes desarrollan colonización bacteriana, que no requiere tratamiento.

F. Derivación urinaria (fuera de la vejiga): quizá sea necesaria la formación de un conducto ileal o un reservorio cateterizable en pacientes con urosepsis recurrente o insuficiencia renal causada por un problema del detrusor.

G. Aumento de la vejiga.

    1. El aumento de la capacidad y la disminución de la presión intravesical pueden ser necesarios en pacientes con hiperreflexia o en aquéllos con vejiga pequeña y contraída, poco distensible.

    2. En general, se requiere cateterismo intermitente.

VII. Disreflexia autonómica

A. Definición: emisión de actividad simpática en respuesta a la estimulación visceral aferente en pacientes con lesiones de la médula espinal con afecciones por encima de T6.

B. Efectos: la estimulación vesical, uretral y rectal puede producir hipertensión profunda, bradicardia, diaforesis, cefalea y piloerección.

C. Tratamiento.

    1. Retiro del estimulante y medicación dirigida a la crisis hipertensiva.

    2. En ocasiones, la profilaxis con diversos medicamentos (p. ej., clorpromazina, nifedipina) es útil en pacientes afectados que requieren manipulación urológica.

Recordatorios

- La urodinámica es útil para determinar la función de la vejiga (es decir, capacidad, distensibilidad y contractilidad), la función del esfínter, la resistencia a la salida y la tasa de flujo.
- Los tipos de incontinencia urinaria incluyen la de esfuerzo, de urgencia, de rebosamiento y total.

Cirugía ortopédica

Alexander J. Kish • R. Frank Henn III

Puntos clave del capítulo

◆ El ámbito de las enfermedades ortopédicas es amplio e incluye traumatismos, infecciones (osteomielitis), lesiones degenerativas de los tendones y cartílagos, y la cirugía de la mano. Los ortopedistas tratan a los pacientes a lo largo de toda la vida.

◆ Los ortopedistas se ocupan de problemas agudos, por lo general, fracturas y luxaciones, así como de problemas crónicos, como la artritis y la enfermedad articular degenerativa.

◆ Las fracturas óseas son frecuentes tanto en niños como en adultos, pero hay diferentes patrones de fractura.

◆ Es importante tener en cuenta los tejidos blandos ante un traumatismo esquelético. Es posible que las fracturas y luxaciones estén acompañadas de lesiones vasculares. El síndrome compartimental suele conducir a la pérdida de músculo, a daño nervioso permanente o a ambos.

◆ Los tumores óseos primarios son poco frecuentes y, en su mayoría, las enfermedades malignas que afectan al hueso son metastásicas.

Asociaciones de cirugía crítica

Cuando escuche/vea	Piense en
Fracturas de pelvis	Hemorragia del plexo venoso
Dolor desproporcionado a la lesión	Síndrome compartimental
Luxación de la cadera	Osteonecrosis de la cabeza del fémur
Fractura inusual o antecedentes en un niño	Maltrato infantil
Caída sobre la muñeca extendida	Fractura de escafoides
Tumor óseo	Metástasis

PRINCIPIOS GENERALES DE ORTOPEDIA

I. Formación ósea

A. Osificación intramembranosa: el hueso se forma directamente a partir de láminas de células madre mesenquimales (p. ej., huesos de la cara, esternón y clavículas).

B. Osificación endocondral: el hueso se forma sustituyendo un cartílago hialino (p. ej., huesos largos).

II. Biomecánica de la fractura

A. Cicatrización primaria.

1. Se produce con un callo mínimo en el lugar de la fractura por osificación intramembranosa.
2. Facilitada por la inmovilización rígida y compresión en el lugar de la fractura.
3. Se consigue con placas y tornillos de compresión.

B. Cicatrización secundaria.

1. Se produce mediante la formación de callo.
2. Se consigue con yeso, fijación externa y colocación de clavos intramedulares.
3. **Tres fases.**
   a. Inflamatoria: el hematoma aporta células hematopoyéticas que segregan factores de crecimiento.
   b. Reparación: la formación del callo se produce en 2 semanas; la osificación endocondral sustituye el callo blando por hueso reticular.
   c. Remodelación: los condrocitos se diferencian en hueso recién formado.

III. Principios de fijación

A. Tornillos.

1. **Paso:** distancia entre hilos.
2. **Resistencia a la tracción:** proporcional al diámetro exterior del tornillo, al cuadrado.

B. Placas.

1. Dispositivo de carga con rigidez proporcional al espesor, a la tercera potencia.
2. **Tipos.**
   a. Placas de compresión: tornillo cortical en orificio excéntrico para tirar de los extremos del hueso.
   b. Placas de bloqueo.
   1) **Indicaciones:** reducción indirecta de la fractura, fracturas metafisarias en hueso osteoporótico, colocación de placas puente y fijación de fracturas de segmentos cortos.
   2) La estabilidad aumenta con el uso de tornillos de bloqueo bicorticales, un mayor número de tornillos y una placa más larga.
   c. Placas puente: estabilidad relativa, longitud y alineación.

C. Dispositivos intramedulares: dispositivo de carga compartida con estabilidad relativa.

D. Fijación externa: estabilidad relativa, aumentada con el contacto entre los extremos de las fracturas, clavos de mayor diámetro y disminución de la distancia hueso-varilla.

Recordatorios

- La cicatrización primaria de la fractura se produce con la fijación de la placa de compresión, que mantiene la estabilidad.
- Las fracturas pueden aproximarse con tornillos, placas, fijación externa o interna.

URGENCIAS ORTOPÉDICAS

I. Crítica: sin diagnóstico y tratamiento rápidos, las urgencias ortopédicas amenazan la vida o la función de las extremidades.

Absceso epidural espinal

I. Definición: acumulación extradural de purulencia localizada dentro del conducto espinal.

II. Epidemiología

A. **Localización:** lo más frecuente es que se produzca en la columna torácica y lumbar; puede extenderse de forma hematógena o local.

B. **Factores de riesgo:** abuso de drogas intravenosas (IV), inmunodeficiencia, osteomielitis o discitis espinales previas, cirugía espinal reciente o infección sistémica reciente.

C. **Organismos más comunes:** *Staphylococcus aureus*, bacilos gramnegativos.

III. Presentación clínica

A. **Signos y síntomas:** incontinencia, dolor radicular, anestesia en silla de montar y debilidad en las extremidades inferiores (EI).

B. **Absceso torácico:** puede presentarse con síntomas mielopáticos (marcha amplia, dolor torácico dermatomal, espasticidad de EI, paraparesia).

IV. Diagnóstico

A. **Exploración física:** debilidad en EI, ausencia de tono o volición rectal; clono de EI, reflejo de Babinski positivo o ambos.

B. **Imágenes.**

1. La imagen por resonancia magnética (IRM) es la prueba de elección.

2. La mielografía por tomografía computarizada (TC) es la siguiente modalidad de imagen más adecuada.

V. Tratamiento

A. **Descompresión urgente del conducto espinal y evacuación del absceso:** en presencia de déficits neurológicos.

B. **Antibióticos intravenosos y ortesis:** abscesos pequeños sin déficit neurológico.

Lesiones del anillo pélvico con inestabilidad hemodinámica

I. Definición: lesiones que alteran la articulación sacroiliaca (SI); pueden causar hemorragias del plexo venoso pélvico o de la arteria glútea superior.

II. Etiología: por lo regular, traumatismo importante por objeto contundente, como una colisión de alta velocidad con un vehículo de motor.

III. Presentación clínica: hipotensión o choque, dolor, hematoma, hematuria macroscópica.

IV. Diagnóstico

A. **Radiografía anteroposterior (AP) de la pelvis:** demuestra el ensanchamiento de la sínfisis púbica o de la articulación SI.

B. **Inestabilidad hemodinámica persistente:** no atribuible a otra causa tras el tratamiento inicial con faja de compresión pélvica, hematoma pélvico en expansión visto en la TC o hemorragia activa vista en la arteriografía pélvica.

V. Tratamiento

A. **Manejo inicial.**

1. Reanimación intensiva con fluidos, aplicación de una **faja pélvica** centrada en los trocánteres mayores, eliminación de la fuente intraabdominal de la hemorragia y estabilización pélvica emergente de un paciente hemodinámicamente inestable.

2. **Fijación pélvica externa:** disminuye el volumen pélvico para mejorar el taponamiento.

3. **Angiograma pélvico con embolización de los vasos que sangran activamente:** si la fijación externa y el reemplazo de líquidos fallan.

B. **Estabilización definitiva:** ocurre de forma semielectiva después de estabilizar al paciente.

1. **Reducción cerrada/abierta de la articulación SI, el sacro o el ílion posterior:** se efectúa con fijación interna.

2. **Reducción abierta y fijación interna (RAFI):** del anillo anterior, o se consigue una fijación externa continua (fig. 29-1).

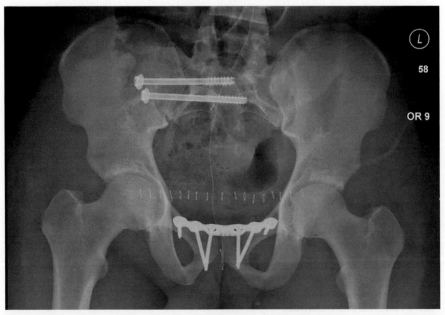

Figura 29-1. Radiografía anteroposterior (AP) de la pelvis que muestra la colocación de una placa en la sínfisis y la fijación con tornillos de la articulación sacroiliaca.

Síndrome compartimental

I. **Definición:** aumento de la presión del líquido intersticial dentro de un compartimento oseofascial; provoca un compromiso microcirculatorio que conduce a necrosis del músculo dentro del compartimento y a disfunción de los nervios.

II. **Etiología:** fractura, lesiones por aplastamiento, lesiones arteriales, yeso/cobertura apretados, quemaduras, lesiones por arma de fuego, hematoma intramuscular.

III. **Presentación clínica**
   A. **Dolor.**
      1. Aumenta en la extremidad a pesar de la administración creciente de analgésicos.
      2. Desproporcionado con respecto a la lesión (sello distintivo).
      3. Con el estiramiento pasivo de las unidades miotendinosas dentro del compartimento.
      4. Con tensión a la palpación.
   B. **Parestesia.**
   C. **Pérdida de pulsos:** es un signo tardío y ominoso.

IV. **Diagnóstico:** principalmente clínico.
   A. **Exploración física:** compartimento tenso y sensación de entumecimiento/parestesias/dolor.
   B. **Medición de la presión intracompartimental:** se utiliza cuando el examen clínico no es claro o en pacientes poco fiables/inconscientes; presión < 30 mm Hg por debajo de la presión arterial diastólica.

V. **Tratamiento:** liberación quirúrgica urgente (fasciotomía) de todos los compartimentos implicados.

Fracturas y luxaciones asociadas a lesiones vasculares

I. **Criticidad:** las fracturas y luxaciones asociadas a lesiones vasculares constituyen lesiones que ponen en peligro las extremidades.

II. **Sitios frecuentes:** fémur distal, tibia proximal, húmero supracondíleo (sobre todo en niños), luxaciones de rodilla.

III. **Presentación clínica:** los signos físicos de la lesión arterial se mencionan en la tabla 29-1.

Tabla 29-1. Signos físicos de una lesión arterial grave

Pulsos ausentes o comparativamente débiles
Cianosis distal
Hematoma en expansión
Hemorragia pulsátil
Extremidad comparativamente fría
Parálisis distal y parestesias
Hemorragia no controlada con presión directa

IV. Diagnóstico

A. La sospecha se basa en la proximidad con los signos clínicos de lesión vascular sugeridos por índices tobillo-brazo (ITB) < 0.8.

B. Ecografía dúplex arterial, angiografía por TC o angiografía intraoperatoria.

V. Tratamiento

A. Derivación vascular temporal seguida de estabilización ortopédica de la fractura.

B. Reparación/reconstrucción vascular formal posterior.

VI. Pronóstico: Tasa de amputación cercana a 100% si el tiempo de isquemia caliente supera las 6 horas.

Recordatorios

- El absceso espinal es una emergencia quirúrgica.
- El síndrome compartimental no tratado provoca daños musculares y nerviosos irreversibles.
- El síndrome compartimental se trata con descompresión.
- Las fracturas pueden estar asociadas a lesiones vasculares.

URGENCIAS ORTOPÉDICAS

I. Criticidad: las "urgencias" no suponen una amenaza inmediata para la vida o las extremidades, pero un retraso significativo en el diagnóstico y tratamiento puede provocar la pérdida de la función de la extremidad o la articulación y la prolongación del tratamiento.

Fractura abierta

I. Definición: fractura que ha sido expuesta al medio ambiente externo, por lo general no sólo a través de la piel sino también a través de los órganos viscerales huecos (fig. 29-2).

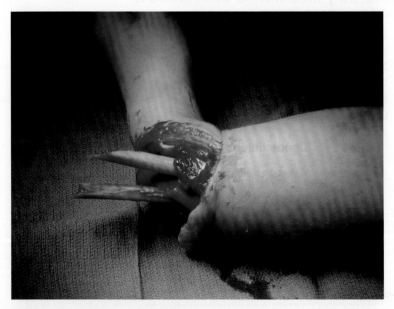

Figura 29-2. Fractura abierta del antebrazo con el radio y el cúbito expuestos.

II. Clasificación: clasificación de Gustilo-Anderson, con base en el tamaño de la herida y la extensión del daño a los tejidos blandos.

FUENTE CONFIABLE

Orthobullets: Gustilo classification. Disponible en:
https://www.orthobullets.com/trauma/1003/gustilo-classification

---

III. Presentación clínica: fractura con hueso visible a través de un defecto de tejido blando.

IV. Diagnóstico
   A. Exploración física.
   B. Se consigue una clasificación más precisa mediante un examen bajo anestesia, por lo general, en el quirófano.

V. Tratamiento
   A. **Urgencia:** la fractura abierta requiere tratamiento urgente para disminuir el riesgo de osteomielitis.
   B. **Entablillado:** se realiza inicialmente con la eliminación de la contaminación gruesa y la colocación de apósitos estériles.
   C. **Médico.**
      1. Cefalosporina de primera generación.
      2. Se debe considerar un aminoglucósido y penicilina para pacientes con heridas grandes o para aquellos contaminados con el suelo.
      3. Profilaxis para tétanos.
   D. **Definitivo:** irrigación y desbridamiento con estabilización.

Artritis séptica

I. Definición: infección en una articulación; por lo regular hematógena.

II. Criticidad: es necesario el tratamiento urgente para prevenir la artritis posinfecciosa; los pacientes inmunocomprometidos están en mayor riesgo.

III. Presentación clínica: aparición rápida de un dolor atraumático en una articulación.

IV. Diagnóstico
   A. **Exploración física:** derrame articular, sensibilidad intolerable a la palpación, y dolor intenso con mínimo movimiento de la articulación.
   B. **Aspiración con aguja con análisis del líquido sinovial.**
      1. **Recuento leucocitario en el líquido sinovial:** más de 50 000 con > 90% de leucocitos polimorfonucleares (PMN) sugieren el diagnóstico.
      2. **Cristales:** el líquido debe ser inspeccionado en busca de cristales; un brote agudo de gota puede tener un recuento leucocitario excepcionalmente alto con mayoría de PMN.
   C. **Diagnóstico diferencial:** incluye artritis aséptica (reumatoide, psoriásica, etc.) y gota.

V. Tratamiento
   A. **Desbridamiento y lavado quirúrgico:** de la articulación (abierto o artroscópico).
   B. Obtener muestras adecuadas para **cultivo y sensibilidad** *antes de* instituir la terapia antibiótica.

Luxación de la cadera

I. Criticidad: la reducción urgente de la luxación de cadera disminuye el riesgo de osteonecrosis de la cabeza femoral.

II. Etiología: por lo general, ocurre en caídas y colisiones de vehículos de motor.

III. Presentación clínica

 A. Antecedentes de traumatismos: traumatismo de moderado a grave en la extremidad e incapacidad para mover la cadera.

 B. La mayoría de las luxaciones son posteriores; la pierna está rotada internamente en la cadera y es más corta que la extremidad contralateral.

IV. Diagnóstico

 A. Radiografía de la pelvis o de la cadera: demuestra la luxación (fig. 29-3).

 B. CT: permite demostrar la fractura de la cabeza del fémur o del acetábulo.

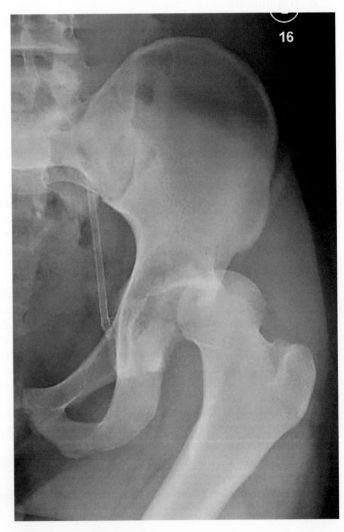

Figura 29-3. Radiografía que muestra la luxación posterior de la cadera.

V. Tratamiento

   A. Reducción expedita bajo anestesia general.

   B. TC posoperatoria para evaluar la fractura de la cabeza del fémur o del acetábulo.

Lesiones penetrantes en las articulaciones

I. Definición: objeto punzante que penetra en el espacio articular (p. ej., herida de bala o cuchillo).

II. Etiología: lesión accidental y traumatismo.

III. Presentación clínica

   A. Puede ir acompañada de otras lesiones o producirse de forma aislada.

   B. En general, hay dolor y hemorragia, el movimiento de la articulación es limitado.

IV. Diagnóstico: la inyección intraarticular de solución salina estéril en un punto distante a la laceración con fuga en el lugar de la lesión ayuda al diagnóstico.

V. Tratamiento: irrigación y desbridamiento formal para prevenir artritis infecciosa.

Fracturas

I. Definición: rotura de un hueso; se describe además por lo siguiente:

   A. Localización: diáfisis (eje), metáfisis (yuxtaarticular) o a través de la superficie articular (articular).

   B. Orientación: transversal, oblicua, espiral, segmentaria, conminuta o incompleta (p. ej., en rama verde en el esqueleto en crecimiento) (figs. 29-4 y 29-5).

   C. Desplazamiento: se expresa en términos de diámetros óseos (p. ej., 1 diámetro óseo de desplazamiento = 100% de desplazamiento) en las fracturas de fuste y en milímetros de escalón en las fracturas articulares (p. ej., fracturas de la meseta tibial).

   D. Impactación: se produce con frecuencia en el húmero proximal y puede indicar estabilidad.

   E. Angulación: utilice el vértice de la fractura como punto de referencia (es decir, vértice dorsal).

   F. Rotación: a menudo se evalúa mejor en clínica, pero se observa en la radiografía.

   G. Abierta o cerrada: abierto (antes denominado compuesto) indica una lesión de tejidos blandos en la región de la fractura con exposición al medio externo.

II. Etiología: el aspecto radiográfico es capaz de determinar el tipo de traumatismo que produjo una fractura concreta. Otros subtipos son:

   A. Fractura por estrés: fractura resultante de tensiones anormales en un hueso normal (fractura por fatiga) o de tensiones normales en un hueso anormal u osteopénico (fractura por insuficiencia); la osteoporosis es una causa frecuente de fracturas por insuficiencia.

      1. Sitios frecuentes en el hueso normal: huesos tarsianos (calcáneo), metatarsianos y eje tibial.

      2. Sitios frecuentes en el hueso osteopénico: cuello femoral, pie, pelvis y vértebras.

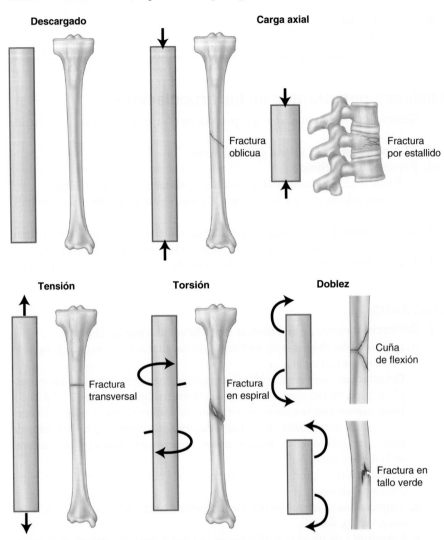

Figura 29-4. Fuerzas básicas: sin carga; la carga axial acorta la longitud y puede provocar una línea de fractura oblicua o conminución; la tensión suele causar una fractura transversal. Las fuerzas de torsión suelen provocar un patrón en espiral. Las fuerzas de flexión provocan fuerzas de compresión en un lado y fuerzas de tracción en el otro; esto puede dar lugar a una fractura transversal en el lado de tracción y a una conminución en forma de cuña de flexión en el lado de compresión. Las fuerzas de flexión también pueden dar lugar a fracturas incompletas o de "rama verde" en la población pediátrica. (De Tornetta P, Ricci W, Court-Brown CM, McQueen MM, McKee M. *Rockwood and Green's Fractures in Adults*, 9th ed. Wolters Kluwer Health; 2019, Fig. 11-1).

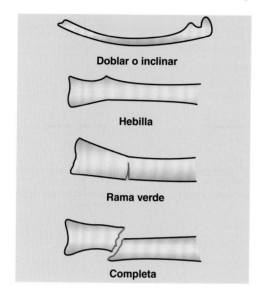

Doblar o inclinar

Hebilla

Rama verde

Completa

Figura 29-5. Patrones de fractura en niños. (De Wenger DR, Pring ME, Pennock AT, Upasani VV. *Rang's Chidren's Fractures*, 4th ed. Wolters Kluwer Health; 2017, Fig. 1-3).

B. Fracturas patológicas: se producen en un hueso debilitado debido a una enfermedad ósea metabólica o a una afección tumoral (es decir, neoplasia ósea primaria, mieloma o enfermedad metastásica).

C. Fracturas patológicas inminentes: el defecto lítico en el hueso, a menudo debido a metástasis, debilita el hueso pero aún no ha causado fractura; a menudo se realiza la estabilización profiláctica para prevenir una fractura.

III. Presentación clínica: dolor y deformidad.

IV. Diagnóstico: se puede utilizar la exploración física, radiografía, TC o IRM.

V. Tratamiento: se describe por hueso específico en la siguiente sección.

Fracturas en niños

I. Fracturas del cartílago de crecimiento: como el cartílago de crecimiento es cartilaginoso, representa un punto débil en los extremos del hueso.

A. Clasificación: clasificación de Salter-Harris (fig. 29-6).

B. Tipos: todos los tipos de fracturas del cartílago de crecimiento pueden asociarse a detención del crecimiento, y los padres/tutores deben ser advertidos de ello.

   1. Tipos 1 y 2.

      a. Reducción cerrada e inmovilización con yeso; algunos pueden requerir fijación con clavos o tornillos.

      b. La detención del crecimiento es poco probable.

   2. Tipos 3 y 4: con frecuencia requieren reducción y fijación abierta porque son fracturas intraarticulares; mayor riesgo de causar detención del crecimiento.

   3. Tipo 5: compresión de la placa epifisaria, sin fractura ósea.

II. Fracturas en hebilla (o en toroide): fracturas incompletas que se producen en la metáfisis de los huesos adyacentes a la placa de crecimiento (pero que no la involucran).

A. Sitio más frecuente: radio distal.

B. Tratamiento: a menudo sólo requieren inmovilización con yeso.

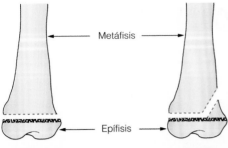

Tipo I	Tipo II	Tipo III
• Quizá no sea evidente en la radiografía • Excelente pronóstico	• El tipo más común de fractura del cartílago de crecimiento • Excelente pronóstico	• Quizá requiera reducción y fijación abiertar • Pronóstico entre regular y bueno

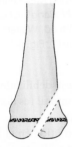
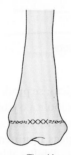

Tipo IV	Tipo V
• Suele requerir reducción y fijación abierta • Alto riesgo de perturbación del crecimiento	• El tipo más raro de fractura del cartílago de crecimiento • La lesión por aplastamiento suele pasar desapercibida hasta que se produce un fallo de crecimiento posterior • Alto riesgo de perturbación del crecimiento

Figura 29-6. Fracturas epifisarias: clasificación de Salter-Harris. (De Marino BS, Fine KS. *Blueprints Pediatrics*, 7th ed. Wolters Kluwer Health; 2019, Fig. 1-3).

III. Fracturas en rama verde

    A. Descripción: fracturas en el eje de un hueso que se extienden por un solo lado o una cara de la corteza.

    B. Tratamiento: el enyesado mantiene la reducción con un seguimiento estrecho, ya que puede producirse una reangulación y requerirse completar la fractura para mantener la alineación adecuada.

IV. Fracturas por maltrato infantil

    A. Historia clínica: obtener una historia cuidadosa de los padres, el cuidador y los hermanos del niño; cualquier historia incompatible con la lesión debe ser considerada como una posible lesión por maltrato infantil.

    B. Presentación común: fracturas de huesos largos en espiral en ausencia de una historia de lesiones consistente.

C. Fractura diafisaria de fémur: todo niño menor de 36 meses con esta fractura debe ser evaluado por maltrato infantil.

D. Fracturas múltiples de diferente edad y estado de cicatrización: a menudo son diagnósticas.

E. Estudio radiográfico del esqueleto: proyección AP del tronco y las extremidades, más vistas anteriores, posteriores y laterales del cráneo.

Fracturas en adultos

I. Fracturas frecuentes en adultos mayores con osteoporosis

A. Radio distal: véase la sección siguiente.

B. Húmero proximal: el movimiento temprano después del desarrollo del callo es esencial para disminuir la rigidez del hombro.

   1. Fracturas simples: inmovilización con cabestrillo y venda.

   2. Fracturas conminutas: RAFI o sustitución protésica.

C. Fracturas de cadera: la RAFI o la artroplastia se asocian a una mejor función a largo plazo y a la supervivencia del paciente.

D. Fracturas por compresión osteopénica de la columna vertebral: se manejan con ortesis durante 3 o 4 meses; se descarta la enfermedad metastásica como causa.

II. Fracturas del eje del húmero

A. Fractura aislada: tratar con un cabestrillo y férula humeral.

B. Fractura con traumatismo múltiple (fracturas de EI o fracturas ipsilaterales de antebrazo): tratar con fijación quirúrgica para permitir el soporte de peso de la extremidad superior para el uso de muletas/andaderas.

C. Parálisis del nervio radial asociada: a menudo se recupera de forma espontánea.

III. Fracturas de radio distal

A. Fracturas extraarticulares: tratar con reducción cerrada e inmovilización en un yeso bien moldeado; fijación quirúrgica para la conminución de la fractura.

B. Fracturas intraarticulares: tratar con reducción y estabilización con clavos, fijación externa o fijación interna para restaurar la anatomía articular.

IV. Fracturas de escafoides

A. Fractura más frecuente de los huesos de la muñeca; suele producirse en personas jóvenes, ya que la energía sostenida por una caída se transfiere al escafoides y es resistida por el radio distal (fig. 29-7).

B. Diagnóstico: sospecha a partir de dolor en la muñeca, en particular en la tabaquera anatómica, tras una caída sobre la muñeca extendida.

C. Tratamiento: la cicatrización se retrasa a menudo debido a la precaria irrigación snaguínea al hueso, que está cubierto en gran parte por cartílago articular.

   1. Fracturas no desplazadas: enyesado del pulgar-espiga.

   2. Fracturas desplazadas: RAFI quirúrgica.

V. Fracturas de boxeador (fractura del cuarto o quinto cuello metacarpiano): causadas por un golpe de puño cerrado en el lado cubital de la mano.

A. Deformación angular: bien tolerada hasta 40° en el cuarto cuello metacarpiano y 60° en el quinto.

B. Malrotación: mal tolerada, ya que provoca la superposición de los dedos.

C. Tratamiento: enyesado, a menos que haya una angulación o malrotación grave.

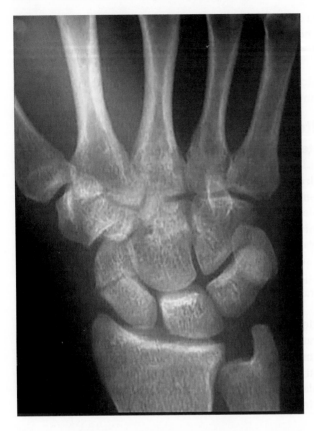

Figura 29-7. Radiografía que demuestra la fractura del escafoides.

VI. Fracturas de la columna vertebral

A. Evaluación y tratamiento inicial.

1. Evaluación de lesiones neurológicas con examen motor, sensorial y de reflejos completo.
2. Está indicada la TC espinal completa.
3. Todos los pacientes en quienes se sospeche una lesión de la columna vertebral deben ser inmovilizados en una tabla larga de columna, con collarín cervical y bloques para la cabeza.
4. Se debe suponer que todos los pacientes inconscientes tienen una lesión medular hasta que se demuestre lo contrario.

B. Fracturas de la columna cervical: con frecuencia se asocian a tetraplejia y a múltiples niveles de lesión.

C. Fracturas de la columna torácica.

1. Las fracturas por compresión simples, a menudo en pacientes adultos mayores osteopénicos, secundarias a un traumatismo mínimo (p. ej., tos), quizá se deban a una enfermedad metastásica.
2. Los mecanismos de alta energía pueden provocar paraplejia.

D. Fracturas de la columna lumbar.

1. **Presentación:** pueden observarse signos neurológicos mixtos de L1 a L2 por lesión del cono medular (neurona motora superior) o de la cauda equina (neurona motora inferior); por debajo de L2, suele afectar sólo a las raíces nerviosas.

2. **Tratamiento.**
   a. **Descompresión urgente** de elementos neurales en pacientes con déficit neural incompleto o progresivo o lesiones a nivel de la cauda equina.
   b. **Esteroides:** el protocolo de altas dosis de metilprednisolona se ha asociado a una mejor recuperación neurológica de la lesión medular por traumatismo cerrado agudo.
      1) Si los esteroides se inician dentro de las 3 horas siguientes a la lesión, continuar durante 23 horas.
      2) Si se comienza con el esteroide entre 3 y 8 horas después de la lesión, continuar durante 48 horas.
      3) Después de 8 horas, los esteroides no mejoran la función.
   c. **Estabilización de la columna vertebral.**
      1) Previene el empeoramiento de un déficit neural y restablece la alineación.
      2) Los pacientes con tetraplejia o paraplejia completa también deben ser considerados para la estabilización de la columna vertebral con instrumentación para permitir la rehabilitación temprana.

VII. Fracturas pélvicas: véase antes Lesiones del anillo pélvico con inestabilidad hemodinámica.

VIII. Fracturas de fémur: la **estabilización temprana** disminuye las complicaciones pulmonares.
   A. **Tracción (a corto plazo):** si el paciente está demasiado grave para la cirugía (p. ej., coagulopatía grave, elevación marcada de la presión intracraneal).
   B. **Fijación externa:** indicada para la estabilización inicial de la fractura en un paciente traumatizado inestable.
   C. **Estabilización intramedular:** tratamiento de elección para las fracturas aisladas de fémur (fig. 29-8).

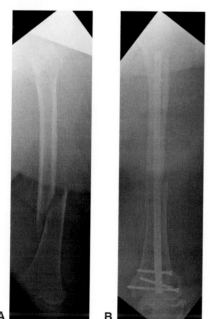

A **B**

Figura 29-8. Fractura de fémur en espiral en el centro del cuerpo (A) y después de la colocación del clavo intramedular (B).

IX. Fracturas de la tibia

    A. Tratamiento de la fractura cerrada aislada: inmovilización con yeso y soporte de peso temprano; la fijación con clavos intramedulares puede facilitar el retorno temprano a la deambulación.

    B Lesiones múltiples o fractura abierta de tibia: barras intramedulares; fijación externa.

X. Fracturas de tobillo

    A. Fractura del maléolo lateral sola: el tratamiento con yeso es el principal; tratamiento quirúrgico si la mortaja del tobillo es amplia en las radiografías iniciales.

    B. Fractura del maléolo medial sola: a menudo es una fractura vertical u oblicua, que deja el tobillo inestable; tratamiento quirúrgico con reducción y fijación.

    C. Fractura del maléolo medial y del maléolo lateral: la reducción quirúrgica y la fijación están indicadas para mantener la reducción de la fractura (fig. 29-9).

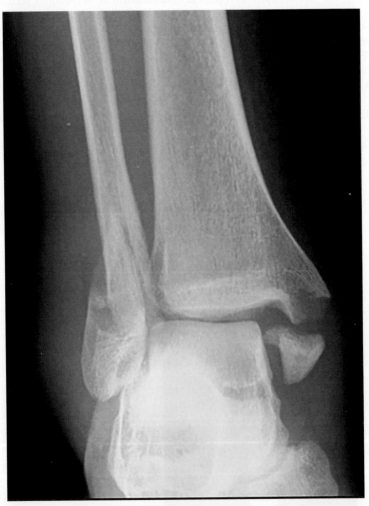

Figura 29-9. Fractura de tobillo que afecta a los maléolos medial y lateral.

XI. Fracturas del calcáneo

A. Descripción: a menudo se debe a carga axial (durante un accidente de tráfico o caída de altura); puede asociarse a una fractura contralateral de tobillo o de vértebra.

B. TC: caracteriza el patrón de fractura.

C. Factores de mal pronóstico: edad mayor de 50 años, trabajo manual, compensación de trabajo, fracturas bilaterales de calcáneo, fumador y enfermedad vascular periférica.

D. Tratamiento.

1. Enyesado para fracturas por presión, fracturas no desplazadas, pacientes de alto riesgo.

2. Reducción quirúrgica y fijación de las fracturas desplazadas o impactadas (a menudo se retrasa [7-10 días] para permitir que disminuya la inflamación).

Luxaciones

I. Hombro: es particularmente común en adultos jóvenes; resulta en desgarro del *labrum.*

A. Presentación.

1. Se repite con frecuencia en pacientes de edad inferior a 40 años.

2. En pacientes de más de 40 años de edad, debe sospecharse un desgarro del manguito de los rotadores.

3. Puede tener asociada una **parálisis del nervio axilar.**

B. Manejo.

1. Reducción inmediata e inmovilización con cabestrillo.

2. Terapia física temprana.

3. La reparación artroscópica del *labrum* está indicada en caso de recidiva o en deportistas de alto desempeño.

II. Cadera: véase antes Luxación de la cadera.

III. Rodilla

A. Criticidad: implica una lesión ligamentosa grave alrededor de la rodilla; debe despertar conciencia de la posible lesión de la arteria poplítea.

B. Etiología: las lesiones ligamentosas de rodilla ocurren con frecuencia en actividades relacionadas con el deporte.

C. Manejo.

1. Evaluar el **estado neurovascular** del paciente.

2. Evaluar los **ligamentos y la cápsula** alrededor de la rodilla.

3. Realizar una **reducción cuidadosa**.

4. **Medir el ITB:** todos los pacientes con luxaciones de rodilla requieren evaluación del pulso y la documentación del ITB; los pacientes con ITB anormal requieren evaluación angiográfica formal.

5. **Reconstrucción ligamentosa retardada:** se efectúa después de la intervención vascular adecuada para restablecer la estabilidad de la rodilla.

Recordatorios

- La luxación de cadera requiere reducción urgente.
- Los niños tienen patrones de fractura únicos, y los médicos deben estar atentos al potencial de abuso.
- Las fracturas de escafoides son las más frecuentes después de una caída.
- Las luxaciones deben provocar la evaluación vascular completa.

ARTRITIS
Clasificación
I. **Artrosis primaria:** la patología primaria está en el cartílago articular.
  A. **Sitios frecuentes:** cadera, rodilla y columna vertebral.
  B. **Nódulos de Heberden:** a menudo se observan en la exploración física.
II. **Artritis postraumática:** degeneración articular aislada tras un traumatismo en dicha articulación.
III. **Artritis reumatoide y sus variantes:** grupo autoinmunitario de enfermedades inflamatorias en las que el cartílago articular hialino es atacado de forma secundaria por un paño local invasivo que afecta sobre todo al sinovio.
IV. **Enfermedades de depósito de cristales** (p. ej., gota y enfermedad de depósito de pirofosfato de calcio): suelen presentarse como articulación aislada caliente e inflamada.
V. **Artritis infecciosa:** véase antes Artritis séptica.

FUENTE CONFIABLE

American College of Rheumatology Guideline for the Treatment of Rheumatoid Arthritis (2015). Disponible en: https://www.rheumatology.org/Portals/0/Files/ACR%20 2015%20RA%20Guideline.pdf

---

Manejo médico
Consulte con un reumatólogo.
I. **Antiinflamatorios no esteroideos (AINE)**
  A. Especialmente importante en la artrosis, que puede tratarse de forma conservadora durante años.
  B. Las enfermedades articulares cristalinas y degenerativas requieren AINE durante los brotes agudos.
II. **Corticoesteroides**
  A. Se utilizan en la enfermedad reumatoide y la artrosis para reducir la inflamación.
  B. Se emplean de forma sistémica en enfermedad de articulaciones múltiples o generalizada.
  C. Se utilizan de forma local por inyección en una sola articulación en pacientes con artritis reumatoide degenerativa o postraumática.
III. **Fármacos antirreumáticos modificadores de la enfermedad (FARME)**
  A. Primera línea de tratamiento para la artritis reumatoide; debe iniciarse en el diagnóstico inicial.
  B. Puede dar lugar a la remisión de la enfermedad y a una mejora significativa de los resultados a largo plazo.
IV. **Agentes biológicos** (factor de necrosis tumoral o antagonistas del receptor de interleucina): agentes de segunda línea utilizados en combinación con FARME.
V. **Ejercicio y entablillado**
  A. El rango completo de movimiento de la articulación y la fuerza muscular se mantienen ejercitando la articulación a través de un arco de movimiento indoloro.
  B. La colocación de una férula en una posición funcional evita el establecimiento de contracturas.

Manejo quirúrgico

I. Osteotomía

A. Alivio del dolor: la corrección de la mala alineación puede alterar la mecánica lo suficiente como para proporcionar un alivio significativo; el proceso de la enfermedad no debió destruir por completo la articulación para que la osteotomía tenga éxito.

B. Técnica: transferir el soporte de peso a una superficie articular relativamente normal en el contexto de una artritis no inflamatoria.

C. Medición de temporalidad: la osteotomía sobre la cadera y la rodilla puede realizarse en pacientes demasiado jóvenes para considerar la artroplastia, pero que desean preservar el movimiento.

II. Artrodesis

A. Sitios frecuentes: pequeñas articulaciones de la muñeca, mano, pie y tobillo; la artrodesis del hombro, cadera y rodilla se toleran peor.

B. Técnica: las superficies articulares se extirpan; los huesos de cada lado cicatrizan en una posición fija.

C. Indicaciones: alivio del dolor.

D. Resultados: muy duraderos.

III. Artroplastia (sustitución total de la articulación)

A. Objetivo: alivia el dolor, preserva el movimiento y es el tratamiento quirúrgico más frecuente para la artritis.

B. Sitios frecuentes: articulaciones principales como cadera, rodilla, hombro y codo.

C. Indicaciones: alivio del dolor predominantemente en pacientes de edad avanzada y menos activos.

D. Contraindicación relativa: artritis posinfecciosa por el mayor riesgo de infección alrededor del implante.

E. Resultados: La "esperanza de vida" típica de un implante de artroplastia de cadera o rodilla es ~20 años; el fracaso se produce a una tasa de ~1% al año.

Recordatorios

• La artritis puede ser autoinmunitaria, infecciosa o postraumática.
• Los AINE y los corticoesteroides son opciones de tratamiento importantes.
• Las estrategias quirúrgicas incluyen realineación, artrodesis y sustitución articular.

INFECCIONES

Osteomielitis aguda

I. Presentación clínica

A. Niños.

1. La osteomielitis hematógena es frecuente en la infancia.

2. En la metáfisis ósea, hay un sinusoide venoso capilar único debajo de la placa de crecimiento.

3. Los traumatismos menores predisponen a la formación de lodos y permiten que las condiciones bacteriémicas menores inicien una infección.

B. Progresión.

1. La infección puede rastrearse por debajo del periostio.
2. La pérdida de riego sanguíneo desvitaliza el hueso, y el hueso necrótico resultante se denomina *secuestro*.
3. El periostio elevado deposita un extenso hueso nuevo, que se denomina *involucro*.

C. Artritis séptica: puede producirse si la metáfisis es intraarticular (p. ej., en la cadera o el hombro), lo que permite la erupción de la infección fuera del espacio medular para entrar en la cavidad sinovial.

II. Etiología de los adultos

A. Factores de riesgo: el paciente cuyo sistema inmunitario está suprimido y los pacientes con anemia falciforme están predispuestos a osteomielitis por diseminación hematógena.

B. Infecciones por gramnegativos: los pacientes con inmunosupresión y abuso de drogas por vía intravenosa son susceptibles particularmente a *Pseudomonas aeruginosa*.

C. *Salmonella*: a menudo se observa en pacientes con anemia falciforme.

D. Artritis séptica gonocócica: es el microorganismo más frecuente en adolescentes sexualmente activos.

III. Diagnóstico

A. Exploración física cuidadosa, recuento sanguíneo completo, velocidad de sedimentación globular y gammagrafía ósea.

B. Aspiración con aguja: de la articulación afectada, es la prueba diagnóstica definitiva.

IV. Tratamiento: antibióticos IV y drenaje quirúrgico; el tratamiento antibiótico inicial debe seleccionarse para cubrir los organismos causales más probables e incluir siempre la cobertura para *Staphylococcus*.

Osteomielitis crónica

I. Etiología: poco frecuente; se observa en pacientes que han tenido fracturas abiertas graves, en individuos inmunodeprimidos y en pacientes con úlceras por presión secundarias a paraplejia.

II. Presentación clínica

A. La osteomielitis que afecta a la corteza ósea es especialmente difícil de tratar; los leucocitos y los antibióticos sólo tienen acceso limitado al lugar de la infección.

B. Tratamiento temprano: desbridamiento del hueso infectado no viable (secuestro), cuidado de la herida abierta y curso prolongado de antibióticos IV.

C. Tratamiento tardío: una vez que se ha eliminado todo el tejido desvascularizado, es necesario abordar el defecto óseo y de tejidos blandos subyacente.

1. **Colgajos.**
   a. El defecto óseo puede rellenarse con perlas impregnadas de antibiótico (con frecuencia, tobramicina o gentamicina), seguido de cobertura tisular rotativa.
   b. Después, se puede elevar el colgajo y retirar las perlas, con autoinjerto esponjoso.
2. **Injertos:** los injertos óseos vascularizados (p. ej., injerto de peroné libre vascularizado o de trasposición de peroné) son una opción para los defectos óseos grandes.

> ## Recordatorios
>
> • La osteomielitis es una infección del hueso.
> • El tratamiento de la osteomielitis suele requerir antibióticos a largo plazo y el desbridamiento del hueso afectado.

TUMORES

Tumores óseos primarios (osteosarcoma, sarcoma de Ewing, mieloma múltiple)

I. Presentación clínica

    A. Dolor, hinchazón o, en ocasiones, fractura patológica.

    B. Las lesiones óseas pueden ser el resultado de tumores primarios, metástasis o procesos metabólicos.

II. Diagnóstico: la diferenciación entre tumor óseo primario y metástasis es clave.

    A. Exploración física: demuestra la masa tumoral.

    B. Radiografías simples: suelen sugerir la etiología y naturaleza de la lesión ósea en función de su localización, aspecto y la respuesta del hueso normal circundante.

        1. Neoplasia maligna: en general, tumor grande, destrucción agresiva del hueso, reacción ineficaz del hueso al tumor y extensión de éste a los tejidos blandos (fig. 29-10).

        2. Lesión benigna: se espera si se trata de una lesión lítica pequeña y bien circunscrita; borde grueso y esclerótico de hueso adyacente reactivo, y sin extensión a los tejidos blandos.

    C. Estudio diagnóstico.

        1. TC e IRM: determinar la etapa del tumor y delinear su extensión y relaciones anatómicas.

        2. Gammagrafía con tecnecio-99m (^{99m}Tc): es útil para determinar la afectación metastásica de partes distantes del esqueleto.

        3. Precaución: un estudio incompleto o una biopsia mal planificada de un tumor óseo primario puede resultar fatal para el paciente o provocar la pérdida de la extremidad.

        4. Sospecha de neoplasia maligna: TC de tórax para descartar lesiones pulmonares.

        5. Biopsia: realizarla una vez finalizada la estadificación; planificarla para que la incisión pueda ser extirpada con una resección definitiva.

III. Tratamiento

    A. Tratamiento quirúrgico: pilar del tratamiento de los tumores benignos y malignos de las extremidades; el margen quirúrgico varía de manera significativa con la agresividad de la lesión.

        1. Tumores benignos: pueden tratarse mediante la escisión intralesional o intracapsular del tumor con o sin cauterización química, electrocauterización o crioterapia, y con o sin injerto óseo del defecto.

        2. Tumores malignos: se requiere un margen de al menos 2 cm.

        3. Metástasis: las metástasis pulmonares aisladas del sarcoma deben considerarse para la resección quirúrgica.

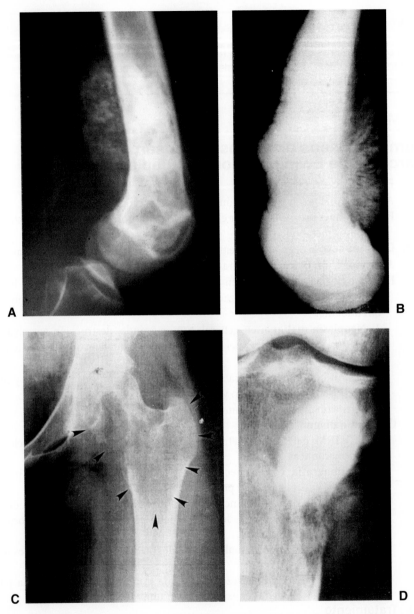

Figura 29-10. Osteosarcoma del fémur distal. **A.** Radiografía simple de un osteosarcoma clásico. Se observa una marcada esclerosis dentro del conducto intramedular, que representa la formación de hueso nuevo (formación osteoide maligna), además de un gran componente extraóseo posterior que muestra formación osteoide. Éste es el aspecto típico de un osteosarcoma femoral distal antes del tratamiento. La formación de hueso nuevo dentro del tumor extraóseo sugiere con fuerza un osteosarcoma. El fémur distal es el sitio más frecuente de los osteosarcomas primarios. **B-D.** Las radiografías simples muestran las variantes clásicas del osteosarcoma. **C.** Las puntas de flecha delimitan los márgenes aproximados del tumor. (De DeVita VT Jr, Lawrence TS, Rosenberg SA, DePinho RA, Weinberg RA. *Devita, Hellman and Rosenberg's Cancer: Principles & Practice of Oncology,* 9th ed. Wolters Kluwer Health; 2011, Fig. 116-1).

> **REFERENCIA A NMS. CIRUGÍA. CASOS CLÍNICOS**
>
> Véase *NMS. Cirugía. Casos clínicos*, 3.ª edición, caso 10.8: Sarcoma de la extremidad inferior.

B. Terapia adyuvante para tumores malignos: la radioterapia y la quimioterapia pueden ser importantes como terapia adyuvante en previsión de los procedimientos de preservación de las extremidades.

C. Radiación: algunos tumores (p. ej., los de Ewing) son muy sensibles a la radioterapia; aunque algunos protocolos incluyen a ésta inicialmente, en general, la radioterapia no es parte importante del protocolo.

D. Quimioterapia: se sabe que los tumores de Ewing son muy sensibles a diversos regímenes quimioterapéuticos. El osteosarcoma es sensible a algunos agentes quimioterapéuticos, y el tratamiento prequirúrgico puede reducir el tamaño del tumor.

Enfermedad metastásica

I. Patogenia

A. Los tumores metastásicos al esqueleto son significativamente más frecuentes que los tumores musculoesqueléticos primarios.

B. Tumores primarios que con mayor frecuencia hacen metástasis en el hueso: carcinomas de mama, pulmón, próstata, tiroides y riñón.

II. Presentación clínica: la mayoría de las enfermedades óseas metastásicas se presenta con dolor en el hueso afectado; la enfermedad ósea metastásica puede ser la presentación inicial de una neoplasia.

III. Diagnóstico

A. Radiografías: muestran que la mayoría de las lesiones óseas son líticas; con algunos tumores de mama y la mayoría de los tumores prostáticos, la lesión ósea tiene aspecto blástico.

B. Gammagrafía ósea: útil cuando se encuentra una única lesión lítica sintomática; cuando la gammagrafía ósea muestra múltiples lesiones, la probabilidad de enfermedad metastásica es alta.

C. Metástasis esqueléticas de origen desconocido: se trabaja mejor con historia clínica y exploración física; análisis de sangre que incluyan hemograma, hormona estimulante del tiroides y concentración de calcio; análisis de orina; gammagrafía ósea de todo el cuerpo; radiografías simples del tórax y del hueso implicado, y TC de tórax, abdomen y pelvis.

IV. Tratamiento

A. Radioterapia.

B. Fijación ósea profiláctica: indicada cuando una lesión ósea supone riesgo importante de fractura sin tratamiento.

C. Fracturas patológicas: por lo general, se fijan internamente utilizando una combinación de implantes metálicos y cemento óseo de metilmetacrilato para controlar la pérdida ósea.

Recordatorios

- La mayoría de las neoplasias malignas que afectan al hueso son depósitos metastásicos.
- Los tumores óseos primarios pueden presentarse como dolor, hinchazón o una fractura "patológica" inesperada.
- Las lesiones pequeñas y bien circunscritas que no se extienden a los tejidos blandos suelen ser benignas.

ORTOPEDIA PARA ADULTOS

Hombro y codo

I. **Rotura del manguito de los rotadores**
  A. **Manguito de los rotadores:** músculos supraespinoso, infraespinoso, redondo menor y subescapular.
  B. **Mecanismo de la lesión.**
    1. Se producen desgarros agudos en atletas que lanzan por encima de la cabeza o en pacientes con luxación de hombro.
    2. Los desgarros crónicos degenerativos pueden observarse en pacientes de edad avanzada.
  C. **Signos y síntomas:** incluyen dolor en el hombro exacerbado por la actividad por encima de la cabeza, dolor nocturno y debilidad en el hombro.
  D. **Diagnóstico.**
    1. **IRM:** estudio de imagen de elección para confirmar la sospecha clínica de rotura del manguito de los rotadores.
    2. **Ecografía:** puede ser una alternativa eficaz.
  E. **Tratamiento.**
    1. **Primera línea:** fisioterapia, AINE e inyección de esteroides son la primera línea.
    2. **Reparación artroscópica del manguito rotador:** está indicada en caso de fracaso del tratamiento conservador.

FUENTE CONFIABLE

American Academy of Orthopaedic Surgeons: Management of Rotator Cuff Injuries Clinical Practice Guideline (2019). Disponible en https://www.aaos.org/globalassets/quality-and-practice-resources/rotator-cuff/rotator-cuff-cpg-final-12-20-19.pdf

II. **Inestabilidad anterior del hombro**
  A. **Causa más común:** luxación anterior del hombro.
  B. **Lesiones asociadas:** lesiones de Bankart (desgarro del *labrum* anterior) y de Hill-Sachs (impactación de la cabeza posterior del húmero en la glenoides anterior).
  C. **Recurrencia:** tasa elevada (hasta 90%) para las primeras luxaciones en pacientes menores de 25 años de edad.
  D. **Tratamiento:** fármacos antiinflamatorios, fisioterapia y cirugía en caso de enfermedad recurrente o grave.

III. Epicondilitis lateral

A. Descripción: tendinosis (degeneración del tendón) del origen del tendón extensor radial corto del carpo (ERCC) en el epicóndilo lateral del húmero; es la causa más frecuente de dolor en el codo.

B. Causa: sobreesfuerzo del antebrazo con extensión repetitiva de la muñeca y pronación/supinación del antebrazo.

C. Presentación clínica: dolor en el codo exacerbado por la extensión resistida de la muñeca y el agarre.

D. Diagnóstico: la exploración física revela sensibilidad a la palpación en el epicóndilo lateral.

E. Tratamiento.

1. Modificación de la actividad, fisioterapia, AINE e inyecciones de esteroides.

2. Una banda proximal del antebrazo puede aliviar los síntomas, ya que descarga la tensión del tendón del ERCC.

3. El desbridamiento quirúrgico se justifica para los síntomas refractarios.

Mano

I. Dedo en gatillo

A. Descripción: chasquido y enganche de los tendones flexores en la polea A1 (ligamento anular de la articulación metacarpofalángica).

B. Tratamiento.

1. Los síntomas responden bien a la inyección de esteroides.

2. Liberación quirúrgica de la polea A1 indicada para inyecciones fallidas.

II. Tenosinovitis del flexor

A. Descripción: infección de la vaina sinovial de los tendones flexores de la mano.

B. Presentación clínica: signos de Kanavel encontrados en el examen.

1. Postura flexionada del dedo afectado.

2. Dolor con el estiramiento pasivo del dedo.

3. Hinchazón en forma de salchicha.

4. Sensibilidad a la palpación sobre el tendón flexor.

C. Tratamiento: incisión y drenaje de la vaina del tendón flexor; antibióticos intravenosos y observación de la mejora clínica.

III. Quiste ganglionar

A. Descripción: quiste lleno de mucina que afecta a una articulación o a una vaina tendinosa; suele aparecer en la muñeca dorsal o volar.

B. Causa: traumatismo o degeneración.

C. Presentación clínica: es frecuente una masa firme y bien circunscrita que se transilumina sobre una fuente de luz y dolor que se irradia a los dedos con el movimiento de la muñeca.

D. Tratamiento.

1. Observación; la aspiración tiene alta tasa de recurrencia.

2. Resección quirúrgica del quiste indicada para la observación fallida y dolor persistente.

Cadera

I. Bursitis trocantérica

A. Descripción: dolor en la cara lateral de la cadera por inflamación de la bolsa entre el trocánter mayor y la banda iliotibial.

B. Causa: la tendinosis de los tendones del glúteo medio y mínimo suele ser la causa principal de la bursitis trocantérica.

C. Presentación clínica.

    1. Dolor lateral de cadera que suele irradiarse a los glúteos, la ingle o la parte baja de la espalda.

    2. El dolor se exacerba al subir escaleras o al levantarse de la posición sedente.

    3. Los pacientes suelen quejarse de la imposibilidad de dormir sobre el lado afectado.

D. Exploración física: sensibilidad a la palpación del trocánter y a la resistencia a la abducción.

E. Tratamiento: AINE, fisioterapia e inyección de esteroides.

Rodilla

I. Rotura del ligamento cruzado anterior (LCA)

A. Descripción: el LCA es el principal ligamento que estabiliza la tibia para que no se desplace en sentido anterior por debajo del fémur.

B. Causa: el mecanismo más frecuente es una lesión de pivote sin contacto.

C. Presentación clínica: los pacientes sienten un "pop" en la rodilla.

D. Diagnóstico: la exploración física revela prueba de Lachman positiva (aumento de la traslación anterior de la tibia con la rodilla flexionada a 30°).

E. Tratamiento.

    1. Tratamiento no quirúrgico con modificación de la actividad y fisioterapia para pacientes de baja exigencia.

    2. Reconstrucción del LCA para pacientes activos que quieren volver a hacer deporte y aquéllos con inestabilidad persistente.

II. Rotura del ligamento cruzado posterior (LCP)

A. Descripción: el LCP estabiliza la tibia a partir de la traslación posterior por debajo del fémur.

B. Causa: fuerza dirigida sobre la tibia en sentido posterior, como una lesión en el salpicadero.

C. Diagnóstico: la exploración física revela una prueba de cajón posterior positiva.

D. Tratamiento.

    1. Ortesis para pacientes de baja exigencia.

    2. La reconstrucción del LCP está indicada para las lesiones de este ligamento combinadas con otras lesiones ligamentosas.

III. Rotura del ligamento colateral medial (LCM)

A. Descripción: el LCM estabiliza la rodilla frente a la tensión en valgo; es el ligamento de la rodilla que se lesiona con más frecuencia.

B. Presentación clínica: dolor en el interior de la rodilla, hinchazón y rigidez articular.

C. Tratamiento.

    1. Fisioterapia y ortesis.

    2. Reparación o reconstrucción quirúrgica de desgarros completos o lesiones ligamentosas combinadas.

IV. Rotura del ligamento colateral lateral (LCL)

    A. Descripción: el LCL estabiliza la rodilla contra el esfuerzo de varo; la lesión del LCL suele combinarse con otras lesiones ligamentosas.

    B. Presentación clínica: dolor en la parte externa de la rodilla, hinchazón y rigidez articular.

    C. Tratamiento.

        1. Fisioterapia y ortesis para desgarros parciales.

        2. Reparación o reconstrucción quirúrgica de desgarros completos o lesiones ligamentosas combinadas.

V. Rotura de menisco

    A. Descripción: etiología, localización y morfología variables.

    B. Clasificación: degenerativa, traumática o ambas.

    C. Localización: se produce en los compartimentos medial (más frecuente) o lateral.

    D. Afectación: afecta a las zonas e los tercios lateral (vascularizado), medio o interno (avascular) del menisco.

    E. Patrón de desgarro: vertical, horizontal, radial, en asa de cubo, en pico de loro o complejo.

    F. Presentación clínica: dolor articular medial o lateral con chasquido o bloqueo de la rodilla.

    G. Diagnóstico: la exploración física puede revelar un derrame, sensibilidad en la línea articular.

    H. Tratamiento.

        1. AINE y fisioterapia.

        2. Tratamiento quirúrgico para los síntomas mecánicos (enganche/bloqueo) o el dolor persistente.

           a. Meniscectomía parcial: para desgarros no susceptibles de reparación.

           b. Reparación del menisco: para desgarros en la zona periférica (vascular).

           c. Trasplante de menisco: opción para pacientes jóvenes con alineación mecánica normal de la rodilla y sin defectos de cartílago de espesor total.

VI. Rotura del cuádriceps y del tendón rotuliano

    A. Descripción: la mayoría de veces ocurre en pacientes de mediana edad y mayores, sobre todo aquéllos con diabetes mellitus o enfermedad renal.

    B. Presentación clínica: leve hinchazón y sensibilidad.

    C. Diagnóstico: la exploración física muestra que el paciente es incapaz de iniciar la extensión contra la gravedad con la rodilla a 90º de flexión.

    D. Tratamiento: reparación quirúrgica.

Pie y tobillo

I. Esguinces de tobillo

    A. Descripción: por lo general, son lesiones por inversión que involucran el ligamento talofibular anterior y, con menos frecuencia, el ligamento calcaneofibular.

    B. Presentación clínica: dolor, hinchazón, hematomas alrededor del tobillo, aumento de los síntomas con la presión o al caminar.

C. Tratamiento.
   1. Reposo, hielo (*ice*), compresión y elevación ("RICE").
   2. Movilización funcional: se consigue con una férula de estribo con carga de peso según se tolere.
II. Interrupciones del tendón de Aquiles
   A. Descripción.
   B. Presentación clínica: en general, pacientes jóvenes que sienten dolor agudo o perciben un "pop" audible.
   C. Diagnóstico: prueba de Thompson: se realiza con el paciente en decúbito prono y el examinador aprieta la pantorrilla buscando la flexión plantar del pie; una flexión muy disminuida o ausente es un signo positivo de rotura.
   D. Tratamiento: controvertido.
      1. Enyesado: produce mayores tasas de rerruptura.
      2. Tratamiento quirúrgico: aumento de la tasa de infección en el lugar.

Recordatorios

- "RICE" para los esguinces: reposo, hielo (*ice*), compresión y elevación.
- Las roturas del LCA suelen producirse por una lesión de pivote sin contacto.
- La bursitis suele tratarse con fisioterapia.
- La lesión del manguito de los rotadores se trata con AINE, fisioterapia y corticoesteroides. La cirugía se reserva para los fracasos.

Parte VII. Preguntas de repaso

Instrucciones: cada uno de los puntos numerados de esta sección va seguido de varias respuestas posibles. Seleccione la MEJOR respuesta en cada caso.

1. Un paciente de 47 años de edad, con antecedentes de nefrectomía izquierda por traumatismo hace 20 años, presenta dolor en el flanco derecho y hematuria. Los estudios de laboratorio revelan creatinina de 2.5 mg/dL. ¿Cuál de los siguientes es el plan de tratamiento adecuado?

   A. Hidratación durante la noche, seguida de una nueva evaluación de la creatinina sérica
   B. Pielografía intravenosa (PIV)
   C. Tomografía computarizada (TC) de abdomen y pelvis con contraste oral e intravenoso
   D. Ecografía seguida de cistoscopia urgente
   E. Colocación de una sonda de nefrostomía percutánea

2. ¿Cuáles de las siguientes son las posibles secuelas de la hiperplasia prostática benigna?

   A. Formación de cálculos en la vejiga
   B. Infecciones recurrentes de las vías urinarias secundarias a prostatitis
   C. Cáncer de próstata
   D. Cáncer de vejiga
   E. Impotencia orgánica

3. Un hombre de 68 años de edad se somete a TC abdominal como parte de la evaluación de una leve sensibilidad abdominal tras una colisión con un vehículo de motor. La exploración no revela indicio alguno de traumatismo, pero se observa una masa renal izquierda sólida de 4 cm. Hay evidencia de un trombo en la vena cava inferior. ¿Cuál de los siguientes tratamientos *no* está indicado?

   A. Quimioterapia y radiación preoperatoria para reducir el estadio del tumor
   B. Resección de la glándula suprarrenal izquierda
   C. Resección de los ganglios linfáticos paraaórticos
   D. Resección del riñón izquierdo
   E. Incisión de la vena cava y extracción del trombo

4. Un hombre de 23 años de edad tiene una masa sólida en el testículo izquierdo. Al extirparlo, la patología revela un carcinoma embrionario con teratoma. La TC de tórax y abdomen revela 8 cm de linfadenopatía en los ganglios periaórticos. ¿Cuál es el tratamiento recomendado?

   A. Disección modificada de los ganglios linfáticos retroperitoneales con preservación de los nervios
   B. Disección completa de los ganglios linfáticos retroperitoneales bilaterales
   C. Quimioterapia con paclitaxel (taxol), gemcitabina y cisplatino
   D. Quimioterapia con cisplatino, etopósido y bleomicina
   E. Quimioterapia más radiación retroperitoneal

5. ¿Qué tipo de célula de cáncer testicular es extremadamente sensible a la radiación?

    A. Carcinoma embrionario

    B. Tumor del saco vitelino

    C. Seminoma

    D. Coriocarcinoma

    E. Teratocarcinoma

6. Un hombre de 21 años de edad es llevado al servicio de urgencias para su evaluación tras un accidente de tráfico. Como parte de esta evaluación secundaria, se encuentra que el paciente tiene sangre en el meato uretral. ¿Cuál será la siguiente maniobra?

    A. Inserción de sonda Foley seguida de cistograma

    B. Uretrograma

    C. Pielografía intravenosa (PIV)

    D. Tomografía computarizada (TC)

    E. Lavado peritoneal de diagnóstico

Preguntas 7 y 8. Un hombre de 70 años de edad acude a la consulta externa con quejas de dificultad para orinar. Refiere cierta vacilación al iniciar el flujo, así como sensación de vaciado incompleto. No ha tenido fiebre ni escalofríos y sólo se queja de un leve dolor sordo en la línea media inferior.

7. ¿Cuál es el origen más probable de sus síntomas?

    A. Infección urinaria simple

    B. Pielonefritis

    C. Cáncer de próstata

    D. Hiperplasia prostática benigna

    E. Cálculos ureterales

Los signos vitales del paciente son normales y no presenta dolor en la exploración física. La ecografía demuestra que quedan 150 mL de orina en la vejiga del paciente tras la micción.

8. El mejor tratamiento inicial para el manejo de este paciente es:

    A. Narcóticos

    B. Ciprofloxacina

    C. Tamsulosina

    D. Cistoscopia

    E. Prostatectomía abierta con disección de ganglios linfáticos

9. En un accidente de motocicleta, un hombre de 34 años de edad sufre daños importantes en las piernas y la piel. Tiene un gran defecto cutáneo en la mayor parte del dorso de la mano. El tratamiento definitivo más adecuado para este paciente es:

A. Injerto de piel de grosor dividido
B. Cierre primario
C. Vendaje biológico
D. Cierre asistido por vacío
E. Injerto de piel de grosor total

10. Al caer de su bicicleta, un niño de 9 años de edad golpea el borde de la acera y se arranca una parte del labio superior. En la exploración, está hemodinámicamente estable, sin evidencia alguna de lesión interna. En la porción superior derecha del labio tiene un gran colgajo casi transectado e isquémico de aproximadamente 20% de la longitud total del labio. Tras el desbridamiento del tejido desvitalizado, el mejor tratamiento para este defecto es:

A. Cicatrización por segunda intención
B. Cierre primario
C. Colgajo rotacional nasolabial
D. Colgajo bucal
E. Colgajo libre de EI

11. Un hombre de 27 años de edad se golpea en un lado de la cabeza durante un partido de *softball*. El paciente se queja de cefalea, ha tenido dos episodios de emesis y está algo aletargado. El origen más probable de sus problemas es:

A. Presión intracraneal elevada
B. Lesión por contragolpe
C. Lesión del par craneal V
D. Lesión del par craneal VII
E. Fractura craneal basilar

12. El mismo paciente de la pregunta 11 estuvo inicialmente inconsciente en la escena durante un breve momento y luego volvió en sí. Aunque se encuentra en evaluación, su estado mental se deteriora. La explicación más probable para esto es:

A. Hemorragia subdural
B. Hemorragia subaracnoidea
C. Hematoma epidural
D. Fractura craneal basilar
E. Alteración del oído interno

13. Una mujer de 30 años de edad es apuñalada en la espalda y acude al servicio de urgencias en estado de intensa ansiedad. Su frecuencia cardiaca es de 120 latidos por min y su presión arterial de 100/50 mm Hg. En la exploración, no tiene función motora en la pierna derecha, que además está adormecida; en la pierna izquierda no reacciona a los estímulos dolorosos y está insensible a la temperatura. La etiología más probable de su problema es:

A. Síndrome del cordón central

B. Choque neurógeno

C. Lesión medular anterior

D. Lesión axonal difusa

E. Hemisección de la médula espinal

14. Un hombre de 20 años de edad ha sufrido una colisión a bordo de su automóvil y tiene fractura de la tibia izquierda. En la exploración, tiene una fractura no desplazada y dolor muy intenso en la pierna, que parece empeorar a pesar de la administración de analgésicos narcóticos. El pulso en la pierna está presente pero disminuido en relación con el otro lado. El paciente también se queja de entumecimiento en el pie afectado. El mejor tratamiento inicial es:

A. Reanimación con líquidos

B. Narcóticos parenterales

C. Liberación quirúrgica de los compartimentos de la pierna

D. Fijación externa

E. Angiografía por tomografía computarizada (TC)

15. Una joven de 18 años de edad se cae desde lo alto de un mueble a una superficie dura, pero detiene su caída sobre una mano extendida. Sólo se queja de dolor en la muñeca. ¿Cuál es la lesión más probable?

A. Fractura distal del radio

B. Fractura de cúbito distal

C. Fractura del hueso semilunar

D. Fractura del hueso escafoides

E. Fractura del boxeador

16. Un hombre de 25 años de edad estaba jugando baloncesto cuando otro jugador le cayó encima de la rodilla. El paciente percibió una sensación de chasquido, seguida de dolor agudo. En la exploración, la parte inferior de la pierna se mueve con libertad hacia adelante en la articulación de la rodilla. El paciente tiene un pulso débilmente palpable en la pierna, y el índice tobillo-brazo (ITB) es 0.6 (1.0 en el lado no afectado). El siguiente paso más apropiado es:

A. Angiografía

B. Inmovilización de la rodilla con ortesis

C. Artroscopia urgente

D. Heparinización

E. Exámenes de pulso en serie

17. Una mujer de 47 años de edad se somete a mastectomía izquierda por un gran cáncer de mama. Se ha planificado una quimioterapia posoperatoria. ¿Cuál de las siguientes afirmaciones *no* es correcta?

  A. Se puede colocar un expansor tisular en el momento de la operación inicial para la reconstrucción

  B. Un colgajo del dorsal ancho puede proporcionar el tejido adecuado para la reconstrucción

  C. La reconstrucción debe retrasarse hasta que se haya completado el tratamiento del tumor primario

  D. Una mamoplastia de reducción contralateral puede proporcionar simetría

  E. En condiciones normales, la reconstrucción del pezón se realiza como un procedimiento separado

18. Una mujer de 68 años de edad tiene una escisión de Mohs en la punta de la nariz. Se utiliza un injerto de piel de grosor completo con un apósito para cubrir. En el quinto día del posoperatorio, se retira el apósito y el injerto es de color rosa. ¿Cuál es la razón más probable para esto?

  A. Imbibición
  B. Inosculación
  C. Infección
  D. Fibrinación
  E. Colagénesis

19. ¿Cuál de los siguientes es el mejor tratamiento para el melanoma?

  A. Escisión quirúrgica
  B. Quimioterapia
  C. Radioterapia
  D. Inmunoterapia
  E. Perfusión regional hipertérmica

20. Un varón de 21 años de edad sufre una fractura grave conminuta del miembro superior derecho, con pérdida considerable de tejidos blandos tras un accidente de motocicleta. Tiene hueso y tendón expuestos en la herida tras la fijación externa. ¿Cuál es el tratamiento más adecuado?

  A. Injerto de piel de grosor parcial
  B. Injerto de piel de grosor total
  C. Aloinjerto seguido de injerto de piel de grosor total
  D. Plastia en Z
  E. Colgajo muscular

21. El hijo de una mujer de 74 años de edad llama a su médico familiar para pedirle consejo. Dice que su madre lleva varias horas quejándose de dolor de cabeza y vértigo, y que tiene vómito. Aparte de una trombosis venosa profunda en la pierna izquierda hace dos meses, ha estado sana. La noche anterior compartieron la cena y ella se encontraba bien. Ahora pide que le receten las mismas pastillas contra el mareo que utilizaba para ayudar a su hijo cuando lo llevaba al campamento. ¿Qué debe hacer el médico?

A. Prescribir droperidol

B. Hacer arreglos para ver a la paciente en la clínica mañana

C. Hacer arreglos para ver a la paciente en la clínica hoy

D. Recomendar que la paciente sea trasladada al servicio de urgencias en ambulancia

E. Pedir una gammagrafía de ventilación/perfusión para descartar embolia pulmonar

22. ¿Cuál de estas afirmaciones es cierta?

A. Las metástasis cerebrales son más frecuentes que los tumores cerebrales primarios

B. La respuesta de Cushing es la taquicardia e hipertensión que se observan en las lesiones masivas de la hipófisis

C. La respuesta de Cushing es la bradicardia e hipotensión que se observan en la hernia cerebral terminal

D. La respuesta de Cushing es el mantenimiento de la presión de perfusión cerebral frente a las variaciones de la presión arterial sistémica

E. Los tumores cerebrales primarios son más frecuentes que los tumores cerebrales metastásicos

Preguntas 23 y 24. Una mujer de 38 años de edad, previamente sana, se presenta con convulsión parcial única. La exploración física no es destacable. La TC del cráneo muestra una lesión de 1.5 × 1 cm en la punta del lóbulo temporal derecho, que realza con el contraste y está rodeada por un borde de edema local.

23. ¿Cuál es la mejor manera de proceder?

A. Biopsia estereotáctica con aguja

B. Biopsia abierta

C. Resección del tumor

D. Electroencefalograma (EEG)

E. Resonancia magnética cerebral, radiografía de tórax

24. Si se reseca la lesión de esta paciente y resulta ser un glioblastoma, ¿cuál de las siguientes afirmaciones sería correcta?

A. La mediana de supervivencia esperada del paciente es de 2 años

B. La cirugía adicional no tiene sentido

C. El pronóstico de la paciente no cambia con la radioterapia

D. La edad es un factor pronóstico importante para este tumor

E. La presentación clínica del tumor era poco común en esta paciente

25. ¿Cuál de las siguientes luxaciones articulares mayores constituye la urgencia quirúrgica más grave?

A. Luxación de cadera
B. Luxación de la rodilla
C. Luxación del hombro
D. Luxación del codo
E. Luxación subtalar

26. Un hombre ebrio de 37 años de edad es golpeado por el parachoques de un automóvil mientras cruza la calle, por lo que sufre una fractura cerrada conminuta del tercio proximal de la tibia y el peroné. Las fracturas se estabilizan con un fijador externo 1 hora después de que el hombre llega a la sala de traumatología. Aproximadamente 2 horas después de la cirugía, presenta dolor intenso que no se controla con morfina intravenosa. La exploración física demuestra pulsos del dorso del pie y tibial posterior 2+, aumento de la inflamación de la pierna, disminución de la sensibilidad y parestesias del primer espacio, y dolor insoportable con el movimiento activo y pasivo de los dedos del pie. ¿Cuál debe ser el siguiente paso en el tratamiento?

A. Fasciotomías de cuatro compartimentos de la pierna
B. Angiografía femoral con escurrimiento
C. Elevación de la pierna por encima del corazón
D. Observación continuada
E. Repetir las radiografías simples de la pierna

27. ¿Cuál de las siguientes opciones describe el régimen de tratamiento más adecuado para un sarcoma osteógeno primario de fémur distal recién diagnosticado?

A. Amputación por encima de la rodilla y quimioterapia
B. Radioterapia
C. Cirugía de salvamento de la extremidad con escisión marginal
D. Quimioterapia neoadyuvante y adyuvante con escisión quirúrgica
E. Una combinación de quimioterapia y radioterapia

28. Un paciente se ve implicado en una colisión de vehículos de motor a gran velocidad. A su llegada al hospital, tiene una puntuación de 7 en la Escala de coma de Glasgow (ECG). ¿Cuál de las siguientes intervenciones *no* está indicada con urgencia?

A. Intubación de emergencia
B. Colocación de un catéter intraventricular
C. Sonda nasogástrica para evitar la aspiración
D. Inmovilización de la médula espinal
E. Tomografía computarizada (TC) urgente del cerebro

29. A una víctima de apuñalamiento se le encuentra una laceración de grado 2 en el riñón izquierdo vista en la tomografía computarizada (TC). En la laparotomía se encuentra una lesión esplénica que se controla con rapidez. Después de 2 unidades de sangre, el paciente está estable. ¿Cuál es el mejor paso siguiente?

A. Nefrectomía de urgencia

B. Observación

C. Cistoscopia con pielografía retrógrada

D. Angiografía renal con embolización selectiva

E. Empaquetamiento y reexploración en 24-48 horas

Respuestas y explicaciones

1. **La respuesta es D.** La obstrucción debida a cálculo en un paciente con un solo riñón representa una indicación de cirugía de urgencia. La hidratación por sí sola es insuficiente y puede provocar deterioro renal permanente. Los estudios radiográficos con contraste intravenoso (IV) pueden causar nefrotoxicidad con deterioro de la función renal. La colocación de una sonda de nefrostomía percutánea debe reservarse para los casos en que la cistoscopia y la pielografía retrógrada y la colocación de una derivación fracasen.

2. **La respuesta es A.** La formación de cálculos en la vejiga debido a estasis urinaria es una secuela conocida de la hiperplasia prostática benigna (HPB), y con síntomas obstructivos graves, los pacientes pueden tener hidroureteronefrosis bilateral e insuficiencia renal, lo que se conoce comúnmente como azotemia obstructiva. La prostatitis recurrente está causada por una infección bacteriana o no bacteriana de la próstata y no tiene correlación con la HPB. El cáncer de vejiga y próstata o la impotencia orgánica no están asociados directamente a la HPB.

3. **La respuesta es A.** El carcinoma de células renales es muy resistente a la quimioterapia. La nefrectomía radical izquierda incluye el riñón izquierdo, la glándula suprarrenal y el revestimiento y la fascia, así como una linfadenectomía regional. Está indicada la extracción del trombo tumoral de la vena cava inferior.

4. **La respuesta es D.** Los hombres con carcinoma testicular no seminomatoso metastásico, y en este caso con enfermedad retroperitoneal voluminosa, se tratan mejor inicialmente con quimioterapia sistémica. Los agentes de elección son cisplatino, etopósido y bleomicina.

5. **La respuesta es C.** Los seminomas son exclusivamente radiosensibles entre los tumores testiculares. Otros tumores no seminomatosos, en cambio, responden a la quimioterapia y, por lo general, son radiorresistentes.

6. **La respuesta es B.** El hallazgo de sangre en el meato uretral o la elevación de la próstata sugieren un desgarro uretral, el cual puede agravarse por el paso de una sonda Foley. La pielografía intravenosa (PIV) y la tomografía computarizada (TC) detectan lesiones en el riñón, los uréteres y la vejiga, pero no en la uretra. El paciente debe someterse a uretrografía, y ésta debe efectuarse de forma cuidadosa antes de cualquiera otra manipulación urológica.

7. **La respuesta es D.** La hiperplasia prostática benigna es una afección frecuente que se presenta con signos y síntomas debido al pinzamiento mecánico de la uretra. Los síntomas más comunes son los obstructivos, como los descritos en la pregunta anterior, y los irritativos, como la polaquiuria, urgencia, nicturia y disuria. La exploración física muestra una glándula agrandada y firme, y el diagnóstico puede confirmarse por medio de biopsia.

8. **La respuesta es C.** El tratamiento inicial de la hipertrofia prostática benigna es médico. El bloqueo α, como la tamsulosina, es adecuado. Los narcóticos son útiles en el tratamiento de los cálculos renales. Los antibióticos son apropiados para la

infección de la vía urinaria y la sospecha de prostatitis bacteriana. La cistoscopia es una excelente maniobra diagnóstica para las lesiones de la vejiga. La prostatectomía suele reservarse para los casos de neoplasia maligna.

9. **La respuesta es E.** Tras el desbridamiento inicial y el cuidado de la herida para minimizar la contaminación, el tratamiento definitivo de un área funcional a través de una articulación es el injerto de piel de grosor completo. Los injertos de grosor parcial están contraindicados debido al riesgo de contractura y a la reducción de la movilidad. El cierre primario es una técnica estupenda para los defectos pequeños, pero produce demasiada tensión en las zonas con pérdidas importantes. El cierre asistido por vacío sufre el mismo riesgo de pérdida de función, y es probable que los apósitos biológicos tengan su mayor utilidad como cierre temporal en pacientes quemados.

10. **La respuesta es B.** Los defectos labiales de hasta un tercio de la longitud del labio son susceptibles de cierre primario. La intención secundaria produce una deformidad importante. Los colgajos locales son inaceptables desde el punto de vista cosmético, y los colgajos libres de zonas distintas no tienen papel alguno en la reconstrucción.

11. **La respuesta es A.** El paciente presenta los clásicos signos de presión intracraneal elevada, como cefalea, náusea y disminución del nivel de conciencia. La lesión contralateral puede producirse frente al lugar de la lesión directa, pero en sí misma no explica los síntomas del paciente. Las lesiones de los nervios trigémino y facial son infrecuentes y no provocan los síntomas mencionados. Es muy poco probable que el mecanismo de la lesión dañe la base del cráneo.

12. **La respuesta es C.** El paciente tenía un "intervalo lúcido" típico de la lesión arterial asociada a hematomas epidurales. La hemorragia subaracnoidea suele producir una cefalea en forma de "trueno" que no remite, y los hematomas subdurales producen síntomas crónicos y progresivos. La fractura basilar del cráneo es capaz de producir patrones de hematomas característicos en la cara y la cabeza.

13. **La respuesta es E.** El síndrome de Brown-Séquard, o hemisección de la médula espinal, suele ser el resultado de un traumatismo penetrante, con pérdida de la función motora y de la sensación al tacto fino y a la vibración en sentido ipsilateral, con pérdida de la sensación de dolor y temperatura contralaterales. Las lesiones medulares centrales suelen afectar más a las extremidades superiores que a las inferiores. La paciente no cumple los parámetros para el choque. Los problemas de la médula espinal anterior conducen a debilidad muscular pero con conservación de la sensibilidad. Las lesiones axonales difusas provocan dificultades mentales más que defectos sensoriales focales.

14. **La respuesta es C.** El paciente presenta signos y síntomas tempranos de síndrome compartimental. Sería razonable medir las presiones compartimentales, pero el tratamiento es la descompresión urgente. Una reanimación con fluidos demasiado agresiva puede empeorar los síntomas, y los narcóticos sólo pueden enmascarar el dolor y empeorar la necrosis. La fijación externa es una buena opción si hay una fractura abierta, pero no resolverá los problemas de este paciente.

15. **La respuesta es D.** El escafoides es el hueso de la muñeca que se lesiona con más frecuencia, normalmente durante una caída. Se trata de una situación urgente, ya que la irrigación sanguínea a esta región es notoriamente tenue. Deben obtenerse radiografías de inmediato. Si la fractura no está desplazada, es apro-

piado inmovilizar con yeso el pulgar; las fracturas desplazadas requieren fijación quirúrgica.

16. **La respuesta es A.** Una luxación de rodilla pone en riesgo la arteria poplítea. La prioridad es el diagnóstico, con angiografía formal para los pacientes con un índice tobillo-brazo (ITB) anormal. Se puede utilizar una rodillera, pero será insuficiente para tratar la lesión de la arteria que pone en peligro la extremidad. La cirugía artroscópica puede ayudar con los ligamentos, pero de nuevo ignora la vasculatura. La heparina no está indicada hasta que se haga un diagnóstico.

17. **La respuesta es C.** La reconstrucción mamaria puede realizarse en el momento de la mastectomía o como procedimiento diferido. El momento no depende del tratamiento adyuvante.

18. **La respuesta es B.** Los injertos de piel se mantienen inicialmente en su lugar mediante enlaces de fibrina. La imbibición se debe al movimiento pasivo de nutrimentos hacia el injerto desde el tejido donante. Cuando se produce la inosculación, o brote vascular, el injerto se vuelve color rosa por el retorno de la circulación al injerto.

19. **La respuesta es A.** La escisión quirúrgica es aún el tratamiento definitivo del melanoma. Todas las demás opciones son tratamientos adyuvantes.

20. **La respuesta es E.** Los huesos desprovistos de periostio y tendones no soportan los injertos de piel. Estas zonas requieren colgajos musculares para su cobertura.

21. **La respuesta es D.** La paciente tiene síntomas referibles al sistema nervioso central. Su edad hace que sea probable que sufra un accidente vascular cerebral. Dado que tuvo una trombosis venosa reciente, es probable que esté en tratamiento con anticoagulantes, por tanto, se debe sospechar una hemorragia. No hay información sobre la debilidad motora, lo que indica que el cerebelo es una localización más probable que el cerebro. El vértigo también implica al cerebelo. La fosa posterior es un compartimento muy estrecho, intolerante a los efectos de masa. La hipertensión no controlada conduce a la progresión del tamaño del coágulo y es el mecanismo para la rápida progresión de los síntomas y la muerte. Incluso sin el crecimiento del coágulo, existe el riesgo de desarrollo de hidrocefalia. Se debe evaluar a la paciente de forma urgente, normalizar su presión arterial si está elevada y realizar una tomografía computarizada (TC) para buscar la presunta hemorragia cerebelosa. A continuación, deberá someterse a cirugía o permanecer en observación en la unidad de cuidados intensivos. La embolia pulmonar es mucho menos probable que el accidente vascular cerebral y suele presentarse con disnea; por tanto, la gammagrafía de ventilación-perfusión no está indicada. El hijo no ha tenido vómito, por lo que es poco probable que la comida que compartieron sea la causa de los síntomas. El droperidol se administra por vía IV y sería de poca utilidad para la paciente en casa, incluso si lo único que en realidad necesitara fuera un antiemético.

22. **La respuesta es A.** La respuesta de Cushing es la combinación de bradicardia e hipertensión. Los cánceres metastásicos superan en número a las neoplasias cerebrales primarias. Aunque sólo una quinta parte de los cánceres causen metástasis cerebrales, éstas aún superan en número a los tumores primarios.

23. La respuesta es E. Debe considerarse que las convulsiones de aparición tardía son causadas por un tumor cerebral en tanto no se demuestre lo contrario. El aspecto de la tomografía computarizada (TC) de la cabeza sólo sugiere la etiología; no es posible depender totalmente de ella para distinguir entre tumores primarios y metástasis. La resonancia magnética (IRM) es capaz de revelar pequeñas lesiones adicionales que a menudo no son visibles en la TC. Las lesiones múltiples sugieren metástasis más que un tumor primario, ya que los tumores parenquimatosos primarios suelen ser solitarios, aunque no siempre lo son. Una lesión encontrada en la radiografía de tórax sugiere metástasis cerebral porque los tumores cerebrales primarios no se extienden a los pulmones. Si la IRM muestra múltiples lesiones, el cirujano puede seleccionar la más segura para la biopsia. Si sólo hay una lesión, lo que sugiere una neoplasia cerebral primaria, su localización en la punta del hemisferio no dominante permite una resección radical.

24. La respuesta es D. Los pacientes más jóvenes con glioblastomas tienden a sobrevivir más tiempo que los ancianos, y la localización supratentorial es más frecuente que la infratentorial en adultos. La mediana de supervivencia esperada para un paciente con glioblastoma es de 1 año. La cirugía citorreductora agresiva mejora la supervivencia. Un tema difícil es la calidad de vida posoperatoria; la supervivencia mejora con la radiación, aunque el tiempo ganado es de semanas o meses, no de años. El tumor estaba localizado en el lóbulo temporal anterior, donde las convulsiones son una presentación común.

25. La respuesta es B. La luxación de rodilla se acompaña de una incidencia de 30-33% de lesiones en la vasculatura (y el nervio) poplítea. Es obligatorio realizar un examen neurovascular antes y después de la dislocación, y cualquier indicio de alteración de la perfusión (índice tobillo-brazo [ITB] > 0.9, disminución de los pulsos, signos de isquemia) requiere evaluación de la irrigación vascular distal a la rodilla. Es posible que se produzcan desgarros francos o lesiones de la íntima. La dislocación de la cadera puede provocar necrosis avascular de la cabeza del fémur, sobre todo si la reducción se retrasa más de 12 horas; sin embargo, esta lesión no pone en peligro la extremidad. La luxación de hombro se asocia a un traumatismo del nervio axilar y a desgarros del manguito de los rotadores en personas mayores. Las luxaciones simples (sin fractura) de codo o subtalares suelen ser estables tras la reducción.

26. La respuesta es A. El síndrome compartimental es frecuente después de un traumatismo de alta energía, en particular aquel que tiene un componente de lesión por aplastamiento. El diagnóstico se hace clínicamente por el dolor desproporcionado con respecto a la lesión y el dolor con el estiramiento pasivo de los músculos del compartimento afectado. Puede utilizarse la monitorización de la presión intracompartimental para confirmar el diagnóstico o para hacerlo en un paciente obnubilado. La angiografía femoral estaría indicada si se sospechara una lesión vascular. La elevación de la pierna puede en realidad exacerbar el síndrome compartimental al disminuir la presión arterial de entrada, si la elevación es excesiva. Las radiografías simples y la observación continuada no están indicadas porque un retraso excesivo en el tratamiento puede provocar isquemia irreversible. Deben realizarse fasciotomías para aliviar el síndrome compartimental.

27. La respuesta es D. El sarcoma osteógeno primario se produce con mayor frecuencia en la adolescencia y la juventud, y es común su aparición alrededor de la rodilla (fémur distal y tibia proximal). La combinación de quimioterapia neoadyuvante (antes de la cirugía) y adyuvante, con resección quirúrgica para conseguir un margen quirúrgico amplio (2 cm de tejido normal), ha aumentado la tasa de supervivencia libre de enfermedad a 5 años a más de 60%. La radiación no está indicada cuando se obtienen márgenes quirúrgicos limpios.

28. La respuesta es C. Un valor de ECG < 8 requiere intubación y monitorización de la presión intracraneal. La inmovilización de la médula espinal debe practicarse en todos los pacientes traumatizados. La tomografía computarizada (TC) ayudará mucho al diagnóstico. Aunque la descompresión gástrica puede ser parte del manejo de este paciente, esto es una preocupación secundaria. De hecho, la colocación de una sonda antes de la obtención de imágenes puede complicar una fractura craneal basilar.

29. La respuesta es B. Las pequeñas laceraciones del riñón pueden observarse con seguridad. Si se han lesionado los vasos principales y el paciente está hemodinámicamente inestable, es factible considerar la nefrectomía. Es poco probable que la cistoscopia con pielografía proporcione información útil. La embolización angiográfica puede ser útil para la fístula arteriovenosa, pero no para las laceraciones externas. Cualquier hemorragia traumática es susceptible de ser taponada y reexplorada, pero esto no es necesario en pacientes estables.

Índice alfabético de materias

Los números de página seguidos de *f* y *t* indican las figuras y las tablas, respectivamente